Dringliche Thoraxchirurgie

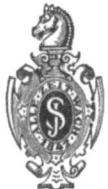

Dringliche Thoraxchirurgie

Herausgegeben von

W. Irmer · F. Baumgartl · H.-E. Grewe · M. Zindler

Mit Beiträgen von

H. J. Behla, W. Bircks, U. Drechsel, J. Drewes, R. Dudziak, H. v. Elmendorff,
S. Eunike, E. Ferbers, H. Gremmel, F. Gschnitzer, E. Hoffmann, R. M. Konrad,
H. Lennartz, F. Mameghani, J. Meyer, J. Podlesch, S. Potthoff, K. G. Pulver,
H. Renn, W. Ringler, G. Röhner, W. Schulte-Brinkmann, H. J. Sykosch,
H. Vieten, K. Zinganell

Unter Mitwirkung von

D. Augath, R. Hauger, M. Khorssand, L. Laniado, G. Lo Sardo, E. Miessner,
F. Niemann, N. C. Pathak, H. Pohl, P. Satter, H. D. Schulte, S. Tarbiat,
R. Zähle

Mit 119 Abbildungen

Springer-Verlag Berlin · Heidelberg · New York 1967

Die Wiedergabe von Gebrauchsnamen, Handelsnamen, Warenbezeichnungen usw. in diesem Werk berechtigt auch ohne besondere Kennzeichnung nicht zu der Annahme, daß solche Namen im Sinn der Warenzeichen- und Markenschutz-Gesetzgebung als frei zu betrachten wären und daher von jedermann benutzt werden dürfen

ISBN-13: 978-3-642-86446-9   e-ISBN-13: 978-3-642-86445-2
DOI: 10.1007/978-3-642-86445-2

Alle Rechte, insbesondere das der Übersetzung in fremde Sprachen, vorbehalten. Ohne ausdrückliche Genehmigung des Verlages ist es auch nicht gestattet, dieses Buch oder Teile daraus auf photomechanischem Wege (Photokopie, Mikrokopie) oder auf andere Art zu vervielfältigen. © by Springer-Verlag Berlin · Heidelberg · 1967
Softcover reprint of the hardcover 1st edition 1967

Library of Congress Catalog Card Number 67-13535

Titel-Nr. 1415

Herrn Dr. med. Dr. med. h. c. Ernst Derra

o. ö. Professor der Chirurgie

Direktor der Chirurgischen Klinik

der Universität Düsseldorf

zum 65. Geburtstag

von seinen Mitarbeitern gewidmet

Inhalt

Allgemeine diagnostische und therapeutische Maßnahmen

I. *Atemstillstand und Kreislaufstillstand* 1

   A. Wiederbelebung der Atmung 1
      1. Freihaltung der Atemwege 1
      2. Beatmung ohne Hilfsmittel mit der Atemspende 4
      3. Künstliche Beatmung mit einfachen Hilfsmitteln 6

   B. Wiederbelebung des Herzens 9
      1. Der Herzstillstand 9
         a) Ursachen 9
         b) Warnsymptome 10
         c) Diagnose 10
         d) Behandlung 11
         e) Behandlung und Pflege nach behobenem Herzstillstand 16
      2. Elektrische Defibrillatoren 18
         a) Defibrillatoren mit Wechselstrom 18
         b) Defibrillatoren mit Gleichstrom 19

   C. Tachykarde Herzrhythmusstörungen 20
      1. Ursachen und Diagnostik 20
      2. Behandlung 24

   D. Schock 28
      1. Diagnose 29
      2. Therapie 31
         a) Allgemeine Maßnahmen 31
         b) Vasodilatation 32
         c) Vasoconstriction 32
         d) Corticoide 33
         e) Hypothermie 33

II. *Behandlung der Atmungsinsuffizienz* 35

   A. Inhalationstherapie 35
      1. Atmungsinsuffizienz und Hypoxie 35
      2. Indikationen der Sauerstofftherapie 36
      3. Gefahren der Sauerstofftherapie 37
      4. Methoden der Sauerstoffgabe bei Spontanatmung 37

   B. Maschinelle Beatmung (Respiratoren) 39
      1. Indikationen 39
      2. Wechseldruck oder intermittierender Überdruck 39
      3. Sauerstoffkonzentration 40
      4. Atemvolumen 41
      5. Beatmungsmaschinen 41

Vorwort

Die Chirurgie des Brustkorbs und seiner Organe hat seit der Per⸺ Narkosemethoden mit künstlicher Beatmung und der Anwendungsmög⸺ Antibiotica gewaltige Fortschritte gemacht. Diese Erfolge waren mit ein⸺ Spezialisierung verbunden. Die Behebung akuter Notzustände durch Erk⸺ und Verletzungen des Brustkorbs und seiner Organe gehört aber heute meinen ärztlichen Aufgabenbereich.

Denjenigen, denen der spezielle Einblick in den modernen Stand th⸺ gischer Handlungen versagt blieb, soll die vorliegende Monographie, d⸺ Erfahrungsgut einer großen Klinik und dem Studium der wichtigsten inte⸺ Literatur beruht, als informativer Leitfaden für Notfälle dienen. Vermitt⸺ in der Empirik bewährte, handfeste, diagnostische und therapeutische l⸺ Notfallsituationen erfordern in allen Disziplinen der Medizin schnelles Erk⸺ zweckdienliches Handeln. Insbesondere gilt die Dringlichkeit für die N⸺ im Thorax, weil behinderte Atemtätigkeit und Schädigungen des kardi⸺ Systems zur akuten Bedrohung des Lebens führen. Meist sind Notsituati⸺ mehr von einem Fachgebiet ganz zu übersehen und benötigen eine viels⸺ gnostik und Behandlung. Daher haben Chirurgen, Anästhesisten und Rön⸺ der Chirurgischen Universitätsklinik Düsseldorf die in zwei Jahrzehnten Erfahrungen zum 65. Geburtstag von E. DERRA in Würdigung seiner Pi⸺ auf dem Gebiete der Thoraxchirurgie zusammengestellt.

Die „Dringliche Thoraxchirurgie" behandelt die Notzustände akut⸺ kungen und Verletzungen des Brustkorbs und seiner Organe und die sof⸺ diagnostischen, anästhesiologischen und thoraxchirurgischen Maßnahmen⸺ tution der Atem- und Kreislauffunktion. Dabei wird die Anwendung der technischen Möglichkeiten wie Intubation, Endoskopie, Angiokardiograp⸺ chographie, Tracheotomie, künstliche Beatmung mit Respiratoren, Elek⸺ am Herzen, Hypothermie und extrakorporale Zirkulation herausgestellt, durch für zahlreiche bedrohliche Geschehnisse eine aktive und erfolgver⸺ Behandlung ermöglicht wird. Das trifft insbesondere für die zunehmende Verletzten des Straßenverkehrs zu.

Wenn es mit dem Buch gelingen sollte, zur Verbesserung der Heil⸺ akuten lebensbedrohlichen Erkrankungen des Thorax und seiner Org⸺ kleinen Beitrag zu liefern und ERNST DERRA die Dankbarkeit und Verehr⸺ jetzigen Schüler und Mitarbeiter zu bekunden, ist sein Zweck erfüllt.

Im Namen der Mitarbeiter:

Düsseldorf, 1966   WOLFGANG IRMER

C. Tracheotomie 47
   1. Allgemeines 47
   2. Technik der Tracheotomie 48
   3. Vor- und Nachteile der Tracheotomie 50
D. Das akute Lungenödem 51
   1. Ursachen des Lungenödems 51
   2. Symptome des Lungenödems 53
   3. Therapie des Lungenödems 53
E. Behandlung des Status asthmaticus 56

III. Narkoseprobleme bei akuten Thoraxnotfällen 61
  A. Störungen von Ventilation und Kreislauf 61
  B. Narkose bei hämorrhagischem Schock 65

IV. Therapeutische Hypothermie 69

V. Geräte zur Notfallbehandlung 75
  A. Notfallkästen 75
  B. Fahrbare Wiederbelebungseinheit 80
  C. Chirurgisches Instrumentarium zu Punktionen und Drainagen 82
   1. Instrumentarium zur Punktion 82
   2. Drainagen und Technik 83
   3. Bronchoskop und Oesophagoskop 87
   4. Thorakoskop 88
   5. Pneumothoraxapparat 89
   6. Tracheotomiebesteck 89

VI. Röntgendiagnostik 91
  A. Röntgen-Nativ-Untersuchung 91
   1. Thoraxdurchleuchtung 92
   2. Röntgenaufnahmen des Thorax und seiner Organe 93
   3. Thoraxübersichtsaufnahmen in den klassischen Projektionsrichtungen . . 93
   4. Spezielle Projektionen 95
   5. Weitere Möglichkeiten der Nativ-Untersuchung 96
  B. Symptomatologie des „akuten Thorax" im Nativbild 96
   1. Brustwand 96
   2. Pleura 96
   3. Lunge 97
   4. Mediastinum 98
   5. Herz und Aorta 103
   6. Zwerchfell 107
  C. Methoden der Kontrastmitteldarstellung 108
   1. Kontrasterzeugung durch Verringerung der Strahlenabsorption . . . 108
   2. Kontrasterzeugung durch Vergrößerung der Strahlenabsorption . . 111
     a) Oesophagus 113
     b) Magen-Darm-Trakt 118
     c) Bronchialsystem 120
     d) Herz und Gefäße 121
     e) Ductus thoracicus 133
     f) Fisteln und Höhlen 135

Spezielle Chirurgie der Erkrankungen und Verletzungen des Thorax

I. Thorakale Notzustände 140
    1. Atemphysiologische Vorbemerkungen 140
    2. Symptomatik und erste dringliche Handlungen 141
    A. Pneumothorax 141
    B. Spontanpneumothorax 143
    C. Hämothorax 145
        1. Der organisierte Hämothorax 147
        2. Fibrothorax 147
        3. Pleuraschwarte (Dekortikation) 147
    D. Das akute Empyem 148
    E. Herztamponade 152
    F. Hämoptoe 155
    G. Aspirierte Fremdkörper 157

II. Verletzungen der Thoraxwand 163
    A. Brustkorbprellung 163
    B. Rippenbrüche, Rippenserienbrüche und mehrfache Stückbrüche . 164

III. Verletzungen des Tracheo-Bronchialsystems 172
    A. Penetrierende und perforierende Verletzungen 172
    B. Explosionsverletzungen 176
    C. Trachealruptur 178
    D. Bronchusruptur 180
    E. Oesophagotrachealfistel 184

IV. Mediastinum 189
    A. Mediastinitis 189
    B. Mediastinalemphysem 191
    C. Chylothorax 193

V. Akute Erkrankungen der Speiseröhre 199
    A. Verätzungen der Speiseröhre 199
    B. Verletzungen und Obturationen durch Fremdkörper 200
    C. Perforationen 201
    D. Spontanruptur 202
    E. Oesophagusblutung 203

VI. Zwerchfell 209
    A. Verletzungen 209
        1. Die percutanen, direkten Verletzungen 209
        2. Traumatische Zwerchfellrupturen und -hernien 210
    B. Akute Komplikationen bei Hiatushernien 214

Inhalt

Allgemeine diagnostische und therapeutische Maßnahmen

I. Atemstillstand und Kreislaufstillstand 1
   A. Wiederbelebung der Atmung 1
      1. Freihaltung der Atemwege 1
      2. Beatmung ohne Hilfsmittel mit der Atemspende 4
      3. Künstliche Beatmung mit einfachen Hilfsmitteln 6
   B. Wiederbelebung des Herzens 9
      1. Der Herzstillstand 9
         a) Ursachen 9
         b) Warnsymptome 10
         c) Diagnose 10
         d) Behandlung 11
         e) Behandlung und Pflege nach behobenem Herzstillstand 16
      2. Elektrische Defibrillatoren 18
         a) Defibrillatoren mit Wechselstrom 18
         b) Defibrillatoren mit Gleichstrom 19
   C. Tachykarde Herzrhythmusstörungen 20
      1. Ursachen und Diagnostik 20
      2. Behandlung 24
   D. Schock 28
      1. Diagnose 29
      2. Therapie 31
         a) Allgemeine Maßnahmen 31
         b) Vasodilatation 32
         c) Vasoconstriction 32
         d) Corticoide 33
         e) Hypothermie 33

II. Behandlung der Atmungsinsuffizienz 35
   A. Inhalationstherapie 35
      1. Atmungsinsuffizienz und Hypoxie 35
      2. Indikationen der Sauerstofftherapie 36
      3. Gefahren der Sauerstofftherapie 37
      4. Methoden der Sauerstoffgabe bei Spontanatmung 37
   B. Maschinelle Beatmung (Respiratoren) 39
      1. Indikationen 39
      2. Wechseldruck oder intermittierender Überdruck 39
      3. Sauerstoffkonzentration 40
      4. Atemvolumen 41
      5. Beatmungsmaschinen 41

Vorwort

Die Chirurgie des Brustkorbs und seiner Organe hat seit der Perfektion der Narkosemethoden mit künstlicher Beatmung und der Anwendungsmöglichkeit der Antibiotica gewaltige Fortschritte gemacht. Diese Erfolge waren mit einer gewissen Spezialisierung verbunden. Die Behebung akuter Notzustände durch Erkrankungen und Verletzungen des Brustkorbs und seiner Organe gehört aber heute zum allgemeinen ärztlichen Aufgabenbereich.

Denjenigen, denen der spezielle Einblick in den modernen Stand thoraxchirurgischer Handlungen versagt blieb, soll die vorliegende Monographie, die auf dem Erfahrungsgut einer großen Klinik und dem Studium der wichtigsten internationalen Literatur beruht, als informativer Leitfaden für Notfälle dienen. Vermittelt werden in der Empirik bewährte, handfeste, diagnostische und therapeutische Richtlinien. Notfallsituationen erfordern in allen Disziplinen der Medizin schnelles Erkennen und zweckdienliches Handeln. Insbesondere gilt die Dringlichkeit für die Notzustände im Thorax, weil behinderte Atemtätigkeit und Schädigungen des kardiovasculären Systems zur akuten Bedrohung des Lebens führen. Meist sind Notsituationen nicht mehr von einem Fachgebiet ganz zu übersehen und benötigen eine vielseitige Diagnostik und Behandlung. Daher haben Chirurgen, Anästhesisten und Röntgenologen der Chirurgischen Universitätsklinik Düsseldorf die in zwei Jahrzehnten gemachten Erfahrungen zum 65. Geburtstag von E. Derra in Würdigung seiner Pionierarbeit auf dem Gebiete der Thoraxchirurgie zusammengestellt.

Die „Dringliche Thoraxchirurgie" behandelt die Notzustände akuter Erkrankungen und Verletzungen des Brustkorbs und seiner Organe und die sofort nötigen diagnostischen, anästhesiologischen und thoraxchirurgischen Maßnahmen zur Restitution der Atem- und Kreislauffunktion. Dabei wird die Anwendung der modernen technischen Möglichkeiten wie Intubation, Endoskopie, Angiokardiographie, Bronchographie, Tracheotomie, künstliche Beatmung mit Respiratoren, Elektrotherapie am Herzen, Hypothermie und extrakorporale Zirkulation herausgestellt, weil hierdurch für zahlreiche bedrohliche Geschehnisse eine aktive und erfolgversprechende Behandlung ermöglicht wird. Das trifft insbesondere für die zunehmende Zahl von Verletzten des Straßenverkehrs zu.

Wenn es mit dem Buch gelingen sollte, zur Verbesserung der Heilerfolge bei akuten lebensbedrohlichen Erkrankungen des Thorax und seiner Organe einen kleinen Beitrag zu liefern und Ernst Derra die Dankbarkeit und Verehrung seiner jetzigen Schüler und Mitarbeiter zu bekunden, ist sein Zweck erfüllt.

Im Namen der Mitarbeiter:

Düsseldorf, 1966   Wolfgang Irmer

Inhalt

C. Tracheotomie		47
1. Allgemeines		47
2. Technik der Tracheotomie		48
3. Vor- und Nachteile der Tracheotomie		50
D. Das akute Lungenödem		51
1. Ursachen des Lungenödems		51
2. Symptome des Lungenödems		53
3. Therapie des Lungenödems		53
E. Behandlung des Status asthmaticus		56
III. Narkoseprobleme bei akuten Thoraxnotfällen		61
A. Störungen von Ventilation und Kreislauf		61
B. Narkose bei hämorrhagischem Schock		65
IV. Therapeutische Hypothermie		69
V. Geräte zur Notfallbehandlung		75
A. Notfallkästen		75
B. Fahrbare Wiederbelebungseinheit		80
C. Chirurgisches Instrumentarium zu Punktionen und Drainagen		82
1. Instrumentarium zur Punktion		82
2. Drainagen und Technik		83
3. Bronchoskop und Oesophagoskop		87
4. Thorakoskop		88
5. Pneumothoraxapparat		89
6. Tracheotomiebesteck		89
VI. Röntgendiagnostik		91
A. Röntgen-Nativ-Untersuchung		91
1. Thoraxdurchleuchtung		92
2. Röntgenaufnahmen des Thorax und seiner Organe		93
3. Thoraxübersichtsaufnahmen in den klassischen Projektionsrichtungen		93
4. Spezielle Projektionen		95
5. Weitere Möglichkeiten der Nativ-Untersuchung		96
B. Symptomatologie des „akuten Thorax" im Nativbild		96
1. Brustwand		96
2. Pleura		96
3. Lunge		97
4. Mediastinum		98
5. Herz und Aorta		103
6. Zwerchfell		107
C. Methoden der Kontrastmitteldarstellung		108
1. Kontrasterzeugung durch Verringerung der Strahlenabsorption		108
2. Kontrasterzeugung durch Vergrößerung der Strahlenabsorption		111
a) Oesophagus		113
b) Magen-Darm-Trakt		118
c) Bronchialsystem		120
d) Herz und Gefäße		121
e) Ductus thoracicus		133
f) Fisteln und Höhlen		135

Spezielle Chirurgie der Erkrankungen und Verletzungen des Thorax

- I. *Thorakale Notzustände* 140
  - 1. Atemphysiologische Vorbemerkungen 140
  - 2. Symptomatik und erste dringliche Handlungen 141
  - A. Pneumothorax 141
  - B. Spontanpneumothorax 143
  - C. Hämothorax 145
    - 1. Der organisierte Hämothorax 147
    - 2. Fibrothorax 147
    - 3. Pleuraschwarte (Dekortikation) 147
  - D. Das akute Empyem 148
  - E. Herztamponade 152
  - F. Hämoptoe 155
  - G. Aspirierte Fremdkörper 157

- II. *Verletzungen der Thoraxwand* 163
  - A. Brustkorbprellung 163
  - B. Rippenbrüche, Rippenserienbrüche und mehrfache Stückbrüche 164

- III. *Verletzungen des Tracheo-Bronchialsystems* 172
  - A. Penetrierende und perforierende Verletzungen 172
  - B. Explosionsverletzungen 176
  - C. Trachealruptur 178
  - D. Bronchusruptur 180
  - E. Oesophagotrachealfistel 184

- IV. *Mediastinum* 189
  - A. Mediastinitis 189
  - B. Mediastinalemphysem 191
  - C. Chylothorax 193

- V. *Akute Erkrankungen der Speiseröhre* 199
  - A. Verätzungen der Speiseröhre 199
  - B. Verletzungen und Obturationen durch Fremdkörper 200
  - C. Perforationen 201
  - D. Spontanruptur 202
  - E. Oesophagusblutung 203

- VI. *Zwerchfell* 209
  - A. Verletzungen 209
    - 1. Die percutanen, direkten Verletzungen 209
    - 2. Traumatische Zwerchfellrupturen und -hernien 210
  - B. Akute Komplikationen bei Hiatushernien 214

Inhalt

VII. Herz und thorakale Gefäße 217
   A. Stumpfe Verletzungen des Herzens 217
      1. Veränderungen am Herzen nach Einwirken stumpfer Gewalten 220
      2. Verletzungen von Herzklappen 224
      3. Quetschungen und Zerreißungen von Coronargefäßen 224
      4. Verletzungen des Herzbeutels 224
      5. Klinisches Bild der Herzverletzungen durch stumpfe Gewalten 226
      6. Therapie bei stumpftraumatischen Herzschädigungen 227
   B. Offene Verletzungen des Herzens 228
   C. Blutungen aus der Aorta 233
      1. Spontane Rupturen der Aorta 233
      2. Intrathorakale Aneurysmen 235
         a) Aneurysmen der Aorta 236
         b) Aneurysmen der Arteria pulmonalis und ihrer Hauptäste 238
         c) Aneurysmen des Ductus arteriosus Botalli 240
         d) Aneurysmen bei Isthmusstenose 242
         e) Symptomatologie, Diagnose und Komplikationen bei Aortenaneurysmen 243
         f) Indikation zur Operation thorakaler Aneurysmen 244
      3. Traumatische Aortenruptur 246
      4. Die Therapie von Aortenrupturen und Aneurysmen 249
      5. Aneurysma dissecans 252
   D. Herzwandaneurysmen 258
   E. Elektrische Schädigungen des Herzens 260
   F. Der „chronische" Fremdkörper im Herzen 264
   G. Zur Behandlung akuter Herzstillstände bei atrioventrikulärem Block . . . 268
      1. Die Anästhesie bei der Implantation von Schrittmachern 274
   H. Synkopale Anfälle bei intrakavitären Herztumoren 277

VIII. Embolien 280
      1. Lungenembolie 280
      2. Luftembolie 286
      3. Fettembolie 290
      4. Fremdkörperembolien 293

IX. Dringliche Thoraxchirurgie in der Schwangerschaft 296
      1. Akuter Thorax 296
      2. Lungenkrankheiten 296
      3. Herzkrankheiten 297

X. Nachblutungen nach thoraxchirurgischen Operationen 300

XI. Neugeborene und Säuglinge 303
      1. Stridor congenitus 303
      2. Atemnot durch Croup 304
   A. Thoraxverletzungen in der Neugeborenenperiode 304

B. Äußerlich sichtbare Fehlbildungen des Thorax 305
 1. Sternumfissuren 305
 2. Angeborene Brustwandhernien 307

C. Atemstörungen durch Atelektasen und Oesophaguserkrankungen · . . . 309
 1. Atelektase 309
   a) Primäre Atelektase 309
   b) Sekundäre Atelektasen 310
 2. Oesophagusatresie 311
 3. Die Oesophagustrachealfistel 314
 4. Oesophagostenose 314
 5. Die angeborene Hiatushernie 314
 6. Cardiochalasie 316
 7. Achalasie 317

D. Pneumothorax und Cysten 319
 1. Pneumothorax als Behandlungsfolge zentraler und peripherer Atemstörungen 319
 2. Staphylokokkenpneumonie und Pneumothorax 320
 3. Die angeborenen Lungencysten 321
 4. Das angeborene lobäre Emphysem 323
 5. Lungendystrophie 324

E. Raumfordernde Veränderungen 325
 1. Angeborener Kropf 325
 2. Lymphangioma colli cysticum 325
 3. Trachealcyste 327
 4. Thymushyperplasie 327
 5. Mediastinaltumoren 327
 6. Eitrige Mediastinitis 328
 7. Zwerchfellhernien und -defekte 328
 8. Zwerchfellrelaxation 330

F. Angiokardiopathien im Säuglings- und Kleinkindesalter 331

Sachverzeichnis 339

Allgemeine diagnostische und therapeutische Maßnahmen

I. Atemstillstand und Kreislaufstillstand

A. Wiederbelebung der Atmung

Einleitung

Alle in Notfällen vorzunehmenden Handlungen haben das Ziel, durch Normalisierung der Atemtätigkeit und der Kreislaufsituation die akuten Gefahren einer respiratorisch oder zirkulatorisch-ischämisch bedingten Hypoxie der lebenswichtigen Organe, nämlich des Gehirns, des Herzens und der Niere abzuwehren.

Das Gehirn erträgt eine Unterbrechung des Blutkreislaufes, eine Anoxie, nur für 3 bis 4 min ohne bleibende Schäden.

Deshalb stellt die Behandlung eines Herzstillstandes oder eines Atemstillstandes Anforderungen an das Können eines Arztes wie wohl kein anderes Ereignis in der Medizin. In kürzester Zeit muß er die Verhältnisse richtig beurteilen, die richtige Diagnose stellen und gleichzeitig die zielbewußte Behandlung beginnen.

Für diese Situation muß jeder Arzt vorbereitet sein. Er muß das nötige theoretische Wissen über die Grundlagen der Behandlung haben. Er soll sich schon vorher mit den Problemen und Eventualitäten beschäftigt haben, um im Ernstfall in Sekunden richtig entscheiden zu können.

Im folgenden werden die wichtigen Grundlagen für Diagnostik und Therapie von akuten Notfällen behandelt, die jeder Arzt wissen muß, um lebensbedrohliche Zustände zu beherrschen. Gerade auf dem Gebiet der Wiederbelebung der Atmung und des Kreislaufes sind in den letzten Jahren große Fortschritte gemacht worden.

Die zur Wiederbelebung notwendigen Geräte müssen jedem Arzt vertraut sein; er muß wissen, wie sie richtig angewendet werden. Auch organisatorische Vorbereitungen sind von großer Bedeutung. Es darf keine Zeit damit versäumt werden, die erforderlichen Hilfsmittel erst zu suchen. Es ist deshalb zweckmäßig, Notfallkästen und eine fahrbare Trage, die alle Geräte und Hilfsmittel enthält, zusammenzustellen (s. S. 75).

1. Freihalten der Atemwege

Absaugvorrichtungen

Jede therapeutische Notfallmaßnahme setzt freie Atemwege voraus. Die grobe Einwirkung kinetischer Gewalt bei Verkehrsunfällen führt oft zu multiplen Verletzungen, und relativ häufig wird neben dem Thorax auch der Schädel betroffen, so daß nicht nur die durch Lungenverletzung bedingte Haemoptoe, sondern auch die Blutaspiration infolge blutender Verletzungen des Gesichtsschädels oder die Aspiration von Erbrochenem zu einer Verlegung der Atemwege führen kann. Sind die reinigenden Würg- und Hustenreflexe durch Bewußtlosigkeit nicht vorhanden, so muß der Rachenraum von Fremdmaterial durch Ausputzen mit einem Stieltupfer oder dem Finger mechanisch gereinigt werden.

Eine schnellere und wirkungsvollere Säuberung der Atemwege ist durch *Absaugen* zu erreichen. Notwendig dazu ist eine genügend große Saugkraft und ein Absaugkatheter aus Gummi, dessen Lumen so weit ist, daß auch flüssig-breiige Fremdmaterialien in kurzer Zeit entfernt werden (Charrière 14 bis 20).

Der Erfahrung entsprechend liefern nur solche Apparaturen einen genügenden Unterdruck zum Absaugen, die für Notsituationen mit dem Fuß bedient werden

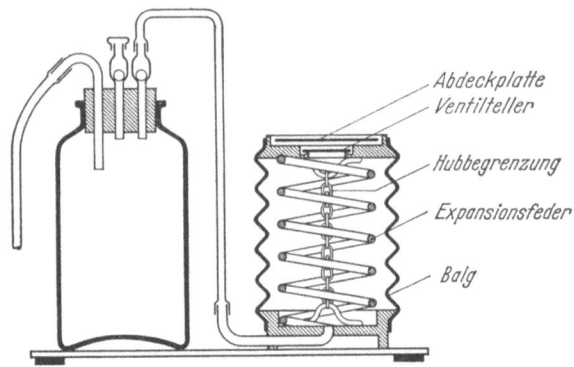

Abb. 1. Schematischer Aufbau der AMBU-Absaugpumpe. Der Unterdruck wird durch Druck mit dem Fuß auf die Abdeckplatte erzeugt

(Abb. 1, AMBU-Fußsaugpumpe bis 300 mmHg/Sog) oder mit einer Druckgasquelle einen Unterdruck erzeugen. Am zweckmäßigsten sind elektrische Sauger, die schnell einen kräftigen Unterdruck schaffen.

Endotracheales Absaugen

Hat eine Aspiration bereits stattgefunden, so muß versucht werden, die in das Bronchialsystem geratenen Blut- oder Sekretmengen zu entfernen.

Das Vorgehen richtet sich nach Menge und Art der Aspiration. Bei größeren festen Fremdkörpern ist eine Bronchoskopie notwendig, sie gibt auch die beste Übersicht, ob das Bronchialsystem vollständig frei ist. Bei Aspiration von Mageninhalt ist eine endotracheale Intubation zum Absaugen zweckmäßig; der Tubus schützt auch vor weiterer Aspiration, wenn er mit aufgeblasenem Ballon belassen wird.

Sind keine dieser Hilfsmittel erreichbar, so erfolgt Tracheobronchialtoilette mit einem blind durch die Nase in die Trachea eingeführten Absaugkatheter. Durch den Hustenreiz können auch tiefer gelegene Bronchialabschnitte gereinigt werden.

Technik des „blinden" tracheobronchialen Absaugens

Nach Oberflächenanästhesie von Rachen und Kehlkopf und Orientierung über die Größenverhältnisse beider Naseneingänge wird ein eingefetteter, weitlumiger Absaugkatheter durch den unteren Nasengang bis in den Pharynx vorgeschoben. Sobald der Katheter in den oralen Teil des Pharynx eintritt, hört man am äußeren Katheterende deutliches Atemgeräusch. Der Kopf des Patienten soll weit nach hinten rekliniert sein, damit der Absaugschlauch in die Trachea und nicht in den Oesophagus gleitet. Der Katheter wird weiter vorgeschoben, bis das Atemgeräusch des Patienten am lautesten wahrzunehmen ist und damit anzeigt, daß die Katheterspitze die Glottis erreicht hat. Jetzt wartet man eine tiefe Inspiration ab und schiebt den Katheter rasch in die Trachea vor. Sofortiges Husten und blasendes Atemgeräusch am Katheterende verraten die richtige Lage in der Luftröhre. Sistiert dagegen das Atemgeräusch, befindet sich die Katheterspitze im Oesophagus. Eine Korrektur erfolgt durch Zurückziehen des Katheters, stärkeres Reklinieren des Kopfes und erneutes Vorführen in die Trachea. Außerdem ist ein Abweichen in den rechten oder linken Recessus pyriformis möglich, was durch eine sicht- oder fühlbare Vorwölbung der Halsweichteile neben dem Kehlkopf zu erkennen ist. Der Katheter wird etwas zurückgezogen und durch Drehen des Katheters sowie Seitwärtsneigen des Kopfes versucht, diese Abweichung zu korrigieren. Liegt der Katheter in der Trachea, versucht man durch Seitwärtsneigen des Kopfes sowie gegensinniges Drehen des Katheters auch in den linken Hauptbronchus vorzudringen und saugt die durch Hustenstöße trachealwärts beförderten Blut- und Sekretmassen sorgfältig ab. Durch gleichzeitiges Auskultieren kann man sich über die Lage des Katheters informieren. Zur Schonung des Patienten wird das Absaugen und Bewegen des Katheters durch Pausen, bei denen Sauerstoff mit der Maske gegeben wird, unterbrochen.

Mit Hilfe dieses Verfahrens gelingt es häufig, das Aspirationsmaterial aus dem Bronchialsystem zu entfernen und dem Auftreten von Lungenkomplikationen vorzubeugen. Durch eine Kurznarkose mit Propanidid (Epontol®) kann das tracheale Absaugen für den Patienten wesentlich angenehmer gemacht werden.

Eine Röntgenaufnahme ist zweckmäßig, um den Erfolg zu kontrollieren.

Erst wenn der Erfolg einer blinden Tracheobronchialtoilette ungenügend ist, soll man zum Absaugen durch einen in Narkose eingeführten Intubationskatheter, möglichst unter Röntgenkontrolle, oder zum Absaugen unter Sicht durch ein Bronchoskop übergehen.

Maßnahmen nach Aspiration von Mageninhalt

Bei massiver Aspiration von erbrochenem Mageninhalt muß schnell gehandelt werden, um eine akute vollständige Verlegung der Atemwege zu vermeiden und die chemische Einwirkung der Säure und der Fermente des Mageninhaltes auf die Lunge zu verhindern.

Als mögliche Folgen einer Aspiration von Mageninhalt können unterschieden werden:

1. Akute Obstruktion der Atemwege — Erstickung und Herzstillstand,
2. Akuter Bronchospasmus, Tachykardie und Cyanose, eventuell Lungenödem (Mendelsohn-Syndrom),
3. Atelektasen,
4. Pneumonie, eventuell später Lungenabscesse.

Zunächst wird selbstverständlich schnell soviel wie möglich mit einem dicken Katheter abgesaugt, dann mit einem großen Tubus endotracheal intubiert und erneut abgesaugt, auch das linke Bronchialsystem mit einem vorn abgebogenen Katheter.

Spülungen des Bronchialsystems mit neutralisierenden Lösungen wurden empfohlen. Nach tierexperimentellen Befunden sind sie eher schädlich. Es ist jedoch zweckmäßig, sofort 20 ccm steriler Kochsalzlösung (oder auch andere sterile Elektrolytlösungen von einer intravenösen Infusion) wiederholt durch den Endotrachealtubus zu instillieren und wieder abzusaugen.

Außerdem wurden intravenöse Cortisongaben empfohlen. Tierexperimentell wurden durch diese Therapie jedoch keine Vorteile erzielt (WAMBERG u. ZESKOV) Dagegen wirkte die tracheale Instillation von Cortison günstig.

In jedem Fall werden Antibiotika in hoher Dosierung gegeben.

Bei Auftreten von Lungenödem kann künstliche Beatmung notwendig sein (S. 39).

2. Beatmung ohne Hilfsmittel mit der Atemspende

Bei einem Atemstillstand muß unverzüglich künstlich beatmet werden. Sind keine Hilfsmittel zur Hand, so wird sofort die Atemspende begonnen und die eigene Ausatemluft in die Nase oder den Mund des Empfängers eingeblasen.

Vorteile der Atemspende

Die Atemspende hat gegenüber den manuellen Beatmungsmethoden mit Thoraxkompressionen entscheidende Vorteile:

1. Die Beatmung kann ohne jede Verzögerung beginnen und kann überall durchgeführt werden.
2. Es wird eine wesentlich bessere Ventilation der Lunge als mit den manuellen Methoden erreicht. Die 16% Sauerstoff der Ausatemluft sind ausreichend; bei Hyperventilation des Retters werden 18 bis 19,5% erreicht. Bei intaktem Kreislauf kann die arterielle Sauerstoffsättigung schon nach vier Atemspenden über 90% ansteigen. Werte zwischen 87 und 100% können dann erhalten werden (ELAM u. Mitarb., SAFAR, ULMER u. Mitarb.).
3. Der Spender kann die Beatmung an der Ausdehnung des Thorax beurteilen. Er bemerkt sofort, wenn der Atemweg verlegt ist und der Widerstand beim Versuch, Luft in die Lunge zu blasen, ansteigt.
4. Der Atemspender hat beide Hände frei und kann durch Überstrecken des Kopfes nach hinten die Luftwege frei und durchgängig halten.
5. Die Atemspende kann auch bei Verletzungen des Brustkorbes und der Arme durchgeführt werden.

Ausführung der Atemspende

Die wichtigste Maßnahme ist zuerst, die Luftwege durch Reklination des Kopfes nach hinten frei zu machen. Bei Bewußtlosen ist der Unterkiefer nach dorsal verlagert, und der Zungengrund verschließt dann ventilartig den Luftweg. Das Überstrecken des Kopfes ist die einfachste und wirkungsvollste Maßnahme, um die Halsweichteile zu strecken, den Zungengrund anzuheben und damit die Atemwege frei zu machen. Röntgenuntersuchungen haben ergeben, daß dieses Vorgehen am zuverlässigsten die Verlegung des Atemweges durch den Zungengrund vermeidet. Das alleinige Vorschieben des Unterkiefers ist nicht so wirkungsvoll, kann aber zusätzlich zur Reklination des Kopfes angewandt werden.

Ist Erbrochenes oder fremdes Material im Mund oder Pharynx, so muß es so schnell wie möglich mit dem Finger, um den man am besten ein Taschentuch wickelt, oder durch Absaugen entfernt werden.

Für die Atemspende kniet der Helfer seitlich neben dem Kopf des Patienten. Der Patient liegt entweder flach auf dem Rücken oder auf der Seite. Der Kopf wird mit einer Hand durch Druck unter den Unterkiefer nach hinten gebeugt (geschlossene Zahnreihe). Diese Hand hält gleichzeitig den Mund zu. Der Helfer umschließt nun mit seinem Mund dicht die Nase des Patienten und bläst kräftig seine Ausatemluft in die Lunge des Patienten (Abb. 2). Wenn der Thorax sich hebt, als Zeichen, daß Luft in die Lungen strömt, kann die Inspiration beendet werden.

Wenn die Beatmung aber durch die eventuell verstopfte Nase nicht gelingt, legt der Retter seinen weit geöffneten Mund über den Mund des Patienten und bläst die Atemluft in den Mund ein. Die Nase des Patienten muß dazu mit der anderen Hand zugedrückt werden. Der Retter kann aber auch durch Druck mit seiner Wange die Nase verschließen. Bei Kindern werden Mund und Nase vom Mund des Atemspenders gleichzeitig umschlossen.

Wer eine Abneigung hat, mit dem Mund das Gesicht eines fremden Verletzten, der vielleicht mit Blut oder Erbrochenem beschmiert ist, zu berühren, kann ein Taschentuch oder Mulltuch dazwischenlegen.

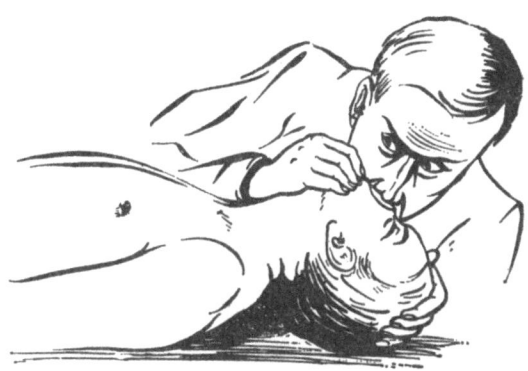

Abb. 2. Atemspende durch Einblasen der Ausatemluft in die Nase des Patienten

Die Atemspende kann mühelos für längere Zeit durchgeführt werden, selbst ein Kind kann einen Erwachsenen gut beatmen.

Diese Methode ist von allen Methoden der künstlichen Beatmung am leichtesten zu lernen und am wirkungsvollsten. Zur Übung sind Phantome erhältlich (AMBU oder RESUSCI ANNE), die den natürlichen Verhältnissen erstaunlich gut entsprechen.

Manuelle Beatmung durch Thoraxkompression

Die manuellen Beatmungsmethoden, bei denen der Thorax von außen komprimiert wird, sind anstrengender und weniger effektiv.

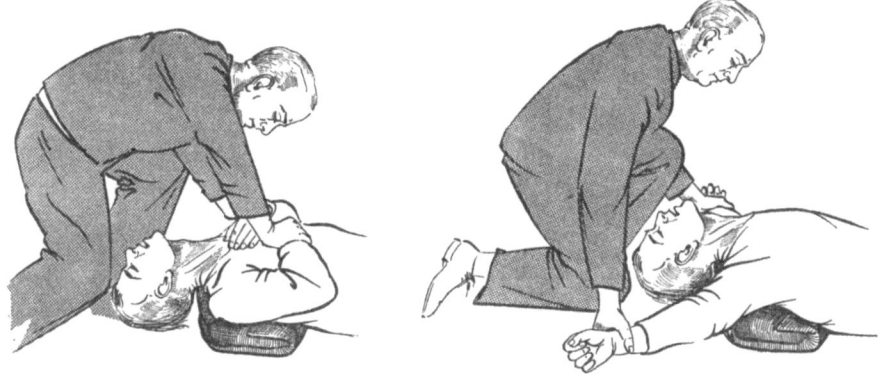

Abb. 3. Manuelle Beatmung nach SYLVESTER/BROSCH

Wenn eine Atemspende nicht möglich ist, z. B. bei Gesichtsverletzungen, wird die Methode nach Sylvester/Brosch empfohlen (Abb. 3).

Bei der Modifikation der Sylvester-Methode von Brosch wird ein Kissen oder ein zusammengerolltes Kleidungsstück unter die Schultern des Verletzten gelegt. Damit wird der Kopf nach hinten überstreckt, der Zungengrund von der hinteren Pharynxwand abgehoben und so der Atemweg frei gehalten.

Die anderen manuellen Methoden haben den Nachteil, daß der Atemweg nicht frei gehalten wird. Eine zweite Hilfsperson muß dann dafür sorgen.

3. Künstliche Beatmung mit einfachen Hilfsmitteln

Das Schicksal eines Patienten mit Atemstillstand, der noch gerettet werden könnte, hängt von dem ab, der ihn zuerst findet. In der Regel wird er keine Hilfsmittel bei sich haben. Das ist auch nicht notwendig, denn zur Erhaltung des Lebens bei Atemstillstand sind weder Geräte noch Medikamente nötig.

Es kann nicht eindringlich genug betont werden, daß man *sofort* mit der Beatmung beginnen muß, damit keine Sekunden verloren gehen, die über Erfolg oder Nichterfolg entscheiden können. Erst dann werden Hilfsmittel geholt. Die endotracheale Intubation ist *nicht* vordringlich. Später kann sie für längere Beatmung zweckmäßig sein.

Mundstücke, Zwillingstubus

Der Dräger-*Orotubus* (Abb. 4) wird mit dem kleineren Stutzen in den Mund zwischen die Zähne gelegt. Das gegenüberliegende Ansatzstück dient zur Beatmung mit der Atemspende oder mit dem Orospirator, der unten beschrieben wird. Der

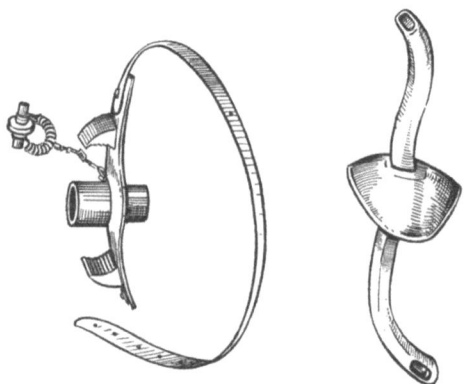

Abb. 4. Dräger-Orotubus und Zwillings-S-Tubus nach Safar

Mund wird durch den Druck mit beiden Daumen auf das große Gummischild abgedichtet und die Nase mit der Nasenklemme oder mit beiden Daumen verschlossen. Mit den anderen Fingern wird der Unterkiefer vorgehalten und der Kopf nach hinten überstreckt.

Der Mundstutzen ist nur kurz, damit nicht die Zunge nach hinten geschoben wird, was mit einem Rachentubus möglich ist. Es soll auch vermieden werden, daß Rachenreflexe ausgelöst werden, die eventuell Erbrechen mit folgender Aspiration hervorrufen können.

Für den *Zwillingstubus* nach SAFAR sind zwei verschieden lange Rachentuben mit ihrem oralen Ende vereinigt. An der Verbindungsstelle ist ein Schild, der zum Abdichten des Mundes dient (Abb. 4).

Beim Einführen muß der Rachentubus der Krümmung der Zunge folgen, damit sie nicht nach hinten geschoben wird. Bei oberflächlich Bewußtlosen sollte das kürzere Ende des Zwillingstubus eingeführt werden, um das Auslösen von Würgereflexen zu vermeiden.

Zum Beatmen bläst man Luft in das andere Ende des Tubus. Der Kopf muß wieder nach hinten überstreckt werden. Mit beiden Daumen wird die Schildplatte luftdicht auf den Mund gedrückt und gleichzeitig die Nase verschlossen.

Der *Orospirator* (DRÄGER) (Abb. 5) wird an den Orotubus angeschlossen. In der Mitte des Reptilschlauches ist das Einatemventil für den Helfer und an einem Ende das Mundstück für den Helfer. Am anderen Ende des Reptilschlauches ist das Atemventil für den Patienten, das sich bei der Einatmung des Helfers schließt, so daß er nicht mit der Ausatemluft des Verletzten in Berührung kommt. An das Einatemventil des Helfers kann ein Gasfilter angeschraubt werden. Mit dem Orospirator kann also auch in Räumen mit Leuchtgas oder Motorenabgasen (CO) oder Rauch künstlich beatmet werden.

Weitere Vorteile des sinnreich konstruierten Orospirators sind die auch für den Laien einfache Bedienung und eine große Bewegungsfreiheit, die z. B. beim Transport mit einer Trage günstig ist. Da er auch unabhängig von einem Druckgasbehälter ist, wird er zur Ausstattung von Krankentransportwagen empfohlen.

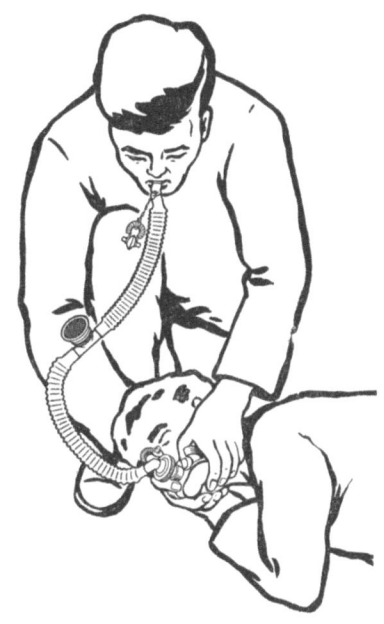

Abb. 5. Orospirator (Drägerwerk) zur indirekten Mund-zu-Mund-Beatmung

Maskenbeatmung

Bei der Beatmung mit einer Maske ist es für den Ungeübten oft schwierig, einen luftdichten Sitz zu erreichen.

Deshalb ist die Mund-zu-Maske-Beatmung, bei der ja gleichzeitig noch der Atemweg durch Überstreckung des Kopfes frei gehalten werden muß, nur bei Erfahrung mit der Maskenbeatmung zu empfehlen.

Mit den *Beatmungsbeuteln* von DRÄGER (Beutel Resutator) oder von AMBU nach RUBEN (Abb. 6) kann auch ohne Sauerstoffquelle mit Luft beatmet werden. Diese Atembeutel füllen sich durch ihre Elastizität selbst mit Luft. Bei Kompression des Atembeutels leitet das Ventil die Luft zum Patienten; läßt der Druck nach, öffnet es sich, um den Patienten ins Freie ausatmen zu lassen.

Dem Atembeutel kann Sauerstoff zugefügt werden. Außerdem läßt er sich auch an einen endotrachealen Tubus anschließen.

Da diese Beatmungsbeutel sehr betriebssicher und immer einsatzfähig sind, werden sie häufig bei Notfällen angewandt. Sie dürfen in keiner Ambulanz, auf keiner Station und in keinem Notfallkasten fehlen.

Da es oft schwierig ist, immer einen luftdichten Sitz der Maske zu erreichen und gleichzeitig mit derselben Hand den Atemweg freizuhalten, muß die Anwendung von allen Ärzten und auch von Schwestern und Pflegern genügend geübt werden.

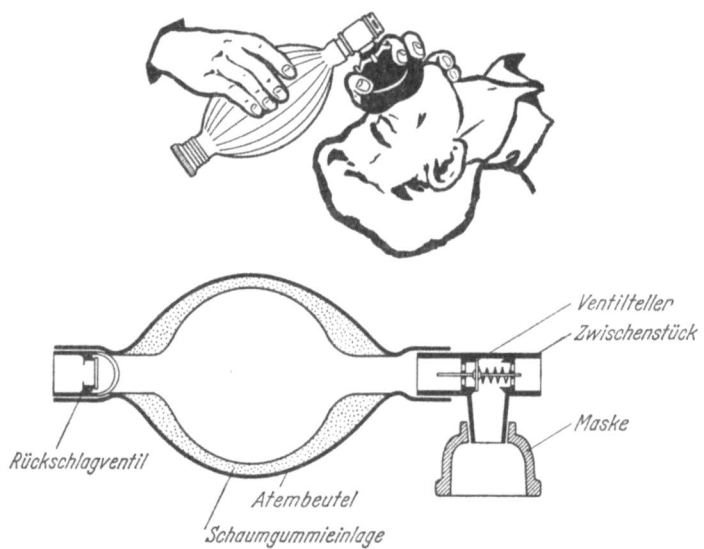

Abb. 6. Selbstfüllende Beatmungsbeutel. Dräger RESUTATOR und schematische Darstellung des AMBU-Atembeutels nach Ruben

In dem Bestreben, durch Druck auf die Maske einen luftdichten Sitz zu erreichen, wird oft der Atemweg verlegt. Ein Rachentubus erleichtert dann das Freihalten des Atemweges.

Literatur

Elam, J. O.: Airway obstruction. Acta anaesth. scand. Suppl. IX, 39 (1961).
—, E. S. Brown, and J. D. Elder jr.: Artificial respiration by mouth-to-mask method. New Engl. J. Med. 250, 749 (1954).
—, D. G. Greene, E. S. Brown, and J. A. Clements: Oxygen and carbon dioxyd exchange and energy cost of exspired air resuscitation. J. Amer. med. Ass. 167, 328 (1958).
—, A. M. Ruben, D. G. Greene, and T. J. Bittner: Mouth-to-nose resuscitation during convulsive seizures. J. Amer. med. Ass. 176, 565 (1961).
Safar, P., L. A. Escarraga, and J. O. Elam: Comparison of the mouth-to-mouth and mouth-to-airway methods of artificial respiration with chest pressure arm-lift methods. New Engl. J. Med. 258, 671 (1958).
Ulmer, W. T., H. P. Harrfeldt und G. Reichel: Die Durchführung der verschiedenen Mund-zu-Mund-Beatmungsmethoden (Atemspende). Dtsch. med. Wschr. 85, 67 (1960).
—, W. Ey, D. Herberg, G. Reichel und W. Schwab: Untersuchungen über die Wirksamkeit manueller Beatmungsmethoden. Dtsch. med. Wschr. 85, 58 (1960).
Wamberg, K., and B. Zeskov: Experimental studies on the course and treatment of aspiration pneumonia. Anesth. Analg. Curr. Res. 45, 230 (1966).

B. Wiederbelebung des Herzens
1. Der Herzstillstand

Die Grundlagen der Behandlung eines Kreislaufstillstandes sind schon seit Jahrzehnten bekannt, aber die Mortalität war früher außerordentlich hoch. In letzter Zeit wurden bedeutende Fortschritte insbesondere durch die Wiedereinführung der äußeren, indirekten Herzkompression gemacht.

Durch eine schnelle und richtige Behandlung ist es möglich, viele Patienten mit plötzlichem Herzstillstand zu retten. Leider sind viele Ärzte nicht in der Lage, einen Kreislaufstillstand richtig zu behandeln und die heutigen Möglichkeiten, ein Menschenleben zu retten, richtig zu nutzen. Auch in der Ausbildung der Studenten wird dieses wichtige Gebiet vernachlässigt.

Im folgenden soll die Behandlung eines Kreislaufstillstandes ausführlich beschrieben werden, so daß jeder Arzt vorbereitet ist, um in einem solchen Notfall schnell und richtig lebensrettend zu handeln. Es sind eigentlich nur wenige Grundprinzipien zu beachten, um sie aber richtig zu verstehen und anzuwenden, müssen auch die theoretischen Grundlagen bekannt sein.

Definition und Häufigkeit

Als Herzstillstand wird hier das plötzliche unerwartete Aussetzen einer hämodynamisch wirksamen Leistung des Herzens verstanden. Es ist kein Puls mehr tastbar, und das Gehirn erhält kein Blut mehr. Das trifft auch für Kammerflimmern oder eine zu schwache Herzaktion bei extremer Bradykardie (unter 28/min) oder extremer Tachykardie (Kammerflattern) zu. Bei einem allgemeinen Krankengut ist mit einem Herzstillstand auf 1 000 bis 2 000 Operationen zu rechnen.

In der Herzchirurgie ermittelte man eine Häufigkeitsquote von 5%. Wir selbst hatten bei einer Zusammenstellung von mehr als 1200 Herzoperationen (1958) in einer Häufigkeit von 1,2% das Versagen der Herztätigkeit durch Kammerflimmern oder arrhythmische Bradykardien mit Blockierung der Erregungsleitung bis zum asystolischen Herzstillstand festzustellen. Bei diesen früher meist tödlichen Ereignissen konnten 75% der Patienten durch die modernen Methoden der Wiederbelebung gerettet werden.

a) Ursachen

Plötzliche Herzstillstände *außerhalb* des Klinikbereichs durch Herzinfarkte, elektrische Stromschäden, traumatische Herzschäden oder Versagen des Kreislaufes durch Volumenmangel sind in der Regel tödlich, da das empfindlichste Organ, das Gehirn, eine ischämisch bedingte Anoxie nicht länger toleriert als 3 bis 4 min. Weitere Ursachen sind Vergiftungen, Ertrinken oder Ersticken.

Erfolgreiche Behandlungen *außerhalb* des Krankenhauses sind selten. Eine Wiederbelebung soll aber in jedem Fall versucht werden, wenn sie rechtzeitig begonnen werden kann und eine Aussicht besteht, die Ursache zu beseitigen.

Im Klinikbereich kann das akute Herzversagen durch toxisch-medikamentöse, nervös-reflektorische, hypoxische oder physikalische Einwirkungen verursacht sein. Die kausale Therapie richtet sich nach den Ursachen. Hier sind zu nennen:

1. *toxisch-medikamentös*: infolge Überdosierung von Medikamenten oder Überempfindlichkeit, z. B. Aethylchlorid, Chloroform, Halothane, Cyclopropan, Barbiturate,

Adrenalin, Acetylcholin, Ajmalin, Digitalis, Strophanthin, Chinidin, Prostigmin, Procainamid, Kalium usw.;

2. *reflektorisch* (vagal oder sympathisch): bei Inhalation von reizenden Gasgemischen, durch Aspiration von Mageninhalt, Zug am Lungenhilus oder am Mesenterium, Operation im Analbereich, Lungenembolie;

3. *mechanisch*: infolge Irritation des Herzens, insbesondere Unterbrechung der Coronardurchblutung, durch Operationsinstrumente oder Manipulationen des Operateurs, durch Herztamponade;

4. *hypoxisch*: durch Hypoventilation, hypoxische Gasgemische, Ischämie, Anämie;

5. *hyperkapnisch*: durch Hypoventilation, CO_2-Rückatmung;

6. *pathologisch-anatomisch*: z. B. bei Coronaranomalien, Klappenanomalien, Septumdefekten usw.;

7. *embolisch*: durch Blutkoagel oder Luft in den Coronarien;

8. *thermisch*: durch Hypo- bzw. Hyperthermie.

Zum sekundären Herzversagen kann es kommen durch Versagen der Kreislaufperipherie mit nachfolgender Myokardhypoxie oder -ischämie.

Weitere Ursachen des Herzstillstandes wie Contusio cordis, Herztamponade, traumatisch bedingte Klappenzerreißungen, Luftembolie und Fettembolie werden in den Spezialkapiteln abgehandelt. Desgleichen findet der Volumenmangelschock durch Blutverlust seine besondere Würdigung.

b) Warnsymptome

Warnsymptome gehen dem Herzstillstand voraus: Pulsirregularitäten, extreme Tachykardien und auch hochgradige Bradykardien mahnen ebenso wie Änderungen der Hautfarbe — sei es Blässe und/oder Cyanose — zur Vorsicht, wenn gleichzeitig noch eine Hypotonie vorliegt. Änderungen der Atemtätigkeit gehen dem Herzstillstand voraus. Längere Serien ventrikulärer Tachykardien als Vorboten des Flimmerns oder Störungen der Erregungsleitung mit Bradykardie lassen sich in der Herzstromkurve nachweisen.

c) Diagnose

Für den Kliniker steht ein Herz dann still, wenn der *Puls an der A. radialis oder der A. carotis nicht mehr fühlbar ist*. Atemstillstand bzw. vorher vereinzelte Schnappatmungen, Cyanose, Blässe und dilatierte, reaktionslose Pupillen ergänzen das Bild. Die Blutung aus Wunden sistiert.

Man muß darauf achten, daß man in der Erregung nicht den eigenen Puls in den Fingerspitzen fühlt und für den Puls des Patienten hält.

Setzt die Herztätigkeit bei einem wachen Menschen aus, so wird er nach 3 bis 4 sec schwindelig, nach 10 bis 15 sec bewußtlos, nach 20 bis 45 sec treten möglicherweise Krämpfe auf. Erst nach etwa 60 sec werden die Pupillen weit und lichtstarr. Es kommt zum Atemstillstand, und die Haut wird blaß-weiß oder blaß-bläulich.

Mit dem Versuch, Herztöne zu hören, darf keine kostbare Zeit verschwendet werden. Elektrokardiogramme oder Registrierungen der Hirnstromkurven sind bei einem Herzstillstand zuerst Zeitvergeudung. Die Hirnstromkurve weist selbstverständlich keine Ausschläge mehr auf, und das Elektrokardiogramm schreibt auf der isoelektrischen Nullinie, demonstriert eine extreme Bradykardie durch Blockierung der Erregungsleitung oder weist Flimmerwellen auf.

d) Behandlung

Der erste, der einen Menschen mit plötzlichem Herzstillstand erreicht, muß sofort mit der Behandlung, also mit Beatmung und äußeren Herzkompressionen beginnen!

Das erste Ziel der Sofortbehandlung ist nicht, eine einwandfreie Spontanaktion des Herzens wiederherzustellen, sondern sofort das Gehirn wieder mit arterialisiertem Blut durch Beatmung und äußere Herzkompression zu versorgen. Gelingt das nicht innerhalb von 3 bis 4 min nach dem Kreislaufstillstand, so sind cerebrale Dauerschäden oder der Tod unvermeidlich.

Deshalb muß die Pumpaktion des Herzens sofort mit Herzkompressionen wiederhergestellt und gleichzeitig künstlich beatmet werden.

Nachdem das Gehirn mit oxygeniertem Blut versorgt worden ist, ist nun das zweite Ziel, eine gute spontane Herzaktion wiederherzustellen. Das erfordert ein zielbewußtes Handeln nach einem Plan, der vorher schon genau durchdacht und eingeübt werden muß, um sofort die richtigen Maßnahmen in der richtigen Reihenfolge zu ergreifen.

Äußere Herzkompressionen

Die Sofortbehandlung besteht aus vier etwa gleichzeitigen Maßnahmen:

1. *Zuerst drei kräftige Schläge mit der Faust auf die Herzgegend links vom Brustbein,*
2. *Lagerung des Oberkörpers auf eine feste Unterlage,*
3. *und 4. gleichzeitig Beatmung und äußere Herzkompressionen.*

Durch die *Faustschläge* auf die Herzgegend soll versucht werden, spontane Herzaktion auszulösen. Das ist aber nur bei a. v. Block, reflektorischem Herzstillstand oder eventuell bei Herzinfarkt erfolgreich. Deshalb muß gleich, nachdem eine feste (unnachgiebige) Unterlage (Tablett, Fußbrett des Bettes) unter den Thorax bzw. unter die Matratze gelegt worden ist, mit *externen Herzkompressionen* begonnen werden. Der Ballen einer Hand wird auf das untere Drittel des Brustbeines gelegt. Unterstützt mit der anderen Hand, wird jetzt kräftig auf das Brustbein gedrückt, so daß es sich 3 bis 4 cm nach dorsal bewegt (Abb. 7). Das Herz wird innerhalb seines relativ festen Herzbeutels gegen die Wirbelsäule gedrückt, und dadurch entleeren sich die Ventrikel.

Die Kraft des Druckes richtet sich nach dem Widerstand des Thorax. Der Druck darf nicht zu kräftig und nicht zu ruckartig sein, um möglichst Rippenfrakturen zu vermeiden. Bei starrem faßförmigen Thorax sind Frakturen der knorpeligen Verbindungen von Rippen und Brustbein aber meist nicht zu vermeiden.

Nach jedem Niederdrücken werden die Hände angehoben, damit sich der Brustkorb wieder voll ausdehnen kann. Bei einer Frequenz von 70 bis 100/min ist meist ein Blutdruck über 100, sogar bis 160 mm Hg bei blutiger Registrierung zu messen.

Bei Kindern ist die Frequenz dem Lebensalter entsprechend höher. Die Kompression des Thorax muß bei ihnen sehr vorsichtig erfolgen. Bei Neugeborenen genügt der Druck mit dem Daumen (die Finger derselben Hand dienen als Widerlager auf dem Rücken), bei Kleinkindern der Druck mit Zeige- und Mittelfinger.

Die Herzkompressionen sind nur dann genügend wirksam, wenn bei jeder Kompression ein guter Puls an der A. carotis oder der A. axillaris zu fühlen ist.

Ist dort kein Puls tastbar, muß die Wirksamkeit der Herzkompression verbessert werden. Es ist zu prüfen, ob die Kompressionen das Sternum tief genug eindrücken und ob sie an der richtigen Stelle des Sternums (unteres Drittel) erfolgen. Besteht

Verdacht auf ungenügenden venösen Rückstrom und damit ungenügende Herzfüllung, werden sofort die Beine hochgelagert und die Geschwindigkeit der Infusion erhöht.

Die Pupillengröße ist der beste Indikator für eine ausreichende Gehirndurchblutung. Wenn die Pupillengröße nicht durch Medikamente fixiert ist (z. B. Opiate,

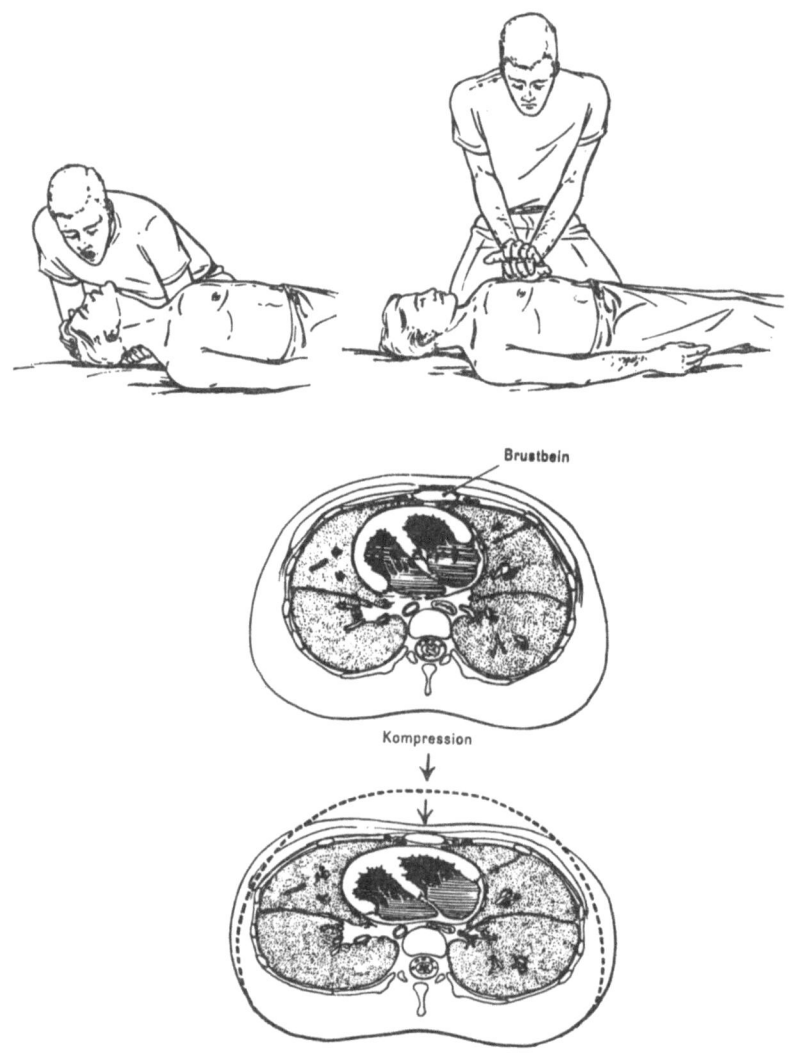

Abb. 7. Äußere Herzkompression und Atemspende

Adrenalin), dilatieren die Pupillen in der ersten Minute des Kreislaufstillstandes und verengen sich wieder in der ersten Minute, wenn das Gehirn durchblutet wird.

Hat die spontane Herztätigkeit nach 2 min noch nicht begonnen, soll eine intrakardiale Injektion von 0,5 bis 1 mg Adrenalin (0,5 bis 1 ccm einer Lösung 1:1000) gegeben werden.

Komplikationen der äußeren Herzkompressionen sind Leber- oder Milzrisse mit abdomineller Blutung, Verletzungen der Lunge (Pneumothorax) oder sogar des

Herzens (Hämoperikard) durch spitze Rippenfragmente. Besonders bei Kindern muß die Herzmassage vorsichtig ausgeführt werden, da leicht eine Leberruptur verursacht wird.

Bei deutlichen klinischen Zeichen einer Besserung des Zustandes, wie Verengung der vorher weiten Pupillen, Rosigwerden des grau-blassen Gesichts, können die äußeren Kompressionen des Herzens fortgesetzt werden, bis der Puls gut gefüllt und der Blutdruck normal bleibt.

Treten keine spontanen Herzaktionen ein, ist an Kammerflimmern zu denken und ein EKG anzuschließen. Ist das nicht möglich, kann auch ohne den Beweis des Kammerflimmerns ein externer Elektroschock versucht werden. Hierzu empfiehlt sich ein Gleichstromgerät, da es sicherer defibrilliert und weniger Effekte auf die Haut (Hitzeschäden) und die Skeletmuskulatur (Kontraktionen mit Frakturgefahr wie bei cerebralem Elektroschock) hat (S. 18).

Innere (direkte) Herzmassage

Die Ansichten, ob und wann der Thorax zur direkten Herzmassage geöffnet werden soll, sind recht verschieden.

Selbstverständlich muß der Kreislauf bis zur Vorbereitung der Thorakotomie zuerst mit äußeren Herzkompressionen in Gang gehalten werden. Wir sind der Überzeugung, daß beim Menschen mit direkter Herzmassage mehr Blut gefördert werden kann und deshalb die Aussichten für eine Wiederbelebung ohne Dauerschäden besser sind (DEL GUERCIO u. Mitarb.). Dazu trägt noch bei, daß Tonus und Füllung des Herzens direkt beurteilt werden können, daß Kammerflimmern sofort bemerkt wird und Medikamente einfacher intrakardial gegeben werden können. Außerdem kann eine Herzbeuteltamponade, eine Luftembolie, eventuell auch eine Lungenembolie eher erkannt und behandelt werden.

Deshalb muß im Krankenhaus sofort eine Thoraxöffnung vorbereitet werden, wenn eine Aussicht auf Rettung besteht. Bessert sich der Zustand des Patienten bei äußeren Herzkompressionen nicht in einigen Minuten, so muß der Thorax ohne Zögern sofort eröffnet werden, ehe das Gehirn irreparabel geschädigt wird.

Der Thorax wird, wenn nötig auch ohne Rücksicht auf Asepsis, unterhalb der linken Brustwarze vom Brustbein weit bis zur hinteren Axillarlinie durch einen Intercostalschnitt eröffnet und das Herz zunächst einmal ohne Perikardschlitzung mit einer Hand massiert, indem man es rhythmisch 2 bis 3 min lang entweder von unten her breitflächig gegen das Brustbein drückt oder zwischen dem ventral auf der rechten Kammer befindlichen Daumen und den dorsal unter dem linken Ventrikel befindlichen vier Fingern der rechten Hand leerdrückt. Ist für wenige Minuten eine Ersatzzirkulation in Gang gebracht worden, spreizt man den Thorax mit dem Rippensperrer und schneidet das Perikard in Längsrichtung weit auf.

Der intercostale Zugang muß groß sein, weil sonst die massierenden Hände behindert sind und zu schnell ermüden.

Eine venöse Infusion wird gleichzeitig so schnell wie möglich angelegt, am besten durch venae sectio, eventuell auch durch Punktion einer V. jugularis.

Am freiliegenden Herzen entscheidet sich schnell, ob ein Herzstillstand oder Kammerflimmern vorliegt. Der Stillstand ist durch ein bewegungsloses, meist schlaffes, dilatiertes Herz gekennzeichnet. Der flimmernde Muskel dagegen zeigt wurmartige, unkoordinierte und wellenförmige Fibrillationen kleiner Muskelbezirke, ohne geordnete Ventrikelkontraktionen.

Die *Herzmassage* wird mit 80 bis 100 Kompressionen in der Minute durchgeführt. Bei der Massage muß sich ein Gefühl für die diastolische Füllung und die systolische Leerung der Ventrikel einstellen. Das entscheidende Kriterium für eine effektive Massage ist der an der *A. carotis oder A. axillaris gut fühlbare Puls*.

Kleine Herzen können mit einer Hand massiert werden, bei größeren Herzen schafft die Massage zwischen zwei Händen zweifellos eine bessere Druck- und Volumenleistung.

Zuerst werden die Vorhöfe mit vorsichtigem Druck der Daumen in die Ventrikel entleert und dann die Ventrikel kräftig mit beiden Händen ausgedrückt. Besonders bei älteren Patienten ist Vorsicht geboten, daß mit dem Daumen nicht die Vorhof- oder gar die Ventrikelmuskulatur perforiert wird!

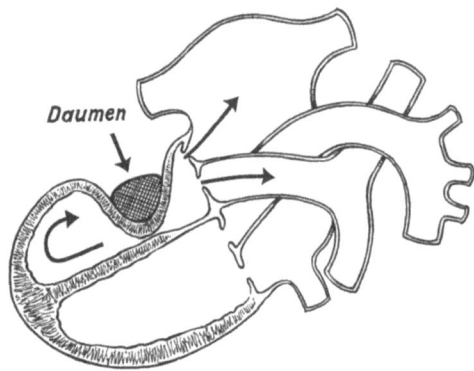

Abb. 8. Unvollkommenes Leerdrücken der rechten Kammer, wenn nur der Daumen benutzt wird, und Regurgitation des Blutes in den rechten Vorhof durch Insuffizienz der Atrioventrikularklappe

Wenn nur der Daumen der rechten Hand zum Leerdrücken des rechten Ventrikels benutzt wird, ist, wie aus Abb. 8 ersichtlich, die Einwirkung nicht breitflächig genug, um die rechte Kammer ganz zu entleeren.

Der Herzmuskel soll eine frische rötliche Farbe annehmen als Zeichen dafür, daß tatsächlich Blut durch die Coronararterien befördert wird. Das Abdrücken der Aorta zur Verbesserung der Coronardurchblutung ist bei mangelndem Volumen zu empfehlen. Das gleiche gilt für die intraaortale Bluttransfusion in diesen Situationen.

GALL wies durch Einbringen von Farbstoff in die Kammern nach, daß während der Herzmassage eine Insuffizienz der Atrioventrikularklappen vorliegt, so daß auch Blut in falscher Richtung aus den Ventrikeln in die Hohl- und Lungenvenen zurückgedrückt wird (Abb. 8).

Nimmt das Herz keine effektiven Kontraktionen auf, so werden zur Tonisierung des Myokards 0,2 bis 1 mg *Adrenalin* oder 0,2 mg Isoprotorenol (Aludrin®) intrakardial in den rechten Ventrikel injiziert. Danach oder gleichzeitig werden 3 bis 5 ccm einer 10%igen *Calciumchlorid*lösung gegeben. Zur sofortigen Behandlung der metabolischen Acidose ist die intravenöse Verabreichung von 100 bis 200 ccm einer 7,5%igen *Natriumbicarbonatlösung* sehr wichtig.

Liegt Kammerflimmern vor, so muß das Herz mittels Elektroschocks entflimmert werden. Die breitflächigen Elektroden werden an Vorder- und Hinterwand des Herzens angelegt. Durch den Elektroschock werden die unregelmäßigen Flimmerbewegungen in einer systolischen Kontraktion koordiniert, so daß der Atrioventrikularknoten nach der folgenden Erschlaffung wieder die Führung der Herzaktion übernehmen kann (s. S. 18).

Nach längeren Massagen sieht man schon makroskopisch die histologisch jederzeit nachweisbaren Petechien und Hämatome, die das Myokard durchsetzen. Mikroskopisch sind Schwellungen, Blutungen, Verlust der Querstreifung, Fragmentationen der Herzmuskelfasern, kleine Nekrosen und leukocytäre Infiltrationen in der Regel nachweisbar. Diese Myokardschädigungen können nach Wiedereinsetzen spontaner Herzaktionen zu Reizbildungsstörungen und Störungen des Erregungsablaufes führen und je nach mechanischer Schädigung der Herzmuskulatur infarktähnliche Stromkurven und myogene Herzinsuffizienz hervorrufen.

Nicht sicher läßt sich die Frage beantworten, *wie lange* die Bemühungen zur Wiederbelebung durchgeführt werden sollen.

Im allgemeinen müssen die Versuche der Wiederbelebung als gescheitert gelten, wenn nach 20 bis 30 min keine Tonisierung des schlaffdilatierten Herzens einsetzt, die Pupillen unverändert weit und lichtstarr bleiben und keine spontane Atemtätigkeit auftritt (FROWEIN, SCHNEIDER, VOSSSCHULTE).

Daß nach Ertrinken im kalten Wasser, nach Erfrierungen und bei intraoperativen Herzstillständen unter hypothermen Bedingungen längere Ischämiezeiten toleriert werden, ist sicher. Der längste von uns folgenlos überwundene Herzstillstand in Normothermie (Mitralklappensprengung durch eine Lungenvene) währte 36 min (DERRA, HARTIG und IRMER). In Hypothermie haben wir bei Herzstillständen von zwei Patienten noch nach 1½ Std Herzmassage Erfolg gehabt, ohne Gehirnschäden zu beobachten.

Behandlungsschema des Herzstillstandes

Erste Hilfe: Sauerstoff zum Gehirn.
Zweite Hilfe: Kreislauf des Patienten in Gang bringen.

Bei Notruf (Benachrichtigung) *Uhrzeit* feststellen.

> Atemspende und äußere Herzmassage müssen *sofort* begonnen werden und bis zur Wiederkehr von spontaner Atmung und Herztätigkeit fortgesetzt werden.

1. **Atemspende,** 3 bis 5mal schnell oder Beatmung mit Maske und Atembeutel, dann
2. **drei Faustschläge** auf Herzgegend und
3. **äußere Herzkompressionen** (Patient auf harter Unterlage), je 15mal Druck auf das Brustbein, dann zwei Atemspenden.
   Bei zwei Helfern: abwechselnd eine Atemspende und fünf Herzkompressionen.
4. **Adrenalin** 0,5 bis 1 mg (0,5 bis 1 ccm der Lösung 1:1000) intrakardial, wenn nötig, erneute größere Dosen.
5. **Infusion** anlegen
   Venae sectio (am Fuß oder Arm), eventuell Punktion einer Halsvene.
   Natriumbicarbonat (oder THAM) i. v.,
   zuerst 100 bis 200 ccm der 7,5% Lösung, dann alle 5 bis 10 min 50 ccm,

Rheomacrodex (bei Blutverlust 1000 bis 2000 ccm, bis gruppengleiches Blut infundiert werden kann).
6. **Medikamente** intravenös
Calcium 10% 5 bis 10 ccm, bei zu langsamer Tätigkeit wiederholen,
Alupent bei Herzblock oder Überleitungsstörungen,
Adrenalin-Tropfinfusion bei ungenügender Herzleistung,
Traubenzucker 20% 40 bis 80 ccm und Strophanthin 0,5 mg.
7. **EKG** zur Diagnostik, ob Kammerflimmern oder Asystolie.
8. Bei **Kammerflimmern**
äußere Defibrillation mit:
Gleichstrom 100 bis 300 Wattsekunden,
Wechselstrom 400 bis 800 Volt,
bei Mißerfolg wiederholen, 1 bis 2 min vorher Adrenalin intrakardial.
9. **Thoraxeröffnung zur direkten Herzmassage**
(Ist *nicht* notwendig, wenn der Zustand bei äußeren Herzkompressionen *deutlich besser* wird, d. h. die Hautfarbe rosig und die Pupillen eng werden und der Puls bei der Herzkompression gut tastbar wird.)
a) Thorax soll *sofort* eröffnet werden bei Verdacht auf *Herztamponade* oder intrathorakale *Blutung*.
Zuerst — während der Vorbereitung — aber *immer äußere* Herzkompressionen!
b) *Direkte Herzmassage*, 80 bis 100/min,
bei schlechtem Herztonus Adrenalin 3 bis 5 ccm der Lösung 1:10000 (0,3 bis 0,5 mg)
[1 Ampulle (1 ccm 1 mg) mit 9 ccm Kochsalzlösung oder auch Calciumlösung verdünnt] in den rechten Vorhof oder Ventrikel.
c) *Bei Kammerflimmern*
nach guter Herzmassage und 1 bis 2 min nach Adrenalin intrakardial direkte innere Defibrillation mit
Gleichstromschock 20 bis 60 Wattsekunden oder
Wechselstrom 150 bis 300 Volt.
d) Nach erfolgreicher Wiederbelebung
Antibiotika in Herzbeutel und Pleurahöhle,
Pleuradrainage.

e) Behandlung und Pflege nach behobenem Herzstillstand

Die Behandlung eines Patienten, bei dem ein Herzstillstand erfolgreich behoben wurde, richtet sich nach dem Ausmaß der Schädigung. Sie soll maximale günstige Bedingungen bieten und vor allem weiteren Schäden durch ein Hirnödem oder eine Atmungsinsuffizienz entgegenwirken.

Ließ sich der Kreislaufstillstand schnell beheben, so wacht der Patient im allgemeinen nach kurzer Zeit ohne Ausfallserscheinungen wieder auf. Wurde jedoch die kritische Zeit von 3 min der Hirnanoxie erreicht oder gar überschritten, so kann der Patient längere Zeit — Stunden bis Tage — tief bewußtlos bleiben, je nach Ausmaß der Hirnzellschädigung mit konsekutivem Anschwellen des umgebenden Hirngewebes. Bei der Nachbehandlung dieser Patienten ist auf folgende Punkte zu achten:

1. *Atemwege*: Nichts ist ungünstiger als eine erneute Sauerstoffschuld des Gehirngewebes infolge eines behinderten alveolären Gasaustausches. Die Atemwege müssen

daher optimal freigehalten werden (tracheobronchiales Absaugen, aktive und passive Aerosoltherapie). Bei langanhaltender Bewußtlosigkeit ist nach 24 Std eine Tracheotomie durchzuführen, um Sekretanschoppung und Hyperkapnie zu verhüten (bis zu 24 Std kann ein Oro- oder Nasotrachealtubus liegenbleiben).

2. *Atemluft:* Sie muß mit Sauerstoff angereichert werden, optimal 60% O_2; 6 l/min O_2 durch Nasenschläuche und zusätzlich 10 l/min O_2 in ein Sauerstoffzelt. Die Atemluft soll so feucht wie möglich gehalten werden, um dem bronchialen und trachealen Flimmerepithel eine ausreichende Reinigung zu ermöglichen. Eingedicktes Sekret kann nicht mehr durch Bewegungen des Flimmerepithels transportiert werden und bildet einen guten Nährboden für pathogene Keime.

3. *Überwachung:* $1/4$ stündlich sind Blutdruck und Pulsfrequenz zu kontrollieren und zu protokollieren, ebenso häufig die Atemfrequenz, während der Verlauf der Körpertemperatur durch stündliche Messungen hinreichend verfolgt werden kann.

4. *Kreislauf:* Der wichtigste Faktor zur Bekämpfung eines Hirnödems ist eine gute Gewebsperfusion. Durch geeignete Maßnahmen wie Transfusion, Digitalis, wenn nötig, auch blutdrucksteigernde Mittel, Nebennierenhormone, Korrektur einer Acidose ist für optimale Kreislaufverhältnisse zu sorgen.

5. *Atmung:* Läßt sich eine mechanische Atembehinderung nicht beseitigen oder kommt es zu einer Schädigung des Atemzentrums infolge fortschreitenden Hirnödems, muß der Sauerstoffbedarf des Patienten durch künstliche Beatmung gedeckt werden. Nach intrakardialen Injektionen durch die Haut besteht die Gefahr eines Pneumothorax.

6. *Körpertemperatur:* Die Neigung zur Temperatursteigerung muß energisch bekämpft werden, da der gesteigerte Sauerstoffbedarf bei Fieber für das hypoxisch geschädigte Gehirn ungünstig ist. Für die Dauer der Reparation des Gehirnes wird eine allgemeine Unterkühlung oder eine lokale Schädelunterkühlung auf 33 bis 34°C empfohlen.

7. *Hirnödem:* Zur Prophylaxe und Therapie bewährte sich besonders 20%iges Mannitol in Kombination mit einem Schnelldiuretikum (Lasix®), wodurch dem ödematösen Hirngewebe mit Stoffwechselschlacken beladenes Lösungswasser entzogen wird. Es können auch Humanalbumin 20%, Harnstoff 30% oder Glucose 40% gegeben werden.

8. *Flüssigkeitsbilanz:* Die Dehydrierungsmaßnahmen dürfen neben der Wirkung auf das Hirnödem die Entfernung von Stoffwechselprodukten aus dem regenerierenden Gewebe nicht behindern. Sie sollten nicht soweit führen, den Stoffwechsel selbst durch zu großen Wasserverlust zu beeinträchtigen. Für ausreichenden Flüssigkeitsersatz durch intravenöse Infusionen muß daher gesorgt werden. Zur fortlaufenden Kontrolle der Harnausscheidung wird ein Dauerkatheter gelegt.

9. Die *Ernährung* hat über eine Magensonde zu erfolgen, um Aspiration von Speisen zu vermeiden, solange der Patient bewußtlos ist.

10. *Lagewechsel:* 2stündlicher Lagewechsel gehört zur Pflege jedes Bewußtlosen un stellt eine wichtige Prophylaxe gegen Lungenkomplikationen dar.

Für die *Prognose* eines Herzstillstandes ist entscheidend der allgemeine Herzstatus sowie die Latenzzeit zwischen Eintritt des Ereignisses und Beginn einer wirksamen Behandlung, d. h. die Dauer des Kreislaufstillstandes mit hypoxischer Gehirnschädigung. Diese Latenzzeit darf höchstens 3 min betragen. Kommt in dieser Zeit ein ausreichender Kreislauf wieder in Gang, so bestehen je nach Ursache des Herzstillstandes in 30 bis 50% Aussichten auf erfolgreiche Wiederbelebung ohne cerebrale Dauerschäden (FREY u. Mitarb., STEPHENSON).

Bei intraoperativem Herzstillstand beträgt die Erfolgsaussicht nach eigenen Erfahrungen an der Düsseldorfer Chirurgischen Klinik 75%. Ist die Ursache eines Herzstillstandes eine relative oder absolute Überdosierung von Narkotica, so ist in allen Fällen eine Wiederbelebung möglich, falls die Diagnose unmittelbar nach dem Ereignis festgestellt wird und alle Maßnahmen sofort eingeleitet werden.

2. Elektrische Defibrillatoren

Die Wiederbelebung des flimmernden Herzens durch transthorakale oder intrathorakale elektrische Defibrillation hat seit Verwendung der Mund-zu-Mund-Beatmung und der äußeren Herzkompressionen entscheidend an Bedeutung gewonnen. Atemspende und Herzmassage ermöglichen in vielen Fällen, auch über längere Zeit, die Aufrechterhaltung eines Minimalkreislaufes und damit ausreichende Sauerstoffversorgung des Organismus bis zum Einsatz der elektrischen Defibrillation.

Die in Frage kommende Elektrotherapie — Defibrillation bei Kammerflimmern, oder Stimulation bei Asystolie der Kammern — läßt sich bei geschlossenem Thorax nur aus EKG-Ableitungen ersehen. Nach Möglichkeit sollte deshalb vor die Form des Herzstillstands Therapiebeginn geklärt sein. Es ist jedoch durchaus sinnvoll, nach 10 bis 15 min äußerer Herzkompressionen bei Verdacht auf Kammerflimmern eine elektrische Defibrillation zu versuchen, auch wenn es nicht möglich ist, vorher ein EKG anzuschließen. Die Gefahr, bei Asystolie durch Elektroschock Kammerflimmern zu induzieren, ist nur vorhanden, wenn bei langen Impulszeiten mit Wechselstrom von zu geringer Stromstärke gearbeitet wird.

Die Wirkung der elektrischen Defibrillation und Stimulation besteht in allgemeiner, sofortiger Depolarisation aller Herzzellmembranen, die danach in der Lage sind, dem einheitlichen Impuls des übergeordneten Schrittmachers zu folgen. Nach Untersuchungen von ZACUOTO u. Mitarb. haben neurovegetative Effekte im Sinne einer Vagusstimulation des Myokards zusätzlichen Einfluß.

a) Defibrillatoren mit Wechselstrom

Netzspannung mit einer Frequenz von 50 Hz wird über einen Regeltrafo von 220 Volt bis zu 1000 Volt hochtransformiert. Ein Zeitschalter mit variabler Zeiteinstellung (0,2 bis 0,06 sec, wobei die einstellbaren Zeiten je nach Typ verschieden

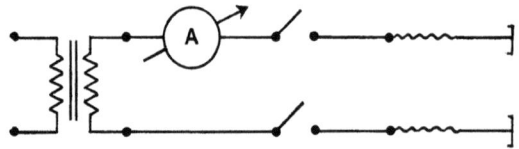

Abb. 9. Schaltschema eines Defibrillators mit Wechselstrom

sind) läßt für die Dauer der eingestellten Zeit Spannung über die Elektroden fließen, die entweder außen an den Thorax oder intrathorakal direkt am Herzmuskel angelegt werden. Die erforderliche Spannung liegt für die *externe* Defibrillation zwischen 240 und 750 V, bei einer durchschnittlichen Flußdauer von 0,16 sec.

Für die *intrathorakale direkte* Defibrillation liegen die entsprechenden Werte zwischen 220 und 450 Volt.

b) Defibrillatoren mit Gleichstrom

Das Prinzip dieses Typs zeigt das Schaltschema in Abb. 10. Ein Kondensator wird entweder aus dem Wechselstromnetz über Gleichrichter oder aus einer Batterie aufgeladen. Die Entladungsspannung des Kondensators liegt zwischen 1000 bis 4000 Volt, bei einer Entladungszeit von etwa 0,001 sec. Die hierbei geleistete Arbeit wird in Wattsekunden gemessen. Für eine *externe* Defibrillation werden je nach Thoraxgröße 80 bis 100 Wattsekunden eingestellt und bei Nichterfolg auf 120 bis 240 erhöht. Bei der *direkten* Defibrillation mit Anlegen der Elektroden an die Herzoberfläche ist der Widerstand bedeutend geringer, so daß je nach Größe 40 bis 60 und maximal 80 Wattsekunden genügen. Die hohe Spitze des Entladungsstromes läßt sich durch Einbau einer Drossel abfangen. Damit wird der integrierende Effekt beim Stromdurchgang durch die Gewebe der günstigeren Charakteristik des Wechselstromes angepaßt.

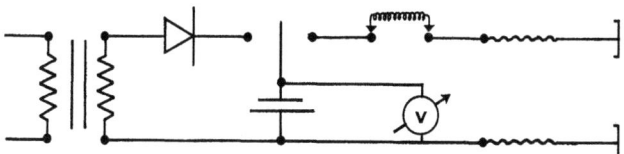

Abb. 10. Schaltschema eines Gleichstrom-Defibrillators mit Kondensatorentladung

Zur *externen Defibrillation* empfiehlt sich die Verwendung großflächiger Elektroden, bestrichen mit elektrolythaltiger Paste zur Herabsetzung des Übergangswiderstandes und um zu hohen Stromdichten und damit örtlichen Verbrennungen vorzubeugen. Die Platten sind bei der Defibrillation fest auf den Thorax zu drücken. Unter diesen Bedingungen wurden von KOUWENHOVEN am Herzen der menschlichen Leiche Widerstandswerte zwischen 67 und 90 Ohm gemessen.

Die Position der Elektrodenplatten entspricht den EKG-Positionen V 2 und V 6 (4. ICR rechts parasternal und über der Herzspitze). Neuerdings wird wieder empfohlen, eine Elektrode über dem Herzen und die andere gegenüber auf dem Rücken anzulegen; der Effekt auf das Herz soll so besser sein.

Die Frage, welchem Typ der Vorzug zu geben ist, läßt sich nicht eindeutig beantworten. Der Gleichstromdefibrillator hat den Vorteil einer geringeren Wärmeentwicklung in der Haut bzw. auf der Herzoberfläche beim Stromdurchgang und einer verminderten Mitkontraktion der Skeletmuskulatur. Durch die Möglichkeit, eine Batterie als Stromquelle zu benutzen, ist er transportabel und unabhängig vom Stromnetz. Außerdem werden Überlastung des Stromnetzes und Durchbrennen von Sicherungen vermieden. Die von LOWN beschriebenen Vorzüge des Gleichstromdefibrillators — größerer Prozentsatz erfolgreicher Defibrillationen, geringere Gefahr des Auftretens von Vorhofflimmern nach Defibrillation, Verminderung des Auftretens von Kammerflimmern bei Schockauslösung in Asystolie der Kammern — haben sich bisher klinisch nicht in dem Maße wie im Experiment an Tieren bestätigt.

Entscheidend für das Gelingen der Defibrillation ist die Anwendung einer genügend hohen Spannung bei kurzer Impulsdauer.

In den letzten Jahren hat der Defibrillator ein wichtiges zusätzliches Einsatzfeld gefunden bei therapieresistenten supraventrikulären und ventrikulären Tachykardien sowie zur Konversion von Vorhofflattern und -flimmern.

Literatur

DEL GUERCIO, L. R. M., R. P. COOMARASWAMY, and D. STATE: Cardiac output and other hemodynamic variables during external cardiac massage in man. New Engl. J. Med. **269**, 1398 (1963).

DERRA, E., D. HARTIG und W. IRMER: Gedanken und Erwägungen über die Bedeutung organischer Herzleiden in der allgemeinen Chirurgie. Chirurg **27**, 153 (1956).

FREY, R., J. JUDE und P. SAFAR: Die äußere Herzwiederbelebung. Indikation, Technik und Ergebnisse. Dtsch. med. Wschr. **87**, 857 (1962).

FROHWEIN, R. A., K. H. EULER und A. KARIM-NEJAD: Grenzen der Wiederbelebung bei schweren Hirntraumen. Langenbecks Arch. klin. Chir. **308**, 276 (1964).

GALL, F.: Förderleistung, Gewebeschäden und intracardiale Hämodynamik bei direkter Herzmassage. Langenbecks Arch. klin. Chir. **308**, 303 (1964).

KOUWENHOVEN, W. B., J. R. JUDE, and G. G. KNICKERBOCKER: Closed-chest cardiac massage. J. Amer. med. Ass. **173**, 1064 (1960).

LOWN, B.: Comparison of AC with DC elektroshock across closed chest. Amer. J. Cardiol. **10**, 223 (1962).

SCHNEIDER, M.: Die Wiederbelebungszeit verschiedener Organe nach Ischämie. Langenbecks Arch. klin. Chir. **308**, 252 (1964).

STEPHENSON, H. E.: Cardiac arrest and resuscitation. St. Louis; C. V. Mosby 1958.

VOSSSCHULTE, K.: Anwendung und Leistungsfähigkeit der Wiederbelebungsmethoden. Langenbecks Arch. klin. Chir. **308**, 242 (1964).

ZACUOTO, F., u. E. CORABOEUF: Wirkungsmechanismus der Elektrotherapie. Verh. dtsch. Ges. Kreisl.-Forsch. **30**, 249 (1964).

C. Tachykarde Herzrhythmusstörungen

Eine Steigerung des Ruhepulses über 100 beim Erwachsenen und bei Kindern über 120 wird Tachykardie genannt. Bei hochfrequenten Tachykardien verringert sich die Förderleistung des Herzens wesentlich, da Schlag- und Minutenvolumen auf Grund der verkürzten Diastole absinken. Je schwerer das Grundleiden, je höher die Herzfrequenz, je älter der Patient und je ausgeprägter die objektiven und subjektiven Folgen sind, desto dringlicher ist die Beseitigung des Herzjagens. Wegen der unterschiedlichen Ursachen, den sich daraus ergebenden prognostischen Konsequenzen und nicht zuletzt auch wegen der Behandlung muß man zwischen verschiedenen Formen der Tachykardie unterscheiden. Es kann hier lediglich ein Überblick gegeben werden. Für Einzelheiten verweisen wir auf die Bücher von SPANG und von HOLZMANN.

1. Ursachen und Diagnostik

Sinustachykardie

Die häufigste Form aller Tachykardien ist die Sinustachykardie. Typisch ist ein allmähliches Ansteigen und Zurückgehen der Pulsfrequenz, die in der Regel nur wenig über 100, selten über 120 liegt. Oft werden keine Beschwerden angegeben, andere wiederum klagen über Herzklopfen, Atemnot und substernale Schmerzen. Da die normalen Regulationsmechanismen des Herzens noch erhalten sind, kann man durch tiefes Einatmen oder Aufsetzen im Bett, wie auch durch Carotis- und Bulbusdruckversuch eine geringe Frequenzänderung erreichen. Diese Tatsache und daß die Frequenzänderung niemals plötzlich geschieht, sind für die klinische Diagnose wichtig.

Die Diagnose kann nur mittels EKG gesichert werden. Es findet sich ein normaler Kurvenverlauf. Lediglich PQ und QT sind verkürzt, und T und P rücken als Ausdruck der abnehmenden Diastolenlänge zusammen.

Als Ursachen für eine Sinustachykardie kommen infrage Blutverlust, Hyperthyreose, toxische und infektiöse Zustände, Tuberkulose, Tumorkachexie, vegetative Instabilität, Schwangerschaft, körperliche Untrainiertheit, Medikamente, Endokarditiden oder auch eine Herzinsuffizienz. In differentialdiagnostischer Hinsicht ist es wichtig, daß bei nicht geschädigten Herzen atemsynchrone Frequenzänderungen erhalten bleiben, was bei echten kardialen Insuffizienzen nicht der Fall ist.

Prognostisch sind die Sinustachykardien im allgemeinen günstig zu beurteilen, da sie meistens nicht sehr hochgradig und langandauernd sind. Dauert aber eine Tachykardie von einer Frequenz über 150 mehrere Stunden, so ist mit Stauungssymptomen wie Lungenödem und Leberschwellung zu rechnen.

Vorhoftachykardie mittlerer Frequenz und a-v-Blockierung

Bei sehr hohen Digitalisdosen oder ausgeprägten Überempfindlichkeiten kann es dazu kommen, daß eine Sinustachykardie plötzlich durch eine ektopische Vorhoftachykardie ähnlicher Frequenz abgelöst wird, was oft weder vom Arzt noch vom Patienten bemerkt wird. Diese Vorhoftachykardien haben eine mittlere Frequenz zwischen 150 und 200. Meist besteht eine Überleitungsstörung 2:1 oder höheren Grades. Im EKG sind oft noch andere Zeichen der Digitalisintoxikation zu finden. Die Patienten empfinden häufig ein Gelbsehen. Die für Digitalisüberdosierung pathognomonische Vorhoftachykardie mit a-v-Block spricht auf Kaliumzufuhr im allgemeinen gut an.

Vorhofflattern

Auch Vorhofflattern führt häufig zu einer länger dauernden regelmäßigen Tachykardie. Es kann sowohl anfallsweise als auch als Dauerzustand auftreten. Dem Flattern liegt meistens eine Vorhoffrequenz von 250 bis 300 Kontraktionen zugrunde. Die Bedingungen der Überleitung bestimmen die Pulsfrequenz. Meist finden sich Blockierungen der Überleitung im Verhältnis 2:1 oder 3:1. Nur ausnahmsweise fehlt diese Blockierung, so daß dann extrem hohe Tachykardien beobachtet werden. In der Regel kann mit einer Pulsfrequenz von 120 bis 150 gerechnet werden. Die klinischen Symptome sind außerordentlich wechselnd. Im wesentlichen werden sie beherrscht von der Kammerfrequenz und von dem Ausmaß der Herzerkrankung, die dem Flattern zugrunde liegt.

Das Vorhofflattern ist immer Ausdruck einer organischen Herzerkrankung; häufiger Folge einer Coronarsklerose, seltener eines Herzklappenfehlers. SPANG behauptet, daß eine schnelle, regelmäßige Herztätigkeit bei einem kranken Herzen in erster Linie für Vorhofflattern spricht. Während des Vorhofflatterns kommt es nicht selten zu einer Herzinsuffizienz. In unserem Krankengut zeigte sich eine erhebliche Anzahl von Pulsarrhythmien bei Vorhofflattern, wobei elektrokardiographisch dauernd wechselnde Überleitungsverhältnisse beobachtet wurden.

Für die klinische Diagnose ist es wesentlich, daß man durch Belastungen niemals eine allmähliche Änderung der Pulsfrequenz erzielen kann. Es kommt entweder zu keiner Änderung oder sie tritt plötzlich ein, entsprechend einem anderen Überleitungsverhältnis. Durch den Carotissinusdruck kann man im allgemeinen nur eine vorübergehende geringe Verringerung der Frequenz durch Zunahme des a-v-Blocks erreichen. Die Vorhoffrequenz läßt sich nicht beeinflussen. Die Diagnose wird auch hierbei elektrokardiographisch gesichert. An Stelle der P-Zacken treten Flatterwellen auf. Die Kammertätigkeit tritt zwar abhängig von den Flatterwellen, jedoch entsprechend der Überleitungsblockierung auf. So kann je nach Überleitungsbedingung die Kammer regelmäßig, unregelmäßig oder allorhythmisch schlagen.

Vorhofflimmern

Findet man über längere Zeit eine arrhythmische Tachykardie, so handelt es sich fast ausschließlich nur um Vorhofflimmern mit unregelmäßigen Überleitungen zur Kammer. Der Puls ist nicht nur arrhythmisch, sondern auch in der Stärke unterschiedlich. Bei hohen Kammerfrequenzen und sehr kurzer Dauer der Diastole resultiert oft ein Pulsdefizit. Kammerfrequenzen an die 200 sind recht häufig. Man kann zwei Formen unterscheiden: das Vorhofflimmern mit schneller Kammertätigkeit, das als Dauerform und in Anfällen auftritt, und das Vorhofflimmern mit langsamer Kammertätigkeit, das nicht anfallsweise vorkommt.

Die Patienten mit schneller Kammertätigkeit schildern etwa die Symptome der paroxysmalen Tachykardie wie unangenehmes Stolpern und Flattern in der Brust, Kurzatmigkeit, Benommenheit, Schwindel, Schwarzwerden vor den Augen, Ohnmachtsneigung oder Beklemmungen in der Herzgegend. Oft ist man bei der Unregelmäßigkeit des Pulses erstaunt, daß der Patient keinerlei Beschwerden angibt.

Diagnostisch wichtig ist, daß die Unregelmäßigkeit des Pulses bei körperlicher Belastung stärker wird, wogegen in einen Sinusrhythmus eingestreute Extrasystolen bei Belastung mit Erhöhung der Sinusfrequenz abnehmen. Bedeutungsvoll ist beim Vorhofflimmern auch die ausgesprochene Neigung zur Bildung von Thromben, die jederzeit als Embolien in Erscheinung treten können.

Im EKG werden die P-Zacken vermißt. Der gesamte Kurvenzug wird kontinuierlich von regellosen Flimmerwellen überlagert, kurzfristig können sie Flatterwellen vortäuschen oder so niedriger Amplitude sein, daß sie in den konventionellen Ableitungen nicht nachzuweisen sind. Allenfalls lassen sie sich in Oesophagusableitungen erfassen. Meist beträgt die Flimmerfrequenz 400 bis 600. Eingestreut in die unruhige Nullinie erscheinen in wechselndem Abstand die Kammergruppen. In überwiegendem Maße ist das Vorhofflimmern als Zeichen einer organischen Herzerkrankung zu werten. Gehäuft wird es bei arteriosklerotischen Herzmuskelerkrankungen gefunden, ist aber auch keine seltene Komplikation rheumatischer Herzfehler insbesondere von Mitralvitien. Andererseits kann es auch bei Herzgesunden beobachtet werden, gehäuft beim Vorliegen eines WPW-Syndroms.

Der Ausfall einer geordneten Volumen- und Druckarbeit der Vorhöfe beim Vorhofflimmern führt immer zu einer Beeinträchtigung der Herzleistung, insbesondere bei den tachykarden Formen. Wir fanden ein Absinken des Ventrikeldrucks und des Herzminutenvolumens. Insgesamt zeigte sich eine Leistungsabnahme des Herzens um mindestens 10%.

Die paroxysmale Tachykardie

Die Bezeichnung paroxysmale Tachykardie umfaßt nicht alle Zustände anfallsartig beschleunigter Kammertätigkeit, die auch beim Vorhofflimmern und Vorhofflattern auftreten, sondern man versteht darunter heute nur die Zustände von plötzlich auftretenden und wieder plötzlich aufhörenden Anfällen von Herzjagen, wobei eine adäquate Ursache im allgemeinen nicht zu finden ist. Der Zeitpunkt des plötzlichen Einsetzens der Tachykardie wird vom Patienten oft deutlich gemerkt, wogegen das Ende der Anfälle viel weniger scharf angegeben werden kann. Die Frequenz beträgt 120 bis 200. Die paroxysmale Tachykardie tritt in jedem Lebensalter auf, bei Kindern ist sie seltener. Die Anfälle können Sekunden, bis Stunden oder Tage, in seltenen Fällen sogar Monate dauern.

Es werden zwei Typen von paroxysmaler Tachykardie unterschieden:

1. Die essentielle paroxysmale Tachykardie (Typus BOUVERET-HOFFMANN).
2. Die extrasystolische paroxysmale Tachykardie (Typus GALLAVARDIN).

Je nach Ursprungsort kann man beide Typen in supraventrikuläre und ventrikuläre Formen unterteilen. Die supraventrikuläre paroxysmale Tachykardie kann sowohl essentiell wie extrasystolisch auftreten, wobei die essentielle die häufigste aller paroxysmalen Tachykardien überhaupt ist. Die ventrikuläre Form tritt im allgemeinen nur extrasystolisch auf. Für die essentielle Form sind der plötzliche Anfang und das plötzliche Ende charakteristisch. Dagegen treten bei der extrasystolischen Form auch in der anfallsfreien Zeit Extrasystolen auf, so daß der Anfall als eine Salve von Extrasystolen aufzufassen ist.

Von größter Wichtigkeit ist die Unterscheidung in supraventrikuläre und ventrikuläre paroxysmale Tachykardien. Die ventrikulären Tachykardien sind bei gleicher Kammerfrequenz klinisch bedeutungsvoller, hämodynamisch ungünstiger. Die Lokalisation der Reizbildung ist nur mittels EKG zu sichern. Bei supraventrikulärer Tachykardie ist immer ein ganzzahliges Überleitungsverhältnis zu den Ventrikeln nachzuweisen. Fehlt die meist vorhandene Blockierung der Überleitung vollständig, so sieht man infolge Leitungsermüdung im Bereich der Kammern stark verformte QRS-Komplexe, so daß eine ventrikuläre Tachykardie vorgetäuscht werden kann. Das gilt besonders dann, wenn die vorausgegangene P-Welle in dem vorangegangenen Kammerendteil verborgen ist. Den nodalen Typ kennzeichnen die negativen P-Zacken. Liegt der Reizursprung im oberen Tawara-Knoten, geht die P-Zacke dem Kammerkomplex voraus, bei Lage im unteren Tawara-Knoten befindet sie sich hinter dem Kammerkomplex. Die P-Zacke kann auch bei einem mittleren a-v-Knotenrhythmus im Kammerkomplex verborgen sein. Durch Vagusreize sind die nodalen paroxysmalen Tachykardien nur wenig zu beeinflussen. Arbeitsbelastung steigert ihre Frequenz im Gegensatz zu den Sinustachykardien kaum. Die ventrikulären paroxysmalen Tachykardien zeigen im EKG deformierte QRS-Komplexe. Die P-Zacken gehen meist in den deformierten Kammerkomplexen unter. Das wichtigste Unterscheidungsmerkmal ist das völlige Fehlen einer Beziehung zwischen Vorhof- und Kammerfrequenz. Die ventrikulären paroxysmalen Tachykardien sind meist nicht so regelmäßig wie die supraventrikulären paroxysmalen Tachykardien. Etwa $2/3$ aller supraventrikulären paroxysmalen Tachykardien treten bei Patienten mit gesundem Herzen auf. Sie kommen meist im Rahmen psychischer Erregung oder hormoneller Umstellungen vor. Rund einem Drittel liegen rheumatische oder bei älteren Patienten arteriosklerotische Herzleiden zugrunde,

Sofern es sich bei der supraventrikulären paroxysmalen Tachykardie um ein gesundes Herz handelt, ist die Prognose günstig. Eine Einschränkung der Lebenserwartung konnte nicht beobachtet werden. Bei den auf dem Boden von Herzleiden entstandenen supraventrikulären Tachykardien hängt die Prognose im wesentlichen von der Art des Herzleidens ab. Die ventrikulären paroxysmalen Tachykardien sind immer ernster Natur, so daß sie fast ausschließlich als Ausdruck eines schweren Myokardprozesses im Ventrikel zu werten sind.

2. Behandlung

Die *Sinustachykardie* kann medikamentös nicht direkt beseitigt werden. Da oft Allgemeinerkrankungen ursächlich in Frage kommen, ist hier eine kausale Therapie anzustreben. Durch rhythmisierende Substanzen wie Chinidin und Procainamid können die Sinustachykardien nicht beeinflußt werden. Digitalisglykoside sensibilisieren zwar den Sinusknoten für Vagusreize, führen aber zu keiner nennenswerten Pulsverlangsamung. Bei psychischen Ursachen werden zentraldämpfende Mittel wie Prominal, Luminal, Reserpin empfohlen. Eine, wenn auch nur vorübergehende, Frequenzerniedrigung ist mit Prostigmin zu erzielen, das in einer Dosis von 0,5 bis 1,0 mg subcutan, intramuskulär oder intravenös gegeben werden kann. Das Wirkungsmaximum ist nach intravenöser Gabe innerhalb von wenigen Sekunden zu erwarten, bei intramuskulärer oder subcutaner Verabreichung nach 10 bis 20 min. Bereits nach 30 min läßt die Wirkung wieder nach.

Das *Vorhofflattern* bedarf nur einer Behandlung bei hoher Kammerfrequenz. Das Flattern selbst braucht nicht behandelt zu werden (SPANG). Es kann jahrelang bestehen, ohne daß die Herzmuskelleistung gestört wird, wenn keine Kammertachykardien auftreten. Zudem kommt es nur selten zu Embolien.

Die Therapie mit *Digitoxin* in hohen Dosen ist das Mittel der Wahl. Einmal fördert es die Blockierung der a-v-Überleitung, zum anderen bessert es eine aufgetretene Herzinsuffizienz und beseitigt nicht selten auch das Vorhofflattern. Manchmal wird das Flattern in Flimmern überführt, das man oft schon mit kleinen Chinidindosen beenden kann. Es werden 0,5 bis 1,0 mg Digitoxin intravenös empfohlen. Tritt kein Erfolg ein, kann die Dosis wiederholt werden. Vor der ausschließlichen Behandlung mit Chinidin, Procainamid und Ajmalin wird gewarnt, da es sich bei Vorhofflattern um geschädigte Herzen handelt. Mit diesen Medikamenten sind auch längst nicht so gute Ergebnisse wie mit Digitoxin zu erzielen, womit man im allgemeinen nach BELLET in 60 bis 80% der Fälle eine Rückkehr des Sinusrhythmus oder Vorhofflimmerns erreicht. Gelingt mit Digitoxin keine ausreichende Überleitungsblockierung, so ist vor allem bei kritischer Kreislaufsituation der Elektroschock anzuwenden, der eine Erfolgsaussicht von über 90% erwarten läßt.

Die Therapie des *Vorhofflimmerns* strebt zwei Ziele an:

1. die Normalisierung der Kammerfrequenz, was stets vordringlich ist, und
2. die Beseitigung des Vorhofflimmerns.

Zur Normalisierung der Kammerfrequenz sind auch hier die Herzglykoside das Mittel der Wahl. Die besten Erfolge erreicht man mit 0,5 bis 1,0 mg Digitoxin i. v. Dosen bis zu 2 mg können erforderlich sein. Hat man eine Herzfrequenz von etwa 70 erreicht, geht man auf eine Erhaltungsdosis von 0,1 bis 0,2 mg Digitoxin pro Tag über. Gelingt es nicht, durch Digitalisierung die Kammerfrequenz zu senken, so muß an Hyperthyreose, die bei älteren Patienten ein fast ausschließlich kardiales Bild bieten kann, Myokarditis oder Lungenembolie gedacht werden.

Für die Beseitigung des Vorhofflimmerns selbst ist *Chinidin* das beste Mittel. Da der Blutspiegel nach peroraler Gabe bereits nach 4 Std wieder kontinuierlich abfällt, so daß er nach 8 Std nur noch 50% ausmacht, gibt man das Medikament nach intensiver Vordigitalisierung in Abständen von 3 bis 4 Std. Zum Ausschluß einer Überempfindlichkeit soll zunächst eine Probedosis von 0,2 g gegeben werden, hieran anschließend sind 4 bis 5mal täglich 0,4 g Chinidin, also 1,6 bis 2,0 g p. d., zu applizieren. Nach Wirkungseintritt soll eine Erhaltungsdosis von 3mal täglich 0,2 g über einen Zeitraum von 2 bis 4 Wochen beibehalten werden. Die Erfolgsquote dieser Behandlung liegt zwischen 55 und 80%. Ernsthafte Zwischenfälle haben wir nicht erlebt, von anderer Seite wurden jedoch plötzliche Todesfälle berichtet (MØLLER). Nach HOLZMANN kommt dies nach verschiedenen Statistiken in 0 bis 4,5% der Fälle vor. Alle Eigenschaften des Herzens werden durch Chinidin negativ beeinflußt. Deshalb sollte man nur eine indizierte Behandlung durchführen. Als absolute Indikation gilt das Vorhofflimmern beim WPW-Syndrom.

Zu empfehlen ist der Entflimmerungsversuch, wenn die Ursachen wie Hyperthyreose, infektiös toxische Zustände oder Herzinfarkte überstanden sind, oder Vitien durch Operation korrigiert wurden, und wenn das Flimmern noch nicht lange besteht oder anfallsweise auftritt. Da es vereinzelt 2 bis 3 Tage nach der Regularisierung des Vorhofes zu Embolien kommt, wird heute manchmal eine 14tägige Anticoagulantientherapie vorausgeschickt. Ihr Wert ist umstritten. Immerhin konnten MAURICE et al. in einer Serie von 390 Defibrillationen ohne Anticoagulantien 6,4% Embolien beobachten gegenüber 0,6% mit Anticoagulantien. Der Chinidinstoß ist unter EKG-Kontrolle durchzuführen. Überschreitet die QRS-Dauer 0,13 bis 0,14 sec oder tritt ein totaler a-v-Block auf, ist die Behandlung abzusetzen. Eine absolute Kontraindikation ist die Überempfindlichkeit gegenüber Chinidin.

Bei nur anfallsweisem Vorhofflimmern gelingt es meistens, in 60% der Fälle, mit Ajmalin (Gilurytmal 0,05 g i. v.) die Arrhythmie zu beseitigen.

Erzielt man medikamentös keine Rhythmisierung des Vorhofs, so verspricht in 90% der Fälle der Elektroschock Erfolg. Dazu verwendet man heute in der Regel Gleichstromdefibrillatoren (EFFERT). Die mit leitender Elektrodenpaste bestrichenen Elektroden werden mit kräftigem Druck über dem Manubrium sterni und über der Herzspitze aufgesetzt. GROSSE-BROCKHOFF und EFFERT beginnen mit einer elektrischen Energie von 75 Watt-Sekunden bei einer Entladungsdauer von 0,001 bis 0,003 sec und steigern jeweils um 25 Watt-Sekunden bei Ineffektivität. Als Komplikationen können Kammerflimmern oder Asystolie auftreten, weshalb eine Möglichkeit zur Beatmung vorhanden sein muß. Zur Vermeidung des Kammerflimmerns wird der Stromstoß durch die R-Zacke des EKG gesteuert, um außerhalb der vulnerablen Phase einzufallen. Die Kardioversion wird im allgemeinen in Narkose durchgeführt. Bei kritischer Kreislaufsituation ist abzuwägen, ob man dem Patienten den Schock ohne Narkose zumuten soll, wenn durch die Narkose eine bedrohliche Verschlechterung zu erwarten ist. Eine 14tägige Anticoagulantienbehandlung geht voraus. Angezeigt ist die Kardioversion bei allen Fällen, bei denen nach der Rhythmisierung mit einem Dauererfolg zu rechnen ist. Die Domäne ist das Vorhofflimmern bei gut korrigierten Herzvitien (WOLTER und WALTHER). An der Indikation besteht nach EFFERT kein Zweifel in Notfallsituationen, bei Versagen der medikamentösen

Therapie — Chinidindosen über 2 g pro Tag sind nicht mehr zu empfehlen —, bei Chinidinüberempfindlichkeit und bei speziellen Einzelindikationen wie z. B. bei Vorhofflimmern im Anschluß an Herzkatheteruntersuchungen. Zur Vermeidung von Rückfällen werden 3mal täglich 0,2 g Chinidin vor und nach der Defibrillation empfohlen.

Zur Anfallsbehandlung der *paroxysmalen Tachykardie* versucht man zunächst reflektorische *Vagusreizungen*. Bei der ventrikulären paroxysmalen Tachykardie sind sie erfolglos. Infrage kommen bestimmte Körperlagen, Atemanhalten, Auslösen von Brechreiz, Trinken von eiskaltem Sprudel. Sind diese Maßnahmen erfolglos, schließt man bei liegendem Patienten den Carotissinusdruck an, erst auf der einen Seite, bei Wirkungslosigkeit auf der anderen Seite. Danach versucht man den Bulbusdruck auf beide Augen.

Nach Versagen der reflektorischen Maßnahmen beginnt man die medikamentöse Beeinflussung. Dabei gibt SPANG den Digitalisglykosiden vor allem bei älteren Patienten den Vorrang. Er empfiehlt 1 mg *Digitoxin* i. v. Tritt keine Änderung ein, kann man nochmals die reflektorischen Vagusreizungen durchführen und nochmals 0,5 mg Digitoxin spritzen. Diese Menge kann nach einer Stunde nochmals nachinjiziert werden. HOLZMANN sieht einen Wert dieser Behandlung nur bei der supraventrikulären paroxysmalen Tachykardie. Bei ventrikulärer paroxysmaler Tachykardie hält er die Behandlung mit Digitoxin sogar für ausgesprochen unzweckmäßig. An Medikamenten sind bei der supraventrikulären paroxysmalen Tachykardie weiter zu empfehlen Cholinesterasehemmer wie *Prostigmin* 0,5 bis 1,0 mg. Ferner kann *Chinidin* unter den oben besprochenen Vorsichtsmaßnahmen versucht werden.

Procainamid ist häufig dem Chinidin überlegen. Es ist sowohl bei der supraventrikulären als auch bei der ventrikulären Form wirksam. In dringenden Fällen injiziert man intravenös 1,0 ml möglichst unter EKG-Kontrolle ganz langsam (0,1 ml in 2 min). Bei starkem Blutdruckabfall oder deutlicher Zunahme der QRS-Dauer ist die Injektion sofort zu beenden. Ist keine Eile geboten, injiziert man intramuskulär 0,5 bis 1,5 g in 1 bis 4stündigen Abständen ein- bis dreimal am Tag. Bei Herzinsuffizienz ist Procainamid wegen seiner negativ inotropen Wirkung kontraindiziert. Zur Behandlung der supraventrikulären und ventrikulären paroxysmalen Tachykardie hat sich auch das Rauwolfia-Alkaloid *Ajmalin* (Gilurytmal®) bewährt. FORSTER und HOLZMANN empfehlen die intravenöse Injektion von 50 mg in 2 bis 3 min unter EKG-Kontrolle. Wenn das P-Q-Intervall länger als 0,14 sec wird, darf kein Ajmalin mehr gegeben werden. Die orale und intramuskuläre Therapie ergibt keine befriedigenden Resultate. Als Kontraindikationen gelten a-v- und intraventrikuläre Leitungsstörungen, Herzinsuffizienz und länger bestehendes Vorhofflattern und -flimmern. Auch bei gleichzeitiger Digitalistherapie und in Narkose ist Vorsicht geboten. Ein Vorteil gegenüber Chinidin und Procainamid ist die Tatsache, daß weniger Nebenwirkungen auftreten, vor allem keine nennenswerten Blutdrucksenkungen.

Bei Versagen aller dieser Maßnahmen ist in ernster Situation auch bei der paroxysmalen Tachykardie der Elektroschock indiziert.

Zur Behandlung von tachykarden Herzrhythmusstörungen sind in den letzten Jahren die *Beta-Receptor-Blocker* versucht worden. Durch Propranolol (Dociton®) konnten bei allen Formen eine Verlangsamung der Kammerfrequenz in den meisten Fällen erzielt werden. Das Vorhofflattern bzw. -flimmern blieb jedoch bestehen. Als Kontraindikationen gelten Herzinsuffizienz, Bronchialasthma, Überleitungsstörungen, Stoffwechselacidose und Schwangerschaft. Es wird eine Dosis von 10 bis 30 mg 3 bis 4mal täglich oral empfohlen, intravenös langsam 3 bis 5 mg, d. h. 1 mg pro min (SCHMIDT-VOIGT). BENDER et al. konnten mittels i.v.-Injektion von 5 mg Iproveratril (Isoptin) die Kammerfrequenz bei Vorhofflimmern und -flattern zur Norm zurückführen. Insgesamt ist die Zahl der Untersuchungen noch zu gering, für Propranolol 102 Fälle und mit Iproveratril 28 Fälle, um endgültige Aussagen über den Wert der Beta-Receptor-Blocker als Therapeuticum bei tachykarden Herzrhythmusstörungen zu machen. Wir bevorzugen in letzter Zeit Iproveratril, das als schwächerer β-Receptor-Blocker weniger gefährlich ist.

Bei ernster Gesamtsituation des Patienten, wenn keine Zeit verloren werden darf, ist die am meisten Erfolg versprechende Maßnahme bei allen Formen von Tachykardien der *Elektroschock*, zumal dabei den Patienten die unerwünschten Nebenwirkungen der Medikamente erspart bleiben.

Behandlungsschema bei Tachykardie

A. Allgemeine Maßnahmen (auch ohne spezielle Diagnostik anwendbar)
1. Andere Ursachen ausschließen wie Hypoxie, Hypovolämie, Hyperthyreose usw.
2. Vagusreize wie Bulbusdruck, Carotissinusdruck, Eiswassertrinken
3. Prostigmin 0,5 bis 1,0 mg i. v.
4. Digitoxin 0,5 bis 1,0 mg i. v.

B. Spezielle Behandlung (nach EKG-Diagnostik)

1. Sinustachykardie.
Wenn möglich, Ursachen beseitigen, Sedativa, Therapieversuch mit Prostigmin 0,5 bis 1,0 mg i. v.

2. Vorhoftachykardie mit a-v-Blockierung bei Digitalisüberdosierung.
Digitalis absetzen, Kalinor-Brausetabletten oder Kalium langsam i. v.

3. Vorhofflattern.
Digitoxin 0,5 bis 1,5 mg i. v., eventuell Elektroschock.

4. Vorhofflimmern.
Vorbehandlung mit Digitoxin 0,5 bis 1,0 mg i. v., danach täglich 3mal 0,1 mg weiter. Nach erzielter Digitaliswirkdosis Einsetzen der Chinidinbehandlung: 0,2 g Chinidin oral oder i. m. als Probedosis. Bei Verträglichkeit 4 bis 5mal täglich 0,4 g über 3 bis 4 Tage. Nach erfolgter Rhythmisierung 3mal täglich 0,2 g als Erhaltungsdosis über 2 bis 3 Wochen. Absetzen der Chinidinbehandlung, wenn QRS-Gruppen unter der Behandlung um mehr als 0,03 sec verbreitert werden.
Ajmalin 0,05 g langsam in 2 bis 3 min i. v. unter laufender EKG-Kontrolle.
Bei erfolglosen medikamentösen Therapieversuchen: Elektroschock.

5. Paroxysmale Tachykardie
Vagusreize wie Bulbusdruck Carotissinusdruck, Eiswasser trinken lassen (nur wirkungsvoll bei supraventrikulärer Tachykardie.
Digitoxin 0,5 bis zu 1,5 mg i. v.
Wenn kein Therapieerfolg, dann unter EKG-Kontrolle:
Procainamid 1,0 ml i. v. (0,1 ml in 2 min)
    oder 0,5 bis 1,5 g i. m. alle 4 Std

Ajmalin   0,05 g in 2 bis 3 min i. v.

Treten unter Applikation obiger Medikamente deutliche Verbreiterungen von QRS auf, so ist die Therapie abzubrechen.

Dociton   10 bis 30 mg 3 bis 4mal täglich oral jedoch nur, wenn das Vorliegen einer Herzinsuffizienz absolut ausgeschlossen ist.

C. Elektroschock

Wenn die bisher genannten Maßnahmen unwirksam bleiben, so ist der Elektroschock (s. S. 18) als wirkungsvollste Therapie anzuwenden.

Literatur

BELLET, S.: Clinical disorders of the heart beat, 2. Aufl. Philadelphia: Lea and Febiger 1963.
BENDER, F., N. KOJIMA, H. D. REPLOH und G. OELMANN: Behandlung tachykarder Rhythmusstörungen des Herzens durch Beta-Rezeptorblockade des Atrioventrikulärgewebes. Med. Welt **20**, 2 (1966).
GROSSE-BROCKHOFF, F. u. S. EFFERT: Elektrotherapie des Herzens. Köln: Westdeutscher Verlag 1965.
HOLZMANN, M.: Die Rhythmusstörungen des Herzens. In Handbuch der Inneren Medizin, 4. Aufl., Band 9, 2. Teil. Berlin-Göttingen-Heidelberg: Springer 1960.
— Klinische Elektrokardiographie, 5. Aufl. Stuttgart: Thieme 1965.
MØLLER, K. O.: Pharmakologie, 4. Aufl. Basel: Schwabe 1961.
SPANG, K.: Rhythmusstörungen des Herzens. Stuttgart: Thieme 1957.
— Die Behandlung der Rhythmusstörungen. Hippokrates (Stuttg.) **3**, 91 (1964).
SCHMIDT-VOIGT, J.: Beta-Rezeptoren-Blocker in der Herztherapie. Med. Welt **1**, 23 (1966)
WOLTER, H. H., u. H. WALTHER: Indikation und Ergebnisse der Elektrotherapie bei Vorhofflimmern und anderen tachykarden Herzrhythmusstörungen. Internist **6**, 496 (1965).

D. Schock

Unter dem akuten peripheren Kreislaufversagen im Schock versteht man eine plötzlich einsetzende Störung der Kreislaufregulation mit Verminderung der zirkulierenden Blutmenge im Verhältnis zur Gefäßweite, die am häufigsten durch Trauma, Atemstörungen oder Hämorrhagie ausgelöst wird. Die Nomenklatur für die unterschiedlichen Zustandsbilder ist nicht einheitlich, obwohl sich in den letzten Jahrzehnten an den pathophysiologischen Grundkenntnissen nichts geändert hat. Was sich wesentlich geändert hat, ist die objektivierende Meßtechnik. Wenn auch die Erörterung des Schocks aus dem Gesichtswinkel der mannigfaltigen Ursachen heraus durchaus interessieren würde, können wir auf bestimmte Sonderformen im hier gegebenen Rahmen nicht eingehen.

Die Terminologie Spannungs- und Entspannungskollaps entspricht der Vasoconstriction und Vasodilatation des peripheren Strombettes. Der Ausdruck Spannungskollaps wird häufig durch den sprachlich zutreffenderen Begriff der Kreislaufzentralisation ersetzt. Der Volumenmangelkollaps charakterisiert nur die Hypovolämie. Andere Synonyma sind primärer und sekundärer, kompensierter und dekompensierter oder reversibler und irreversibler bzw. progressiver Schock.

Der Organismus versucht nach Aggressionen verschiedener Art durch sympathicomimetische und parasympathicomimetische Regulationen sein hämodynamisches Gleichgewicht und damit die Blutversorgung des Gewebes aufrechtzuerhalten. In Notsituationen, durch Blutung, Trauma, Sauerstoffmangel, unsachgemäße Narkose, schwerwiegende Operationen hervorgerufen, kommt es durch Adrenalinausschüttung zu einer sympathicomimetischen Verengerung der Gefäße und zu einer

Steigerung des Sauerstoffkonsums durch den Stoffwechsel. Unter Anstieg der Pulsfrequenz bewegt sich der systolische Blutdruck zwischen 100 und 70 mm Hg. Die Blutdruckamplitude verkleinert sich, weil der diastolische Druck nicht abfällt oder sogar durch die vasoconstrictorische Erhöhung des peripheren Strömungswiderstandes angehoben wird, was eine vermehrte Druckarbeit für das Herz bedeutet.

Die Haut ist oft kühl, cyanotisch und feucht, während die Temperatur des Körperkerns erhöht ist. Der Sauerstoffverbrauch wird durch die adrenalinbedingte Steigerung der Stoffwechselvorgänge erhöht. Im arteriellen Blut läßt sich ein Sauerstoffdefizit messen, und die arteriovenöse Sauerstoffdifferenz weist erhebliche Steigerungen auf. Die zirkulierende Blutmenge ist im traumatischen Schock stets verringert.

Bei kurzer Einwirkungszeit einer Aggression stellt die vasoconstrictorische Zentralisation des Kreislaufs im kompensierten Schock zur lebenswichtigen Mitte einen sinnvollen Regulationsmechanismus dar. Mangelnde Durchströmung der Peripherie, zunehmende Acidose und zunehmende hypoxische Zellschäden sind jedoch bei langanhaltender Aggression und mangelnder Korrektur des Schocks kein teleologisches Prinzip der Regulation mehr, sondern ein unter Umständen deletär ausgehender pathologischer Zustand, weil die Vasoconstriction durch mechanische Minderung der Gewebsdurchblutung so starke Schädigungen der Zellfunktion herbeiführt, daß der kompensierte reversible Schock in einen dekompensierten irreversiblen Schock übergeht. Durch die Stagnation der sog. Mikrozirkulation tritt sogar eine intravasale Agglutination der Thrombocyten und Erythrozyten auf (DUESBERG u. SCHROEDER; DERRA; DERRA u. FUSS; HEIMBECKER u. BIGELOW; HERSHEY; IRMER; IRMER u. KOSS; KNISELY, ELIOT u. BLOCH; LABORIT; LILLEHEY u. Mitarb.; ORKIN; REINDELL, SCHILDGE, KLEPZIG u. KIRCHHOFF und WIEMERS u. KERN). Die Gefährlichkeit der Organischämie manifestiert sich deutlich, wenn der erniedrigte Blutdruck den Filtrationsdruck der Niere unterschreitet und die Urinsekretion sistiert.

Wird der zunehmende Volumenmangel mit erheblichem Flüssigkeitsverlust ins Gewebe nicht durch adäquate Flüssigkeitssubstitution ausgeglichen, so ist die Entwicklung eines dekompensierten und oft irreversiblen Schocks unvermeidlich. Bei diesem völligen Zusammenbruch der Kreislauffunktion sinkt der systolische Druck unter 70 mm Hg und der diastolische kann meist nicht mehr gemessen werden. Abgesehen von der verminderten Perfusion des Gewebes und der gestörten Mikrozirkulation mit Hypoxie läßt sich dieser Zustand nicht sicher auf andere bestimmte Ursachen zurückführen.

1. Diagnose

Das Aussehen des unruhigen Patienten, seine Blässe, Cyanose, feuchte und kalte Haut, sind für den Kliniker die ersten Zeichen des Schocks. Obwohl Blutdruck und Pulsfrequenz nur einen vagen Anhalt über die zirkulierende Blutmenge und die Gewebsperfusion gestatten, bleibt die kontinuierliche Bestimmung dieser Werte unter Berücksichtigung der Druckamplitude als Ausdruck der Vasoconstriction für den Arzt immer noch von maßgeblicher Bedeutung. Hohe Frequenzen über 140 mindern durch Verkürzung der diastolischen Füllungszeit die effektive Herzleistung beträchtlich. Hämoglobingehalt, Erythrozytenzahl und Hämatokrit bleiben im Zusammenhang mit einer Gesamtwertung der einfachen diagnostischen Methoden in der Praxis unerläßlich für die Beurteilung des Blutvolumens, obwohl die Unzuverlässigkeit dieser Werte bei akuten Blutverlusten immer wieder betont wird.

Die Berechnungsformel der benötigten Blutmenge aus der Beziehung zwischen Sollblutmenge und Hämatokrit (MARIOTT u. KEKWICK) sowie die Bestimmung der mittleren Hb-Konzentration (CARSTENSEN) geben immerhin Anhaltspunkte:

Sollvolumen:

Männer: 70 ccm/kg   Schulkinder: 80— 90 ccm/kg
Frauen: 80 ccm/kg   Säuglinge: 100—110 ccm/kg
Neugeborene: 112—114 ccm/kg

$$\text{Vollblut} = \frac{(\text{Norm. Hämatokrit} - \text{Hämatokrit d. Patienten}) \times \text{Sollblutmenge}}{40}$$

$$\text{Mittlere Hb-Konzentration} = \frac{\text{Hb in g-\%} \times 100}{\text{Hämatokrit \%}} = 33\text{—}35\% \text{ (Normalwert)}$$

Der Hämatokritwert orientiert bei Hämokonzentrationen in groben Zügen über den extravasalen Flüssigkeitsverlust ins Gewebe und bestimmt die Verabfolgung von Elektrolytlösung oder Blut, bis exakte quantitative Elektrolytbestimmungen eine äquimolare Elektrolytsubstitution ermöglichen.

Für die Beurteilung ist von ausschlaggebender Bedeutung, daß sich *ein erfahrener Kliniker* mit der individuellen und fortlaufenden Beurteilung eines Patienten im Schock befaßt.

Da letztlich Bestimmungen des Herzminutenvolumens durch Farbstoffverdünnungsmethoden und auch Volumenmessungen im wechselnden Ablauf der schockbedingten Kreislaufregulation unzuverlässig sind, sollte mit der sehr erleichterten Elektrodentechnik die Möglichkeit zur Ermittlung der Partialdrucke der Blutgase, der Wasserstoffionenkonzentration und des Säure-Basenhaushaltes gegeben sein. Die quantitativen Elektrolytverhältnisse zu kennen, ist für eine adäquate Substitution beim heutigen Stand der Meßtechnik eigentlich eine unerläßliche Forderung, gegen die keine Bedenken bezüglich instrumenteller und personeller Unkosten vorgebracht werden dürften.

Die *Kontrolle der Urinausscheidung* als Ausdruck der Nierendurchblutung ist eine Selbstverständlichkeit. Sinkt der arterielle Druck im Schock unter den Filtrationsdruck der Niere, so hört die Urinausscheidung auf. Bei langanhaltender Hypotonie folgt das „Crush-Syndrom" mit Anurie und Anreicherung harnpflichtiger Substanzen im Blut, so daß eine Dialyse zur Beseitigung der Urämie nötig werden kann. Die Urinausscheidung erreicht ihr kritisches Minimum, wenn sie weniger als 40 bis 50 ccm pro Stunde beträgt.

Bei mangelnder Urinausscheidung nach schockbedingter Hypotension dient 20%iges Mannitol in einer Menge von 200 ccm zur Anregung der osmotischen Diurese. Mannitol soll dem extravasalen Flüssigkeitsverlust entgegenwirken und den Hämatokrit senken. Das Mittel vermindert die tubuläre Reabsorption.

Der *Interpretation der Herzstromkurve* im Elektrokardiogramm ist früher wenig Bedeutung beigemessen worden. Es mehren sich die Stimmen, die Arrhythmien und insbesondere Änderungen des S-T-Stückes als Zeichen mangelnder coronarer Perfusion werten.

Der *zentrale Venendruck* ist für die Differentialdiagnose einer Hypotension durch Volumenmangel oder durch eine kardiale Insuffizienz und zur Steuerung der Substitution von Blut und Elektrolyten wichtig. Außerdem gestattet der Katheter die intravenöse Infusion. Die Bestimmung des zentralen Venendrucks geschieht intrathorakal in der herznahen Hohlvene oder im rechten Vorhof. Die normalen Druckwerte bewegen sich zwischen 4 und 10 cm H_2O. Bei Hypovolämien sinkt der Druck unter 4 cm H_2O. Druckwerte über 15 cm H_2O entsprechen einer Herzinsuffizienz und indizieren die Digitalisierung. Zum differentialdiagnostischen Ausschluß von Herzschwächen empfiehlt ORKIN, fünfmal im Abstand von 5 min 100 ccm Flüssigkeit schnell zu infundieren. Wenn die venöse Druckerhöhung nicht mehr als 5 cm H_2O beträgt, kann eine Herzinsuffizienz ausgeschlossen werden. Die Substitution von Flüssigkeit ist ausreichend, wenn der Venendruck bei 8 $\pm$ 3 cm H_2O gemessen wird.

Eine Erhöhung des venösen Druckes und damit des Füllungsdruckes des Herzens verbessert die Herzleistung. Bei ungenügender Herzleistung (Blutdruck unter

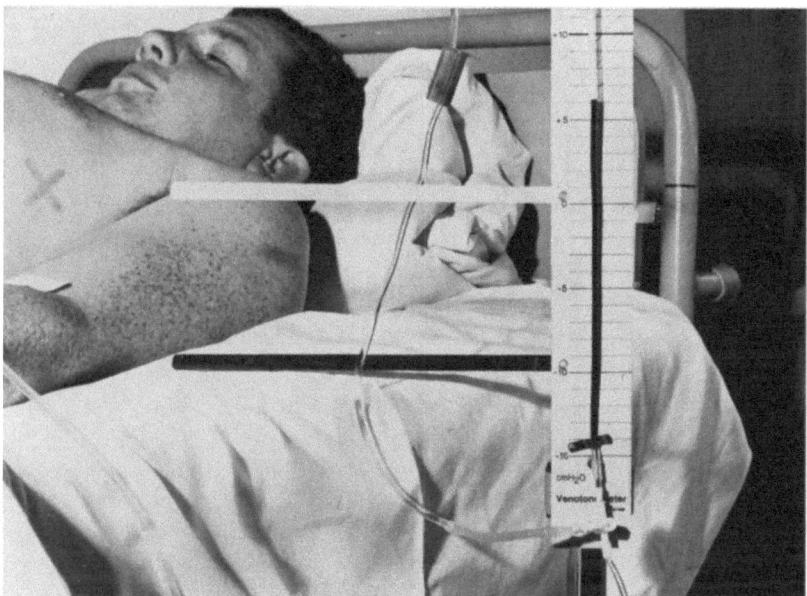

Abb. 11. Zusatzgerät zur Kontrolle des venösen Druckes. Der Nullpunkt der Skala wird in Höhe der Mitte des rechten Vorhofes eingestellt und zur Messung der Dreiwegehahn umgestellt

80 mm Hg) kann deshalb durch Übertransfusion eine wesentliche Erhöhung des Herzzeitvolumens erreicht werden. Es wird solange transfundiert, bis der zentralvenöse Druck deutlich ansteigt bzw. der arterielle Druck gut wird. Die absolute oberste Grenze für den zentralvenösen Druck ist 20 bis 22 cm H_2O; eventuelle Meßfehler sind zu berücksichtigen.

Für die erforderliche Volumensubstitution gibt das Verhalten des zentralen Venendrucks mehr Aufschluß als Bestimmungen des Blutvolumens.

Eine einfache Vorrichtung zur Kontrolle des venösen Druckes, die zwischen dem venösen Katheter und der Infusion angeschlossen wird, zeigt die Abb. 11.

2. Therapie
a) Allgemeine Maßnahmen

Die wichtigste therapeutische Maßnahme im Schock richtet sich nach der Regel: Gib dem Organismus Blut und dem Blut Sauerstoff.

1. Sauerstoffverabreichung mit Nasenkatheter (und notfalls künstliche Beatmung S. 37 u. 39).

2. Volumensubstitution, was bei Hämorrhagien am besten durch Blut und ersatzweise durch Plasmaexpander (Trockensubstanz 2g/kg) zu erfolgen hat, bis serologisch einwandfreies Blut infundiert werden kann. Die Infusion von Ringerlösung in einer Menge von 1000 bis 2000 ccm ist in der Not kein Fehler.

3. Bei großen Blutverlusten und ausgeprägtem Schock ist wegen der Acidose die Gabe von 3,75 bis 7,5 g (= 50 bis 100 ccm) Natriumbicarbonat in 7,5%iger Lösung empfehlenswert. Die weitere Dosierung erfolgt entsprechend dem quantitativ bestimmten Defizit. Außerdem oder ersatzweise kann Trihydroxymethylaminomethan (THAM) als alkalische Puffersubstanz verabfolgt werden. Ist das Defizit an Bicarbonaten zur exakten quantitativen Dosierung noch nicht bekannt, gilt für die Verabreichung von 600 ccm THAM in einer Geschwindigkeit von 40 ccm/min, daß eine durchschnittliche Acidose von pH 7,33 um 0,05 Einheiten der Wasserstoffionenkonzentration erhöht wird. Wegen der atemdepressiven Wirkung von THAM ist eine künstliche Beatmung zu empfehlen.

4. Schmerzbekämpfung.

5. Laufende Blutdruck- und Pulskontrolle (RR > 80 mm Hg, Puls < 120).

6. Dauerkatheter zum Messen der Urinausscheidung in der Zeiteinheit.

7. Registrierung des zentralen Venendrucks.

8. Bestimmung von Hämoglobin, Erythrocyten und Hämatokrit in festgelegten Zeitabständen, obwohl diese Kriterien akuten Blutverlusten oft Stunden nachhinken.

b) Vasodilatation

Wenn man argumentiert, daß die durch Vasoconstriction bedingte Minderdurchblutung des Gewebes und Hypoxie die deletären Folgen des länger dauernden kompensierten Schocks seien, so ist die Beseitigung der Vasoconstriction zur Förderung der Gewebsdurchblutung und der sog. Mikrozirkulation eine logische Folgerung für die Therapie des Schocks. Zur Verfügung stehen Phenoxybenzamin — Dibenamin® — Hydergin und Chlorpromazin — Megaphen® (HERSHEY; IRMER; IRMER u. KOSS; LABORIT; LILLEHEY u. Mitarb.; NICKERSON; ORKIN; WIEMERS u. KERN; WINNIE u. COLLINS). Daß beispielsweise Chlorpromazin bei einem günstigen zentral beruhigenden Effekt ohne nennenswerte Atemdepression die adrenergische Vasoconstriction und Stoffwechselsteigerung mit Erhöhung des Sauerstoffverbrauchs in einer Dosierung von 0,2 mg/kg in 1 bis 2 Std aufhebt, darf als bewiesen gelten (IRMER u. KOSS; WEESE).

Der Kreislauf muß selbstverständlich bei Anwendung vasodilatatorischer Substanzen maßgeblich der peripheren Gefäßerweiterung mit Flüssigkeit aufgefüllt werden, damit nicht ein zusätzliches Mißverhältnis zwischen Gefäßweite und Füllung mit Hypotonie eintritt. Adrenalinabkömmlinge zur Anhebung des Blutdrucks sind nach Chlorpromazin wegen der möglichen Adrenalinumkehr kontraindiziert, während Coffein im Notfall wirksam ist.

c) Vasoconstriction

Die vasopressorischen Substanzen der Adrenalinreihe und Arterenol werden zur Behandlung des Schocks immer seltener angewandt. Adrenalin erhöht den Sauerstoffkonsum im Augenblick der größten geweblichen Sauerstoffnot, verursacht durch

Vasoconstriction eine Zunahme des Strömungswiderstandes und verkürzt durch Tachykardie die Überleitungszeit und diastolische Füllungszeit des Herzens. Es ist schwierig, gerade die Dosierung zu erreichen, die das Herzminutenvolumen vermehrt. Für den Notfall wird Arterenol bevorzugt, das lediglich eine periphere Vasoconstriction hervorruft. In Notsituationen ist jedoch bei kritischen Druckminderungen unter 70 mm Hg noch eine Indikation geblieben. Die pressorischen Amine wirken sich bezüglich der Coronar- und Cerebraldurchblutung in vorsichtiger Dosierung nach Wirkung vorteilhaft aus; der Blutzustrom zu den Nieren kann dagegen gedrosselt werden. Zusammenfassend ist zu sagen, daß die Vasopressoren bei kritischen Druckminderungen ihre Berechtigung besitzen, um temporär eine lebenswichtige Zirkulation aufrechtzuerhalten, bis geeignetere therapeutische Maßnahmen wie Blutersatz, Sauerstoff und Bekämpfung der Acidose mit Natriumbicarbonat eingeleitet werden, die kausal wirksam sind.

Es ist unsinnig einen Volumenmangelschock mit vasoconstrictorischen Mitteln, wie z. B. Novadral, Sympatol, Effortil oder gar Analeptica wie Cardiazol oder Coramin, zu behandeln.

d) Corticoide

Die Erfahrungsberichte lassen erkennen, daß den Corticoiden in der Schockbehandlung eine Bedeutung zukommt (FRANK; HARTENBACH). Die Wirkungsweise ist noch nicht zuverlässig geklärt. Die generelle Verabfolgung von Hydrocortison im spekulativen Glauben an eine hormonelle Substitution der erschöpften Nebennierenrinde wird man auf Grund der Untersuchungen von MELBY und SPINK ablehnen müssen. Auch die Theorie, daß Cortison die endogen ausgeschütteten Katecholamine unterstütze, ließ sich nicht bestätigen. Bewährt hat sich uns Decortin-H bei der Behandlung des septischen und dekompensierten Schocks, wenn die Substitutionstherapie erfolglos geblieben war. Obwohl die Wirkung der Corticoide noch nicht völlig aufgeklärt ist, kann ihr Effekt bezüglich einer signifikanten Zunahme des Herzminutenvolumens bei unverändertem arteriellen Mitteldruck nicht geleugnet werden (SAMBHI u. Mitarb.). LILLEHEY u. Mitarb. verwenden auf Grund experimenteller und klinischer Beobachtungen zur Behandlung des Schocks, wenn die Volumensubstitution durch Blut und Blutersatzmittel erfolglos geblieben ist, neben dem adrenergischen Blocker Phenoxybenzamin (1 mg/kg in 1 bis 2 Std) hohe Dosen von Hydrocortison (1 bis 2 g; 15 mg/kg bis 30 mg/kg in 24 Std). Die Erfolge der Hormonbehandlung werden einerseits durch die pharmakologische Wirkung der hohen Dosis, die den peripheren Strömungswiderstand vermindert, und andererseits durch eine nicht exakt definierte Wirkung auf die Zellfunktion erklärt (LILLEHEY u. Mitarb.).

e) Hypothermie

Im septischen Schock mit Hyperpyrexie und bei pyogenen Infektionen mit hoch virulenten Toxinbildnern hat sich uns seit Jahren die sofortige Abkühlung durch Eisapplikation auf 37 bis 36° C zweifellos bewährt, weil sich die hämodynamische Situation nach Beseitigung der hohen Temperaturen schnell bessert. Nach Promethazin-Chlorpromazingaben im Wechsel mit kleinen Dolantin- oder Evipandosen zur Ausschaltung kältebedingter Abwehrregulationen sinkt die Temperatur nach Irgapyrininjektionen und äußerlicher Eisauflagerung innerhalb von 4 bis 6 Std auf

3 Dringliche Thoraxchirurgie

Normalwerte. Durch die Besserung des Kreislaufs und des Allgemeinzustandes verlängert sich die Zeitspanne, in der Antibiotica im Sinne der kausalen Behandlung einwirken können.

Literatur

CARSTENSEN, E.: Infusionstherapie und parenterale Ernährung. Stuttgart: Schattauer 1964.

DERRA, E.: Das Operationstrauma in seiner Einwirkung auf Lungenatmung, kapillaren Gasaustausch und zirkulierende Blutmenge. Dtsch. Z. Chir. **246**, 565, 697; **247**, 82, 187 (1936).

—, u. H. FUSS: Über Störungen des Kohlenhydrat- und Säurebasenhaushaltes sowie des Gasaustausches bei Avertinnarkose und ihre Beeinflussung durch Sauerstoff- und Kohlensäureinhalation. Dtsch. Z. Chir. **235**, 207, 587; **236**, 114, 727 (1932).

DUESBERG, R., u. W. SCHROEDER: Pathophysiologie und Klinik der Kollapszustände. Leipzig: S. Hirzel 1944.

FRANK, E. D.: Septic Shock. In HERSHEY, S. G.: Shock. Boston: Little, Brown & Co. 1964.

HARTENBACH, W.: Zur Bedeutung der Hormon-, Eiweiß- und Elektrolytwerte für die Beurteilung der Operationsbelastbarkeit und der präoperativen Substitution. Langenbecks Arch. klin. Chir. **297**, 101 (1961).

HEIMBECKER, R. O., and W. G. BIGELOW: Intravascular agglutination of erythrocytes and traumatic shock. Surgery **28**, 461 (1950).

HERSHEY, S. G., J. GUCCIONE, and B. W. ZWEIFACH: Beneficial action of pretreatment with chlorpromazine and survival following graded hemorrhage in the rat. Surg, Gynec. Obstet. **101**, 431 (1955).

IRMER, W.: Vergleichende Kreislauf- und Stoffwechseluntersuchungen mit und ohne Dämpfung der vegetativen Reizübertragung durch Vorgabe von Promethazin und Chlorpromazin am Hund. Langenbecks Arch. klin. Chir. **283**, 129 (1956).

—, u. F. H. KOSS: Die praktische Anwendung der pharmakologischen Blockierung. In KILIAN, H., u. H. WEESE: Die Narkose. Stuttgart: Thieme 1954.

— — Die potenzierte Narkose. Dtsch. med. Wschr. **78**, 361 (1953).

KNISELY, M. H., T. S. ELIOT, and E. H. BLOCH: Sludged blood in traumatic shock. Arch. Surg. **51**, 220 (1945).

LABORIT, H.: Réaction organique a l'aggression et choc. Paris: Masson & Cie. 1952.

LILLEHEY, R. C.: Intestinal factor in irreversible endotoxin shock. Ann. Surg. **148**, 513 (1958).

—, J. K. LONGERBEAM, J. H. BLOCH, and W. G. MANAX: The nature of experimental irreversible shock with its clinical application. In HERSHEY, S. G. Shock. Boston: Little, Brown and Co. 1964.

— — — — The modern treatment of shock based on physiologic principles. Clin. Pharmacol. Ther. **5**, 63 (1964).

MARIOTT, H. L., and A. KEKWICK: Volume and rate in blood transfusion for the relief of anaemia. Brit. med. J. **1**, 1043 (1940).

MELBY, J. C., and W. W. SPINK: Comparative studies on adrenal cortical function and cortisol metabolism in healthy adults and in patients with shock due to infection. J. clin. Invest. **37**, 1791 (1958).

NICKERSON, M.: Vasoconstriction and vasodilatation in shock. In HERSHEY, S. G.: Shock. Boston: Little, Brown & Co. 1964.

ORKINS, L. R.: Clinical management of the patient in shock. Oxford: Blackwell 1965.

REINDELL, H., E. SCHILDGE, H. KLEPZIG und H. W. KIRCHHOFF: Kreislaufregulation. Stuttgart: Thieme 1955.

SAMBHI, M. P., M. H. WEIL, V. N. UDHOJI, and H. SHUBIN: Adrenocorticoids in the management of shock. In HERSHEY, S. G.: Shock. Boston: Little, Brown & Co. 1964.

WEESE, H.: Die potenzierte Narkose. In KILLIAN, H., u. H. WEESE: Die Narkose. Stuttgart: Thieme 1954.

WIEMERS, K., u. E. KERN: Die postoperativen Frühkomplikationen. Stuttgart: Thieme 1957.

WINNIE, A. P., and V. J. COLLINS: Pharmacologic adjuncts to management of shock. In ORKIN, L. R.: Clinical management of the patient in shock. Oxford: Blackwell 1965.

II. Behandlung der Atmungsinsuffizienz
A. Inhalationstherapie
1. Atmungsinsuffizienz und Hypoxie

Die wesentlichen Faktoren der äußeren Atmung sind alveoläre Ventilation und Zirkulation. Unter der alveolären Ventilation ist die effektive Belüftung der Alveolen zu verstehen. Nach Abzug von etwa 150 ccm Totraumventilation stehen bei einem normalen Atemvolumen von 400 bis 450 ccm nur 250 bis 300 ccm für die alveoläre Ventilation und den Gasaustausch zur Verfügung. Die eingeatmete Luft enthält zunächst 20% Sauerstoff, 79% Stickstoff und 1% Kohlendioxyd und Edelgase. Wie die Tab. 1 zeigt, tritt dieses Gasgemisch nach der Einatmung mit dem totalen Gasvolumen der Lunge in ein Mischungsverhältnis, wobei es noch zusätzlich bei einer Temperatur von 37°C mit Wasserdampf gesättigt wird. Danach beträgt die alveoläre Sauerstoffkonzentration nur etwa 14%.

Tabelle 1. *Gaskonzentrationen in Alveolarluft, Plasma und Blut in Volumenprozent und Partialdrucken* (p.)

		O_2	CO_2	N_2
Alveolarluft	p	100	40	573
	Vol.-%	14,0	5,7	80,3
Plasma	p	100	40	573
	Vol.-%	0,28	2,8	0,9
	α 37°C	0,0214	0,526	0,012
Blut	p	100	40	573
	Vol.-%	20,0	46,0	1,0

Die Diffusion von Sauerstoff in das Blut ist abhängig vom Partialdruck der Gase, von ihrer Kontaktzeit mit dem Blut, der Bindungsfähigkeit des Blutes und der Durchlässigkeit der Alveolarmembran. Der Sauerstoffgehalt des Blutes hängt in erster Linie vom Partialdruck des Sauerstoffs ab.

Bei normalem Hämoglobingehalt des Blutes (15,3 g-%) sind in ihm etwa 20 Vol.-% O_2 chemisch gebunden, was einer Sättigung von 96% entspricht. Eine weitere Zufuhr von höheren Sauerstoffkonzentrationen bedingt keine Zunahme der Sauerstoffsättigung über 100%, wohl aber eine Erhöhung des Partialdruckes durch eine stärkere physikalische Lösung des Sauerstoffes im Blut.

Die wesentlichen Ursachen für eine Hypoxämie und Hypoxie im Gewebe sind in Störungen der Ventilation, der Zirkulation, der Diffusion und des Hämoglobingehaltes zu erblicken. Diese Einteilung entspricht im wesentlichen der alten, auf BARCROFT, HALDANE, WRIGHT zurückgehenden Formulierung der verschiedenen Arten der Anoxie:

1. *Anoxischer Typ*: Die Sauerstoffspannung des arteriellen Blutes ist erniedrigt, so daß das Hämoglobin nicht gesättigt ist.

2. *Anämischer Typ*: Die Sauerstoffspannung des arteriellen Blutes ist normal, aber die Menge des sauerstoffbindenden Hämoglobins ist zu gering (Anämie, CO-Vergiftung).

3. *Stagnierender oder ischämischer Typ*: Sauerstoffspannung und Sättigung des arteriellen Blutes sind normal, aber durch Stagnation oder Ischämie wird zu wenig Sauerstoff ins Gewebe transportiert.

4. *Histotoxischer Typ*: Der Chemismus der Zellen ist derart gestört, daß sie den angebotenen Sauerstoff nicht utilisieren (Cyanidvergiftung).

Der unverändert heute noch geltende Ausspruch HALDANES bezüglich des Sauerstoffmangels lautet: „Anoxia not only stops the machine, but wrecks the machinery".

Da der gewebliche Sauerstoffmangel (pO_2 ven. unter 18 mm Hg) die Hirnfunktion in 3 bis 5 min irreversibel zum Erliegen bringt (OPITZ und SCHNEIDER), manifestiert sich der Sauerstoffmangel zuerst in cerebralen Funktionsstörungen, wie das BARCROFT bei der kritischen Beobachtung von Grubenunglücken feststellte und wie es uns heute aus der Luftfahrtmedizin bekannt ist.

Die cerebrale Funktionsstörung äußert sich in einem Verlust der Konzentrationsfähigkeit, Gedankenflucht und Delirien. Der Patient wird unruhig, fröstelt und die Pulsfrequenz steigt bei zunehmender Atembeschleunigung an. Da die respiratorischen Insuffizienzen neben dem Sauerstoffmangel fast immer mit einer Hyperkapnie einhergehen, tonisieren diese beiden Faktoren den Kreislauf, so daß der systolische Druck längere Zeit relativ hoch bleibt; in der Regel besteht aber dabei eine Tachykardie. Nach OPITZ und SCHNEIDER führt dann eine zentralhypoxische Schädigung des Vaguskerns zu einem plötzlichen Zusammenbruch der Kreislaufregulation im Sinne eines vagalen dekompensierten Schocks.

Zweifellos ist die Cyanose der Acren ein gutes Leitsymptom zur Beurteilung. Es muß aber daran gedacht werden, daß bei der hochgradigen Anämie die zur Cyanose notwendigen 5 g-% reduzierten Hämoglobins fehlen können und der hochgradige Plethoriker schon normalerweise 5 g-% reduziertes Hämoglobin und damit eine Cyanose aufweisen kann.

Die sicherste Beurteilung der Situation bietet die arterielle Blutgasanalyse mit Bestimmung der Partialdrucke des Sauerstoffs und der Kohlensäure.

2. Indikationen der Sauerstofftherapie

Die treibende Kraft für Aufnahme und Transport des Sauerstoffs bis zur Gewebszelle ist neben der Ventilation und Durchblutung das Druckgefälle (Abb. 12).

Bei allen Störungen kann der normale Sauerstoffdruck in der Luft von 150 mm Hg und 100 mm Hg in der Alveole durch Sauerstoffgaben erheblich erhöht werden; bis auf fast 700 mm Hg alveolär bei Gabe von 100% Sauerstoff.

Schon eine Erhöhung auf 33 bis 40% genügt, um alle praktisch vorkommenden Diffusionsstörungen zu überwinden (BARTELS u. Mitarb., 1956).

Bei allen Zuständen des Sauerstoffmangels muß die wirksame und einfache Gabe von Sauerstoff angewandt werden. Das gilt auch für alle Schockzustände, wo der Transport von Sauerstoff durch Blutverlust oder durch verminderte Durchblutung der Lunge und der Gewebe gestört ist.

3. Gefahren der Sauerstofftherapie

Bei Patienten mit *chronischer* Atmungsinsuffizienz kann durch Sauerstoffgabe die spontane Atmung in gefährlichem Ausmaß absinken.

Bei der „Globalinsuffizienz" (Anstieg des arteriellen CO_2- und Abfall des O_2-Partialdruckes) wird eine ausreichende Atmung nur über den hypoxischen Reiz der Chemoreceptoren unterhalten. Die normale zentrale Steuerung der Atmung über den CO_2-Spiegel funktioniert nicht mehr bzw. ist auf ein höheres Niveau als normal eingestellt.

Wird jetzt das Sauerstoffangebot und der arterielle Sauerstoffdruck im Blut erhöht, fällt der atemantreibende hypoxische Reiz weg und die Atmung wird soweit reduziert, daß es dann durch Kohlensäureakkumulation zur Bewußtlosigkeit kommt (MOTLEY). Wird jetzt nicht künstlich beatmet, führen weitere Sauerstoffgaben unter Blutdruckabfall und Anstieg der Pulsfrequenz zum Kreislaufversagen.

Zur Verminderung dieser Gefahren ist eine automatische intermittierende Sauerstoffgabe (2 min und 1 min Pause) empfohlen worden.

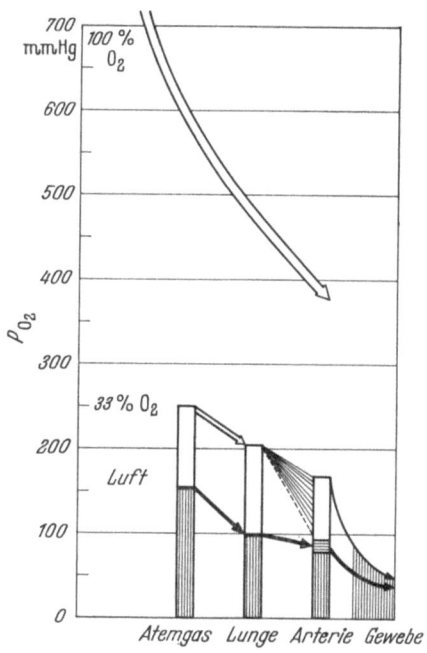

Abb. 12. Gefälle des Sauerstoffdruckes bei Atmung von 100 bzw. 33% Sauerstoff oder Luft

Offenes Licht, Zigarettenrauchen und elektrische Funken können bei Sauerstoffgabe, besonders im Sauerstoffzelt, Explosionen verursachen.

4. Methoden der Sauerstoffgabe bei Spontanatmung

Nasopharyngeale O_2-Katheter

Die einfachste Methode ist das Einlegen von zwei mit Nupercainsalbe eingefetteten nasopharyngealen Gummikathetern, die bis in den Rachenraum reichen müssen. Die Einführungslänge der nasopharyngealen Katheter wird von der Nasenspitze bis zum Ohrtragus gemessen. Tunlichst soll der Sauerstoff in einer mit *sterilem** Wasser gefüllten sterilisierten Sprudelflasche mit Feuchtigkeit angereichert werden, damit er weniger reizend und austrocknend auf die Schleimhäute wirkt. Aus gleichem Grunde erscheint es empfehlenswert, die im Rachen liegenden Enden der Gummiröhrchen (10 bis 12 Charrière) mit mehreren seitlichen Öffnungen zu versehen, damit der Sauerstoffstrom besser verteilt und der Verstopfung einer Öffnung durch die austrocknenden Sekrete vorgebeugt wird.

Wichtig ist eine Vorstellung über die tatsächlich erreichte inspiratorische O_2-Konzentration bei verschieden starkem Sauerstoffzustrom.

---

* Destilliertes Wasser genügt nicht, da sich im Wasser Kulturen von B. Pyocyaneum lebensfähig erhalten und vermehren.

Der für den Patienten eben noch erträgliche nasale Sauerstoffzustrom ist mit maximal 6 bis 8 l/min begrenzt. Bei diesem Zustrom läßt sich in der Einatmungsluft über der Glottis eine Sauerstoffkonzentration von 50 bis 70% erreichen (DÖNHARDT). Nach MOTLEY soll die alveoläre Konzentration bei der nasopharyngealen Verabreichung von Sauerstoff 40% erreichen.

Eigene Messungen von LENNARTZ ergaben bei einer nasopharyngealen Sauerstoffzufuhr von 2 l/min 30 bis 50%, von 4 l/min 35 bis 70% und von 6 l/min 50 bis 75% Sauerstoffkonzentration in der Einatmungsluft über dem Kehlkopf. Diese Konzentrationen sind nur erzielbar, wenn die Katheterenden tatsächlich im Hypopharynx liegen und nicht in den Nasenraum zurückgeglitten sind.

Sauerstoffmaske

Mittels der Sauerstoffmaske können bei Spontanatmung fast 100% O_2 oder ein beliebiges Gemisch inspiratorisch angeboten werden. Voraussetzung hierzu ist, daß der luftdichte Sitz der Maske kontrolliert wird. Mit einer Maske können zwar höhere Sauerstoffkonzentrationen erzielt werden als mit nasalen Schläuchen, sie ist aber unangenehmer zu tragen und oft undicht. Leichter und bequemer zu tragen sind Plastikmasken.

Sauerstoffzelt

Für die längere Dauerbehandlung ist das Sauerstoffzelt geeigneter, vor allem, wenn eine Abkühlung bei O_2-konsumierenden Hyperthermien erwünscht ist. Im Sauerstoffzelt, das gut abgedichtet ist, beträgt nach den Messungen von LENNARTZ bei einem Sauerstoffzustrom von 10 l/min die Sauerstoffkonzentration in der Einatmungsluft 30 bis 35%. Sind höhere Sauerstoffkonzentrationen nötig, so bewährte sich das zusätzliche Einlegen von nasopharyngealen Kathetern mit einem Sauerstoffzustrom von 2 bis 5 l/min. Durch diese Maßnahme läßt sich die inspiratorische Sauerstoffkonzentration über dem Kehlkopf auf 70 bis 80% erhöhen.

Wenn das Sauerstoffzelt nicht mit großer Sorgfalt ständig dicht gehalten wird, sind die Sauerstoffkonzentrationen mit 25 bis 27% sehr viel geringer. Bei alleiniger nasaler Sauerstoffzufuhr ist die Sauerstoffkonzentration meist wesentlich und verläßlich höher als im Sauerstoffzelt. Ein Sauerstoffzelt hat aber den Vorteil, daß es angenehm empfunden wird und zusätzlich kühlt.

Für Kleinkinder gibt es durchsichtige *Plastikkästen*, die nur den Kopf einschließen. Sie sind zweckmäßig, wenn sich die Kinder immer wieder die Nasenschläuche herausziehen.

Andere Methoden der Sauerstoffapplikation wie Nasenkappen, Sauerstoffbrillen ohne nasopharyngeale Katheter und vor die Nase gelegte Sauerstofftrichter sind zu wenig wirkungsvoll.

Literatur

BARCROFT, J.: Die Atmungsfunktion des Blutes. Berlin 1927. — Anoxaemia, Lancet **1920**, I, 487.

BARTELS, H., E. BÜCHERL, C. W. HERTZ, G. RODEWALD und M. SCHWAB: Lungenfunktionsprüfungen. Berlin-Göttingen-Heidelberg: Springer 1959.

DÖNHARDT, A.: Künstliche Dauerbeatmung. 6. Aufl. Berlin-Göttingen-Heidelberg: Springer 1955.

HALDANE, J. S.: Symptoms, causes and prevention of anoxaemia and the value of oxygen in its treatment. Brit. med. J. **2**, 65 (1919).

MOTLEY, L. H.: The use of oxygen in comatose states. Bull. N. Y. Acad. Med. **26**, 479 (1959).
OPITZ, E., u. M. SCHNEIDER: Über die Sauerstoffversorgung des Gehirns und den Mechanismus von Mangelwirkungen. Ergebn. Physiol. **46**, 125 (1950).
WRIGHT, S.: Applied Physiology, 7. Aufl. New York: Oxford University Press 1940.
ZINDLER, M.: Prophylaxe und Therapie der akuten Atmungsinsuffizienz im Verlauf thoraxchirurgischer Eingriffe. Langenbecks Arch. klin. Chir. **304**, 188 (1963).

B. Maschinelle Beatmung (Respiratoren)
1. Indikationen

Stellt sich bei freien Atemwegen und nach der Verabreichung von Sauerstoff bei Spontanatmung heraus, daß eine volumetrisch meßbare Hypoventilation und gasanalytisch im arteriellen Blut eine sinkende Tendenz des Sauerstoffpartialdruckes bis zu 80 bis 60 mm Hg, beziehungsweise eine zunehmende Akkumulation der Kohlensäurespannung über einen Wert von ebenfalls 60 mm Hg vorliegt, dann ist die künstliche Beatmung mittels Respiratoren indiziert.

Die Erfahrung hat gezeigt, daß die Beurteilung des gesamten klinischen Bildes, insbesondere die erhöhte Anstrengung bei der Atmung, für die Stellung der Indikation zur künstlichen Beatmung wichtiger ist als Blutgaswerte.

Die künstliche Beatmung mit Respiratoren verbessert nicht nur den Gasaustausch in der Lunge, sondern entlastet den Organismus auch von der erhöhten Atemarbeit. Der Sauerstoffverbrauch durch die Atemmuskulatur macht unter normalen Bedingungen nur einen kleinen Teil des Gesamtkonsums aus. Bei gesteigerter Atemtätigkeit und Mitwirkung der Atemhilfsmuskulatur steigt der Sauerstoffverbrauch durch die angestrengte Atemarbeit an. Die Atemarbeit, die in der Ruhe 0,5 mkg/min ausmacht, kann dann Werte von 200 mkg/min erreichen. Deshalb ist eine künstliche Beatmung auch bei postoperativem Herzversagen indiziert.

Bei längerer Beatmungsdauer ist eine Tracheotomie erforderlich. Für 12 bis 24 Std kann aber auch ein Trachealtubus benutzt werden.

Bei *Säuglingen* ist die Dekanülierung meist schwierig, deshalb wird ein *nasotrachealer Tubus* aus weichem plastischem Material bevorzugt. Der Tubus wird alle 1 bis 2 Tage erneuert. Auf diese Weise wurden erfolgreiche Beatmungen bis zu 3 Wochen durchgeführt.

2. Wechseldruck oder intermittierender Überdruck

Jeder, der vor der Aufgabe steht, einen Patienten künstlich zu beatmen, steht vor der Frage, die Wechseldruckbeatmung oder die intermittierende positive Druckbeatmung anzuwenden. Zu den Vor- und Nachteilen dieser Beatmungsarten ist verschiedentlich Stellung genommen worden, ohne daß das Urteil eindeutig zugunsten eines Verfahrens ausgefallen ist. Der Vorteil der Wechseldruckbeatmung ist, daß während der negativen Ausatemphase der Blutrückstrom zum rechten Herzen und somit das Herzzeitvolumen gesteigert wird (HERBST). Dies ist als Vorteil zu werten, zumal bei der Beatmung mit intermittierendem Überdruck das Gegenteil festgestellt worden ist (BRECHER u. a.). Beide Beatmungsmethoden bedingen eine gewisse Atelektasenbildung mit Zunahme der venösen Beimengung zum arteriellen Blut infolge unzureichender Belüftung der entsprechenden Alveolarbezirke. Durch den negativen Exspirationssog bei der Wechseldruckbeatmung scheinen die unbelüfteten, atelektatischen Gebiete in der Lunge ausgedehnter zu sein, als das bei intermittierender

Überdruckbeatmung der Fall ist (ENGSTRÖM, NIDEN). Auf Grund dieser Tatsachen darf gefolgert werden, daß die Wechseldruckbeatmung bezüglich der Herztätigkeit vorteilhafter, aber bezüglich der Lungenfunktion nachteiliger ist als die intermittierende Überdruckbeatmung.

SCHOEDEL zufolge entwickeln sich bei der künstlichen Dauerbeatmung Störungen der Bildung und auch der Aktivität der sog. oberflächenaktiven Substanzen in den Alveolen. Diese lecithinähnlichen Substanzen (NEERGAARD, MEAD und CLEMENTS) verhindern durch Beeinflussung der Oberflächenspannung den kompletten Alveolarkollaps. Ihr Fehlen bzw. ihre Zerstörung fördern die Entstehung von Atelektasen. Zur Verhinderung der Atelektasen empfiehlt es sich, während der Dauerbeatmung die Lungen durch ein hohes Inspirationsvolumen häufig, d. h. etwa stündlich voll auszudehnen.

Für die Dauerbeatmung wird die Beatmung mit intermittierendem Überdruck *ohne* negative Exspirationsphase empfohlen. Bei der künstlichen Dauerbeatmung soll das Atemvolumen groß sein und die Frequenz bei einem mittleren Beatmungsdruck von 10 cm H_2O im Durchschnitt 10 bis 16 in der Minute betragen. Wenn durch langsame Frequenz und großes Atemvolumen der Beatmungsdruck sehr hoch ist und der Blutdruck dadurch absinkt, ist eine höhere Frequenz mit entsprechend niedrigerem Atemvolumen und geringerem Beatmungsdruck vorzuziehen.

3. Sauerstoffkonzentration

Die richtige Sauerstoffkonzentration in der Einatemluft ist besonders dann sehr wichtig, wenn es nötig ist, mit möglichst hohen Sauerstoffkonzentrationen zu beatmen. Wird die Hypoventilation lediglich durch Verletzung der Thoraxwand oder des Zwerchfells bei sonst intaktem kardio-respiratorischen System verursacht, so genügt die Beatmung mit Luft. Liegt jedoch durch intrapulmonale Krankheitsprozesse eine Verteilungsstörung des Sauerstoffs mit einer Vergrößerung der alveolararteriellen Sauerstoffdifferenz und zunehmender Hypoxämie vor, dann muß die Sauerstoffkonzentration in der Inspirationsluft erhöht werden, wobei man sich nach dem Partialdruck des Sauerstoffs im arteriellen Blut richtet. Als Richtschnur gilt, den Partialdruck des Sauerstoffs im arteriellen Blut nicht unter 80 mm Hg abfallen zu lassen. Mit reinem Sauerstoff darf nur so lange beatmet werden, wie der Partialdruck im arteriellen Blut meßbar unter normale Werte erniedrigt ist. Die 100%ige Sauerstoffkonzentration wird dann reduziert, wenn der Partialdruck 90 bis 100 mm Hg erreicht oder überschreitet. Die weitere Regulierung geringerer Sauerstoffkonzentrationen richtet sich nach den Messungen des arteriellen Partialdruckes. Vergleichsweise sei angeführt, daß der Gesunde bei der Einatmung von reinem Sauerstoff Partialdrucke bis zu 660 mm Hg entwickeln kann. Läßt sich trotz der Beatmung mit reinem Sauerstoff keine Normalisierung des Partialdruckes im arteriellen Blut erreichen, so liegen schwerwiegende Diffusionsstörungen in der Lunge durch ausgedehnte infiltrative Prozesse oder Pneumonosen vor, die eine hohe Beimengung venösen Blutes zum arteriellen bedingen oder Herzfehler mit Rechts-Links-Kurzschlüssen.

Bei der Daueratmung von reinem Sauerstoff entstehen nach 12 bis 14 Std Reizerscheinungen, die sich zuerst in Hustenreiz sowie Schmerz- und Druckgefühlen hinter dem Brustbein äußern (COMROE u. Mitarb.). Diese Symptome sind harmlos und bilden sich zurück, wenn die Sauerstoffkonzentration in der Einatemluft herabgesetzt wird. Bei längerer Einwirkungszeit kommt es jedoch zu unverkennbaren bronchitischen Reizungen, zur eventuellen Austrocknung des Bronchialsystems und wahrscheinlich zu einer Schädigung der Alveolarmembran. Daß hierdurch, insbesondere nach Aufpfropfung sekundärer pyogener Entzündungen, weitere Lungenkomplikationen bronchopneumonischer oder atelektatischer Art mit zusätzlichen Diffusionsstörungen entstehen, ist verständlich. Diese Reizerscheinungen und ihre Folgen werden manifest, wenn längere Zeit mit Sauerstoffkonzentrationen über 60% beatmet werden muß. Zweckmäßig ist es daher, nach Möglichkeit *Sauerstoffkonzentrationen von weniger als 60%* zu verabreichen. Bis zu 6 Std ist die Beatmung mit 100% Sauerstoff sicher unschädlich.

4. Atemvolumen

Die Regulierung von Atemvolumen, Atemfrequenz und damit des Atemminutenvolumens ist für die Dauerbeatmung von großer Bedeutung. Bei konstantem Atemminutenvolumen ist die alveoläre Ventilation direkt von der Frequenz abhängig. Mit Zunahme der Frequenz nimmt die alveoläre Ventilation zugunsten einer Totraumbelüftung ab, während bei Verlangsamung der Frequenz die alveoläre Ventilation durch vergrößerte Atemvolumina gesteigert wird. Die Steigerung des Atemvolumens verhindert und behebt die Entstehung unerwünschter atelektatischer Bezirke. Die hierdurch resultierende Erhöhung des Beatmungsdrucks öffnet kollabierte Alveolen und wirkt sich, sofern inspiratorische Druckwerte von 20 mm Hg eingehalten werden, nicht nachteilig auf den venösen Rückstrom des Blutes zum Herzen aus (LAVER, BENDIXEN, BIRD).

Zur Bestimmung des Atemvolumens dient meist das Nomogramm von RADFORD. Das erforderliche Atemvolumen kann in Kubikzentimeter bei einer Umgebungstemperatur von 20° C und einer Temperatur des Patienten von 37° C aus dem Körpergewicht und der gewählten Atemfrequenz ermittelt werden. Die Erfahrung zeigte, daß es zweckmäßig ist, den gewonnenen Wert um 20% zu erhöhen, damit eine Hypoventilation mit Sicherheit vermieden wird. Temperaturanstiege um 1° C verlangen eine Erhöhung des jeweiligen Atemvolumens um 10%.

Die Faktoren der alveolaren Ventilation werden genauer nach den Verfahren von NUNN oder HERZOG berücksichtigt. Der entscheidende Wert, der arterielle Kohlensäuredruck, soll immer kontrolliert werden und etwa auf 35 bis 38 mm Hg eingestellt werden.

Auf die Bedeutung einer genügenden relativen Feuchtigkeit der inspirierten Gase und der regelmäßig notwendigen Säuberung des Bronchialsystems durch Absaugen ist schon hingewiesen worden. Nach jedem Absaugen sollen die Lungen aufgebläht werden. Zur Säuberung der tiefen Luftwege stehen „Hustenmaschinen" zur Verfügung.

5. Beatmungsmaschinen

Liegt eine reguläre Hypoventilation aus verschiedenen Gründen mit arterieller Untersättigung des Blutes vor, so leitet sich die Indikation zur künstlichen Beatmung mittels Respiratoren aus klinischer Beobachtung, spirometrischen Bestimmungen der Atemwerte und der Analyse der Partialdrucke von O_2 und CO_2 im arteriellen Blut ab. Es gibt eine große Zahl von Respiratoren. Sie alle aufzuzählen und zu beschreiben, ist unmöglich. Auf die sog. „eiserne Lunge", früher vornehmlich bei zentralen Atemlähmungen und der Poliomyelitis internistischerseits angewandt, wird nicht eingegangen. Sie erschwert die Betreuung der Patienten und ist umständlicher.

In jahrelanger Praxis haben sich drei Beatmungsgeräte bewährt:
1. Der Dräger-Respirator (Spiromat II oder 650 bzw. 661),
2. Der Engström-Respirator und
3. Der Bird-Respirator Mark 8.

Die Dräger- und Engström-Respiratoren werden durch elektrischen Strom betrieben, und der Bird-Respirator benötigt zum Betrieb Druckluft oder Sauerstoff von mindestens 3,5 atü.

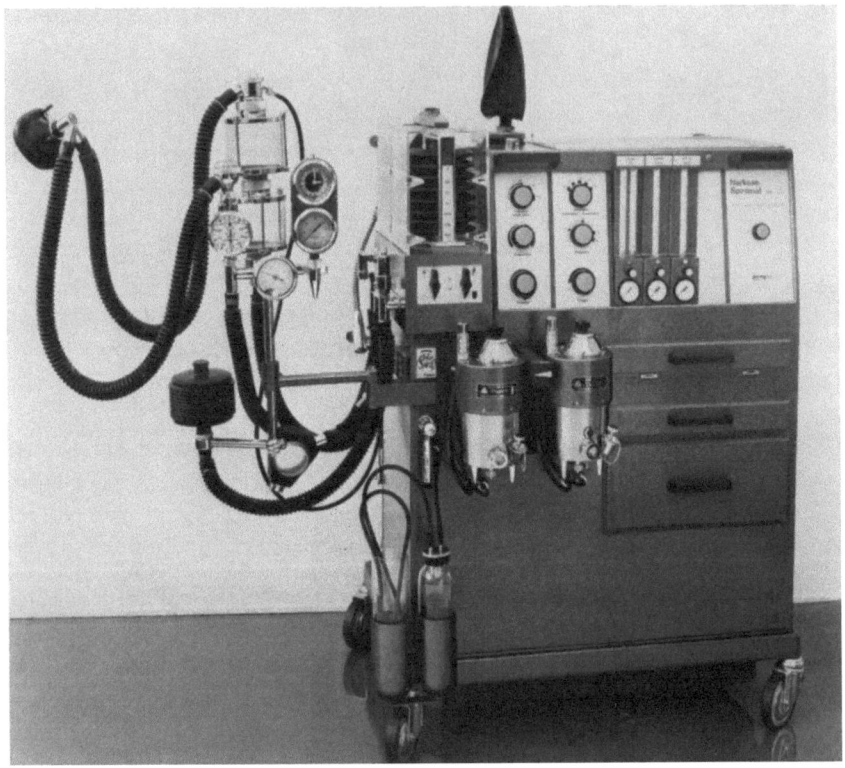

Abb. 13. Spiromat 661 (Dräger) mit elektronischer Steuerung zur künstlichen Beatmung (assistiert oder kontrolliert) und Narkose

An die Beatmungsapparaturen stellte Engström 1953 folgende Forderungen:
1. Großer ventilatorischer Effekt,
2. Gleichmäßige Ventilation der Lungen,
3. Keine Schwierigkeiten bezüglich der Synchronisierung der künstlichen Beatmung und der Spontanatmung, falls diese erhalten ist,
4. Adäquate Ventilation ohne schädliche Auswirkungen auf die Zirkulation,
5. Die Arbeitsweise des Gerätes darf keine geweblichen Schäden an der Lunge verursachen,
6. Anwendbarkeit unabhängig von der Lage des Patienten,
7. Hoher relativer Feuchtigkeitsgrad des Gasgemisches bei der Inspiration,

8. Ein Gerät soll auch in der Lage sein, abnorme Widerstände bis zu einem gewissen Grad zu überwinden, so daß das eingestellte Atemminutenvolumen gewährleistet bleibt.

Spiromat

Der Spiromat von DRAEGER (Abb. 13) ist ein frequenzgesteuertes Beatmungsgerät, das mit einem Narkoseapparat kombinierbar ist. Das Gerät läßt sich zur Durch-

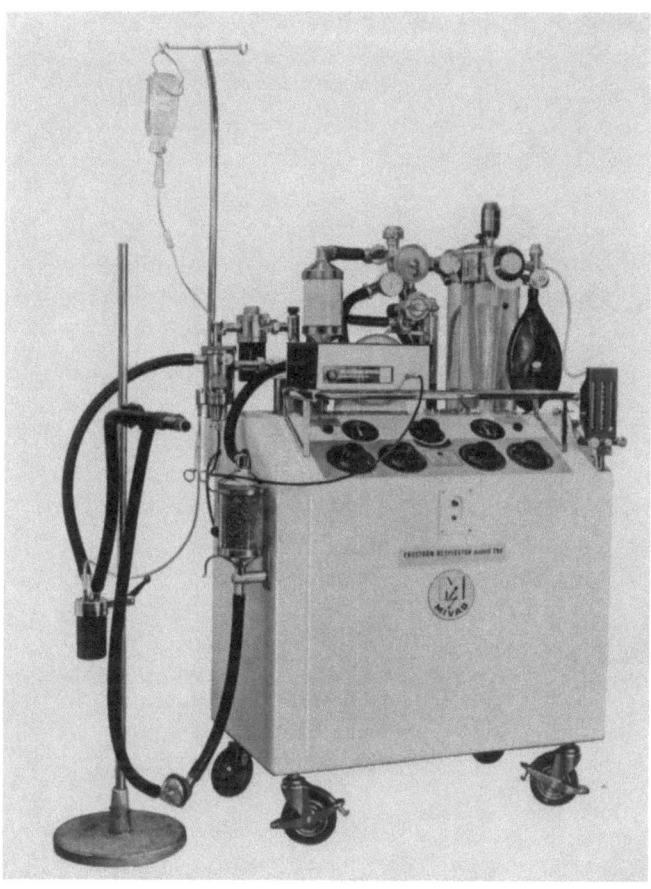

Abb. 14. Engström-Respirator zur künstlichen Dauerbeatmung

führung von Narkosen mit künstlicher Beatmung und zu regulären Dauerbeatmungen mit einstellbaren Sauerstoffkonzentrationen verwenden. Vorteile des Narkosespiromaten sind, daß die Gase unabhängig voneinander eingestellt werden können und Anschlüsse für Stahlflaschen und zentrale Versorgungsanlagen für Gase vorhanden sind. Zur Kontrolle des Beatmungsvolumens dient eine trockene Gasuhr, das Volumeter. Bei der Beatmung eines tracheotomierten Patienten entspricht der Totraum des Ventilsystems, des Anfeuchters und des Verbindungsschlauches ungefähr dem Totraum des Nasen-Rachenraumes. Bei Ausfall des elektrischen Stromes kann manuell beatmet werden.

Engström-Respirator

Der Engström-Respirator (Abb. 14) ist eine zeitgesteuerte Beatmungsmaschine, die, an den Patienten angeschlossen, automatisch den aktuellen Druck verabreicht, der notwendig ist, die Lungen mit dem eingestellten Volumen zu beatmen. Das Atemminutenvolumen wird am Apparat direkt eingestellt. Die Geschwindigkeit des Luftstroms während der Inspiration wird in Abhängigkeit zum Widerstand der Lunge automatisch reguliert, wodurch die Möglichkeit geschaffen ist, vorher bestimmte Volumina mit dem niedrigst möglichen Druck zu verabreichen. Die Speisung des Apparates mit Sauerstoff kann aus Gasflaschen oder einer zentralen Versorgungsanlage erfolgen. Die Beatmungsfrequenz kann variiert werden, ohne daß sich das Atemminutenvolumen ändert. Für Notfälle ist die manuelle Beatmung durchführbar. Zur Berechnung des erforderlichen Atemminutenvolumens ist dem Apparat ein Ventilationsnomogramm nach HERZOG beigefügt.

Bird-Respirator

Der Bird-Respirator Mark 8 (Abb. 15) ist je nach Anspringen seines Regulationsmechanismus ein druck- oder zeitgesteuertes Gerät. Der Apparat wird mit Druckluft von mindestens 3,5 atü betrieben. Die Beatmung erfolgt in einem offenen System.

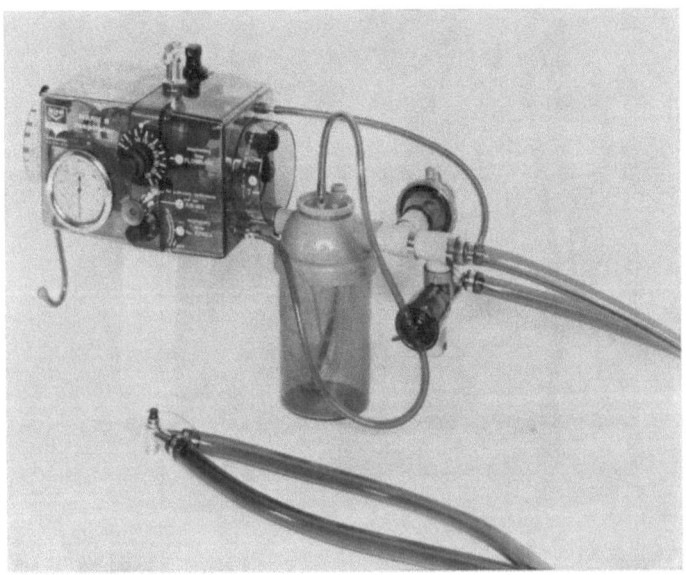

Abb. 15. BIRD Mark 8 Respirator zur assistierten oder kontrollierten künstlichen Beatmung

Eine manuelle Vorrichtung zur Beatmung ist nicht vorhanden. Die Umschaltung von der Inspirations- zur Exspirationsphase geschieht mit Magnetventilen. Spezialvorrichtungen sehen die Beatmung mit reinem Sauerstoff oder mit etwa 40% Sauerstoff vor. Der inspiratorische Beatmungsdruck ist zwischen 0 und 40 cm H_2O einstellbar. Die Wechseldruckbeatmung mit einem exspiratorisch negativen Sog läßt sich durchführen. Ein erwähnenswerter Vorteil des Apparates ist ein gut funktionierender Vernebler zum Anfeuchten des inspirierten Gasgemisches. Außer zur Dauerbeatmung des atemgelähmten Patienten läßt sich der Respirator zur zusätzlichen Atemunterstützung vorhandener Spontanatmung (assistierte Beatmung) verwenden. Das ist besonders vorteilhaft für die Überleitung zur Spontanatmung, wenn versucht werden soll, die künstliche Beatmung zu beenden.

Bei Durchführung der künstlichen Beatmung mit den erwähnten Respiratoren ist vor allem darauf zu achten, daß sich die einmal eingestellte Ventilationsgröße nicht mehr verändert. Dazu sind wiederholte Messungen des Atemminutenvolumens unerläßlich. Man weiß, daß es im Verlauf einer künstlichen Dauerbeatmung immer zur Entstehung von Atelektasen kommt. Die Atelektasen verschlechtern die Dehnungsfähigkeit der Lunge und führen zum Anstieg des Inspirationsdruckes in den Luftwegen aber auch in der Beatmungsmaschine. Einen ähnlichen Anstieg des Druckes können auch eine Pneumonie, Verlegung der Luftwege mit Sekret oder Blutüberfüllung der Lunge verursachen. Bei den sog. volumengesteuerten Geräten bleibt das Beatmungsvolumen solange unverändert, wie der kritische Inspirationsdruck (bei dem Engström-Respirator etwa 40 cm H_2O) nicht überschritten wird. Ist das der Fall, so entweicht ein Teil des Beatmungsvolumens durch das Begrenzungsventil, und der Patient wird hypoventiliert. In solchen Fällen muß bei dem Engström-Respirator das Entweichen des Beatmungsvolumens durch die Abschaltung des Wasserschlosses verhindert werden. Bei anderen volumengesteuerten Geräten muß der Inspirationsdruck der Beatmungsmaschine entsprechend erhöht werden. Durch diese Maßnahme wird leider der mittlere Beatmungsdruck immer erhöht, was sich nachteilig auf den venösen Rückstrom des Blutes zum rechten Herzen auswirkt. Bei druckgesteuerten Geräten, z. B. beim Bird-Respirator, muß man bei solchen Situationen besonders wachsam sein. Schon eine Erhöhung des Inspirationsdruckes um 2 bis 3 cm H_2O infolge Abnahme der Dehnungsfähigkeit der Lungen kann eine erhebliche Hypoventilation hervorrufen. Eine ständige Kontrolle des Atemminutenvolumens ist besonders bei diesen Geräten von größter Bedeutung. Zum Messen des Atemvolumens eignet sich am besten das Wright-Respirometer, wenn der Bird-Respirator benutzt wird. Um die Entstehung von Atelektasen während der künstlichen Beatmung zu vermeiden, wurde kürzlich von der Firma Dräger in den neuen Spiromaten „661 (Abb. 13) und 650" eine Vorrichtung angebracht, die in Abständen von 100 Atemzügen für sechs Atemzüge die Lunge ausdehnt. Diese „tiefen Atemzüge" werden durch Erhöhung des Expirationswiderstandes erreicht.

Behandlungsschema für maschinelle Beatmung

1. **Indikation**

    a) *Atmungsinsuffizienz* (z. B. Flatterbrust)
    klinisches Bild, Atemanstrengungen
    Blutgaswerte pCO_2 über 60 mm Hg
    pO_2 unter 60 mm Hg

    b) *Herzinsuffizienz*

    c) *Lungenödem*

2. **Endotracheale Intubation**

    bei vorübergehender Atmungsinsuffizienz bis 24 bis 48 Std, dann Tracheotomie, bei Säuglingen nasotrachealer Plastiktubus, möglichst keine Tracheotomie.

3. **Wahl des Respirators**
   für assistierte Beatmung: Spiromat oder Bird,
   wenn sehr hohe Drucke notwendig sind: Engström,
   bei hochgradigen Verteilungsstörungen: Bird und langsame Einatmungsgeschwindigkeit.

4. **Atemminutenvolumen** (AMV), bzw. alveoläre Ventilation
   berechnen und messen,
   bei Engström nach Nomogramm Herzog,
   bei Bird oder Dräger Spiromat nach Prädictor von Nunn oder Radford Nomogramm; Zuschlag 40 bis 80%,
   Erwachsene etwa 8 bis 12 l/min,
   und mit Volumeter oder Wright Respirometer im Ausatemschenkel messen.

5. **Sauerstoff** 60%
   z. B. 5 l Luft und 5 l Sauerstoff.

6. Für optimale **Wasserdampfsättigung** sorgen,
   am besten Ultraschallvernebler.

7. **Blutgase** (pCO_2, pO_2) messen!
   Danach AMV und O_2-Konzentrationen korrigieren.

8. Prophylaxe von **Atelektasen** und **Lungeninfektion**
   alle $1/2$ Std Lungen aufblähen,
   steriles Absaugen,
   2stündlich *Lagewechsel*,
   Sputum-*Resistenzbestimmungen* und gezielte Antibiotica-Therapie,
   Aerosolbehandlung mit Mucolyticum®, Tacholiquin® oder Bisolvon® und Nebacetin® o. ä.

9. Bei **Übergang** zur **Spontanatmung** ist assistierte Beatmung mit Spiromat oder Bird-Respirator oft zweckmäßig.

Literatur

Bendixen, H. H., J. Hedley-White, B. Chir, and M. B. Laver: Impaired oxygenation in surgical patients during general anesthesia with controlled ventilation. A concept of atelectasis. New Engl. J. Med. **269**, 991 (1963).

Brecher, G. A.: Venous return during intermittent positive-negative pressure respiration studied with a new catheter flowmeter. Amer. J. Physiol. **174**, 299 (1953).

Clements, J. A.: Surface tension of lung extracts. Proc. Soc. exp. Biol. (N. Y.) **95**, 170 (1957).

Comroe, J. H., R. E. Forster, A. B. Dubois, W. A. Briscoe und E. Carlsen: Die Lunge. Stuttgart: F. K. Schattauer 1964.

Engström, C. P.: Panel discussion about mechanical ventilation. Ann. N. Y. Acad. Sci. **121**, 732 (1965).

Herbst: Der Einfluß der Atmung auf das Schlagvolumen des Herzens. Verh. dtsch. Ges. Kreisl.-Forsch. **13**, 98 (1940).

Herzog, H.: Panel discussion about mechanical ventilation. Ann. N. Y. Acad. Sci. **121**, 788 (1965).

Laver, M. B., J. Morgan, H. H. Bendixen, and E. P. Radford: Lung volume, compliance and arterial oxygen tensions during controlled ventilation. J. appl. Physiol. **19**, 725 (1964).

Mead, J.: Mechanical properties of lungs. Physiol. Rev. **41**, 281 (1961).

Neergaard, K. v., u. K. Wirz: Über eine Methode zur Messung der Lungenelastizität am lebenden Menschen, insbesondere beim Emphysem. Z. klin. Med. **105**, 35 (1927).

NIDEN, A. H., B. BURROWS, and W. R. BARCLAY: The effects of acute atelectasis on the pulmonary circulation. Fed. Proc. 20, Part. I (1961).
NUNN, J. F.: Physiological aspects of artificial ventilation. Brit. J. Anaesth. 29, 12 (1957).
—, N. A. BERGMANN, and A. J. COLEMAN: Factors influencing the arterial pO_2 during anaesthesia with artificial ventilation. Brit. J. Anaesth. 36, 743 (1964).
RADFORD, E. P.: Ventilation standards for use in artificial respiration. J. appl. Physiol. 7, 451 (1955).
SCHOEDEL, W., u. F. GROSSE-BROCKHOFF: Orthologie und Pathologie der Kreislauffunktion. In Handbuch d. allg. Pathologie, Bd. V/1. Berlin-Göttingen-Heidelberg: Springer 1961.

C. Tracheotomie
1. Allgemeines

Die klassische Indikation zur dringlichen Tracheotomie bei mechanischer Behinderung der Atmung im Bereich von Glottis und oberer Luftröhre durch Glottisödeme, Diphtherie, Postikusparesen, Tracheomalacie und Geschwülste hat in jüngerer Zeit eine Ausweitung erheblicher Art erfahren.

Langdauernde Bewußtlosigkeit

Die Bewußtlosigkeit, die durch gedeckte oder offene Hirnverletzungen sowie hypoxische Schäden bedingt wird, verlangt infolge des meist gestörten Abhustmechanismus bestimmte Maßnahmen, damit aspirative bronchopulmonale Lungenkomplikationen vermieden bleiben. Bei den immer häufiger werdenden Verkehrsverletzungen ist neben dem Thorax und den Gliedmaßen oft das Gehirn betroffen.

Bei guter Atemtätigkeit wird bei Bewußtlosen zuerst ein regelmäßiger Lagewechsel und bedarfsweises, blindes endobronchiales Absaugen genügen, um pulmonalen Komplikationen vorzubeugen.

Die Intubation ist bei länger dauernden Bewußtlosigkeiten von 6 Std bis zu 2 Tagen angezeigt, damit die Reinigung des Bronchialsystems in regelmäßigen Abständen durch Absaugen erleichtert wird. Der Lagewechsel des Patienten wird hierbei ebenfalls durchgeführt.

Dauert die Bewußtlosigkeit jedoch länger als 2 Tage, so ist die Tracheotomie zur Prophylaxe schwerer Lungenkomplikationen in der Regel nicht zu umgehen, obwohl Austrocknung der Bronchien und Infektionsgefahr nachteilige Folgen sind.

Hypoventilation bei Rippenserienfrakturen

Bei denjenigen Rippenserien- und Brustbeinfrakturen, die den Abhustmechanismus stören und zu einer Hypoventilation führen, ist die Tracheotomie einerseits zur Säuberung des Brochialsystems und andererseits zur Aufrechterhaltung einer effektiven Ventilation der Lungen durch Verminderung des Totraums um 120 bis 150 ccm pro Atemzug nötig. Wenn hierdurch kein genügender Gasaustausch in den Lungen gesichert wird, liegt eine absolute Indikation zur künstlichen Dauerbeatmung vor.

Falls bei der Einlieferung von Unfallverletzten sofort Aspirationen beseitigt worden sind und später durch sekundäre Aufpfropfung von bronchopulmonalen Infektionen Atemstörungen entstehen, ist die Tracheotomie indiziert. Das gilt insbesondere für Emphysematiker.

Mangelnde Stabilität der Thoraxwand, schwerwiegende Verletzungen des Lungenparenchyms, sofern keine Bronchusfisteln vorhanden sind, durch Kontusion, Infarzierung oder Pneumonie für die Beatmung ausgefallene, infiltrierte Alveolarbezirke indizieren dann die Tracheotomie, wenn eine Ateminsuffizienz vorliegt. Das gleiche gilt für nicht völlig sistierende Blutungen ins Bronchialsystem bei Verletzungen nach erfolgter operativer Versorgung, wenn laufende Absaugungen des Bronchialsystems und O_2-Applikationen nötig sind. Sämtliche ventilatorischen Verteilungsstörungen, mögen sie durch Verlegung des Bronchialsystems mit dahinter gelegenen Resorptionsatelektasen oder durch Infiltrationen des Lungengewebes bedingt sein, verlangen die Tracheotomie, wenn Hypoxämie und Hyperkapnie resultieren. Bei Herzinsuffizienz mit therapieresistentem Lungenödem genügt meist eine temporäre Intubation mit Überdruckbeatmung.

Symptome der Ateminsuffizienz

Die klinischen Symptome der Ateminsuffizienz äußern sich in frequenter, oberflächlicher Atmung, Cyanose der Acren, Hautblässe am Stamm, feuchter und schweißiger Haut, motorischer Unruhe und Pulserhöhung bei noch erhaltenem oder erhöhtem systolischem Druck, aber meist verengerter Blutdruckamplitude durch die Zentralisation des Kreislaufs.

Objektive Kriterien für die Tracheotomie sind gegeben:
1. Durch die Notwendigkeit des Absaugens des Bronchialsystems bei Bewußtlosigkeit und gestörtem Abhustmechanismus,
2. durch die volumetrisch bestimmbare Hypoventilation,
3. durch Hypoxämie und Hyperkapnie, wenn der Partialdruck des Kohlendioxyds über 60 mm Hg ansteigt und der Druck des Sauerstoffs fallende Tendenz aufweist bzw. unter 60 mm Hg im arteriellen Blut sinkt. Steigt die Kohlendioxydspannung im arteriellen Blut über 70 mm Hg, so entsteht ein lebensgefährlicher Zustand mit Somnolenz. Bei chronischer Atmungsinsuffizienz hat sich der Organismus unter Umständen auf einen bei 60 mm Hg liegenden CO_2-Spiegel eingestellt, so daß dann erst die weitere Zunahme der CO_2-Spannung als Indikation für Tracheotomie und künstliche Beatmung anzusehen ist.

2. Technik der Tracheotomie

Wenn genügend Zeit zur Verfügung steht und erwachsene Patienten ruhig sind, kann die Tracheotomia inferior in *Lokalanästhesie* durchgeführt werden. Auch bei der Durchführung der Tracheotomie in Lokalanästhesie ist die Gegenwart eines Anästhesisten eine große Hilfe, insofern er den Kopf in der richtigen reklinierten Lage halten und jederzeit Sauerstoff verabreichen, Sekrete absaugen und notfalls intubieren kann.

Bei Kindern und unruhigen Patienten ist die Tracheotomie in *Allgemeinbetäubung nach Intubation* zu bevorzugen, weil das Vorgehen den Charakter des Noteingriffs verliert und in aller Ruhe tracheotomiert werden kann. Die Atmung ist bei voller Relaxation gesichert, und durch das Unterbleiben des Pressens wird die Stauung der Halsgefäße vermieden. Kurzhals, Fetthals und hindernde Strumen erschweren den Eingriff meist nicht wesentlich.

Die Narkose wird vorsichtig mit einem Barbiturat eingeleitet und in Succinylcholin-Erschlaffung intubiert, um die Narkose nach Wiederkehr der Spontanatmung mit Sauerstoff-Lachgas-Gemisch und Halothan weiterzuführen, wobei die Spontanatmung zusätzlich unterstützt wird. Vor der Incision der Trachea zieht der Anästhesist den Tubus etwas zurück. Sobald die Trachealkanüle eingeschoben ist, wird sie mit einem sterilen Reptilschlauch verbunden, damit die Beatmung bis zur Beendigung des Eingriffs durch die Tracheotomiekanüle garantiert bleibt. Hierzu werden immer Kanülen mit Ballon und Anschlußmöglichkeit an einen Respirator verwandt (Abb. 16).

Bei hochgradig dyspnoischen und cyanotischen Patienten sind atemlähmende Substanzen zu vermeiden. Die Injektion der kleinstmöglichen Barbituratdosis hat vorsichtigst zu erfolgen. Ratsam ist es, unter diesen Bedingungen vor dem Eingriff eine Infusion anzulegen, weil nach vollführter Operation infolge besserer Lungenventilation durch Abrauchen der blutdrucktonisierenden CO_2-Spannung und Normalisierung der Sauerstoffsättigung eine Hypotonie mit Kreislaufkollaps eintreten kann.

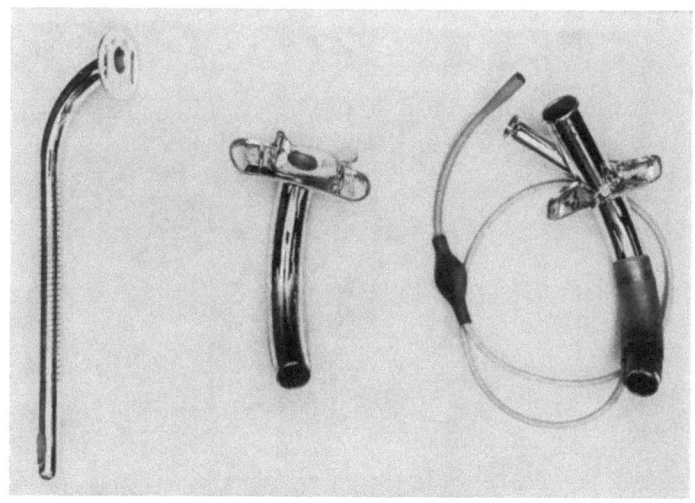

Abb. 16. Tracheotomiekanülen

Anscheinend sind Elektrolytverschiebungen, besonders der K-Ionen, von großer Bedeutung für die Herzfunktion, wenn bei plötzlicher Verminderung des Kohlensäurespiegels sich der pH-Wert schnell ändert.

Der operative Akt der unteren Tracheotomie (Abb. 17) besteht darin, bei rekliniertem Kopf eine kleine Längsincision der Haut zwischen Kehlkopf und Jugulum in der Mittellinie anzulegen. Auch ein kleiner Kocherscher Kragenschnitt bietet genügend Zugang. Nach Durchtrennung des Platysma drängt ein selbsthaltender Wundsperrer die gerade Halsmuskulatur auseinander. Wenn die V. jugularis ant. das Operationsgebiet kreuzt, durchschneidet man sie zwischen Ligaturen. Bei der unteren Tracheotomie sind Verletzungen der V. anonyma und der V. thyreoidea zu vermeiden. Dann tastet der Zeigefinger die in der Tiefe liegende Trachea. Der Isthmus der Glandula thyreoidea wird nach oben abgeschoben, und stumpfe Dissektion befreit die Vorderwand der Luftröhre. Seitlich werden zur Fixierung scharfe Trachealhäkchen eingesetzt. Dann schneidet man die Luftröhre in Längsrichtung in der Ausdehnung von 1 bis 2 Trachealringen $1^1/_2$ bis 2 cm auf und weitet den Schnitt durch Spreizen mit einer gebogenen Kornzange, so daß die Trachealkanüle eingeführt werden kann. Eine kleine oväläre Excision aus der Vorderwand der Trachea erleichtert das Einführen. Hufeisenförmige Lappenschnitte unter Schonung des 1. bis 2. Knorpelrings setzen sich immer mehr durch (Abb. 17). Sobald die Kanüle liegt, soll sie durch einen sterilen Reptilschlauch mit dem Narkoseapparat verbunden werden, damit nicht durch Hustenstöße infektiöses Material in die Wunde gelangt. Die Wunde wird nach Instillation antibiotischer Lösungen schichtweise verschlossen und die Kanüle mittels zweier Bändchen durch Verknoten (keine Schleife) im Nacken zuverlässig fixiert.

Die Tracheotomie ist keineswegs ein harmloser Eingriff, und die Nachbehandlung verlangt konsequente Sorgfalt. Fehlen die personellen Voraussetzungen bezüglich Überwachung und Pflege, so ist im Hinblick auf die Indikation Zurückhaltung ratsam.

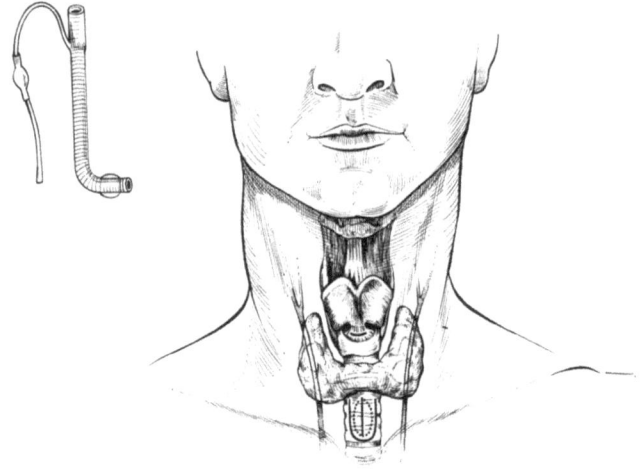

Abb. 17. Technik der Tracheotomie (Beatmungskanüle aus Gummi mit Drahtspirale)

3. Vor- und Nachteile der Tracheotomie

Die *Vorteile* der Tracheotomie bei respiratorischen Insuffizienzen bestehen in Verkleinerung des Totraumes, Verringerung von Atemwiderstand und -arbeit sowie einer Verbesserung der alveolären Ventilation und der Möglichkeit, das Tracheobronchialsystem besser absaugen zu können.

Nachteilige Gefährdungen ergeben sich für den Tracheotomierten durch die Ausschaltung der oberen Luftwege insofern, als die Einatemluft nicht mehr gereinigt und angefeuchtet wird. Beim Absinken der relativen *Feuchtigkeit* in der Einatemluft auf 50 bis 70% wird die natürliche Reinigung des Bronchialsystems geschädigt, weil die Ciliarbewegungen des Flimmerepithels sistieren. Der Bronchitiskessel ist zum Anfeuchten der Luft wegen zu großer Wasserdampfpartikelchen praktisch nutzlos. Die Feuchtigkeit muß der Einatemluft als Aerosol zugesetzt werden. Eine sog. „künstliche Nase", d. h. ein Metallsieb oder Blech, an dem sich bei der Ausatmung der Wasserdampf kondensiert, um dann die Einatmungsluft wieder mit Feuchtigkeit anzureichern, ist sehr einfach und nützlich. Durch Austrocknung der Schleimhaut bilden sich zähe Sekretborken, die durch Bronchialverstopfung zu Atelektasen Anlaß geben und auch zur Unwegsamkeit der Trachealkanüle führen können. Atropin und Opiate fördern das Austrocknen der Bronchialschleimhaut.

Zu einer lästigen postoperativen Komplikation gehört die *Tracheobronchitis*. Das Absaugen des Bronchialsystems, wenn rasselnde Atemgeräusche hörbar werden, muß mit sterilen Handschuhen und sterilen Absaugkathetern vorgenommen werden, damit keine resistenten Hospitalkeime eingeschleppt werden. Traumen an der Schleimhaut werden durch Vermeiden eines zu starken Sogs und durch seitliche Öffnungen am Saugkatheter gemindert.

Infolge von *Blutungen* aus der V. anonyma sind Todesfälle beobachtet worden. Insbesondere bei kyphotischen Verkrümmungen der Wirbelsäule muß auf die exakte Lokalisation der Kanülenöffnung in der Luftröhre geachtet werden, damit Druckgeschwüre und Arrosionsblutungen vermieden bleiben. Die Trachealkanüle ist so zu wählen, daß sie genügend tief und richtig in der Luftröhre plaziert ist. Anderenfalls ist ihr Herausgleiten bei geringen Bewegungen möglich.

Mediastinal- und *Hautemphyseme* zeigen an, daß das Tracheostoma zu weit ist und die Kanüle nicht richtig sitzt. Aufblasbare Manschetten an der Kanüle beugen dieser Komplikation vor. Auskultation der Atemgeräusche und Röntgenaufnahmen des Thorax haben einen artifiziellen Pneumothorax auszuschließen.

Ganz besondere Anforderungen an Aufmerksamkeit und postoperative Pflege stellen tracheotomierte *Säuglinge* und *Kleinkinder*, weil die englumigen Trachealkanülen leicht durch eingetrocknete Sekretborken verlegt werden. Gerade bei Kleinkindern reicht die Pleurakuppel weit kranialwärts, so daß durch Verletzungen während des operativen Aktes ein Pneumothorax entstehen kann. Wegen der Schwierigkeiten nach der Dekanülierung wird bei Säuglingen bevorzugt ein nasotrachealer Plastiktubus verwandt.

Zur Bekämpfung von Infektionen sind laufende *bakteriologische Kontrollen* des Bronchialsystems mit Resistenzbestimmung der Erreger zur Durchführung eines selektiven antibiotischen Schutzes unbedingt durchzuführen. Septische Allgemeininfektionen sind bei Tracheotomierten beobachtet worden.

D. Das akute Lungenödem

1. Ursachen des Lungenödems

Vor der Therapie des Lungenödems müssen Überlegungen über die Ursache angestellt werden.

Grundsätzlich unterscheidet sich das Lungenödem nicht von anderen Formen der Flüssigkeitsverschiebung im Gewebe. Das besondere der Lungencapillaren ergibt sich daraus, daß sie normalerweise nur in einer Richtung, vom Alveolarepithel zu den Capillaren hin, für Flüssigkeit durchgängig sind. Erklärt wird diese Tatsache mit dem niedrigen Druck in den Lungencapillaren, der am Anfang und Ende dieser Gefäße 11 bis 14 mm Hg beträgt. Diesem hämodynamischen Druck steht der höhere kolloidosmotische (onkotische) Druck der Eiweißkörper im Blut (27,5 mm Hg) gegenüber, der normalerweise für „trockene" Alveolen sorgt (RIECKER).

Unter Berücksichtigung dieser Fakten ergeben sich für das Symptom „Lungenödem" folgende *Ursachen* (COMROE u. a.):

1. erhöhter Lungencapillardruck,
2. verminderter kolloidosmotischer Druck,
3. gestörte Membranpermeabilität,
4. Veränderungen des Alveolardruckes.

Trotz zahlreicher Veröffentlichungen zur Genese und Therapie des Lungenödems können die therapeutischen Probleme bis heute nicht als gelöst angesehen werden, jedoch dienen die teilweise hypothetischen Vorstellungen als wichtige Hilfe für eine optimale Therapie, wie sie im folgenden kurz besprochen wird (LUISADA, COMROE).

Erhöhter Capillardruck

Erhöhter Capillardruck findet sich bei Hindernissen, die zwischen den Lungenvenen und dem linken Herzen bzw. der linken Kammer liegen. Voraussetzung für die Entstehung eines Lungenödems ist ein plötzlicher capillärer Druckanstieg auf mehr als 35 mm Hg. Bei der Mitralstenose wird ein höherer Druck auf Grund chronischer Veränderungen an den Lungencapillaren toleriert. Wir fanden Werte um 40 mm Hg im Bereich der Lungencapillaren beim Bestehen einer Mitralstenose, ohne daß es zu einem Lungenödem gekommen war (CONHEIM u. a.).

Zu erhöhtem Capillardruck kommt es auch bei Embolien, Traumen (Schädelverletzungen, Rippenserienfrakturen), Apoplexien sowie bei Encephalomalacien, Hirntumoren, Epilepsien und anderen Krämpfen. Es werden Kältereizungen, Zornausbrüche und auch Sauerstoffmangel als auslösende Ursachen angegeben. Man geht von der Vorstellung aus, daß es über eine Erregung des N. vagus zu reflektorischer Blutdruckerhöhung mit Vermehrung des Lungencapillardrucks kommt. Es können Läsionen um den III. Ventrikel, die Capsula interna und den Nucleus lentiformis gefunden werden (LUISADA).

Versagen des linken Herzens

Die häufigste Ursache für ein akutes Lungenödem ist das plötzliche Versagen des linken Herzens bei erhaltener Förderleistung des rechten Herzens. Hier zuzuordnen sind das Lungenödem nach Herzinfarkt (mit oder ohne Schock), bei schwerer Mitralstenose oder Aortenstenose (mit oder ohne Therapiefehler), nach allgemeinem Schock und bei verschiedenen Hochdruckformen. Auch die Übertransfusion und andere Störungen der Herzdynamik, wie die Herzinsuffizienz nach syphilitischen und rheumatischen Herzkrankheiten, sind dieser Gruppe zuzuordnen (BLUMBERGER u. a.).

Verminderter kolloidosmotischer Druck

Eine Verminderung des kolloidosmotischen Druckes findet man bei essentieller Hypoproteinämie und Hungerdystrophie. Übertransfusionen von Glukose-, Lävulose- und Elektrolytlösungen bei Blutverlusten sowie Leber- und Nierenerkrankungen können durch Verdünnung zu einer relativen Verminderung der Serumalbumine führen (PAINE u. a.).

Gestörte Membranpermeabilität

Es handelt sich meist um entzündliche Noxen. Hierzu zählen Intoxikationen mit Phosgen, Nitrose-Gasen, Chlorwasserstoff-, Salpetersäuredämpfen, E 605, Barbituraten, Thioharnstoffderivaten, Muscarin, harnpflichtigen Substanzen bei Urämie sowie aerogene Noxen durch Bakterien, Viren und Fremdkörper ((MEESSEN u. a.; MOESCHLIN u. a.).

Hämatogene Ursachen sind Bakteriämie, Virämie. An den Blutweg gebunden sind außerdem allergische Reaktionen, Lungenembolien, Polyarthritis und Sauerstoffmangel. Auch die vasoaktiven Substanzen Adrenalin, Histamin, Serotonin und Corticoide werden als auslösende Faktoren einer Membranstörung diskutiert.

Verminderung des Alveolardruckes

Diese Veränderungen kommen zustande durch Behinderung der Inspiration (Fremdkörper, Tumoren, Lymphome, Pleuraergüsse, Strumen). Die alveoläre Druckmittellage, die normalerweise um $\pm$ 0 liegt, kann durch die starken Anstrengungen bei der Einatmung auf $-$ 40 bis $-$ 70 mm Hg vermindert werden.

2. Symptome des Lungenödems

Atemnot — Orthopnoe.
Auswurf: serös schaumig, fadenziehend, mit Herzfehlerzellen.
Rasselgeräusche: besonders basal fein- bis mittelblasig, nicht klingend.
Gesicht: fahl-blaß, eventuell Cyanose der Lippen (Akrocyanose), kalter Schweiß.
Lungengrenzen: hochstehend, schlecht atemverschieblich, basal Schallverkürzung.
Blutdruck: zuweilen reflektorisch erhöht, meist normal bis niedrig.
Puls: klein und frequent.
Röntgen: infiltrative Trübungen, zuerst beidseitig perihilär, später über die Lunge verteilt.
Trachealrasseln: möglich.
Bewußtseinsverlust: möglich.
Die differentialdiagnostische Abgrenzung gegen einen Asthma bronchiale-Anfall ergibt sich meist aus der Anamnese und der Tatsache, daß bei letzterem die Lungengrenzen tief stehen und ein hypersonorer Klopfschall nachzuweisen und die Ausatmung spastisch verlängert ist.
Das Lungenödem wechselt in seinem Schweregrad von der sog. nächtlichen Spontandyspnoe, dem Asthma cardiale, bis zum Tod durch Ersticken.
Die Dauer der Krankheitssymptome schwankt zwischen 10 bis 60 Minuten, Stunden bis zu 2 Tagen.

3. Therapie des Lungenödems

Da oft nicht bekannt ist, welche Ursache vorliegt oder ob mehrere Faktoren beteiligt sind, ist eine Polypragmasie notwendig.

1. Verminderung des zu hohen Druckes in den Lungencapillaren

Patienten aufsitzen lassen, Beine nach unten hängen lassen. Kreislaufverhältnisse, Blutdruck und Hirndurchblutung beachten. Hierdurch können etwa 500 ml dem Lungenkreislauf entzogen werden. Das sind bei einem Normalpatienten von etwa 70 kg etwa 50% der Lungenfüllmenge (SJÖSTRAND). Gleichzeitig wird damit eine Verbesserung der Atmung und der Zirkulation im kleinen Kreislauf erzielt.
Unblutiger innerer Aderlaß, Blutdruckmanschetten an allen vier Extremitäten anlegen, drei davon werden im Wechsel von 10 min auf 30 bis 50 mm Hg für 30 min aufgeblasen. Dieser unblutige Aderlaß ist eine sehr wirksame einfache Maßnahme, die nie unterlassen werden sollte!
Beachte: nicht alle Manschetten plötzlich entlasten.

Durch Stehen, enges *Schnüren* des Leibes oder Anspannen der Bauchpresse kommt es durch Kompression der unteren Hohlvene aktiv und durch warmes Fuß- und Sitzbad passiv zur Verminderung der Blutmenge im kleinen Kreislauf.

Kardiale Unterstützung: Bei Insuffizienz des linken Ventrikels kräftigt Digitalis die Muskulatur des linken Ventrikels. Schnelle Sättigung mit 2 bis 4mal $^1/_4$ mg Digitoxin in stündlichem Abstand wird empfohlen. Genauere Berechnung der Dosis: 0,9 mg pro m² Körperoberfläche, davon $^3/_5$ sofort, eventuell nach 1 Std $^1/_5$ der errechneten Dosis. Geht man von einer Körperoberfläche im Normalfall von etwa 1,5 m², so ergibt die Rechnung $1,5 \times 0,9 = 1,35$ mg $\times ^3/_5 = 0,81$ mg als Anfangsdosis.

Strophanthin und Lanataglykoside verdienen bei Bradykardien den Vorzug, da sie schneller wirken und die Überleitungszeit weniger beeinflussen.

Vorangegangene Digitalisgaben und Kontraindikationen sind selbstverständlich zu beachten. So kann z. B. bei einer Mitralstenose Lungenödem durch Herzglykoside ausgelöst oder verschlimmert werden.

Sauerstoffzufuhr dient zwar nicht der Entlastung des kleinen Kreislaufes, gehört aber an die zweite Stelle der Sofortmaßnahmen, da die gefährlichste Folge des Lungenödems eine Hypoxie ist (LUISADA). Der übliche Anfeuchtungssprudler für den Sauerstoff soll mit 70% Alkohol (unvergällt!) gefüllt werden, da Alkohol die Oberflächenspannung und damit die Schaumbildung herabsetzt.

Sedierung: Opiate (Morphin, Dolantin) wirken oft gut durch Beruhigung der ängstlich erregten Patienten und Senkung des Sauerstoffverbrauches. Die Pulsfrequenz nimmt ab.

Ein Morphinpräparat — ein atemdepressives Mittel — bei einem schon hypoxischen Patienten zu geben, wird andererseits als zu gefährlich abgelehnt. Daher muß man zunächst sehr niedrig dosieren und bedarfsweise die Dosis erhöhen. Empfohlen werden ungefährlichere Mittel wie Promethazin (Atosil®) 50 mg und bei gutem Blutdruck auch Droperidol 5 bis 10 bis 15 mg i. v.

Aderlaß: Haben konservative Methoden in den ersten 10 min keinen Effekt, soll man nicht zögern, einen Aderlaß zu machen. Mindestens 200 bis 300 ml und nicht mehr als 500 ml werden abgenommen. Dabei ist es zweckmäßig, das Blut als Citratkonserve abzunehmen. Bei Bedarf kann es dem Patienten dann später wieder gegeben werden.

2. Normalisierung des kolloidosmotischen Drucks

Maßnahmen zur Erhöhung eines zu niedrigen kolloidosmotischen Drucks sind nur selten möglich.

Humanalbumin (40 ml 20% i. v.) kann versucht werden.

Hochprozentiger Traubenzucker hat nur einen vorübergehenden Effekt. Der Nachteil aller hypertonischen Lösungen ist, daß sie schnell Flüssigkeit aus dem Gewebe anziehen und somit das zirkulierende Blutvolumen erhöhen.

Lasix ist oft ein wertvolles Mittel und soll dann in ausreichender Dosis gegeben werden.

3. Membranabdichtung

Zur Verminderung der Permeabilität der Alveolarmembran wird Calcium empfohlen. Es ist fraglich, ob es wirksam sein kann, zumindest ist aber die kardiotonische Wirkung günstig, jedoch Vorsicht bei hoher Digitalisgabe. geboten.

Tachostyptan, das gute Erfolge bei Lungenödemen haben soll scheint membranabdichtend zu wirken.

4. Sonstige Maßnahmen

Absaugen: Ist Schaum in die großen Bronchien oder sogar in die Trachea gelangt, muß sofort blind endotracheal abgesaugt werden. Bei größeren Mengen ist eine Intubation notwendig.

Künstliche Beatmung: Bei hochgradiger Hypoxie und sehr schlechtem Zustand soll künstlich beatmet werden. Dabei ist eine Erhöhung des Beatmungsdruckes, der auch bei der Ausatmung noch + 5 bis + 7 cm Wasser betragen soll, sehr zweckmäßig.

Ganglienblocker oder *Sympatholytika* (Hydergin) sind gefährlich, da der Blutdruck zu tief absinken kann.

Gefäßerweiternd wirken sie nur auf die kleineren Gefäße des Körperkreislaufes, die Lungencapillaren werden nicht beeinflußt. Bei hypertensiven Krisen mit Lungenödem ist eine Blutdrucksenkung jedoch vordringlich.

Toxische Lungenödeme können prophylaktisch angegangen werden mit: *Corticosteroiden* (100 bis 1000 mg 1. Tag, 50 bis 75 mg 2. Tag), absoluter Ruhe (auch in Zweifelsfällen), Wärme, Vermeiden einer Hyperhydration, Calcium gluconicum 20% 20 ml (alle 2 bis 4 Std wiederholen), Abschirmung gegen Superinfekte (Antibitotica).

Bronchialerweiternde bzw. schleimlösende Mittel: Bei asthmatischer Komponente sind Euphyllin, eventuell auch Isoproterenol (Aludrin® oder Alupent®) sinnvoll.

Schleimlösende Mittel, die auch die Oberflächenspannung und damit die Schaumbildung herabsetzen, können nützlich sein, z. B. Acetylcystein (Mucolyticum Lappe®), Tacholiquin®, Methylpolysiloxane.

Therapieplan bei akutem Lungenödem

1. *Ruhe*,

2. *Aufsetzen*,

3. *O₂-Zufuhr* mit Nasenschläuchen oder Maske, Alkohol 70% (unvergällt) im Befeuchtungssprudler,

4. Falls nötig, *Absaugen der Trachea*, blind transnasal oder nach Intubation,

5. *Unblutiger Aderlaß* durch venöse Stauung mit Blutdruckmanschetten, jeweils an drei Extremitäten abwechselnd,

6. *Schnelle Digitalisierung*,

7. *Sedierung* Atosil®, Psyquil®, eventuell Dehydrobenzperidol; Morphinderivate nur in kleinen Dosen,

8. Weitere *Medikamente*:
Zur „Membranabdichtung": Calcium, Tachostyptan, Hypophysin 3 bis 5 VE,
Zur „Osmotherapie": Humanalbumin 20%, Lasix,
Zur Blutdrucksenkung: Hydergin, Ganglienblocker (Pendiomid 25 bis 50 mg),
Bei asthmatischer Komponente: Corticosteroide, Euphyllin, eventuell Aludrin,
Bei ungenügendem Erfolg obiger Maßnahmen:

9. *Aderlaß* 300 bis 500 ml (wenn nach 10 min Behandlung kein Erfolg),

10. *Künstliche Beatmung mit Überdruck*.

Literatur

BLUMBERGER, K. J.: Die Herzinsuffizienz. In Klinik der Gegenwart, Band VI, 1. München und Berlin: Urban u. Schwarzenberg 1963.

COHNHEIM, J., u. J. LICHTHEIM: Über Hydrämie und hydrämisches Ödem. Virchows Arch. path. Anat. 69, 106 (1877).

COMROE, J. H. jr., R. E. FORSTER, A. B. DUBOIS, W. A. BRISCOE und E. CARLSEN: Die Lunge. Stuttgart: F. K. Schattauer 1964.

LUISADA, A. A.: Therapy and management of paroxysmal pulmonary edema. Clin. pharmacol. Ther. 5, 628 (1964).

MEESSEN, H.: Die Pathomorphologie der Diffusion und Perfusion. Dtsch. Ges. Path. 44, 98 (1960).

MOESCHLIN, S.: Vergiftungen. In Klinik der Gegenwart, Band III, 289. München und Berlin: Urban u. Schwarzenberg 1963.

— Therapie-Fiebel. Stuttgart: Thieme 1965.

PAINE, R., H. R. BUTCHER, I. R. SMITH, and F. A. HOWARD: Observations on the role of pulmonary congestion in the production of edema of the lungs. J. Lab. clin. Med. 36, 288 (1950).

RIECKER, G.: Die Therapie des Lungenödems. Internist 1, 29 (1960).

SJÖSTRAND, T.: Volume and distribution of blood and their significance in regulating circulation. Physiol. Rev. 33, 202 (1953).

E. Behandlung des Status asthmaticus

Asthma heißt Atemnot. Neben Zuhilfenahme der auxiliären Atemmuskeln, Inspirationsstellung des Thorax, hypersonorem Klopfschall, abgeschwächtem Atemgeräusch mit verlängertem Exspirium und Giemen und Brummen über den Lungen ist die Dyspnoe das dominierende Symptom des akuten Asthmaanfalles. Die *Ursache* der stark erhöhten Strömungswiderstände in den Atemwegen sind Spasmus der glatten Muskulatur, Schleimhautschwellung, Sekret und äußere Kompression von Bronchiolen und Bronchien. Die Atemwiderstände steigen im Status asthmaticus auf Werte von 20 cm $H_2O/l/sec$ und mehr (normal 0,6 bis 2,6 cm $H_2O/l/sec$) und verursachen durch vorwiegende Behinderung der Exspiration ein Volumen pulmonum auctum, dem gestörtes Ventilationsperfusionsverhältnis, alveoläre Hypoventilation, pulmonale Hypertonie und Rechtsherzinsuffizienz folgen.

Pathogenetisch und vor allem auch therapeutisch sind akute Anstiege der Bronchialwiderstände bei der weitverbreiteten, chronisch obstruktiven Bronchitis, bei Lungenstauung kardialer Genese, Pneumokoniosen, Lungenfibrosen und nach Applikation bronchoconstrictorisch wirkender Pharmaca (Dociton®, Fentanyl®) ähnlich dem Status asthmaticus aufzufassen (ULMER 1965). Sowohl beim anfallsbetonten Asthma bronchiale als auch bei allen chronisch verlaufenden obstruktiven Atemwegerkrankungen ist eine Prophylaxe die optimale Therapie. Da uns mit der Ganzkörperplethysmographie ein Verfahren zur Verfügung steht, mit dessen Hilfe eine exakte Bestimmung der Atemwiderstände ohne großen Zeitaufwand und Belastung des Patienten möglich ist (DU BOIS, 1956; ULMER u. REIF, 1965) und das auch ihre Prüfung unter Anwendung verschiedener Broncholytika erlaubt (ULMER, PODLESCH u. HEEDE 1966), sollte diese Untersuchung breiteren Eingang in die Klinik finden.

Im *Status asthmaticus* und den Zuständen mit gleicher Symptomatik ist *rasches therapeutisches Handeln* geboten.

Entsprechend den verschiedenen Faktoren, die am Zustandekommen erhöhter Atemwiderstände beteiligt sind, kann auf eine gewisse Polypragmasie nicht verzichtet werden.

1. Zunächst kommen *Broncholytika* in Form von Purinderivaten oder Adrenalinabkömmlingen infrage. Im Gegensatz zu der ausgesprochen kurzen Wirkung von Euphyllin® fanden wir bei schwer obstruktiven Patienten nach Gabe von Alupent® Senkungen der Atemwiderstände um durchschnittlich 21 bis 39% gegenüber dem Ausgangswert für 2 (0,5 mg i. v.) und 3 Std (20 mg per os) verbunden mit subjektiver und allgemeiner klinischer Besserung (ULMER, PODLESCH u. HEEDE, 1966).

2. Die kurze Wirkung von Purinkörpern und Vertretern der Adrenalingruppe macht den Einsatz von *Glucocorticoiden* im Status asthmaticus meist unumgänglich. Die Anfangsdosis richtet sich nach der Schwere der bestehenden Obstruktion und kann in extremen Fällen über einen Tag verteilt 250 mg Prednison betragen (5 mg Prednison = 5 mg Prednisolon = 25 mg Cortison = 20 mg Hydrocortison = 6 mg Methylprednisolon = 4 mg Triamcinolon = 2 mg Paramethason = 0,75 mg Dexamethason = 0,5 mg Betamethason).

Ein allmählicher Abbau der Dosis in den folgenden Behandlungstagen ist anzustreben. Die Applikation sollte anfangs intravenös erfolgen und mit säurebindenden Magenmitteln kombiniert werden, um Ulzerationen im Magendarmtrakt vorzubeugen. An 20 Patienten beobachteten wir nach intravenöser Injektion von 25 mg Solu-Decortin H® einen Rückgang der Bronchialwiderstände um 25% des Kontrollwertes für 5 bis 9 Std. Gute Erfolge mit Glucocorticoiden infolge ihrer antiphlogistischen, antitoxischen und capillarabdichtenden Wirkung berichteten auch andere Autoren (BEICKERT, 1964; ULMER, PODLESCH u. HEEDE, 1966).

3. Eine *gleichzeitige Behandlung mit Antibiotica* ist zur Infektabschirmung unter Glucocorticoidtherapie und zur Bekämpfung des in den meisten Fällen vorliegenden Bronchialinfektes angezeigt. Ohne Erreger- und Resistenzbestimmung abzuwarten, sollte mit Breitbandantibiotica begonnen werden. Nach klinischen Erfahrungen geben Auswurfmenge und -farbe sowie der gesamte Krankheitsverlauf mehr Aufschluß über den Wert der eingesetzten Antibiotica als die Resistenzbestimmung der vorhandenen Bakterienflora.

4. Der Status asthmaticus pflegt mit Erregungszuständen einherzugehen, die einer *individuellen Sedierung* bedürfen.

Bei Patienten mit alveolärer Hypoventilation sind kleine Dosen von Phenothiazinen (25 bis 50 mg Atosil® oder 25 mg Megaphen® bzw. Verophen®), in Fällen mit normalen Blutgaswerten Luminal® (100 bis 200 mg) oder 25 bis 50 mg Dolantin S® empfehlenswert.

5. Der Wert der *Aerosoltherapie* mit Alupent® oder Aludrin® im Asthmaanfall ist unbestritten, und bei Verträglichkeit dieser Substanzen sollte davon Gebrauch gemacht werden. Da die Partikel möglichst weit in die Luftwege vordringen sollen, müssen die eingesetzten Vernebler eine genügend kleine Teilchengröße erzeugen, was z. B. bei Ultraschallverneblern gewährleistet ist (CUSHING u. MILLER, 1965). Die Anwendung mucolytisch wirkender Fermente kann von starken Irritationen der Bronchialschleimhaut begleitet sein, und Detergentien wie Tacholiquin® beschwören die Gefahr eines Alveolenkollaps durch Störung des Alveolarfilmes aus Phospholipiden herauf (CLEMENTS, 1962).

6. Die *Anreicherung der Atemluft mit Sauerstoff* über Maske, Nasensonden oder Zelt ist im Status asthmaticus mit Hypoxie an verschiedene Kautelen gebunden. Das

Gasgemisch muß angefeuchtet werden, und wegen der irritierenden Wirkung auf die Lungen darf der Sauerstoffgehalt 50% nicht überschreiten. Bei Patienten mit einem Sauerstoffpartialdruck im arteriellen Gefäßschenkel unter 60 mm Hg regulieren die maximal stimulierten Chemoreceptoren in Aorta und Carotis die Atmung, und ein Anstieg des Sauerstoffdruckes kann durch Wegfall dieser Stimulation zu Atemdepression oder Apnoe mit letalem Ausgang führen. Als Kompromiß sind intermittierende Sauerstoffgaben in Kombination mit Atemanaleptica vertretbar.

7. In den letzten Jahren sind erfolgreiche Behandlungen des Status asthmaticus mit *künstlicher Beatmung* mitgeteilt worden (BATES u. Mitarb., 1965; HERZOG, 1965; RITTMEYER, 1966). Sie ist indiziert bei Versagen der unter 1. bis 6. aufgeführten Maßnahmen und primär bei alveolärer Hypoventilation im Asthmaanfall. Die Beatmung bietet folgende Vorteile:

a) Besserung des gestörten Ventilationsperfusionsverhältnisses durch Erhöhung der Atemeffektivität,

b) Erleichterung der Bronchialtoilette,

c) Reduktion oder Aufhebung der stark erhöhten Atemarbeit mit entsprechender kardialer Entlastung,

d) keine CO_2-Narkose mit Atemdepression bei Sauerstoffapplikation,

e) Vermeiden einer Atemdepression oder eines Anstieges des arteriellen CO_2-Druckes bei Korrektur von metabolischer oder respiratorischer Acidose mit THAM oder Natriumbicarbonat.

Während NORLANDER (1965) die Beatmung über eine Tracheotomie vornimmt, haben GAENSLER (1965), McCLEMENT (1965) und SADOUL (1965) die Zahl ihrer Tracheotomien weitgehend reduziert. HERZOG (1965) führt sie nur aus bei CO_2-Narkose oder einer Sauerstoffsättigung unter 70%. Wegen der Möglichkeit einer Trachealstenose ist das Umgehen einer Tracheotomie im Kindesalter wichtig und die Intubation ratsam.

Die Wahl eines *Respirators* hat den hohen Atemwiderständen, der herabgesetzten Dehnungsfähigkeit der Lunge (in $l/cm H_2O$ = Compliance) und der Kreislaufsituation des obstruktiven Patienten Rechnung zu tragen. Die alveoläre Ventilation kann entscheidend gebessert werden durch langsame inspiratorische Strömungsgeschwindigkeit, langsame Atemfrequenz und eine Exspirationsdauer, die länger oder mindestens gleich lang wie die Inspirationsphase ist. Hohe inspiratorische Strömungsgeschwindigkeiten führen zu vermehrter Turbulenz und damit zu einer weiteren Erhöhung der Atemwiderstände. Optimal kann deshalb nur ein Gerät arbeiten, das die Einstellung der Strömungsgeschwindigkeit unabhängig vom Beatmungsdruck erlaubt wie der Bird Mark 8.

HERZOG (1965) bevorzugt eine assistierte Beatmung. ENGSTRÖM (1965) und GAENSLER (1965) fordern, daß man so schwer kranke Patienten relaxieren und kontrolliert beatmen soll, weil vor allem die Gefahr einer CO_2-Narkose infolge Sauerstoffapplikation entfällt.

Die Anwendung einer negativen Druckphase während der Exspiration kann die Entstehung von Atelektasen begünstigen. Dem stehen jedoch zwei entscheidende Vorteile gegenüber. Die negative Druckphase gleicht den verminderten venösen Rückstrom zum Herzen während der Inspiration aus, was gerade bei Patienten mit kardialer Überlastung zur Aufrechterhaltung des Herzzeitvolumens beiträgt (SCHORER

1965; PODLESCH, WELLER u. REIF, 1966). Daneben verringert sie das Volumen pulmonum auctum und damit einen Teil der schlecht ventilierten Lungenbezirke. NORLANDER (1965) hat asthmatische Kinder mitunter mit einem negativen Druck bis zu — 25 cm H_2O beatmet, um eine Abnahme des erhöhten funktionellen Residualvolumens zu erzielen.

Auf die vorübergehende Beatmungsbehandlung können bei Asthmatikern lange Perioden klinischer Besserung folgen (BATES u. Mitarb. 1965, RITTMEYER 1966). Die Prognose verschlechtert sich mit Auftreten einer CO_2-Narkose infolge respiratorischer Insuffizienz. Von diesen Patienten pflegen nur 50% das Hospital lebend zu verlassen (GAENSLER, 1965).

Behandlungsschema des Status asthmaticus

Beim lebensbedrohlichen Status asthmaticus sind sofort und möglichst gleichzeitig folgende Maßnahmen zu treffen:

1. *Glucocorticoide* in hoher Dosierung i. v. (z. B. 50 bis 200 mg Prednisolon) verbunden mit Breitbandantibiotica und neutralisierenden Magenmitteln.

2. *Intubation*, Relaxierung mit Imbretil® oder Alloferin®, *künstliche Beatmung* mit sauerstoffangereichertem Gasgemisch und zusätzlicher Vernebelung von *Aludrin*® oder Alupent®.

3. *THAM* oder Natriumbicarbonat i. v. bis zur Anhebung des pH über 7,4.

4. bei darniederliegendem Kreislauf *Adrenalintropfinfusion*.

5. *Sedierung* mit Megaphen®, Atosil®, Luminal® oder Dolantin S®.

6. Bei schweren Fällen sorgfältige Überwachung des Patienten mit fortlaufender arterieller und venöser *Druckkontrolle*, *EKG* und häufigen Analysen der arteriellen *Blutgaswerte*.

Literatur

BATES, D. V., G. A. KLASSEN, C. A. BROADHURST, D. J. PERETZ, N. R. ANTHONISEN, and H. J. SMITH: Management of respiratory failure. Ann. N. Y. Acad. Sci. **121**, 781 (1965).
BEICKERT, A.: Die Glukocorticoid-Therapie innerer Erkrankungen. Jena: Fischer 1964.
CLEMENTS, J.: Studies of surface phenomena in relation to pulmonary function. Physiologist **5**, 11 (1962).
CUSHING, I. E., and W. F. MILLER: Nebulization therapy. In Respiratory Therapy by P. SAFAR. Philadelphia: Davis Comp. 1965.
DU BOIS, A. B., S. Y. BOTELHO, and J. H. COMROE: A new method for measuring airway resistance using a body plethysmograph. J. clin. Invest. **35**, 327 (1956).
ENGSTRÖM, C. P.: Panel discussion about mechanical ventilation. Ann. N. Y. Acad. Sci. **121**, 793 (1965).
GAENSLER, E. A.: Mechanical ventilation (Introductory remarks). Ann. N. Y. Acad. Sci. **121**, 732 (1965).
— Panel discussion about mechanical ventilation. Ann. N. Y. Acad. Sci. **121**, 790 (1965).
HERZOG, H.: Pressure-cycled ventilators. Ann. N. Y. Acad. Sci. **121**, 751 (1965).
— Panel discussion about mechanical ventilation. Ann. N. Y. Acad. Sci. **121**, 790 (1965).
MC CLEMENT, J. H.: Panel discussion about mechanical ventilation. Ann. N. Y. Acad. Sci. **121**, 787 (1965).
NORLANDER, P. O.: Panel discussion about mechanical ventilation. Ann. N. Y. Acad. Sci. **121**, 788 (1965).
PODLESCH, I., W. WELLER und E. REIF: Der Einfluß künstlicher Beatmung auf das Schlagvolumen und seine Ursachen. Anästhesist **15**, 126 (1966).

Rittmeyer, P.: Pers. Mitteilung 1966.
Sadoul, P.: Use of sedatives, relaxants and respiratory stimulants in respiratory failure. Ann. N. Y. Acad. Sci. **121**, 836 (1965).
Schorer, R.: Auswirkungen der Atemmechanik auf den Kreislauf. Berlin-Göttingen-Heidelberg: Springer 1965.
Ulmer, W. T., u. E. Reif: Die obstruktiven Erkrankungen der Atemwege. Dtsch. med. Wschr. **90**, 1803 (1965).
—, I. Podlesch und Ch. Heede: Objektivierung von Therapieerfolgen bei chronisch obstruktivem Emphysem. Verh. dtsch. Ges. inn. Med. 1966 (Im Druck).

III. Narkoseprobleme bei akuten Thoraxnotfällen
A. Störungen von Ventilation und Kreislauf

Die Aufgabe des Anästhesisten bei akuten Thoraxnotfällen ist zunächst, akute Störungen von Atmung und Kreislauf zu beheben. Erst dann, wenn Atmung und Kreislauf wieder normalisiert sind, wird mit der Narkose begonnen. Jedoch können je nach Verletzungsart bei nicht beherrschbaren Gas- oder Blutverlusten dringliche Gesichtspunkte zum sofortigen Handeln zwingen.

Störungen der Atmung bergen die Gefahr der Hypoxie und Hyperkapnie mit dem Endstadium des asphyktischen Herzstillstandes in sich.

Eine Kreislaufdepression kann als Folge von Druckänderungen im Thoraxraum und als Folge eines Blutverlustes auftreten.

Schnelles und richtiges Erfassen der Situation und sofortiges energisches Handeln können lebensentscheidend sein.

Tabelle 2 gibt einen Überblick über Ursachen und Lokalisation von Verletzungen und Erkrankungen, die zu akuten Thoraxnotfallsituationen führen.

Verlegungen der oberen Luftwege können — da beide Lungen betroffen werden — in kurzer Zeit zur Erstickung führen. Trotz forcierter ermüdender Atemarbeit nimmt das Atemvolumen und damit die alveoläre Ventilation ständig ab, mit folgender Hypoxie (Cyanose) und Hyperkapnie. Die zunehmende muskuläre Erschöpfung und eine zunehmende Anlähmung des Atemzentrums verschlimmern den Zustand. Erfolgt nicht schnell Abhilfe, kommt es zum asphyktischen Herzstillstand.

Der inspiratorische Trachealkollaps bei einer *Tracheomalacie* kann schnell durch Überdruckbeatmung mit einer Maske behoben werden. Dann erfolgt eine Intubation in Narkose mit einem Latextubus (Ch. 30 oder 32) mit eingearbeiteter Stahldrahtspirale, der sehr flexibel ist und einer Kompression von außen Widerstand entgegensetzt. Nach schneller Wiederherstellung einer ausreichenden Atmung kann in Ruhe eine Tracheotomie erwogen werden. Der flexible Spiraltubus wird durch den Kehlkopf mit Hilfe eines Mandrins oder auch einer Kehlkopf-Zange eingeführt, dann ohne Mandrin vorsichtig über die Enge weitergeschoben.

Die *bronchoskopische Entfernung von Fremdkörpern* unterhalb der Glottis erfordert Narkose und Relaxation ohne Intubation. Eine ausreichende Beatmung mit Atemmaske muß gewährleistet sein. Zunächst soll man den Patient reinen Sauerstoff atmen lassen, dann wird die Narkose eingeleitet, z. B. mit Evipan oder Epontol und Relaxierung mit Succinylcholin. Nach kurzer Hyperventilation zur Senkung des CO_2-Spiegels stehen dann etwa 4 bis 5 min zur Verfügung zum Einführen des Bronchoskopes, durch das Sauerstoff insuffliert wird, und zur Extraktion des Fremdkörpers.

Tumoren außerhalb und innerhalb der Luftwege können zur Verlegung führen. Das Hindernis kann so groß sein, daß man zur Überwindung der Stenose zunächst nur einen kleinlumigen Endotrachealtubus über die Stenose vorschieben kann, durch den die kontrollierte Beatmung zwar schwierig aber doch ausreichend ist, bis zu dem

Zeitpunkt nach Beseitigung des Hindernisses. Man kann danach erneut intubieren und einen größeren Tubus einführen.

Tabelle 2. **Ursachen und Folgen akuter Thoraxnotfälle**

Ursache:	Folge:
1. Obstruktion der Luftwege	
Kollaps der Luftwege (Tracheomalacie)	Gestörte Ventilation, Atelektasen,
Kehlkopfödem	Erstickung
Aspiration (Erbrochenes, Blut)	
Fremdkörper	
Bronchialtumoren	
2. Verletzungen der Luftwege	
Verletzung von Trachea und Bronchien	Luftaustritt,
	Mediastinalemphysem, Pneumothorax,
	Störung von Atmung und Kreislauf
3. Verletzungen der Thoraxwand	
penetrierende Verletzung	Offener Pneumothorax
Rippenserienfrakturen	Störung von Ventilation und Kreislauf
Sternumfrakturen	Pendelluft, paradoxe Atmung
Flatterbrust	
4. Zwerchfellhernie oder Relaxation	
angeboren	Atelektase, Hypoplasie der Lunge
traumatisch	Störung von Ventilation und Kreislauf
5. Druckänderung im Pleuraraum durch Luft oder Flüssigkeit	
Rippenfrakturen	Atelektasen
Lungenzerreißung	Mediastinalverschiebung
Bronchusfistel oder -abriß	Störung von Atmung und Kreislauf
geplatzte Emphysemblase	Pneumothorax
rupturierte Cysten	
Erguß, Empyem	
6. Massive intrathorakale Blutung	
traumatisch	Hämothorax
Spontanruptur der Aorta	mediastinales Hämatom
postoperative Blutung	Lungenkollaps, Mediastinalverschiebung
	hypovolämischer Schock
	Hypoxie
7. Lungenarterienembolie	
Weggeschwemmte periphere	Verminderung der Lungendurchblutung
Thromben, Obstruktion und	erhöhter Lungengefäßwiderstand
Spasmus von Lungenarterien	Totraumvergrößerung, Hypoxie
	Rechtsinsuffizienz
8. Herzbeuteltamponade	
traumatisch	Schlagvolumen verkleinert
Spontanruptur der Herzwand	Hypotension
	erhöhter venöser Druck

Bisweilen fordert die Situation schnelle Improvisation, um sie zu meistern.

An der hiesigen Klinik kam ein extrem asphyktischer Patient wegen eines Cylindroms in Bifurkationshöhe als akuter Notfall zur Operation (Abb. 18). Es gelang nicht, einen Tubus über den Tumor hinweg zu schieben, wohl aber bei stark behinderter Exspiration eine gewisse Menge O_2 in die Lungen zu pressen. Nach schnellster rechtsseitiger Thorakotomie wurde als Sofortmaßnahme vom offenen Brustkorb aus eine Zweiwegekanüle in den rechten Hauptbronchus eingestochen und O_2 insuffliert. Nach Incision der Trachea in Bifurkationshöhe und Entfernung von Tumorgewebe wurde dann vom Operateur ein steriler Endobronchialtubus vom Operationsgebiet aus in den linken Hauptbronchus eingeführt und mit einem zweiten Narkoseapparat verbunden. In die rechte Lunge wurde während des weiteren Operationsaktes über einen Katheter O_2 insuffliert. In Ruhe konnten Tumor und Teile der Trachealwand reseziert werden. Nach Beseitigung des Hindernisses führte der Anästhesist peroral einen regulären Carlens-Tubus ein, der vom Operateur in den linken Hauptbronchus gelenkt wurde, so daß die Narkoseführung und Beatmung bis zum Ende des Eingriffes gesichert war. Das Vorgehen wird durch Abb. 18 demonstriert.

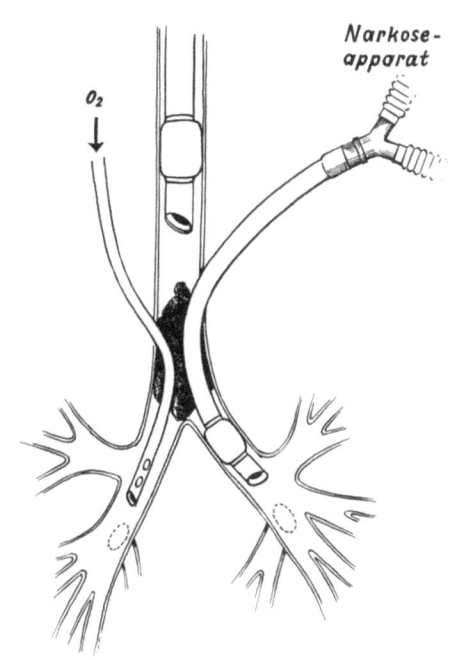

Abb. 18. Maßnahmen zur Sauerstoffzufuhr bei der Notfalloperation eines Cylindroms, das die Trachea verlegte: 1. O_2-Insufflation mit Kanüle in re. Hauptbronchus; 2. Temporäre endobronchiale Intubation li., steril vom Operationsgebiet; 3. O_2-Insufflation mit Katheter in re. Hauptbronchus; 4. Schließlich perorale endobronchiale Intubation li. zum Trachealverschluß

Luft und Flüssigkeitsansammlungen im Intrapleuralraum führen bei akutem Geschehen zu Druckatelektasen. Bei erhaltener normaler Lungendurchblutung kommt es zur erheblichen Untersättigung des arteriellen Blutes durch Beimischung des nicht arterialisierten Blutes der betroffenen Seite. Es entsteht also ein Rechts-Links-Kurzschluß.

Beim *Spannungspneumothorax* wird bei jeder Exspiration mehr Luft aus der verletzten Lungenseite in den Pleuraraum gepreßt. Dadurch wird die Atemfläche der betreffenden Lunge weiter eingeschränkt. Dies führt zur Forcierung der Atmung, die ihrerseits den Pneumothorax vergrößert. Schließlich wird das Mediastinum zur gesunden Seite gedrängt, und es kommt zur Behinderung des venösen Rückstromes zum Herzen. Ein Spannungspneumothorax muß sofort durch Punktion mit dicker Kanüle entlastet werden (s. S. 82).

Kleinere Lungenverletzungen, die zu mäßigem Pneumothorax oder mäßiger Blutung geführt haben, erfordern nur das Anlegen einer Bülau-Drainage bzw. einer Saugdrainage. Große Verletzungen mit erheblichem Luftaustritt und starker Blutung machen eine chirurgische Versorgung notwendig. Für die Narkose ist wichtig, daß ein Pneumothorax durch positive Druckbeatmung verschlimmert wird. Man sollte vor Beginn der Narkose eine Bülau-Drainage anlegen und dem Patienten seine eigene

Atmung bis zur Thoraxeröffnung belassen. Am einfachsten ist eine Druckentlastung mittels Tiegelventils (s. S. 142).

Bei *großen Verletzungen der Lungen* kann der Gasverlust so hochgradig sein, daß ein sehr hoher Gasfluß notwendig wird, um diesen Verlust zu kompensieren. Ist der Verlust so groß, daß eine Kompensation durch Erhöhung des Flusses nicht mehr möglich ist, z. B. bei Bronchusabrissen oder -rupturen, so muß die verletzte Seite temporär von der Ventilation ausgeschaltet werden. Das ist möglich durch:

1. Endobronchiale Intubation der gesunden Seite,
2. Bronchusblockade der erkrankten Seite,
3. Endobronchiale Intubation mit Carlens- bzw. White-Tubus und
4. nach Thorakotomie durch sofortiges Abklemmen des Hauptbronchus.

Vor- und Nachteile der verschiedenen Methoden zur getrennten Beatmung bzw. Blockade der Lungen sowie Form und Funktion der verschiedenen Spezialtuben sind aus Abb. 19 ersichtlich.

Der *Carlens-Tubus* ist vorzuziehen bei unklaren Verhältnissen. Da jede Lungenseite wahlweise einzeln beatmet bzw. blockiert werden kann, wird allen Erfordernissen entsprochen werden. Bei Resektionen und Rekonstruktionen des Bronchialbaumes in Carinanähe ist der Carlens-Tubus das Verfahren der Wahl. Der erhöhte Atemwiderstand der relativ engen Einzellumina soll durch Wechseldruckbeatmung mit dem Atembalg — wobei auch die Ausatmung unterstützt werden kann — überwunden werden. Für das oft schwierige Absaugen der rechten Seite ist meist ein etwas steiferer Plastikkatheter notwendig.

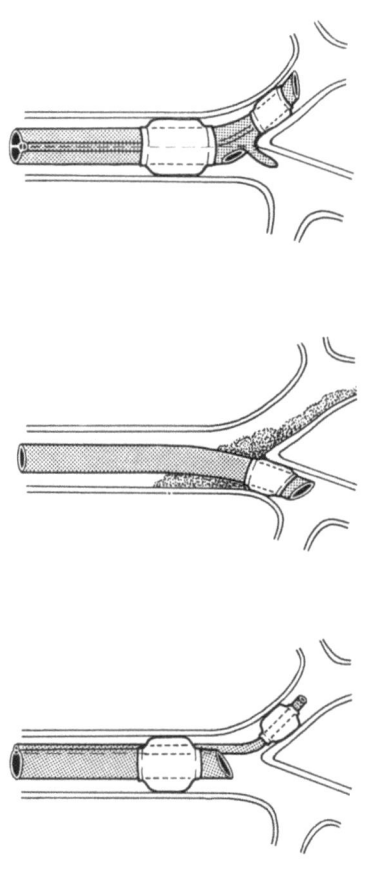

Abb. 19. Tuben zur einseitigen Beatmung bzw. Blockierung, von oben: Carlens-Tubus, Endobronchialtubus, Bronchusblocker nach STÜRTZBECHER

Da es bei Notfällen oft auf schnellstes richtiges Einführen des Tubus ankommt, sollen genügend Erfahrungen mit dem Carlens-Tubus vorher gesammelt werden. Für den Ungeübten ist es einfacher, einen *Endobronchialtubus* oder einen *Stürtzbechertubus* mit Bronchusblocker zu verwenden, die infolge des steileren Abganges von selbst in den rechten Hauptbronchus gleiten. Soll nur die *rechte Lunge beatmet* werden, wird ein *Endobronchialtubus* genommen. Dabei muß man darauf achten, daß er nicht zu weit eingeführt wird und den rechten Oberlappenbronchus verschließt.

Soll nur die *linke* Lunge beatmet werden, wird mit dem Bronchusblocker des *Stürtzbechertubus* (Modell für rechts mit kurzer Zuleitung zum Blocker) der rechte Hauptbronchus verschlossen.

Soll nach Eröffnung des Thorax endobronchial intubiert werden, kann der Tubus vom Operateur in den gewünschten Hauptbronchus geleitet werden.

Eine Intubation mit dem Carlens-Tubus ist auch dann angezeigt, wenn ein Überlaufen von Sekreten auf die gesunde Seite verhindert werden soll, wie z. B. bei Bronchialfistel und Empyem nach Lungenresektion. Erst wenn der Tubus richtig sitzt und sicher abgedichtet ist, darf der Patient auf die Seite gelagert werden.

Penetrierende Thoraxverletzungen mit offenem Pneumothorax erfordern sofortige künstliche Beatmung, um die Folgen des offenen Pneumothorax zu verhindern. Bei großen Bronchial- und Lungenfisteln ist ein Carlens-Tubus vorteilhaft.

Bei der Flatterbrust nach Rippenserienfrakturen kommt es zu einer Verminderung der Ventilation infolge paradoxer Atembewegungen. Ist die Ventilation stark eingeschränkt, so muß die Intubation und künstliche Beatmung sofort erfolgen. Die Tracheotomie wird bei schweren Verletzungen ausgeführt, um eine leichtere Bronchialtoilette durchführen zu können, besonders bei den Patienten, die nicht ausreichend abhusten. Außerdem kann der Totraum durch die Tracheotomie vermindert werden. Oft sind Tracheotomie und positive Druckbeatmung bis zum Ausheilen der Rippenfrakturen notwendig.

Zur eigentlichen Narkosetechnik ist zu bemerken, daß sie sich, wenn Atmung und Kreislauf wieder normalisiert sind, von einer normalen Narkose nicht unterscheidet. Generell kann man sagen, daß Thoraxnotfälle mit gestörter Ventilation Intubation und assistierte oder kontrollierte Beatmung erfordern. Vor Beginn der künstlichen Beatmung hat sich der Anästhesist zu versichern, daß ein bestehender Pneumothorax nicht verschlimmert wird und die Atemwege von Sekreten und Blut zuverlässig freigehalten werden können.

B. Narkose bei hämorrhagischem Schock

Bei akuten Thoraxnotfällen entsteht häufig zusätzlich durch starke Blutung ein hämorrhagischer Schock.

Die Kreislaufdepression im Volumenmangelschock ist charakterisiert durch vermindertes Blutvolumen, herabgesetzten venösen Rückfluß, vermindertes Schlagvolumen, Tachykardie, Hypotension, periphere Vasoconstriction, Störung der Mikrozirkulation, mangelhafte Perfusion und Sauerstoffversorgung der Gewebe und metabolische Acidose. Die periphere Gefäßconstriction verbessert kompensatorisch die Blutversorgung von Herz und Gehirn.

Der kompensierte Schock kann jedoch jederzeit in einen progressiven, irreversiblen Schock übergehen, wenn an den mühsam aufrechterhaltenen Kreislauf weitere Anforderungen gestellt werden, wie durch Lageänderungen und Manipulationen mit dem Patienten, durch Narkosebeginn und Operationstrauma mit zusätzlichem Blutverlust.

Daher müssen das zirkulierende Blutvolumen und die Kreislaufverhältnisse vor Narkosebeginn und Operation durch Bluttransfusionen wieder normalisiert werden. Bis Konservenblut mit Kreuzprobe zur Verfügung steht, können als überbrückende Maßnahme kolloidale Infusionslösungen, am besten Rheomacrodex oder Blutplasma bzw. -serum, gegeben werden.

Eine genügende Volumenauffüllung zeigt sich klinisch durch Ansteigen des Blutdruckes, Verminderung der erhöhten Pulsfrequenz, regelrechte Venenfüllung —

5 Dringliche Thoraxchirurgie

besonders an den Halsvenen zu beobachten — sowie Trocken- und Rosigwerden der Haut.

Bei ausgedehntem Trauma und besonders bei *postoperativen Nachblutungen* wird die Menge des benötigten Blutersatzes auch von Erfahrenen in der Regel weit unterschätzt.

Bei schneller Blutung gerinnt das Blut oft im Thorax und verstopft die Drainage.

Ein Thoraxröntgenbild im Liegen zeigt oft nur wenig, auch bei größeren Blutansammlungen ist die quantitative Schätzung schwierig.

Ist eine Nachblutung als Ursache der Hypotension sicher, muß soviel Blut gegeben werden, bis sich Blutdruck und Pulsfrequenz wieder normalisieren; zumindest aber Blutdruckwerte über 80 bis 90 mm Hg erreicht werden und die Pulsfrequenz deutlich absinkt. Das klinische Bild und die Veränderungstendenz sind dabei wichtiger als der einzelne Blutdruckwert. Die Gefahr einer Übertransfusion besteht praktisch nicht, auch das durch den Schock geschädigte Herz reagiert auf einen erhöhten Füllungsdruck günstig mit Erhöhung des Schlagvolumens.

Die Messung des venösen Druckes ist eine wichtige und aufschlußreiche Maßnahme, die viel zu wenig angewandt wird (S. 30).

Medikamentöse Maßnahmen

Während der Vorbereitungszeit muß wie bei allen Schockzuständen Sauerstoff gegeben werden.

In Abhängigkeit von Grad und Dauer der Hypotension entsteht immer eine erhebliche metabolische Acidose, die zur Korrektur etwa 80 bis 200 ccm einer 7,5%igen Natriumbicarbonatlösung erfordert. Diese Bekämpfung der Acidose soll stets durchgeführt werden, auch ohne die eigentlich wünschenswerten Messungen des Säure-Basen-Haushaltes mit dem Astrup-Gerät (Nomogramm von SIGGARD-ANDERSEN), die im Notfall meist nicht schnell genug durchgeführt werden können.

Bei der Verwendung von THAM-Puffer anstelle von oder in Kombination mit Natriumbicarbonat muß wegen seiner atemdepressiven Wirkung künstlich beatmet werden.

Strophanthin 0,5 mg (bei vorangehenden Digitalisgaben weniger) und Traubenzucker 20%ig, etwa 50 bis 100 ccm, wirken günstig auf die Herzleistung.

Weil bei Citratblutkonserven freie Ca^{++}-Ionen fehlen und der pH-Wert mit der Lagerung absinkt, müssen bei der Transfusion von großen Mengen von Citratblut außer der Kompensation der Acidität (pro 500 ml etwa 15 m val Natriumbicarbonat) die fehlenden Ca^{++}-Ionen ersetzt werden. Dazu genügen etwa 2 ccm der 10%igen Calciumlösung pro 500 ml Citratblut. Die Calciumlösung muß selbstverständlich intravenös gegeben werden; eine Citratblutkonserve gerinnt bei Calciumzusatz!

Da Calcium eine günstige Herzwirkung hat, sind größere Mengen vorteilhaft.

Bei sehr schneller Bluttransfusion droht ein Herzstillstand nicht nur wegen der Hyperkaliämie und des Fehlens von Calciumionen, sondern vor allem durch die Abkühlung des Herzens. Deshalb soll das kalte Konservenblut vorher angewärmt werden, am besten durch Erwärmung beim Durchlaufen einer längeren Plastikspirale in einem Wasserbad. Bluterwärmungsgeräte sind kommerziell erhältlich, z. B. Haemokinotherm.

Bei postoperativer Nachblutung kann die Kontrolle von Blutungs- und Blutgerinnungszeit *Gerinnungsstörungen* aufdecken. Nach Möglichkeit sollen dann weitere

Blutgerinnungsfaktoren untersucht werden, um eine rationale Therapie zu ermöglichen.

Ist das nicht durchführbar, kann neben Tachostyptan (10 ccm) und Presomen (20 mg) Acc 76 (2000 bis 5000 E) oder Cohnsche Fraktion Nr. 1 gegeben werden.

In allen Fällen soll Epsilonaminocapronsäure (5 g, eventuell wiederholt alle 4 bis 6 Std) zur Bekämpfung einer eventuellen fibrinolytischen Reaktion verabreicht werden.

Nur wenn bei intensiven Blutungen der Verlust größer ist als der mögliche Blutersatz, ist eine sofortige Operation gerechtfertigt.

Blut wird dann so schnell wie möglich mit Überdruck gegeben. Gleichzeitig werden zusätzliche Venae sectiones an Extremitäten- oder Halsvenen angelegt.

100% Sauerstoff wird bis zur Narkoseeinleitung mit Maske, wenn nötig, mit Unterstützung der Atmung, gegeben.

Ist der Patient im schwersten Schockzustand oder bewußtlos, ist zunächst überhaupt keine Narkose erforderlich.

Muß die Narkose und Operation begonnen werden, bevor der Schockzustand genügend bekämpft werden konnte, ist größte Vorsicht bei der *Narkoseeinleitung* notwendig. Eine Barbiturateinleitung mit normaler Dosierung ist tödlich. Das schon geschädigte Herz und Kreislaufsystem ist äußerst empfindlich. Da die zirkulierende Blutmenge sehr verringert ist, ist auch bei kleiner Dosierung die Blutkonzentration des Barbiturates durch die geringere Verdünnung relativ hoch.

Wenn nicht auf eine intravenöse Narkoseeinleitung überhaupt verzichtet wird, dürfen zuerst nur kleinste Dosen eines Barbiturates, z. B. 50 mg Evipan, gegeben werden. Infolge der Zentralisation und verlängerter Kreislaufzeit dauert es länger als normal, bis eine Wirkung eintritt.

Zur Intubation ist eine Oberflächenanästhesie vor Beginn der Narkose vorteilhaft. Sie ist dann oft ohne Gabe von weiteren Mitteln möglich.

Succinylcholin soll in niedriger Dosierung wegen der Gefahr einer hochgradigen Bradykardie oder eines Herzstillstandes langsam injiziert werden.

Die Narkose wird bei vollständiger Muskellähmung mit einem Inhalationsnarkoticum (Halothane oder Cyclopropan) bei hoher Sauerstoffkonzentration (mindestens 50%) fortgesetzt.

Wir sind der Ansicht, daß Cyclopropan bei hämorrhagischem Schock hämodynamisch am günstigsten ist. Wenn eine Blutstillung durch elektrische Coagulation notwendig ist, kann Halothane in niedriger Dosierung gegeben werden. Oft ist aber 50% Lachgas ausreichend.

Bei allen Unfällen ist mit einem vollen Magen zu rechnen und mit der Gefahr der *Regurgitation* und *Aspiration* bei Narkoseeinleitung. Wenn möglich, soll der Magen vorher durch eine Magensonde entleert werden. Besonders günstig ist dafür das Einführen einer Ballonsonde, die einen aufblasbaren Manschettenballon zum Abdichten der Cardia besitzt. Eine Verminderung der Gefahr des Regurgitierens durch Oberkörperhochlagerung ist bei den schockierten Patienten meist nicht möglich. Deshalb muß eine Regurgitation durch Kompression des Oesophagus mittels Drucks auf den Hals in Höhe des Kehlkopfes durch eine Hilfsperson verhindert werden. Absolut sicher ist keine Methode.

Für die Anästhesieführung bei akuten Thoraxnotfällen gibt es kein generelles Schema. Wichtig ist, die Ursachen der Störung der normalen physiologischen

Vorgänge sofort zu erkennen und Maßnahmen zu ergreifen, die sie bis zur endgültigen chirurgischen Versorgung kompensieren. Sind Atmung und Kreislauf unter Kontrolle, bietet die Narkosetechnik keine Abweichung von dem normalen Verfahren.

Ganz allgemein kann man folgende Richtlinien aufstellen:

1. Behandlung des oligämischen Schocks durch Volumenauffüllung, Sauerstoffgabe und Bekämpfung der Acidose,
2. Sicherstellung eines freien Luftweges und normaler Ventilation,
   a) Bülau-Drainage der Pleurahöhle zur Wiederausdehnung der Lungen und um das Mediastinum wieder in normale Mittelstellung zu bringen,
   b) endotracheale Intubation und kontrollierte Beatmung, wenn nötig und auch in Zweifelsfällen Intubation mit dem Carlens-Doppellumentubus bzw. endobronchiale Intubation oder einseitige Blockierung,
   c) sorgfältige Bronchialtoilette,
3. Verhütung einer Aspiration von Mageninhalt.

IV. Therapeutische Hypothermie

Einleitung

Der Begriff „Hypothermie", wie er heute verstanden wird, wurde 1941 von TALBOT eingeführt und bedeutet die kontrollierte Senkung der Körpertemperatur eines homoiothermen Organismus. Geschieht dies zu Behandlungszwecken, so wird von therapeutischer Hypothermie gesprochen.

Um eine Hypothermie herbeizuführen, ist es notwendig, den Organismus der Kälte auszusetzen und durch geeignete neurovegetative Dämpfung die Gegenregulationen wie periphere Vasoconstriction und Kältezittern zu unterdrücken. Anderenfalls kommt es zu unerwünschten hohen Energieausgaben, die bis zur Erschöpfung des Organismus führen, bevor eine Senkung der Körpertemperatur möglich wird. Eine geeignete neurovegetative Dämpfung ist erreichbar durch eine ausreichend tiefe Allgemeinnarkose oder durch das ältere nicht ganz ungefährliche, von LABORIT als künstlichen Winterschlaf bezeichnete Verfahren unter Anwendung lytischer Cocktails, die in wechselnder Zusammensetzung Phenothiazinderivate (vor allem Chlorpromazin und Promethazin) und Pethidin neben einigen anderen Sympathicolytica oder Adrenolytica enthalten.

Der Hauptgrund für die Anwendung der Hypothermie ist die Senkung des Sauerstoffverbrauches, der nach BIGELOW u. a. in linearer Beziehung, nach SPURR u. a. in exponentieller Beziehung zur Temperatursenkung steht. Daneben gibt es speziellere Nebengründe, die bei den einzelnen Kapiteln hervorgehoben werden sollen. Die Hypothermie hat deshalb überall da Anwendung gefunden, wo durch Senkung des Sauerstoffverbrauches ein therapeutischer Nutzen zu erhoffen war. Im Gefolge akuter Thoraxerkrankungen war dies der Fall bei traumatischem, hämorrhagischem und septischem Schock, wobei die Gewebsperfusion schlecht und das Gewebe damit einer Hypoxie ausgesetzt ist; ferner fand die Hypothermie Anwendung nach Beseitigung eines Herzstillstandes mit neurologischen Komplikationen und schweren Schädeltraumen mit Bewußtlosigkeit.

Hypothermie und hämorrhagischer Schock

Inwiefern die Hypothermie zur Behandlung eines hämorrhagischen Schockes von Nutzen ist, läßt sich nicht eindeutig beantworten. VON LÜTTICHAU berichtete 1955 von guten klinischen Erfolgen bei der Behandlung von hämorrhagischem Schock, wo Bluttransfusionen nicht zur Verfügung standen. Eine verminderte Blutzirkulation und eine erhöhte Toleranz gegen Hypoxie im Gefolge des Schocks soll neben Aufhebung der Stressreaktion, Verhütung von Nierenversagen und einer, den Blutdruck steigernden Wirkung der Kältereaktion, die günstige Wirkung der Hypothermie verursacht haben.

Die experimentellen Befunde sind jedoch widersprechend. ANTOS, WOLVERTON und POSTEL fanden eine verlängerte Überlebenszeit, wenn die Hypothermie erst nach dem Ausbluten der Versuchstiere eingeleitet wurde. Jedoch wurden diesen Versuchstieren gleichzeitig mit der Hypothermie kleine Blutreinfusionen gegeben. Auf der anderen Seite führt ein Aderlaß von 35% des gemessenen Blutvolumens bei hypothermen Hunden zu einer um 80% erhöhten Mortalitätsrate gegenüber einem gleichgroßen Aderlaß bei normothermen Hunden. Zu ähnlichen Resultaten kamen FERGUSON u. Mitarb.

Hypothermie schützt also möglicherweise bei einmal eingetretenem hämorrhagischem Schock, macht aber gleichzeitig den Organismus gegen akuten Blutverlust empfindlicher. Deshalb ist die Infusion von Blut oder Blutersatzmitteln eine sicherere und gezieltere Behandlung des hämorrhagischen Schocks. Hypothermie ist potentiell gefährlich bei akuten Blutverlusten.

Hypothermie und traumatischer Schock

Zur Behandlung des traumatischen Schockes wurde die Hypothermie zuerst von französischen Chirurgen während des Krieges in Indochina angewandt. Die Autoren kamen zu dem Ergebnis, daß wegen der räumlichen Verhältnisse nur etwa 10% der schwer schockierten Verwundeten aus der kontrollierten Hypothermie hätten Nutzen ziehen können. Geeignet für die Hypothermie wurden Verbrennungen, Hyperthermie und Explosionsdruckverletzungen (meist kombiniert mit multiplen anderen Verletzungen) mit Schock befunden, die auf die üblichen Methoden der Schockbehandlung nicht reagierten. Bei Bauch- und Brustverletzungen waren die Ergebnisse nicht eindeutig genug, um ein Urteil zu erlauben.

Eine gut kontrollierte experimentelle Arbeit von KAGIKURI konnte diese klinischen Eindrücke nicht bestätigen. Die Mortalität nach „Crush- oder Tourniquetschock" war bei hypothermen und normothermen Tieren gleich.

Hypothermie und septischer Schock

Die Beziehungen zwischen septischem Schock und Hypothermie sind ausführlich untersucht worden. BROOKS u. DUNCAN und BRUNEAU u. HEINBECKER haben experimentell gezeigt, daß viele Elemente einer entzündlichen Reaktion, wie Hyperämie, Ödem, Leukocytose und lokale Nekrose unter der Hypothermie abgeschwächt ablaufen. Auch war die Proliferation von Streptococcus haemolyticus stark verzögert. Es erhebt sich dabei die Frage, ob die Hemmung des Bakterienwachstums durch die Hypothermie stärker ist als die Hemmung der Abwehrmechanismen des Organismus, so daß damit die Ausbreitung einer Infektion im Gewebe gehemmt würde. EISEMANN glaubte, dies bejahen zu können. BALCH u. a. fanden, daß Ratten in Hypothermie von 25° C zwar eine experimentelle Peritonitis länger als normotherme Ratten überlebten, aber schließlich doch starben. Daraus zogen die Autoren den Schluß, daß Bakterienwachstum und Abwehrmechanismen des Körpers durch die Kälte gleich stark gehemmt würden. FRIEDMAN u. a. fanden andererseits, daß unterkühlte Tiere im hämorrhagischen Schock eine Injektion einer Dosis von Bakterien überlebten, die ähnliche normotherme Tiere tötete. FEDOR u. a. berichteten 1958 schließlich, daß Hunde während und nach der Hypothermie keine anhaltende Leukopenie, keine Verminderung der Phagocytose und keine Veränderung des Elektrophoresebildes zeigten. Sie folgerten daraus, daß die Abwehrmechanismen der Hunde erhalten seien und die Hypothermie bei der Bekämpfung einer Infektion wegen der Bakterienhemmung daher nützlich sein könne.

Die klinischen Erfahrungen mit der Hypothermie als Hilfsmittel bei der Behandlung des septischen Schocks sind durchaus positiv. BLAIR berichtet über 45 Patienten im septischen Schock, die bereits ein therapieresistentes Stadium gegenüber der üblichen Therapie mit Antibiotica, Infusionen und Kreislaufmitteln erreicht hatten, bevor als letzte Maßnahme die Hypothermie versucht wurde. 50% dieser Patienten konnten durch eine Hypothermie von 32°C noch gerettet werden. Unter den Überlebenden befand sich aber kein Patient mit einer grampositiven Infektion. Nach Einleitung der Hypothermie habe sich der mittlere arterielle Blutdruck gebessert, die Herzfrequenz sei abgesunken, desgleichen auch die Atemfrequenz. Das fast immer bestehende Koma sei leichter geworden, oder es sei zum Erwachen des Patienten gekommen. Einige Patienten wurden einen ganzen Monat in einer Hypothermie von 32°C gehalten. Jedoch würde nach 72 Std die Aussicht auf eine Besserung gering, wenn bis dahin noch keine Anzeichen für eine Besserung erkennbar seien.

Noch günstigere Resultate berichtet HAEGER. 18 moribunde Patienten im septischen Schock wurden unterkühlt. Zwölf Patienten überlebten.

BLAIR und COWLEY berichten über eine 63jährige Patientin mit Carcinom des linken Oberlappens, die nach Bestrahlung mit Co^{60} eine abscedierende Pneumonie im Tumorbereich und schließlich ein Empyem entwickelte trotz Therapie mit Antibiotica. Es wurde eine Pneumonektomie links durchgeführt unter einer Hypothermie von 33°C. Die Patientin wurde 4 Tage bei dieser Temperatur gehalten. Sie war dabei wach und orientiert. Nach 4 Tagen wurde wegen beginnender Ileuserscheinungen aufgewärmt, und die Patientin hatte danach einen komplikationslosen weiteren Heilverlauf.

Die Autoren glauben, daß die Hypothermie aus drei Gründen von Vorteil war. Sie kontrollierte das Fieber, senkte den Sauerstoffverbrauch und milderte die Streßreaktion auf die Infektion. Dadurch seien Atmung und Kreislauf entlastet worden und den Anforderungen besser gewachsen gewesen. Die Hypothermie habe ganz sicher die Abwehrmechanismen gegen eine Infektion nicht gehemmt, wie aus einer anhaltenden Leukocytose auch bei der Abkühlung und während der Hypothermie zu ersehen sei. Eine Hemmung des Bakterienwachstums wird bei der Temperatur von 33°C von den Autoren allerdings nicht für wahrscheinlich und weitere antibiotische Sepsisbehandlung deswegen für unbedingt erforderlich gehalten. Durch die Anwendung der Hypothermie bei septischen Allgemeininfektionen läßt sich für die antibiotische Therapie Zeit gewinnen.

Es wird allgemein empfohlen, die Hypothermie bei 32°C zu halten. Oft genügt es schon, die schädigenden Wirkungen der Hyperpyrexie auf das Kreislauf- und Stoffwechselgeschehen durch Abkühlung auf Normalwerte zu beseitigen. Starke Unterkühlung unter 32°C führt zur Atemdepression, und unter 30°C erhöht sich die Gefahr von Herzrhythmusstörungen. Sehr wichtig ist die Verabreichung von Antibiotica und der Ausgleich des Wasser-Elektrolyt- und Säure-Basen-Haushaltes. Die Prognose ist in jedem Fall mit Vorsicht zu stellen, auch wenn anfänglich auf die Hypothermie eine Besserung des klinischen Bildes zu beobachten war.

Hypothermie und Herzstillstand

Die Folgen einer anoxischen Schädigung des Gehirns im Gefolge eines Kreislaufstillstandes sind von zahlreichen Autoren untersucht und beschrieben worden. Im Vordergrund steht nach der Wiederbelebung die Entwicklung eines *Hirnödems*. Dieses führt zu weiterer hypoxischer Schädigung durch Beeinträchtigung der Blutzirkulation infolge des intrakraniellen Druckanstieges. Das klinische Bild ist das eines komatösen Patienten mit weiten, reaktionslosen Pupillen, mit Hyperpyrexie, Krämpfen, Apnoe oder Schnappatmung. Das EEG zeigt eine flache Linie oder vorwiegend langsame Potentiale.

Die routinemäßige Anwendung der Hypothermie bei der offenen Herzchirurgie mit Kreislaufunterbrechung hat gezeigt, daß die Senkung der Temperatur das Gehirn vor den Schäden einer temporären Ischämie schützt. Der Sauerstoffbedarf des Hirns nimmt temperaturabhängig ab, und die arteriovenöse O_2-Differenz verringert sich trotz geminderter Durchströmung. Das Hirnvolumen wird kleiner, und der Liquordruck sinkt. Diese Befunde lassen erwarten, daß die Unterkühlung einen wirksamen Schutz für das Gehirn gegen die Hypoxie und deren Folgen wie Hirnödem und Hyperpyrexie darstellt.

Der akute Herzstillstand ereignet sich gewöhnlich bei normothermen Patienten. Es erhebt sich dabei die Frage, ob nach erfolgreicher Wiederbelebung eine nachträglich herbeigeführte Hypothermie zur Verhütung cerebraler Ischämieschäden noch von Wert ist.

ROSOMOFF u. Mitarb. fanden an Hunden, daß die Mortalität bei experimentell erzeugten standardisierten Hirnläsionen viel geringer war, wenn eine Hypothermie innerhalb der ersten 3 Std nach Eintritt der Hirnschädigung herbeigeführt wurde. ZIMMERMANN und SPENCER sahen eine Zunahme der Überlebensrate von Hunden um 25 bis 50% nach Kreislaufstillständen von 10 min Dauer, wenn danach unterkühlt wurde. WOLFE fand eine Zunahme der Überlebensrate von Hunden um 33% nach 5minütigem Herzflimmern und anschließender Unterkühlung.

Die Berichte aus der Klinik über Ergebnisse mit der Hypothermie nach Herzstillstand sind durchweg günstig. So berichteten BENSON u. Mitarb. von 19 Patienten mit Herzstillstand, die nach der Wiederbelebung Anzeichen von neurologischen Schäden boten. 7 Patienten wurden ohne Hypothermie behandelt. Nur ein Patient überlebte. 12 Patienten wurden unterkühlt. 6 dieser Patienten überlebten. Trotz des uneinheitlichen Krankengutes stimmt die Zunahme der Überlebensrate mit den experimentellen Ergebnissen überein.

WILLIAMS u. SPENCER, DODDS u. Mitarb. und andere empfehlen, jeden Patienten mit Herzstillstand sofort auf 30 bis 31°C zu unterkühlen, wenn sich nach der Wiederbelebung neurologische Schäden zeigen, wie Koma, Apnoe oder Schnappatmung, Hyperpyrexie, dilatierte Pupillen, eventuell Krämpfe, flaches oder langsames EEG. Wir bevorzugen den Temperaturbereich zwischen 34 und 36°C aus Gründen der Sicherheit. Die Hypothermie sollte solange fortgeführt werden, bis deutliche Besserungen des neurologischen Zustandsbildes beobachtet werden. Dabei wird jedoch wenig Nutzen darin gesehen, die Hypothermie mehr als 3 bis 4 Tage auszudehnen, wenn bis dahin noch keine Besserung eingetreten ist.

Eine Prognose läßt sich im akuten Stadium nur schwer oder gar nicht stellen. Von größter Bedeutung ist der Zeitfaktor, wie lange der Kreislauf stillgestanden hat. Gerade hierbei aber bestehen in der Anamnese häufig erhebliche Unsicherheiten. Ein wertvolles Hilfsmittel zur Objektivierung ist sicher das EEG. Es kann nicht früh genug nach der Wiederbelebung abgenommen werden. War das EEG niemals flach, so ist die Prognose im allgemeinen gut. War es flach, kommen frequente Potentiale aber innerhalb der ersten Stunde wieder, so kann die Prognose gut sein. Das Erscheinen eines Feilenmusters (file pattern) bedeutet gewöhnlich eine ernste Prognose.

Ein weiterer prognostischer Anhalt ist die Zeitdauer bis zum Wiederbeginn der Spontanatmung. Kehrt sie innerhalb von 30 min zurück, so ist die Prognose noch günstig. Mit der Vergrößerung der Zeitspanne zwischen Herzstillstand und Wiedereintritt der Spontanatmung wird die Prognose bezüglich des Überlebens und bleibender Hirnschäden ungünstiger.

Die Beurteilung des klinischen Wertes einer therapeutischen Hypothermie ist äußerst schwierig, da man nie weiß, ob ein Patient sich auch ohne Hypothermie erholt hätte.

Es ist auffallend, daß in den letzten Jahren kaum neue Berichte über Ergebnisse veröffentlicht wurden. Die therapeutische Hypothermie wird sicher seltener als früher angewandt; jedoch scheint sie durchaus sinnvoll zu sein bei Zuständen nach Mangeldurchblutung des Gehirns, schweren Schädeltraumen, Sepsis und Hyperpyrexie.

Literatur

Antos, R.: Influence of hypothermia and hyperthermia on survival time of dogs in hemorrhagic shock. Proc. Soc. exp. Biol. (N. Y.) 56, 60 (1944).

Balch, H. H., H. E. Noges, and C. W. Hughes: The influence of hypothermia on experimental peritonitis. Surgery 38, 1036 (1955).

Bigelow, W. G., W. K. Lindsay, R. C. Harrison, and W. F. Greenwood: Oxygen transport and utilization in dogs at low body temperatures. Amer. J. Physiol. 160, 125 (1950).

Blair, E.: Clinical Hypothermia. New York-Toronto-London: McGraw-Hill Book Comp. 1964.

—, and R. Cowley: Hypothermia in emergency pulmonary resection. Dis. Chest. 44, 333 (1963).

Brooks, B., and G. W. Duncan: Effects of temperature on the survival of anemic tissue. Ann. Surg. 112, 130 (1940).

Bruneau, J., and P. Heinbecker: Effects of cooling on experimentally infected tissues. Ann. Surg. 120, 716 (1944).

Dodds, W. A., L. C. Jenkins, and L. W. Hersey: Management after cardiac arrest. Canad. Anaesth. Soc. J. 8, 561 (1961).

Eiseman, B., W. G. Malette, R. S. Wotkyns, W. B. Summers, and J. L. Tong: Prolonged hypothermia in experimental pneumococcal peritonitis. J. clin. Invest. 35, 940 (1956).

Fedor, E. J., B. Fisher, and E. R. Fisher: Observation concerning bacterial defense mechanisms during hypothermia. Surgery 43, 807 (1958).

Ferguson, A. T., J. N. Wilson, D. Jenkins, and H. Swan: Effect of hypothermia on hemorrhagic shock. Ann. Surg. 147, 28 (1958).

Friedman, E. W., D. Davidoff, and J. Fine: Hypothermia in hemorrhagic shock. Amer. J. Physiol. 185, 52 (1956).

Heinbecker: Siehe unter Bruneau.

Irmer, W., u. F. H. Koss: Experimentelle Voraussetzungen und praktische Anwendung der pharmakologischen Blockierung und der Hypothermie. In Killian, H., u. H. Weese: Die Narkose. Stuttgart: Thieme 1954.

Kagikuri, H., H. B. Schuhmacher, and A. Riberi: Effect of hypothermia and of chlorpromazine on survival after tourniquet shock. Ann. Surg. 146, 799 (1957).

Laborit, H.: L'hibernation artificielle en anesthesiologie. Anesth. et Analg. Suppl. 9, 1 (1952).

— L'hibernation artificielle en chirurgie de guerre. Rev. Cps Santé milit. 9, 17 (1953).

— Artificial hibernation. Int. Rec. Med. 167, 321 (1954).

Lüttichau, E. C., von: Controlled hypothermia (Laborit) as an aid in the treatment of severe shock. Proc. World Congr. Anesth., p. 117. Scheveningen 1955.

Postel, A. H., L. C. Reid, and J. W. Hinton: The therapeutic effect of hypothermia in experimental hemorrhagic shock. Ann. Surg. 145, 311 (1957).

Rosomoff, H. L.: Protective effects of hypothermia against pathological processes of the nervous system. Ann. N. Y. Acad. Sci. 80, 475 (1959).

—, and D. A. Holaday: Cerebral blood flow and cerebral oxygen consumption during hypothermia. Amer. J. Physiol. 179, 84 (1954).

—, and K. Bilbert: Brain volume and cerebrospinal fluid pressure during hypothermia. Amer. J. Physiol. 183, 19 (1955).

—, K. Schulman, R. Raynor, and W. Grainger: Experimental brain injury and delayed hypothermia. Surg. Gynec. Obstet. 110, 27 (1960).

Spurr, G. B., B. K. Hutt, and S. M. Horwath: Responses of dogs to hypothermia. Amer. J. Physiol. **179**, 139 (1954).
Talbot, J. H.: Physiologic and therapeutic effects of hypothermia. New Engl. J. Med. **224**, 281 (1941).
Williams, G. R., and F. C. Spencer: The clinical use of hypothermia following cardiac arrest. Ann. Surg. **148**, 462 (1958).
Wolfe, K. B.: Effect of hypothermia on cerebral damage resulting from cardiac arrest. Amer. J. Cardiol. **6**, 809 (1960).
Wolverton, R. C., and M. E. DeBakey: Experimental observations on influence of hypothermia and autonomic blocking agents on hemorrhagic shock. Ann. Surg. **143**, 439 (1956).
Zimmerman, J. M., and F. C. Spencer: The influence of hypothermia on cerebral injury resulting from circulatory occlusion. Surg. Forum **9**, 216 (1958).

V. Geräte zur Notfallbehandlung

A. Notfallkästen

Da bei der Wiederbelebung und der Behandlung oft Bruchteile von Minuten über Erfolg und Mißerfolg entscheiden können, sind organisatorische Maßnahmen von größter Bedeutung.

In jeder Ambulanz, Röntgenabteilung und Station müssen die wichtigsten Geräte und Medikamente zur Wiederbelebung sofort greifbar sein.

In der Praxis bewährt haben sich aufklappbare Kästen aus Metall oder Plastik (Werkzeugkasten, Kasten für Angelzubehör), in denen übersichtlich alles Notwendige untergebracht ist.

Es ist zweckmäßig, verschiedene Notfallkästen für Kinder (Abb. 21) und für Erwachsene (Abb. 22) einzurichten.

Diese Notfallkästen sind für den Einsatz im Krankenhaus gedacht. Nur die wichtigsten Medikamente, die schnell zur Hand sein müssen, sind enthalten. Das zuerst abgebildete Besteck (Abb. 20) dient nur zum endotrachealen „blinden" Absaugen. Alle Endotrachealtuben, Katheter, Laryngoskopspatel sollen in Plastiktüten steril verpackt sein.

Für Katastropheneinsätze außerhalb des Krankenhauses oder in anderen Kliniken ist ein größerer Kasten notwendig (Abb. 23), der aus Holz selbst hergestellt werden kann. Zum selbständigen Einsatz ohne andere Hilfsmöglichkeiten muß er alles Notwendige einschließlich Spritzen und Medikamente enthalten und doch noch tragbar sein.

Infusionsflaschen werden in einem extra Behälter mitgeführt (Abb. 23). Außerdem ist ein Absauggerät, das stromunabhängig mit dem Fuß betrieben werden kann, notwendig (Abb. 23).

Eine solche Geräteeinheit zur Wiederbelebung soll für 3 bis 4 Unfallverletzte ausreichend sein. Bei Bedarf müssen weitere Infusionslösungen mitgenommen werden.

Viele Krankenhäuser haben in einer fahrbaren Geräteeinheit alle Wiederbelebungsgeräte, Medikamente usw. einschließlich Sauerstoffflaschen, Defibrillator, EKG untergebracht.

Eine bessere Lösung ist, alles unter einer Behandlungsfläche unterzubringen, wie das später als fahrbare Wiederbelebungseinheit (MAX) beschrieben wird (Abb. 24).

Beispiele für Notfallkästen

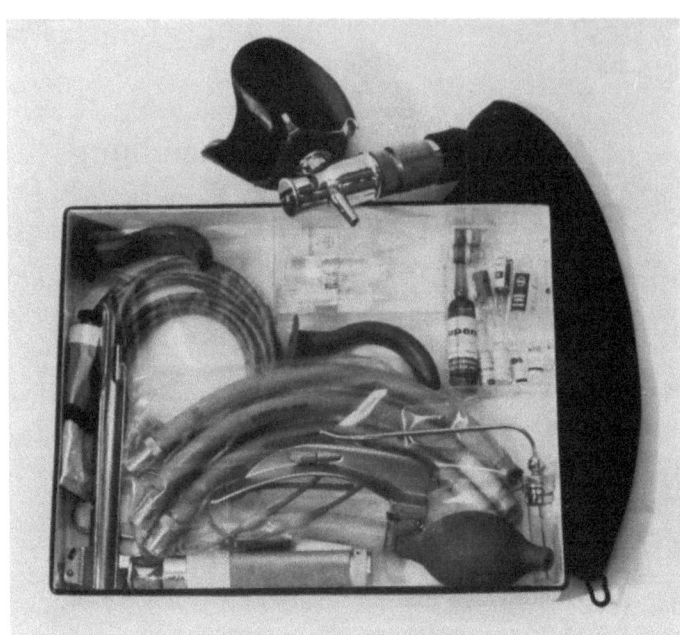

Abb. 20. Besteck zum endotrachealen Absaugen und zur Notintubation (Erwachsene)

Inhalt des Bestecks zum endotrachealen Absaugen und zur Intubation

Beatmung: Masken (Gr. 1 und 2) mit Pendelsystemansatz, mit O_2-Anschluß und Atembeutel 3 l.

Oberflächenanästhesie: Spray mit Pantocainlösung 2%, steriles Gleitmittel, z. B. Xylocaingel 2%.

Absaugkatheter: Charrière 12, 15, 18 (Einheitskatheter 60 cm lang, etwas abgebogen), aufgerollt steril in Plastiktüte.

Intubation: Orotracheale Tuben Ch. 34, 36, 38, Nasotracheale Tuben (weich mit langer Flötenspitze) Ch. 28, 30, 32, 34, Mandrin zur Tubusführung, 10 ml Plastikspritze und Klemme zum Aufblasen der Tubusmanschette, Rachentubus (Guedel) Gr. 4, Pflaster, Mullplatten, Laryngoskop mit geradem und gebogenem Spatel.

Medikamente: 2 Epontol, 1 Evipan + Aqua dest., 1 Succinylcholin 5%, 3 Suprarenin, 3 Akrinor, 3 Alupent, 3 Atropin.

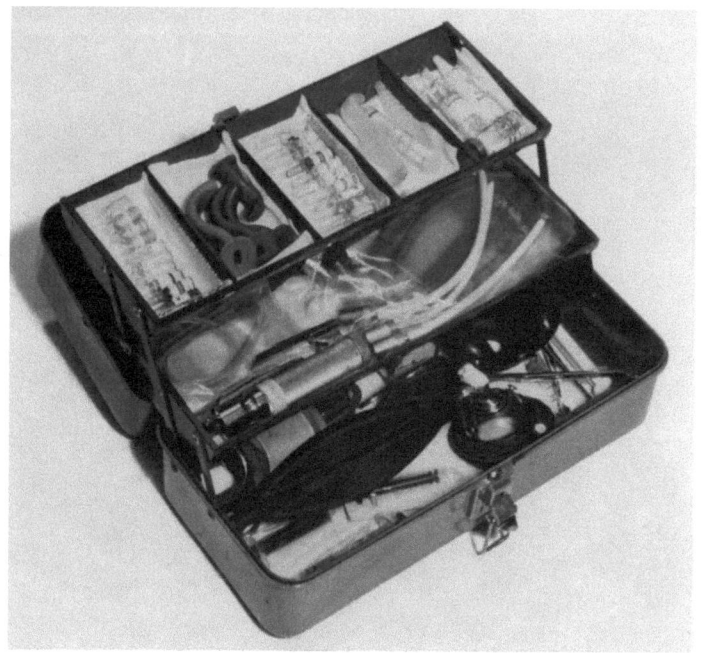

Abb. 21. Notfallkasten für Kinder und Säuglinge (Kasten für Angelzubehör)

Inhalt des Notfallkastens für Kinder

Beatmung: Masken Dräger Nr. 1 und 0, Säuglingsmaske Foregger, Atembeutel 1,5 l mit Pendelsystemansatz, Zwillings-S-Tubus nach SAFAR für Kinder, Rachentubus (GUEDEL) Gr. 0, 1, 2, 3.

Intubation: Kleiner Laryngoskophandgriff mit Spateln, für Neugeborene (nach MILLER) 9 cm lang, für Kleinkinder 10,5 cm lang, für Kinder 12 cm lang, 5 ml Plastikspritze und Klemme, Tubusfaßzange (nach MAGILL), klein.

Endotrachealtuben: nach COLE Ch. 14, 16, 18, nach DEMING Ch. 21, 23, 25, Plastik mit Mandrin Ch. 14, 16, 18, mit Manschette Ch. 24, 26, 28, 30, 32.

Absaugen: Absaugkatheter Plastik Ch. 5, 7, 9, Gummi Ch. 10, 12, 15, dazu passend Plastikansatzstücke, Glasansatzstücke für kleine Katheter mit Gummiverbindungsschlauch.

Sonstiges: Stethoskop und Blutdruckapparat (6 cm breite Manschette), Skalpell steril im Reagensglas, Handschuhe steril, Kanülen steril, Spritzen steril (Plastik-Einmalspritzen).

Medikamente: Kreislaufmittel: 5 Suprarenin, 3 Arterenol, 3 Alupent, 2 Akrinor, 2 Novadral, 2 Strophanthin, 2 Digitoxin, 2 Digoxin, 1 Gilurytmal, 1 Dociton, 1 Novocamid; Analeptica usw.: 2 Lorfan, 2 Lobelin, 1 Micoren, 1 Doxapram, 5 Soludecortin 25 mg, 3 Calcium 10%, 2 Trispuffer, 1 Natriumbicarbonat 7,5% 50 ml, 3 Glucose 20%, 1 Konakion, 1 Tachostyptan, 1 Lasix, 1 Mannitol 20% 50 ml; Narkotica, Sedativa: 1 Evipan 10%, 1 Aqua dest., 1 Epontol, 1 Succinylcholin 1%, 1 Kinetin, 5 Atropin, 3 Prostigmin, 1 Atosil, 1 Novalgin, 1 Baralgin.

Lagerungsort: Anästhesiezentrale oder Kinderstation.

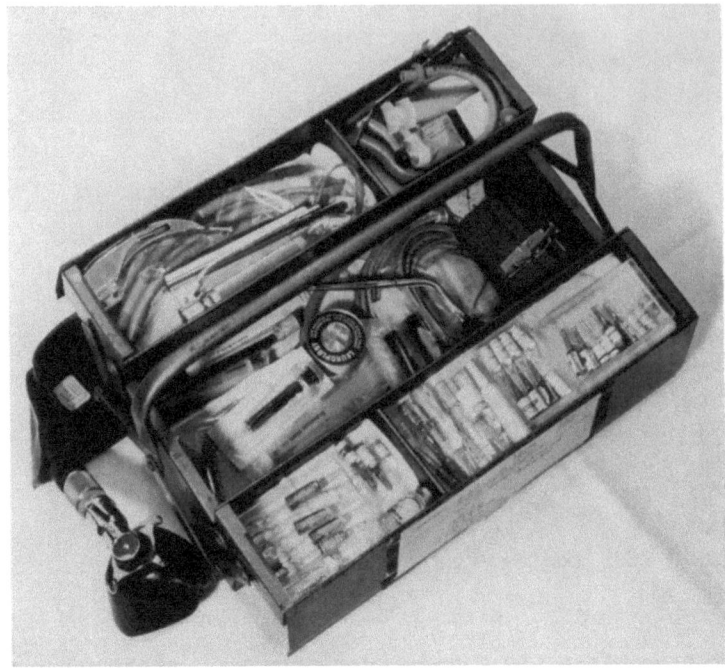

Abb. 22. Notfallkasten für Erwachsene (Werkzeugkasten)

Inhalt des Notfallkastens für Erwachsene

Der Inhalt entspricht dem Notfallkasten für Kinder. Entsprechend den anderen Größenverhältnissen werden ersetzt:
Laryngoskop, gerade und gebogen, 14 bis 16 cm lang, Spatel, je ein gerader und ein gebogener, Endotrachealtuben, Orotrachealtuben je 1 Ch. 30, 32, 36, 38, 40 mit Manschette, Nasotrachealtuben je 1 Ch. 28, 30, 32, 34 (weich, lange Flötenspitze), Carlens-Tubus Ch. 38 mit Verbindungsstück, Mandrin, Tubusfaßzange lang, Nasopharyngeale Tuben, Gummikatheter Ch. 12, 15, 18, 20 sowie große Masken und Atembeutel.
Es ist zweckmäßig hinzuzufügen: 1 Plastikmagenschlauch, 1 Kanüle für intrakardiale Injektion 6 cm (steril), 1 Spray mit Pantocainlösung 2%, 1 Mundsperrer.

Lagerungsort: Anästhesiezentrale oder Anästhesiedienstzimmer bzw. auf allen Stationen, Ambulanz, Röntgenabteilung usw.

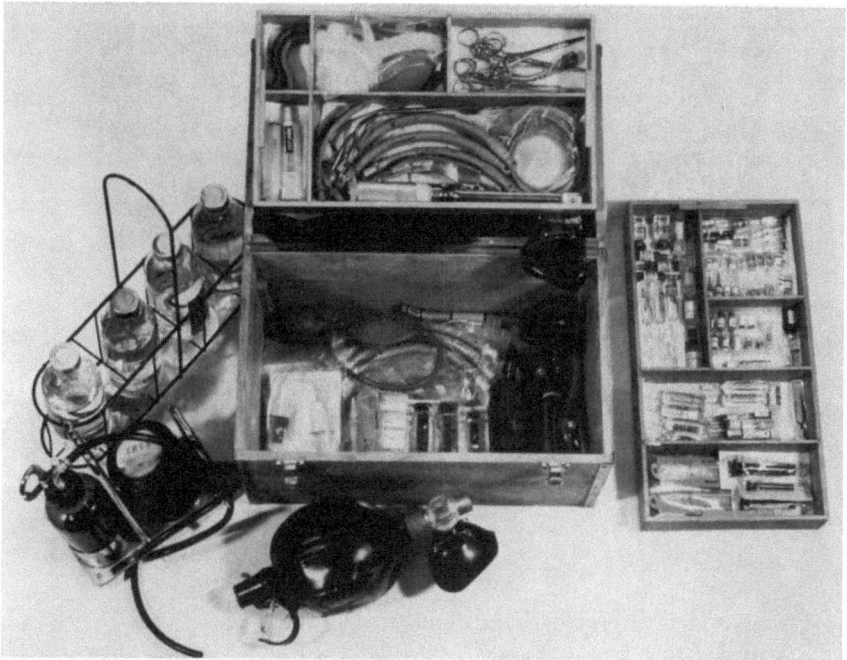

Abb. 23. Die Anästhesie- und Wiederbelebungsgeräteeinheit für Katastropheneinsatz besteht aus: a) Notfallkasten; b) AMBU-Beatmungsbeutel; c) AMBU-Absaugpumpe; d) Plastiktraggestell mit je 500 ml Makrodex, Rheomakrodex und Natriumbicarbonatlösung. Nach Öffnen des Notfallkastens hält eine Stütze den Deckel waagerecht als Ablagefläche. Die beiden Einsätze können in den Kasten gestellt werden

Inhalt des Katastrophenkastens

Oberer Einsatz: *Beatmung*: Atemmaske Dräger Nr. 2, Atembeutel 3 l mit Pendelsystemansatz, Zwillings-S-Tubus nach SAFAR für Erwachsene, Rachentubus (GUEDEL) Gr. 3, 4, 5, Nasopharyngealtubus (WENDL) Ch. 26, 28, 30, 32, Nasenkatheter für O_2-Zufuhr.

Intubation: Laryngoskophandgriff mit geradem und gebogenem Spatel, 10 ml Plastikspritze und 3 Klemmen; Gleitmittel: Xylocaingel 2%; Endotrachealtuben: oral: Ch. 20, 22, 24, 26, 28 (ohne Manschette), Ch. 26, 28, 30, 32, 34, 36, 38 (mit Manschette); nasal: Ch. 26, 28, 30, 32, 34 (steril verpackt in Plastikbeuteln, teilweise im Kastenboden untergebracht); Tubusfaßzange nach MAGILL (lang), Mandrin zur Tubusführung, Carlens-Tubus mit Verbindungsstück Ch. 38, Absaugkatheter Ch. 9, 10, 12, 15, 18 mit Plastikansatzstücken.

Unterer Einsatz: *Medikamente* (jeweils in Ampullen): Kreislaufmittel: 10 Suprarenin, 5 Arterenol, 5 Novadral, 5 Akrinor, 5 Alupent, 5 Strophanthin $1/4$ mg, 5 Digitoxin $1/4$ mg, 5 Digoxin $1/4$ mg, 1 Gilurytmal, 1 Dociton, 1 Novocamid, 5 Hydergin, 5 Calcium gluc. 10%; Analeptica: 2 Lorfan, 2 Microren, 2 Lobelin, 2 Doxapram; Narkotica, Spasmolytica: 2 Evipan 10%, 2 Epontol, 2 Succinylcholin 5%, 1 Dehydrobenzperidol, 5 Novalgin, 5 Baralgin, 3 Atosil, 3 Psyquil, 1 Fentanyl; sonstige Medikamente: 5 Solu-Decortin 25 mg, 2 Trispuffer 0,3 molar, 5 Glucose 20%, 10 ml, 3 Tachostyptan,

3 Lasix, 3 Prostigmin 0,5 mg, 5 Atropin, 1 Kinetin, 1 Konakion, 5 Physiol. Kochsalz, 5 Aqua dest. 10 ml, 3 Kaliumchlorid 7,45%.

Kanülen, Skalpell: Gordh-Kanülen 0,9 bis 1,4 mm, Injektionskanülen (Einmalnadeln), Kanülen 6 cm, für intrakardiale Injektion (steril im Reagensglas), Skalpell (steril im Reagensglas), Ampullensägen, 1 Fläschchen Desinfektionslösung (Alkohol), sterile Tupfer.

Kastenboden: Atemmasken Dräger Gr. 2 und 3, Zungenzange, Mundsperrer, Blutdruckapparat, Stethoskop, Staubinde, Handschuhe (steril), Magenschläuche 5 bis 8 mm, Infusionssysteme mit Druckanschluß, Druckballon, Braunülen Gr. 1 und 0, Impflanzetten, Einmalspritzen 10 zu 10 ml, 10 zu 5 ml, Mullbinden, Tupfer, Leukoplast, Sicherheitsnadeln, Taschenlampe.

Lagerungsort: Anästhesiezentrale oder in der Nähe des Abfahrtortes. Der beschriebene Notfallkasten enthält nur Geräte und Zubehör für die Narkose.

Ein Notfallkasten für die chirurgische Versorgung von Verletzten im Katastrophenfall muß ebenfalls zur Verfügung stehen.

B. Fahrbare Wiederbelebungseinheit (Max)

Selbst in gut organisierten Krankenhäusern ist Wiederbelebung häufig ein wirres und aussichtsloses Unterfangen.

Abgesehen von den Wissenslücken über das Grundgeschehen beim Übergang vom Leben zum Tod gibt es noch einige Gründe für diese Konfusion, die den entscheidenden Wettlauf mit der Zeit verlieren lassen. Dazu gehören unzureichende Organisation und Verteilung der Verantwortlichkeiten, mangelnde Einübung eines automatisch ablaufenden Programms, Schwierigkeiten für eine schnelle Nachrichtenübermittlung und vor allem der Zeitverlust beim Heranholen der einzelnen Medikamente, Instrumente, Überwachungs- und Behandlungsgeräte.

Hier setzt die Idee einer beweglichen Wiederbelebungseinheit von NOBEL an, wie sie auch für unsere Klinik konstruiert wird.

Sie besteht im Prinzip aus einer fahrbaren Trage; auf ihr wird der Patient gelagert, darunter befinden sich übersichtlich in Schubladen und Fächern alle zur Wiederbelebung notwendigen Geräte und Medikamente (Abb. 24). Eine komplette Einheit ist kommerziell erhältlich für 38 000,— DM.

Durch diese Anordnung wird gleichzeitig das Problem des Transportes moribunder Patienten gelöst. Der Weg zum Operationssaal oder zur Wachstation bedeutet in der Regel eine Unterbrechung vorher eingeleiteter und weiterhin notwendiger Wiederbelebungsmaßnahmen.

Die Vorteile, den Patienten in ein komplettes System hereinzunehmen, liegen auf der Hand. Anstatt ihn nach und nach mit den angeforderten Geräten zu umgeben, kann er sofort von nur zwei bis drei Personen vollständig versorgt werden. Auf die ersten Maßnahmen für freie Atemwege, Beatmung und künstlichen Kreislauf folgen organisch die nächsten bestehend aus EKG-Ableitung, Defibrillation, Venenpunktion oder -freilegung und medikamentöser Therapie.

Sauerstoffflaschen und eine vom Stromnetz aufgeladene Batterie machen den Apparat unabhängig.

Nach dem Unterbrechen des Aufladekontaktes beim Transport zum Patienten werden die elektrischen Geräte automatisch vorgewärmt. Eine Uhr beginnt zu laufen und zeigt die abgelaufene Zeit an. Nach Lagerung des Patienten kann von einem druckluftgetriebenen externen Herzmassagegerät Gebrauch gemacht werden.

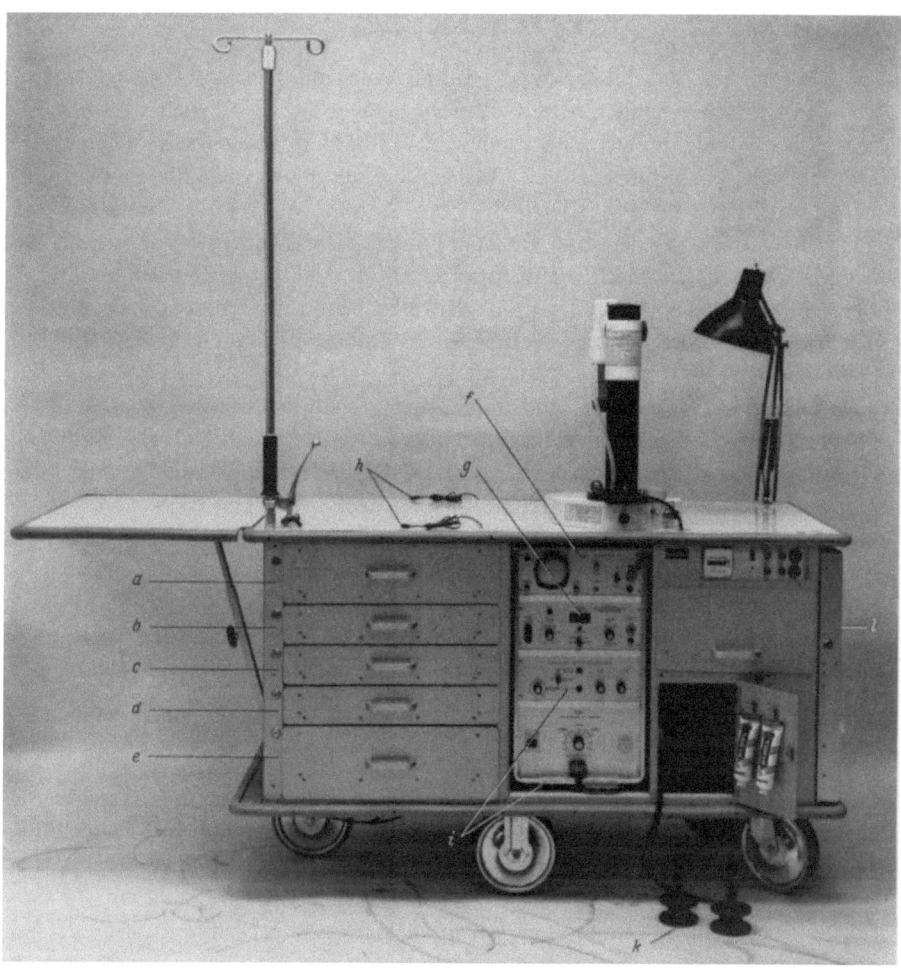

Abb. 24. Fahrbare Wiederbelebungseinheit (Max) mit maximalen Behandlungsmöglichkeiten. Schubladen links: a) Medikamente, b) Spritzen, c) Verbandstoff usw., d) Infusionslösungen, e) chirurgische Bestecke für Venae sectio, Thorakotomie, Tracheotomie. Mittelfach: f) Kardioskop. g) Schrittmacher, h) EKG-Elektroden, i) Defibrillator mit EKG-Steuerung, k) Schock-Elektroden. Fronttür: l) Intubationsgerät, Sauerstoffflaschen mit Reduzierventil, Absaugpumpe. Auf der Platte, auf die der Patient gelegt wird, befindet sich ein pneumatisches Gerät für automatische äußere Herzkompressionen

EKG-Kabel mit Nadelelektroden sind der Position des Patienten entsprechend angebracht, so daß keine Verwechslung entsteht. Schubfächer enthalten Medikamente, Infusionslösungen und chirurgische Notfallbestecke für Thorakotomie, Tracheotomie und Venae sectio.

Am Kopfende ist die Ausrüstung für Beatmung und Absaugung untergebracht, bestehend aus Sauerstoffflaschen, Atembeutel, Masken, Laryngoskop, Tuben verschiedener Größe und der Saugpumpe mit Absaugschläuchen.

Seitlich enthält das mittlere Fach die elektrischen Geräte, wie EKG-, EEG- und Pulsmonitor, Gleichstromdefibrillator, Elektrokardiographen und Schrittmacher für internen oder externen Gebrauch.

Hinter diesem Fach befindet sich die Batterie. Eine ausschwenkbare Tür dient als Stütze für das Brett zur Armauslagerung.

Ein besonderes Verschlußsystem garantiert Vollständigkeit und Arbeitsfähigkeit: alle Fächer und Züge können einzeln aufgezogen, aber nicht ganz wieder verschlossen werden, so daß nach jeder Benutzung die auf Vollständigkeit zu überprüfenden Teile ins Auge fallen. Anbringung und Ausführung der Räder garantieren besondere Beweglichkeit.

Durch das herunterklappbare Fußende nimmt diese Wiederbelebungseinheit am Aufbewahrungsort weniger Platz in Anspruch als eine Trage. Für Patienten, die z. B. wegen einer Extension nicht sofort aus dem Bett gehoben werden können, sind die Einzelgeräte auch dann durch die Länge der Kabel und Verbindungsstücke verwendungsfähig.

Chirurgische Ambulanzen und Intensivpflegestationen werden am häufigsten Gebrauch von einer solchen Einheit machen können, bei der sich die Beziehung zwischen Patient, Personal und Ausrüstung so logisch ergibt und das notwendige Programm der Behandlung nach kurzer Übung instinktiv erfaßt wird.

Im kleineren Krankenhaus mit seinen Schwierigkeiten, ein wirkungsvolles Programm für Wiederbelebung aufzubauen, kann eine bewegliche Einheit auch als Monitorsystem und Energiequelle für Notfälle aller Abteilungen dienen.

Nicht zuletzt stellt die Personalersparnis einen Faktor dar, werden doch in der Regel bei jedem eintretenden Notfall eine große Zahl von Hilfskräften von ihrer Routinearbeit abgehalten.

Der große Vorteil einer solchen fahrbaren Wiederbelebungseinheit ist, daß alles, was benötigt wird, sofort zur Hand ist. Alle Geräte, Instrumente, Medikamente und Infusionen sind übersichtlich geordnet an einem bestimmten Platz und einsatzbereit. Ohne Konfusion können sofort alle notwendigen Maßnahmen mit maximaler Effektivität durchgeführt werden. Im amerikanischen Sprachgebrauch wird diese Einheit Max (= maximal) genannt. Kostbare Zeit, die vielleicht für den Erfolg entscheidend ist, kann so eingespart werden.

C. Chirurgisches Instrumentarium zu Punktionen und Drainagen

Das chirurgischerseits notwendige Rüstzeug zur Behandlung von Notsituationen bei Thoraxerkrankungen oder -verletzungen ist darauf ausgerichtet, Flüssigkeits- oder Luftansammlungen aus dem Pleuralraum zu entfernen, die Lungen durch Drainagen und Sog zu expandieren, Obstruktionsatelektasen durch bronchoskopisches Absaugen zu beheben und für die künstliche Beatmung Tracheotomien durchzuführen.

1. Instrumentarium zur Punktion

Flüssigkeitsansammlungen im Pleuralraum, seien es Blut, Transsudate, Exsudate oder Eiter, sind nicht nur wegen der Gefahr der atembehindernden Kompressionsatelektasen, sondern auch wegen späterer, respiratorisch schädlicher Verschwartungen durch Punktion und Aspiration zu entfernen. Nur geringfügige, nicht infizierte, basale Winkelergüsse, die sich selbst resorbieren, sind hiervon ausgenommen. Zweckmäßig ist es, das Instrumentarium zur Punktion in einem Kasten sterilisiert stets zur Verfügung zu haben.

Ein Sortiment von Kanülen zur Lokalanästhesie und möglichst weitlumige Kanülen zur Aspiration des Pleurainhaltes, ein Dreiwegehahn (Abb. 25), eine normale 20 ccm Spritze und ein steriles Auffanggefäß sind hierzu nötig. Außerdem liegen diesem Instrumentarium Subcutankanülen mit seitlichen Perforationen bei, die mit einem Gummischlauch armiert sind, um einerseits Hautemphyseme und andererseits große Flüssigkeitsansammlungen durch Verbindung dieser Kanülen mit einem Motorsauger absaugen zu können (Abb. 26). Die abzupunktierende Flüssigkeitsmenge aus dem Pleuralraum wegen früher befürchteter Kollapserscheinungen zu limitieren, kann man nicht mehr befürworten, denn die Entfernung der lungenkomprimierenden Flüssigkeits- oder Luftmenge wirkt sich bezüglich der Atemleistung in jedem Fall günstig aus.

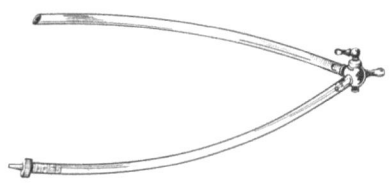

Abb. 25. Dreiwegehahn für die Pleurapunktion

Bei geringen Ansammlungen von Flüssigkeit im Pleuraspalt und gut expandierter Lunge genügt die Aspiration mit Dreiwegehahn und Spritze. Bei größeren Flüssigkeitsmengen und schwerwiegendem Lungenkollaps ist zur Verkürzung der Aspirationsprozedur und zur Schaffung eines stärkeren lungenexpandierenden Unterdrucks die Verwendung eines Motorsaugers von Vorteil. Wenn der Verdacht gegeben ist, daß das Bronchialsystem durch Sekret verstopft ist, was bei länger bestehenden Kompressionsatelektasen der Fall sein dürfte, wird man vor der Pleurapunktion mittels eines Katheters das Bronchialsystem eventuell in Lokalanästhesie blind absaugen und reinigen müssen.

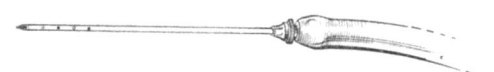

Abb. 26. Subcutankanüle mit seitlichen Öffnungen

Bleibt der einfachen Punktion der Erfolg versagt, so empfiehlt es sich, zur Ausdehnung der Lunge und zur Entfernung von Flüssigkeit in Allgemeinbetäubung so vorzugehen, daß intubiert wird und unter dem Leuchtschirm mit einem Métras-Katheter gezielt das Bronchialsystem abgesaugt und gleichzeitig die Punktion des Pleuraraumes vorgenommen und mit dem Motorsauger ein gehöriger Unterdruck geschaffen wird, wobei der Narkotiseur die Ausdehnung der Lunge durch kräftiges Inflatieren der Lungen wirkungsvoll unterstützt.

2. Drainagen und Technik

(Das erforderliche Instrumentarium ist auf Abb. 27 wiedergegeben)

Zwecks bleibender Drainierung des Pleuraraumes zur Ableitung serohämorrhagischer oder blutiger Flüssigkeiten werden jeweils am tiefsten Punkt, der vorher röntgenologisch tunlichst durch Nahpunktbestimmung festzulegen ist, in Lokalanästhesie nach einer Stichincision mittels eines Troikarts Schleifenkatheter in den Pleuralraum eingeführt (Abb. 28). Unbedingt ist der tiefste Punkt zu wählen, weil sonst bei Infektionen des Pleuralraumes unterhalb der Drainagehöhe leicht eine Empyemresthöhle resultiert. Verbietet die Dringlichkeit des Eingriffs die Nahpunktbestimmung, so soll die Lokalisation des Schleifenkatheters später durch Instillation einiger Kubikzentimeter Kontrastmittel röntgenologisch kontrolliert werden. Bei falscher Lage des Katheters muß die Drainage zur Vermeidung einer Resthöhle später richtig plaziert werden. Der Durchmesser des Troikarts muß so weit sein, daß der Kopf des über dem Dorn gespannten Schleifenkatheters nach Anfeuchten oder Einölen ohne Schwierigkeiten durchschiebbar ist. Durch technische Komplikationen,

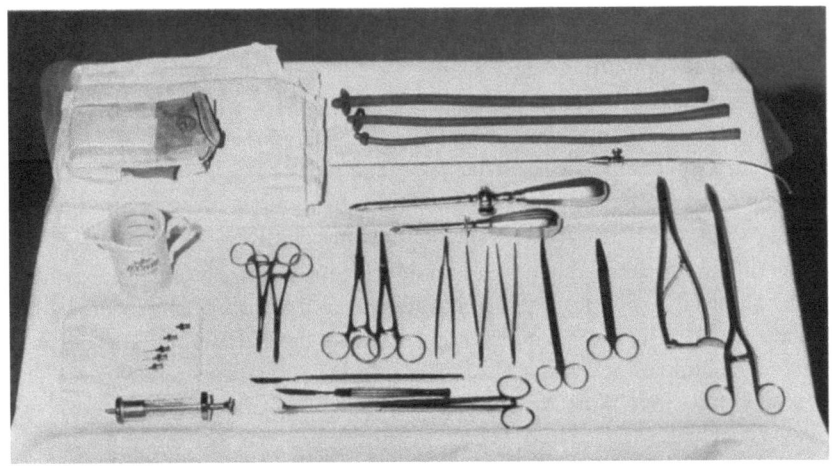

Abb. 27. Instrumentarium für die Bülau-Drainage: 1 Spritze 10 ccm, 1 Satz Kanülen für Lokalanästhesie, 1 Mensur für Procain, 1 Schlitztuch, 1 Paar Gummihandschuhe, 1 Tupferklemme, 1 Skalpell, 1 Fistelmesser, 2 Gefäßklemmen (stumpf), 2 Gefäßklemmen (gezahnt), 1 anatomische Pinzette, 2 chirurgische Pinzetten, 1 Präparierschere, 1 gerade Schere, 1 Nadelhalter mit Hautnadel, 1 große gebogene Kornzange, 1 Troikart (klein), 1 Troikart (groß), 3 Schleifenkatheter, 1 Katheterführer (Dorn)

die vermeidbar sind, kann der Eingriff belastend und durch unnötiges Eindringen von Luft in den Pleuraraum gefährlich werden. Bei gefährdeten Patienten ist es zweckmäßig, die Drainage in Gegenwart eines Anästhesisten anzulegen, der den Patienten zur Regelung der Lungenausdehnung gegen Widerstand reinen Sauerstoff atmen läßt.

Auch bei einem *Spontanpneumothorax* ist die Drainage, zweckmäßigerweise sogar eine Saugdrainage, vorzunehmen, wenn sich die Luftfistel im Lungenparenchym nicht in einigen Tagen schließt und sich die Lunge trotz Luftablassens mit dem Pneumothoraxapparat nicht ausdehnt.

Bei *Empyemen* soll die Punktions- und Instillationsbehandlung dann zugunsten einer dauernden Saugdrainage abgebrochen werden, wenn die Konsistenz des eitrigen Inhalts der Pleurahöhle so groß geworden ist, daß eine Punktionskanüle zur Entleerung zu englumig ist (s. S. 148).

Bei *Säuglingen und Kleinkindern* verabreicht der Narkotiseur durch eine dichtsitzende Säuglingsmaske eine leichte Gasnarkose. Statt der traumatisierenden Verwendung eines Troikarts soll vorsichtig eine Stichincision bis in den Pleuraraum durchgeführt und dann ein kleiner Schleifenkatheter mittels des Dorns direkt eingeführt werden. Liegt die Drainage richtig, so wird die Gegenwart des Anästhesisten ausgenutzt, um die Lunge sofort durch Inflatieren und Sog optimal auszudehnen. Über die richtige Lage des Schleifenkatheters informiert die bei der Atmung ausperlende Luft, wenn man sein Ende in einem sterilen Gefäß unter die Oberfläche

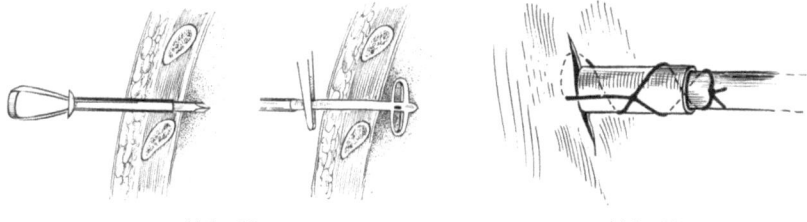

Abb. 28   Abb. 29

Abb. 28. Technik der Thoraxdrainage mit Troikart und Schleifenkatheter
Abb. 29. Fixation einer Thoraxdrainage mittels Muffe und Naht

einer Flüssigkeit hält. Die Befestigung des Drains erfolgt durch eine übergeschobene Gummi- oder Plastikmuffe, die an die Haut angenäht wird. Der Faden wird danach oberhalb der Muffe nochmals eng um das Drainagerohr geknüpft, so daß ein Herausgleiten aus dem Thorax verhindert bleibt (Abb. 29).

An dieser Stelle sei erwähnt, daß im allgemeinen seitliche untere Drainagen im 8. bis 9. Interkostalraum genügen. Die Durchmesser der Rohre sollen weit sein, und man hat

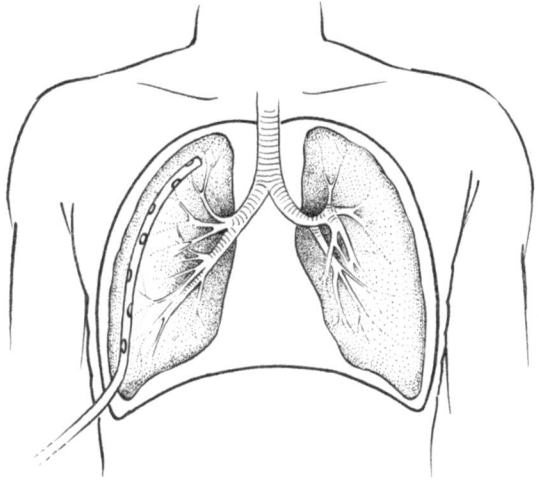

Abb. 30. Drainagemethode nach EERLAND

darauf zu achten, daß ihr Material aus Hartgummi besteht. Kunststoffdrainagen haben sich nicht bewährt. Bei Kleinkindern ist die Verwendung von Drainageröhren, die einen zu kleinen Durchmesser haben, unbedingt zu vermeiden, denn die abzuleitenden serohämorrhagischen oder eitrigen Flüssigkeiten unterscheiden sich nicht von denjenigen Erwachsener.

Zusätzliche Drainagen im 2. Interkostalraum vorne sind dann zweckmäßig, wenn der Thoraxraum speziell nach Oberlappenresektionen nicht ganz von Lungengewebe ausgefüllt ist. Diese Drainage, wozu ein Schleifenkatheter von 22 bis 24 Charrière Durchmesser verwandt wird, soll lediglich Luft absaugen und die Lunge expandiert halten. Sie eignet sich auch zur Instillation von Antibiotica.

Die Drainagemethode von EERLAND hat sich in der Praxis ebenfalls bewährt. Wie aus Abb. 30 zu ersehen, verläuft das Rohr mit mehreren seitlichen Öffnungen durch eine gesonderte, untere, seitliche Stichincision bis in die Thoraxkuppel.

Die Drainagen, deren äußere Enden durch Umwickeln mit sterilen Mullplatten keimfrei gehalten sind, werden entweder mit einer desinfizierten Bülau-Flasche oder Systemen zur Saugdrainage verbunden.

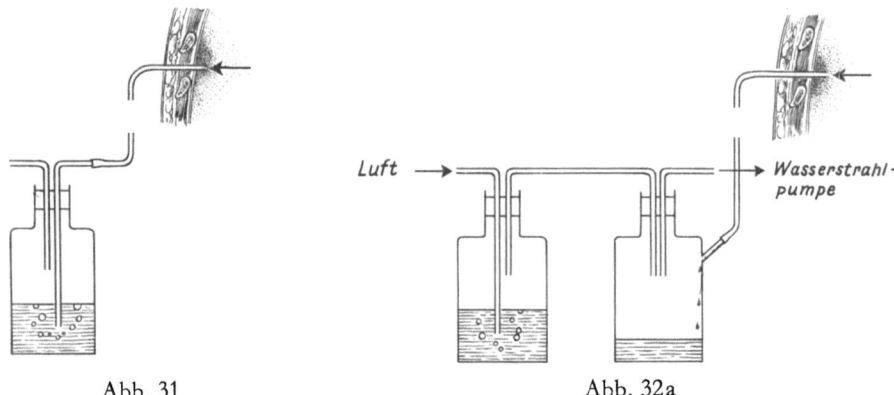

Abb. 31. Bülau-Drainage — gleichzeitig Blasflasche mit verstellbarem Atemwiderstand
Abb. 32 a. Zweiflaschensaugdrainage

Bei der *Bülau-Drainage* genügt es, das mit dem Pleuralraum verbundene Steigrohr 2 bis 3 cm unter der Wasseroberfläche enden zu lassen. Das Auf- und Absteigen des Meniscus bei der Atmung zeigt das Funktionieren des Systems an. Die exakte Messung der drainierten Flüssigkeit erfolgt, indem man auf einem längs geklebten Pflaster-

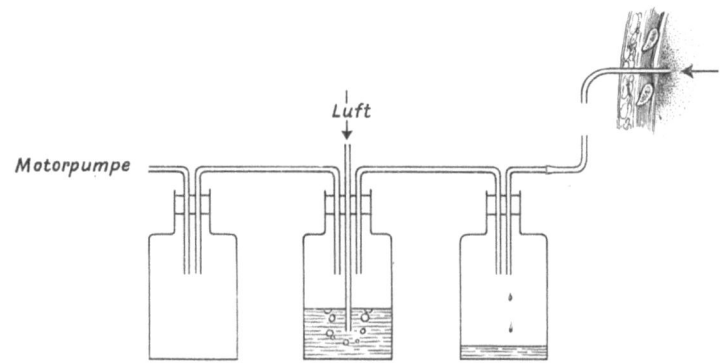

Abb. 32 b. Dreiflaschensaugdrainage

streifen durch waagerechte Markierung jeweils den Spiegel mit Zeitangabe markiert. Einerseits ergibt sich hierdurch der Zeitpunkt von alleine, wann die Drainagen wegen Nachlassens der Sekretion entfernt werden können, und andererseits besteht jederzeit ein genauer Überblick über die verlorenen Blut- und Exsudatmengen. Das Ausatmen gegen einen Widerstand, in eine Blasflasche mit regulierbarem Widerstand (Abb. 31), unterstützt zusätzlich die Entleerung des Pleuralraumes und die Ausdehnung der Lungen.

Die *2- oder 3-Flaschensaugdrainagen* gewährleisten im Pleuralraum einen in cm Wassersäule meßbaren Unterdruck und erfüllen alle Forderungen hinsichtlich der Regulierung eines stärkeren Sogs und seiner ständigen Kontrolle (Abb. 32a, b). Die erste Flasche wird mit der Quelle des Unterdrucks (Wasserstrahlpumpe, Vakuumanlage), dem Pleuraraum und einer zweiten, die Saugkraft regulierenden Flasche verbunden. In der zweiten Flasche befindet sich ein regulierbares Steigrohr, das in der Außenluft endet. Das dauernde Durchperlen der Luft, das durch die Atemtätigkeit verändert wird, zeigt Dichtigkeit und Funktionieren des Systems an.

Bei der *3-Flaschen-Saugdrainage* werden die Flaschen so geschaltet, daß die erste Flasche mit dem Patienten und der sogregulierenden Flasche verbunden ist. Die saugkraftregulierende zweite Flasche mit dem unter Wasser endenden Steigrohr, das mit der Luft in Verbindung steht, wird an eine dritte Flasche geschaltet, an welcher ein Motorsauger seinen Sog ausübt. Sinn der dritten Flasche ist, den Motorsauger vor Verunreinigungen zu schützen.

3. Bronchoskop und Oesophagoskop

Zur Entfernung von Fremdkörpern aus dem Tracheobronchialsystem oder dem Oesophagus und zur Lokalisation von Perforationsverletzungen oder Rupturen ist eine Ausrüstung für die Bronchoskopie ebenso notwendig wie für die Beseitigung

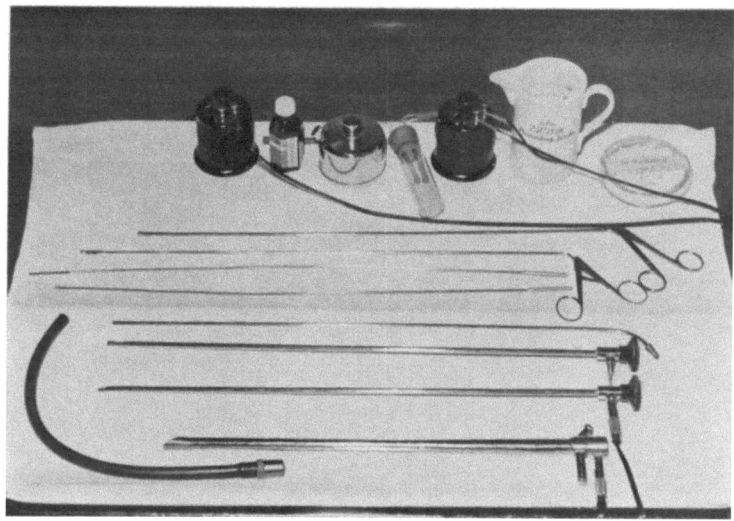

Abb. 33. Instrumentarium für die Bronchoskopie

von Obstruktionsatelektasen. Die von KILLIAN u. BRÜNINGS entwickelten Instrumente mit außen befindlicher Lichtquelle sind den moderneren gewichen, die nach dem Prinzip von JACKSON u. NEGUS vorne eine Lichtquelle besitzen und einen Anschluß zur O_2-Insufflation (8 bis 10 l/min) beziehungsweise zur Beatmung (Mündnich) haben (Abb. 33). Diese Bronchoskope können auch zur Oesophagoskopie benutzt werden. Metallröhren, Gummi- oder Plastikkatheter zum Absaugen des Bronchialinhaltes sowie isolierte Elektrosonden zur Coagulation von Blutungsquellen gehören zur Ausrüstung, desgleichen verschiedene Zangen zur Probeexcision und zur Fremdkörperentfernung. Zur Betrachtung der Verzweigungsstellen zu den Segmentbronchien sind Spezialoptiken, die ihre eigene Lichtquelle besitzen, erforderlich (DICK, RIECKER).

Für Kinder sind spezielle Bronchoskoprohre von 4 bis 7 mm Durchmesser und 10 bis 18 cm Länge erforderlich.

Zu erwähnen ist das sog. Notfallbronchoskop, das von einer Stromquelle unabhängig durch eine Batterie im Handgriff beleuchtet wird und ebenfalls einen Anschluß für die Insufflation von O_2 vorsieht.

4. Thorakoskop

Der Thorakoskopie kommt bei Notsituationen im Brustkorb keine nennenswerte Bedeutung zu, es sei denn, es handelt sich darum, bei einem traumatischen oder spontanen Pneumothorax die innere Bronchus- oder Parenchymfistel beziehungs-

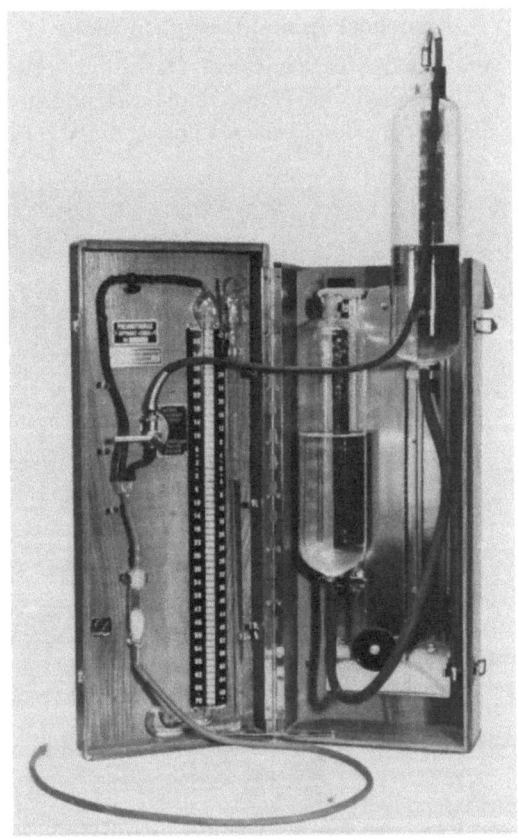

Abb. 34. Pneumothoraxapparat nach GRASS

weise eine geplatzte Emphysemblase zu besichtigen. Das Thorakoskop von KREMER mit gradliniger Sehachse und einem Blickwinkel von 110 Grad liefert im Gegensatz zum Instrument von JACOBAEUS ein großes, aufrechtes und seitenrichtiges Bild. Es besteht aus einem Troikart zur Einführung, dem optischen System, der Beleuchtungsvorrichtung und dem Operationsinstrument (Kauter, Probeexcisionszange, Punktions- und Injektionskanüle).

5. Pneumothoraxapparat

Zum unbedingt nötigen Rüstzeug gehört der Pneumothoraxapparat. Im allgemeinen ist der Apparat nach GRASS in Gebrauch. Er beruht auf dem Prinzip der kommunizierenden Röhren (Abb. 34). Dazu gehört die Nadel mit seitlicher Öffnung, die von DENECKE angegeben worden ist. Der Pneumothoraxapparat dient in der Notfallchirurgie des Brustraumes zum Einstellen des intrapleuralen Drucks, zu Druckkontrollen und zum Ablassen eines Überdruckpneumothorax. Desgleichen findet er Verwendung zur Anlegung eines diagnostischen Pneumoperitoneum, das zur differentialdiagnostischen Klärung bei Zwerchfellhernien oder -rupturen angelegt werden kann.

6. Tracheotomiebesteck

Zum Tracheotomiebesteck, das steril jederzeit zu Verfügung stehen muß, gehören die verschieden großen Tracheotomiekanülen, Hummerschwänze zur Überbrückung tiefer gelegener Engen in der Trachea und sämtliche Arten von Trachealkanülen mit

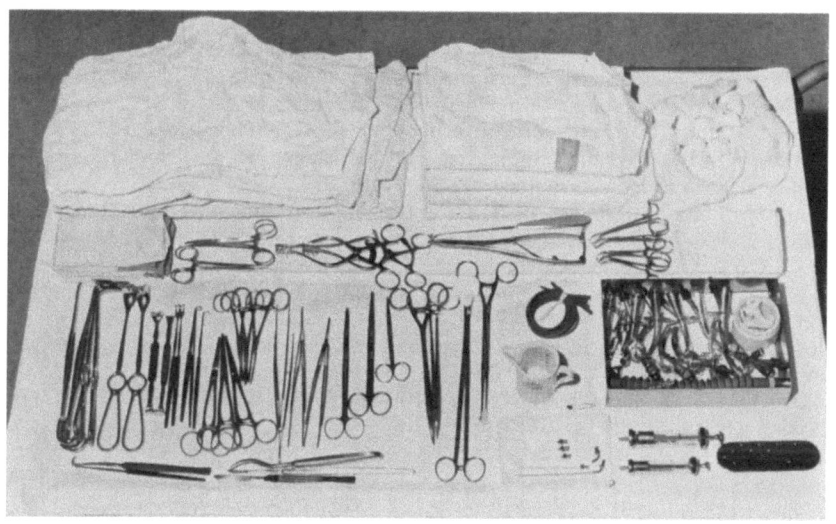

Abb. 35. Besteck zur Tracheotomie: 2 Thymushaken, 2 Langenbeckhaken (klein), 2 stumpfe Haken, 2 Venenhaken, 2 scharfe Dreizinkhaken (fein), 2 stumpfe Einzinkhaken, 3 Kocherklemmen, 3 Gefäßklemmen (stumpf), 2 chirurgische Pinzetten (fein), 2 anatomische Pinzetten, 2 chirurgische Pinzetten, 1 Präparierschere, 1 Lexerschere, 1 Schere (klein, gebogen), 2 lange stumpfe Klemmen, 1 großer Stieltupfer, 2 scharfe Einzinkhäkchen, 1 Skalpell, 1 Fistelmesser, 1 Schmiedensonde, 2 Paar Handschuhe, 2 gebogene Moskitoklemmen, 2 gerade Moskitoklemmen, 2 mittlere Wundspreizer, 1 gebogener Deschamps, 1 Nadelhalter, 4 Tuchklemmen, 2 Op.-Mäntel, 4 Abdecktücher, Tupfer, 1 Satz Injektionskanülen, 1 Mensur für Procain, verschiedene Gummikatheter, 1 Spritze 5 ccm, 1 Spritze 10 ccm, 1 Nadeldose mit chirurgischen Nadeln, 1 Satz Trachealkanülen mit Verbindungsstück zum Narkoseapparat, Nabelschnurbändchen zur Befestigung der Trachealkanülen

aufblasbarer Manschette und Verbindungsstücken, die zur künstlichen Beatmung mit Respiratoren erforderlich sind (Abb. 35), und außerdem das zur Tracheotomie erforderliche Instrumentarium wie Messer, Haken, Klemmen, Scheren, Tupfer,

Pinzetten und selbsthaltende Wundhaken sowie Abdecktücher, sterile Mäntel und Handschuhe. Soll eine Dauerbeatmung durchgeführt werden, so empfehlen sich Trachealkanülen aus Gummi, bei denen die abdichtende aufblasbare Manschette fest eingearbeitet ist. Die über Metallkanülen geschobenen aufblasbaren Manschetten können im Trachealsystem verlorengehen und zu unliebsamen Komplikationen führen. Es ist zweckmäßig, sie festzukleben. Zu bemerken ist, daß das Gummi der Manschette bei längerer Verweildauer vom Metall angegriffen wird. Plastiktuben für die Dauerbeatmung und Latextuben mit eingearbeiteter Drahtspirale und fester Manschette werden in den Handel kommen (Abb. 16 und 17).

Als Regel gilt, jeweils einen doppelten Satz von Trachealkanülen vorrätig zu haben. Die eine wird in das Tracheostoma eingeführt und die zweite am Bett des Tracheotomierten befestigt, damit bei Verlust der Trachealkanüle jederzeit eine andere gleicher Größe zur Hand ist.

Literatur

Brünings, W.: Die direkte Laryngoskopie, Bronchoskopie und Oesophagoskopie. Wiesbaden: J. F. Bergmann 1910.

Bülau, G.: Über die Heberdrainage bei Behandlung des Empyems. Z. klin. Med. **18**, 31 (1891).

Denecke, H. J.: Die oto-rhino-laryngologischen Operationen. In Allgemeine und spezielle chirurgische Operationslehre von M. Kirschner, 2. Aufl., hrsg. von Guleke, N., u. R. Zenker, Bd. V. Berlin-Göttingen-Heidelberg: Springer 1953.

Dick, W.: Klinische Untersuchungsmethoden. In Handbuch der Thoraxchirurgie von E. Derra. Berlin-Göttingen-Heidelberg: Springer 1958.

Jackson, Ch., and Ch. L. Jackson: Bronchooesophagology. Philadelphia u. London 1950.

Jacobaeus, H. Ch.: Über die Möglichkeit, die Cystoskopie bei der Untersuchung seröser Höhlen anzuwenden. Münch. med. Wschr. **1910**, 2090.

Killian, H.: Die Chirurgie der Speiseröhre. In Die Chirurgie von Kirschner und Nordmann, 2. Aufl. Berlin und Wien: Urban u. Schwarzenberg 1941.

Kremer, W.: In Diehl-Kremer Thorakoskopie und Thorakokaustik. Berlin: Springer 1929.

Mündnich, K., u. G. Hoflehner: Die Narkose-Beatmungsbronchoskopie. Anästhesist **2**, 121 (1953).

Negus, V. W.: Intrathoracic new growths and value of bronchoscopy in diagnosis and treatment. J. Laryng. **48**, 457 (1933).

Riecker, O. E.: Die Bronchologie, ihre Arbeitsmethoden und Möglichkeiten. Z. Hals-, Nas.- u. Ohrenheilk. **161**, 1 (1952).

VI. Röntgendiagnostik

Bei vielen akuten, das Leben bedrohenden Erkrankungen des Thorax bzw. seiner Organe kommt der Röntgenuntersuchung besondere Bedeutung im Sinne einer dringlichen Sofortmaßnahme zu. Ihre Aufgabe wird in solchen Fällen aber nicht selten dadurch kompliziert, daß die Schwere des Krankheitsbildes nur Untersuchungen zuläßt, die den Patienten nicht zusätzlich belasten. Hinzu kommt die Zeitnot, unter der eine möglichst sorgfältige Diagnostik erfolgen muß. In vielen Fällen wird man sich deswegen mit der einfachen Nativuntersuchung begnügen müssen.

Erst wenn Röntgendurchleuchtung und -aufnahmen in verschiedenen Projektionsrichtungen das Krankheitsbild nicht in dem für eine gezielte Therapie, namentlich für einen chirurgischen Eingriff erforderlichen Maße klären können, dürfen weitere Untersuchungs- bzw. Darstellungsmethoden herangezogen werden, falls der Zustand des Patienten oder die vermutete Art der Erkrankung diese nicht ohnehin verbieten. Das gilt natürlich in erster Linie für die Anwendung von Kontrastmitteln.

Bei dieser Entscheidung spielt die persönliche Erfahrung und das Vorhandensein einer gut aufeinander eingearbeiteten Arbeitsgruppe, die eventuell auftretende Komplikationen beherrschen kann, eine wesentliche Rolle. Schnelles und zweckmäßiges Handeln erlaubt dann unter Umständen Untersuchungsarten, die früher bei akuten Thoraxerkrankungen oder Verletzungen unzumutbar schienen. In unserer Klinik wurde z. B. mehrmals bei Schwerstverletzten mit Verdacht auf Aortenruptur eine gezielte Angiokardiographie mit Injektion des Kontrastmittels in die Pulmonalstammarterie ohne nachteilige Folgen durchgeführt. Auf diese speziellen Indikationen wird aber später noch eingegangen.

A. Röntgen-Nativ-Untersuchung

Als „Nativ"-Untersuchung bezeichnet man jede Art der Röntgendarstellung, bei der ausschließlich die natürlich vorhandenen oder durch eine Erkrankung hervorgerufenen Unterschiede der Strahlenabsorption durch die verschiedenen Organe und Gewebe des Körpers zu deren Darstellung ausgenutzt werden. Auf der anderen Seite stehen alle die Methoden, bei denen willkürlich Kontraste im Röntgenbild durch Substanzen, welche die Strahlenabsorption verringern oder erhöhen, künstlich erzeugt werden.

Röntgendurchleuchtung und -aufnahme gehören deshalb nur dann zur Nativuntersuchung, wenn sie *ohne Anwendung von Kontrastmitteln* durchgeführt werden. Um so mehr ist es erforderlich, die natürlich vorhandenen, oft nur sehr geringen Absorptionsunterschiede durch geeignete Strahlenqualität (Röhrenspannung) zur Kontrasterzeugung möglichst auszunutzen (Weichteilaufnahmen, Hartstrahltechnik usw.). Hierher gehört auch die Möglichkeit einer elektronischen Kontraststeigerung bei Durchleuchtung mit Bildverstärker und Fernsehkette.

1. Thoraxdurchleuchtung

Obgleich die Durchleuchtung eigentlich Grundlage jeder Röntgenuntersuchung der Thoraxorgane ist und durch das Röntgenfernsehen hinsichtlich der Detailerkennbarkeit wesentlich gewonnen hat, tritt sie bei akuten Thoraxerkrankungen und besonders bei Verletzungen an Bedeutung zurück.

Unersetzlich ist die Durchleuchtung für die Erfassung *pathologischer Bewegungsvorgänge*, weil bei akuten Zuständen die sonst dazu geeigneten Serienaufnahmen mit

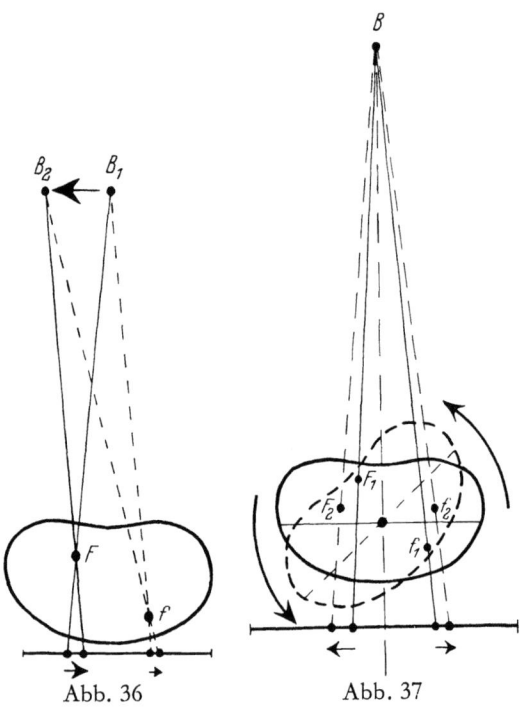

Abb. 36. Fremdkörperlokalisation durch Röhrenverschiebung ($B_1 \rightarrow B_2$). Der Fremdkörper wandert dabei auf dem Leuchtschirm zur entgegengesetzten Seite, und zwar um so mehr, je weiter er vom Leuchtschirm entfernt ist

Abb. 37. Fremdkörperlokalisation durch Drehung des Patienten. Der Schatten eines leuchtschirmnah vor dem Drehpunkt liegenden Fremdkörpers wandert gleichsinnig mit der Drehbewegung ($f_1 \rightarrow f_2$), der Schatten eines hinten, leuchtschirmfern liegenden Fremdkörpers dagegen entgegengesetzt ($F_1 \rightarrow F_2$)

schneller Bildfolge oder sogar röntgenkinematographische Filmstreifen allein wegen der zeitraubenden Entwicklung usw. oft nicht mehr angefertigt werden können.

Bei der Anfertigung *gezielter Aufnahmen* leistet die Durchleuchtung wertvolle Hilfe. Mit ihr kann die optimale Projektionsrichtung für die Darstellung bestimmter Objekte eingestellt werden, und mit entsprechenden Zielgeräten können die Aufnahmen auch in einer günstigen Bewegungsphase des betreffenden Organs erfolgen.

Bei der *Lokalisation* von Krankheitsprozessen, namentlich auch von Fremdkörpern, gibt die Durchleuchtung zumindest einen ersten Überblick, besonders wenn der Zustand des Patienten es erlaubt, ihn im Stehen oder Sitzen vor dem Leuchtschirm zu drehen.

Hierbei gilt folgende Regel: Verschiebt man bei unveränderter Stellung des

Patienten den Leuchtschirm und damit zwangsläufig auch die Röhre, dann wandert z. B. ein Fremdkörper in seiner Projektion zur entgegengesetzten Seite, und zwar um so mehr, je weiter er vom Leuchtschirm entfernt ist (Abb. 36). Dreht man dagegen bei gleichbleibender Röhrenstellung den Patienten um seine Längsachse, dann wandert der Schatten eines leuchtschirmwärts von der Drehachse liegenden Objektes gleichsinnig mit der Drehbewegung, ein hinter der Drehachse, d. h. leuchtschirmfern liegender Körper jedoch entgegengesetzt (Abb. 37).

Die Bestimmung des Hautnahpunktes eines Fremdkörpers erfolgt durch tangentiale Durchleuchtung mit möglichst klein eingeblendetem Strahlenbündel.

Die Durchleuchtung zeigt außerdem Bewegungen von Fremdkörpern oder anderen Substraten, die im allgemeinen durch Organbewegungen (Atmung, Herzpulsation usw.) bedingt sind und über die erwähnte geometrische Orientierung hinaus oft bereits auch eine anatomische Lokalisation ermöglichen.

Vor operativen Eingriffen sollte jede geometrische Fremdkörperlokalisation möglichst in der gleichen Lagerung des Patienten wie bei der Operation erfolgen. Trotzdem ist sie meist illusorisch, weil durch den Eingriff selbst (z. B. Eröffnung des Thorax) die topographischen Verhältnisse wesentlich verändert werden können. Eine genaue anatomische Lagebestimmung, z. B. die bronchographische Zuordnung eines Fremdkörpers zu einem bestimmten Lungensegment ist, wenn durchführbar, immer vorzuziehen.

Daß die Röntgendurchleuchtung, abgesehen von der Nativuntersuchung, bei den meisten Methoden der Kontrastmitteldarstellung unersetzlich ist, sei hier nur erwähnt.

2. Röntgenaufnahmen des Thorax und seiner Organe

Jede Röntgenaufnahme ist ein Summationsbild, auf dem alle in Richtung der Strahlen hintereinander liegenden Punkte ineinander projiziert sind. Dabei werden die dem Film am nächsten liegenden Details am wenigsten vergrößert sowie am schärfsten und kontrastreichsten abgebildet. Deswegen soll der Patient zur Aufnahme immer so gelagert werden, daß die wichtigen Organe bzw. Details möglichst filmnahe liegen.

Da die parallaktische Verlagerung filmferner Details außerdem mit Verringerung des Aufnahmeabstandes (bei gleichem Objektfilmabstand) zunimmt, werden besonders Übersichtsaufnahmen grundsätzlich aus mindestens 140 cm, besser aus 200 cm Abstand (Brennfleck-Film) angefertigt.

Zur räumlichen Erfassung eines Objektes und zur Lokalisation einer Veränderung müssen in jedem Falle Aufnahmen in mindestens zwei verschiedenen, möglichst senkrecht zueinander verlaufenden Projektionsrichtungen angefertigt werden. Krankhafte Veränderungen, selbst metallische Fremdkörper, sind oft nur bei Projektion in einer bestimmten Strahlenrichtung zu erkennen und können in einer anderen Richtung völlig überdeckt werden (Abb. 38). Oft kann die günstigste oder sogar einzig mögliche Projektion nur durch vorherige Durchleuchtung ermittelt werden (s. gezielte Aufnahmen).

3. Thoraxübersichtsaufnahmen in den klassischen Projektionsrichtungen (nach GROEDEL)

Das *sagittale Übersichtsbild* wird routinemäßig in dorso-ventraler Richtung angefertigt (Brust des Patienten an der Filmkassette). Nur wenn es speziell auf die

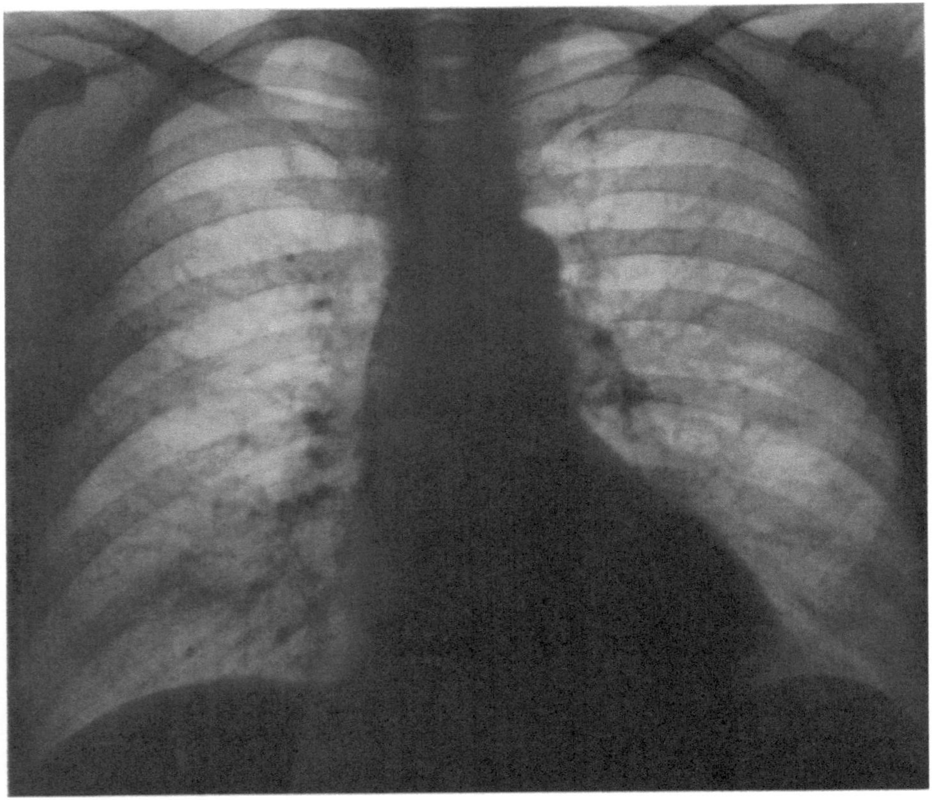

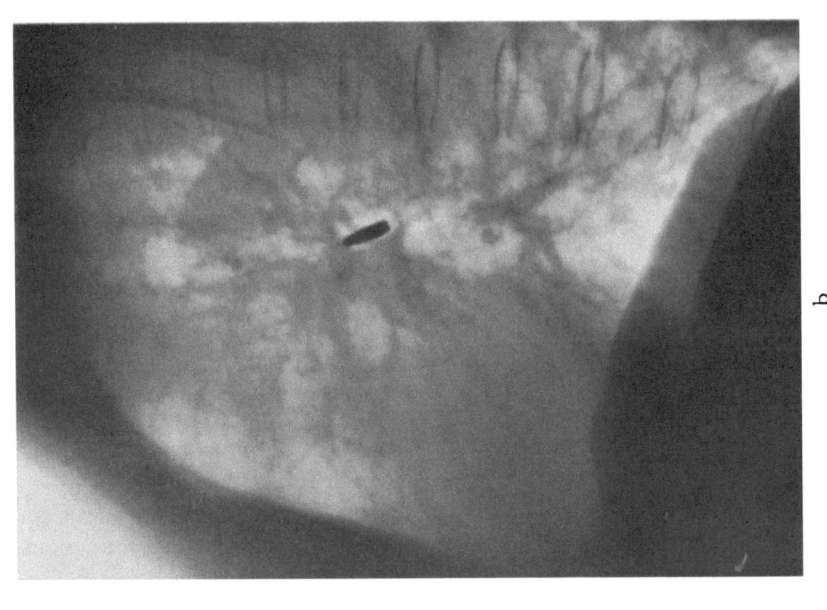

Abb. 38a u. b. Aspiriertes Wurzelkanalaufbereitungsinstrument (sog. Rattenschwanzfeile) im linken Hauptbronchus. a Sagittalaufnahme: Metallischer Fremdkörper im Herzschatten kaum erkennbar; b Seitenaufnahme: Deutlich sichtbarer Metallschatten

Darstellung von Veränderungen in Nähe der hinteren Thoraxwand ankommt, kann die umgekehrte — ventro-dorsale — Projektion günstiger sein.

Zum Sagittalbild gehört — von Ausnahmen abgesehen — ein *Seitenbild* in dextrosinistraler oder sinistro-dextraler Projektion. Üblich ist die Aufnahme von rechts nach links, weil dabei das (filmnahe) Herz weniger vergrößert wird und damit der retrokardiale Thoraxbereich in größerer Ausdehnung frei projiziert wird.

Die Übersichtsbilder können ergänzt werden durch Aufnahmen in den beiden *schrägen Durchmessern* mit Drehung des Patienten um jeweils 45 bis 60° um die Körperlängsachse.

Beim *I. schrägen Durchmesser* erfolgt diese Drehung nach links, so daß die rechte Brustseite dem Film anliegt (sog. rechtes vorderes Schrägbild oder „Fechterstellung"). Bei dieser Aufnahme werden besonders die im hinteren Mediastinum gelegenen Organe (Trachea, Bifurkation, Oesophagus, Aorta descendens) und die zugehörenden Abschnitte der vorderen linken bzw. hinteren rechten Herzbegrenzung frei projiziert.

Die Aufnahme im *II. schrägen Durchmesser* mit Drehung des Patienten nach rechts (sog. linkes vorderes Schrägbild oder „Boxerstellung") zeigt sehr gut die thorakale Aorta und die Bereiche der vorderen rechten bzw. hinteren linken Herzbegrenzung. Die Organe des hinteren unteren Mediastinums werden aber wegen der nach links ausladenden Herzspitze weniger gut frei projiziert.

Thoraxübersichtsaufnahmen werden allgemein vom stehenden Patienten und in tiefer Inspiration angefertigt. Bei Schwerkranken, namentlich bei Verletzten, ist das oft unmöglich. Dann muß die Untersuchung am sitzenden oder liegenden Patienten erfolgen. Bei der Beurteilung solcher Aufnahmen ist zu beachten, daß normalerweise die Zwerchfellkuppeln im Liegen höher und im Sitzen tiefer stehen und daß in Seitenlage das Zwerchfell der aufliegenden Seite maximal hoch steht.

Schon aus diesem Grunde werden von einem liegenden Patienten seitliche Thoraxaufnahmen zweckmäßigerweise mit horizontalem Strahlenverlauf und seitlich angestellter Kassette angefertigt. Für die Darstellung von Flüssigkeitsspiegeln ist das sogar besonders wichtig.

4. Spezielle Projektionen

Auf die Bedeutung gezielter Aufnahmen für die Darstellung spezieller Abschnitte der Thoraxwand wurde bereits hingewiesen.

Das *Brustbein* wird am besten in Bauchlage des Patienten mit angehobener rechter Brustkorbseite dargestellt. Wichtig ist auch eine genaue seitliche Projektion, wobei der Zentralstrahl nicht auf die Körpermitte (wie bei der entsprechenden Übersichtsaufnahme), sondern auf das Brustbein, also auf die vordere Thoraxbegrenzung, gerichtet sein muß.

Das Sagittalbild kann durch eine Kontaktaufnahme mit direkt auf den Rücken des Patienten aufgesetzter Röhre (ohne Tubus!) ergänzt werden.

Aufnahmen der *Rippen* müssen unterschiedlich belichtet werden, je nachdem, ob die oberen oder unteren (unterhalb des Zwerchfells) Rippen besonders interessieren. Für die lateralen Rippenanteile sind Schrägaufnahmen wichtig. Der Patient wird dazu um 45° aus der Rückenlage gedreht, und zwar zur darzustellenden Seite hin.

Tangentialaufnahmen der *Brustwand* werden am besten immer gezielt unter Durchleuchtungskontrolle angefertigt.

5. Weitere Möglichkeiten der Nativ-Untersuchung

Darstellungsmethoden wie Stereographie, Kymographie, Schichtdarstellung usw. sind ebenfalls als Möglichkeiten der Nativ-Untersuchung aufzufassen, solange dazu keine Kontrastmittel verwendet werden. Auf ihre Technik kann hier natürlich nicht eingegangen werden.

Am wichtigsten sind die *Schichtdarstellung* und die *Kymographie*, weil diese Methoden auch bei Schwerkranken und Verletzten durchgeführt werden können. Im Einzelfalle können sie sogar dringend indiziert sein, wie z. B. die Kymographie bei Verdacht auf ein Aortenaneurysma.

Serienaufnahmen mit schneller Bildfolge, möglichst simultan in zwei Projektionsrichtungen, interessieren hier nur in Verbindung mit den Methoden der Kontrastmitteldarstellung des Herzens und der Gefäße.

B. Symptomatologie des „akuten Thorax" im Nativbild

Es ist natürlich vollkommen unmöglich, an dieser Stelle alle diagnostischen Möglichkeiten der Nativuntersuchung bei akuten Thoraxerkrankungen und -verletzungen anzuführen. Dafür sind allein die möglichen Einzelsituationen zu mannigfaltig. Trotzdem erscheint es zweckmäßig — und auch ausreichend — für die einzelnen Thoraxorgane auf das Wesentliche hinzuweisen und es an einigen Beispielen zu erläutern.

1. Brustwand

Frakturen des knöchernen Thorax erfordern zu ihrem Nachweis ausschließlich Nativaufnahmen, beim Brustbein eventuell einschließlich einer Kontakt- oder Schichtdarstellung. Eine Durchleuchtung reicht für die Erkennung feinerer Bruchlinien ohne Fragmentverschiebung nicht aus. Trotzdem kann sie für die Anfertigung gezielter Aufnahmen zweckmäßig sein. In jedem Falle muß der verdächtige Bereich durch entsprechende Drehung des Patienten in zwei Projektionsrichtungen, am besten in Aufsicht und im Profil, dargestellt werden.

Ein *Hautemphysem* verursacht — meist schon bei der Durchleuchtung zu erkennen — streifige Luftaufhellungen. Sie treten kontrastreich in Erscheinung, wenn der betroffene Bereich der Thoraxwand tangential durchstrahlt wird, anderenfalls heben sie sich bei ihrer Projektion in die hellen Lungenfelder mit ihrer Streifenzeichnung mitunter kaum ab.

Tangentiale Projektion bei der Durchleuchtung mit gezielten Aufnahmen ist auch erforderlich bei posttraumatischen *Brustwandhernien* mit Lungenprolaps. Dann sieht man leicht die exspiratorische Vorwölbung der lufthaltigen Lunge.

2. Pleura

Akute Veränderungen im Pleuraraum sind bei den hier interessierenden Zuständen meist die Folge einer Verletzung der Brustwand oder anderer Thoraxorgane.

Ein *Pneumothorax* ist im allgemeinen schon bei der Durchleuchtung leicht zu erkennen. Seine wesentlichen Merkmale sind homogene Luftaufhellung ohne Lungenzeichnung zwischen Thoraxwand und der durch ihren Kollaps weniger lufthaltigen und deswegen getrübt erscheinenden Lunge mit vermehrter Gefäßzeichnung sowie Erkennbarkeit der Lungenbegrenzung, die eine haardünne Schattenlinie durch die tangential projizierte Pleura visceralis markiert. Je geringer der Luftgehalt der Lunge, um so deutlicher ist ihr Helligkeitsunterschied gegenüber dem Pneumothorax. Aus diesem Grunde sind Aufnahmen in Exspiration zweckmäßig.

Die respiratorischen Druckänderungen bedingen eine unterschiedliche, aber nur mäßige Verdrängung des Mediastinums zur Gegenseite, und zwar inspiratorisch stärker als bei Exspiration (*Mediastinalpendeln*) und bei einem nach außen offenen Pneumothorax ausgeprägter als bei einer Kommunikation nach innen. Entsprechende Volumenänderungen der kollabierten Lunge sind bei der Durchleuchtung meist gut zu beobachten.

Sie fehlen beim *Spannungspneumothorax*, dessen Erkennung äußerst wichtig ist, weil er immer eine Notsituation bedingt. Sein wichtigstes Symptom ist die hochgradige Verdrängung des Mediastinums zur Gegenseite bei extrem kollabierter Lunge. Mediastinalpendeln fehlt infolge des dauernden konstanten Überdruckes. Außerdem ist die Zwerchfellkuppel der betroffenen Seite meist abgeflacht, wenn nicht sogar in Richtung des Abdomens ausgebuchtet (Abb. 44 und 74).

Der Aufhellung beim Pneumothorax entspricht bei *Ergüssen im Pleuraraum* eine weichteildichte Verschattung, für deren Nachweis natürlich ebenfalls eine Nativuntersuchung genügt. Man muß allerdings wissen, daß dafür bei freier Ausbreitungsmöglichkeit im Pleuraraum eine Mindestmenge von fast einem halben Liter erforderlich ist.

Ein gleichzeitiger Pneumothorax bewirkt Flüssigkeitsspiegel, die bei richtiger Projektion leicht zu erkennen sind.

Es ist selbstverständlich, daß röntgenologisch bei einer entsprechenden Verschattung nicht entschieden werden kann, welcher Art die Flüssigkeitsansammlung im Pleuraraum ist. Posttraumatisch ist allerdings ein Hämothorax am wahrscheinlichsten.

Folge größerer Ergüsse ist eine adäquate Verlagerung des Mediastinums zur Gegenseite. Das Ausmaß dieser Verlagerung des Mediastinums kann sehr wichtig sein, weil es einen gewissen Rückschluß auf den Zustand der Lungenbezirke zuläßt, die im Nativbild durch den Ergußschatten überdeckt werden. Das Fehlen der einer bestimmten Ergußmenge adäquaten Verdrängung des Mediastinums ist nämlich ein Zeichen dafür, daß eine Atelektase der im Ergußschatten nicht ohne weiteres erkennbaren Lungenbezirke besteht.

3. Lunge

Lungenverletzungen entstehen häufig bei *stumpfer* Gewalteinwirkung durch Quetschung, Anspießung oder Zerreißung. Manchmal bildet sich ein *intrapulmonales Hämatom*, das eine mehr oder weniger große Verschattung in Form eines Rundherdes verursacht. Ein großes Hämatom kann sogar einen Lungenlappen ganz ausfüllen. Einige Zeit später angefertigte Aufnahmen zeigen infolge Umbaues Aufhellungen und manchmal sogar abgekapselte Ergußbildungen innerhalb des Hämatoms.

Kleinere, umschriebene *Kontusionsherde* (Abb. 39) stellen sich als unscharf begrenzte Verschattungen sofort nach dem Unfall dar und ähneln pneumonischen Infiltrationen. Sie entsprechen aber zunächst keineswegs einer Pneumonie, so daß die Bezeichnung „Kontusionspneumonie" zu diesem Zeitpunkt nicht angebracht ist. Nach 3 oder 4 Tagen auftretende Parenchymverdichtungen sind dagegen als pneumonische Herde anzusehen (LÖHR u. SODER; GREMMEL u. VIETEN). Kontusionsherde sind bei Explosionsverletzungen meist symmetrisch. Bei Contre-coup-Wirkung treten sie auf der Gegenseite der Verletzung in Erscheinung.

Ein *posttraumatischer Lungenkollaps* infolge eines akuten Bronchusverschlusses (Resorptionsatelektase) oder nervös-reflektorisch (Kontraktionsatelektase) zeigt sich röntgenologisch zunächst als leichte Trübung, die oft schnell an Umfang und Schattendichte zunimmt. Durch konsekutive Exsudation in die Alveolen, die luftleer werden, erscheinen atelektatische Lungenabschnitte besonders intensiv verschattet. Außerdem findet man, wie bei Atelektasen anderen Ursprungs, eine Verschmälerung der Intercostalräume, Steilstellung der Rippen, Exspirationsstellung der betroffenen Zwerchfellhälfte sowie Verziehung des Mediastinums zur befallenen Seite (Abb. 40).

Die Ursache derartiger Atelektasen ist bei der Nativuntersuchung im allgemeinen nicht zu klären (Abb. 40), es sei denn, daß es sich um einen akuten Bronchusverschluß durch einen *metallischen Fremdkörper* handelt (Abb. 41). Dagegen sind Schleimpfröpfe, Blutgerinnsel, Druck von außen und auch die nicht schattengebenden Fremdkörper als Ursache eines Verschlusses nicht zu differenzieren.

Ein posttraumatischer Lungenkollaps betrifft am häufigsten die Unterlappen und den Mittellappen rechts, aber nur selten einen Oberlappen. Kollaps einer ganzen Lunge ist auch möglich.

Bei einer *Bronchusruptur* zeigt das Nativbild im akuten Stadium ein Mediastinal-Hautemphysem, im allgemeinen auch einen Pneumo- bzw. Hämopneumothorax (Abb. 42). Erst später kommt es zur Atelektase meist der ganzen Lunge mit entsprechender Verlagerung des Mediastinums zur kranken Seite.

Das Röntgenbild der *offenen Lungenverletzung* läßt oft einen Pneumothorax oder Hämopneumothorax mit Brustwand- oder Mediastinalemphysem, das sich bis in die Halsweichteile erstrecken kann, erkennen. Brustwand- und Mediastinalemphysem ohne Pneumothorax sind ebenfalls möglich.

Bei Schußverletzungen kann das Hautemphysem fehlen oder nur umschrieben an der Einschußstelle nachweisbar sein. Nach Entfernung eines Geschosses bildet sich manchmal ein abgekapseltes intrapulmonales Hämatom aus (Abb. 43).

Außer den Verletzungen können natürlich manche Lungenerkrankungen eine akute Notsituation hervorrufen, so z. B. eine *Lungenembolie*. In ihrem akuten Stadium ist aber eine Röntgenuntersuchung wegen der geringen sichtbaren Symptome wertlos. Sie erhöht sogar die Gefahr für den Patienten und ist deshalb kontraindiziert. Das gleiche gilt für das *akute Lungenödem*, das im übrigen klinisch leicht zu diagnostizieren ist.

4. Mediastinum

Inwieweit das Mediastinum bei akuten Erkrankungen und Verletzungen der in ihm liegenden, aber auch der übrigen Thoraxorgane beteiligt sein kann, ist in den jeweiligen Abschnitten besprochen. Im allgemeinen handelt es sich um Luft- oder Flüssigkeitsansammlungen und um Verlagerungen infolge asymmetrischer Druckveränderungen im Thorax.

Bei einem *Mediastinalemphysem* (vgl. Abb. 42) vergrößert sich der Mittelschatten; seine Strahlendurchlässigkeit nimmt vor allem in den Randpartien zu. Größere Luftmengen rufen nicht selten infolge bandförmiger Aufhellung neben dem Mittelschatten eine Doppelkonturierung hervor. Häufig finden sich durch Übergreifen des

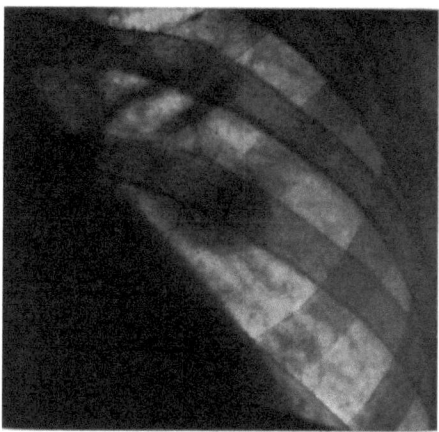

Abb. 39. Kontusionsherd in der linken Lunge nach stumpfem Brustwandtrauma

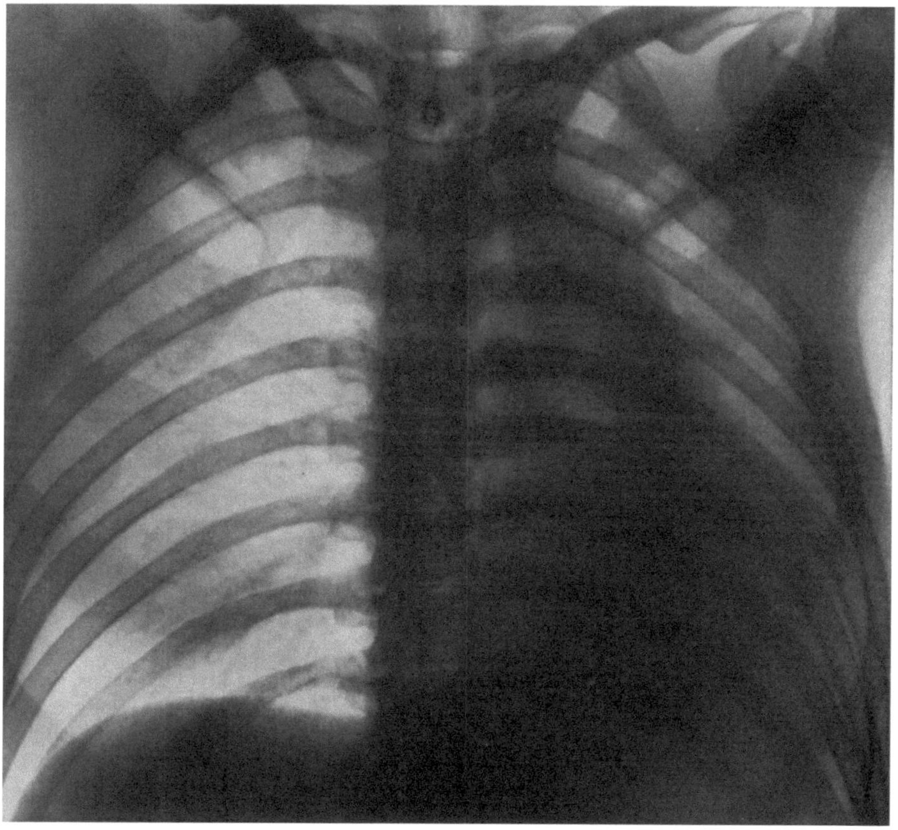

Abb. 40. Atelektase der linken Lunge 6 Std nach stumpfem Thoraxtrauma. Verziehung des Mediastinums zur kranken Seite. Verschmälerung der Intercostalräume links. Steilstellung der Rippen

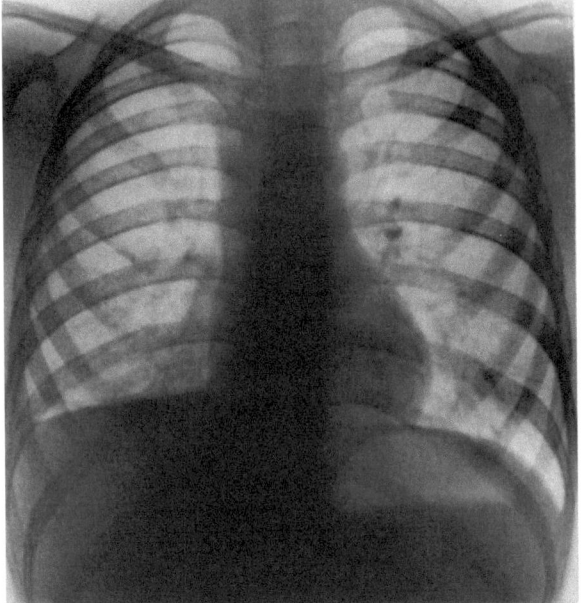

a

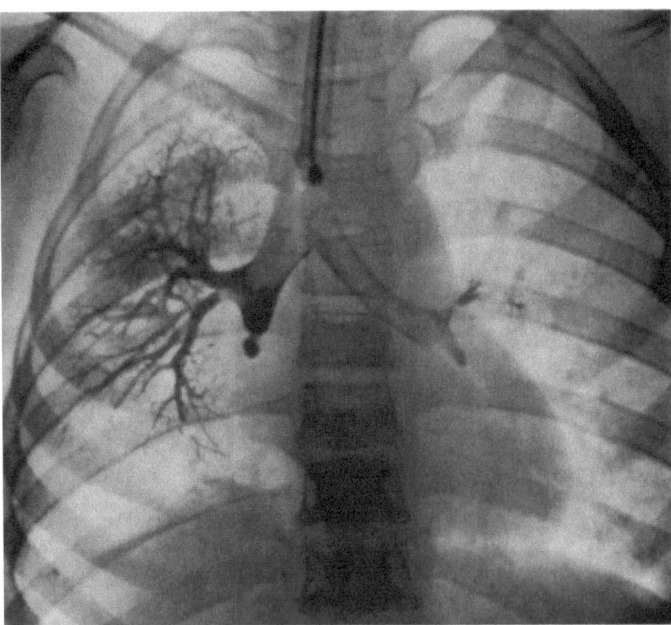

b

Abb. 41a u. b. Aspirierter Kragenknopf im rechten Zwischenbronchus. a Atelektase des rechten Mittel- und Unterlappens; b Bronchogramm: Verschluß des Zwischenbronchus

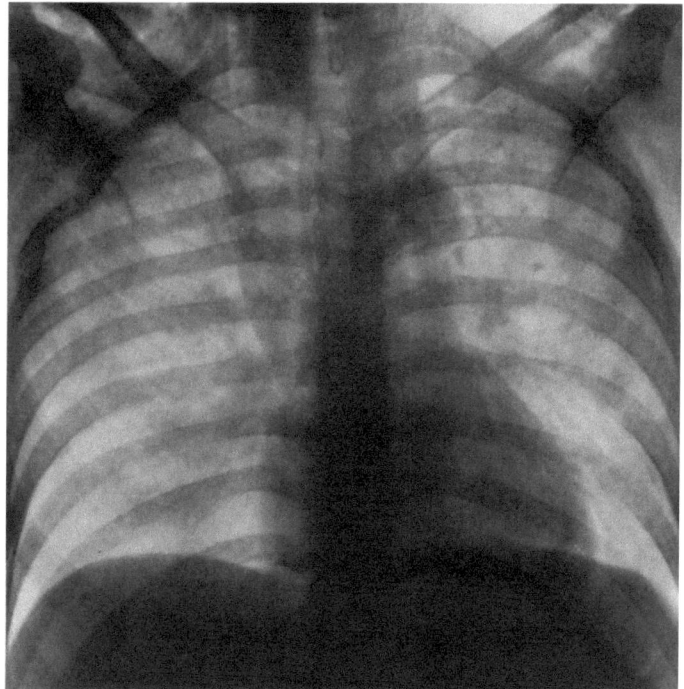

Abb. 42. Ruptur des rechten Hauptbronchus durch stumpfes Trauma. Ausgedehntes Mediastinal- und Weichteilemphysem. Pneumothorax rechts

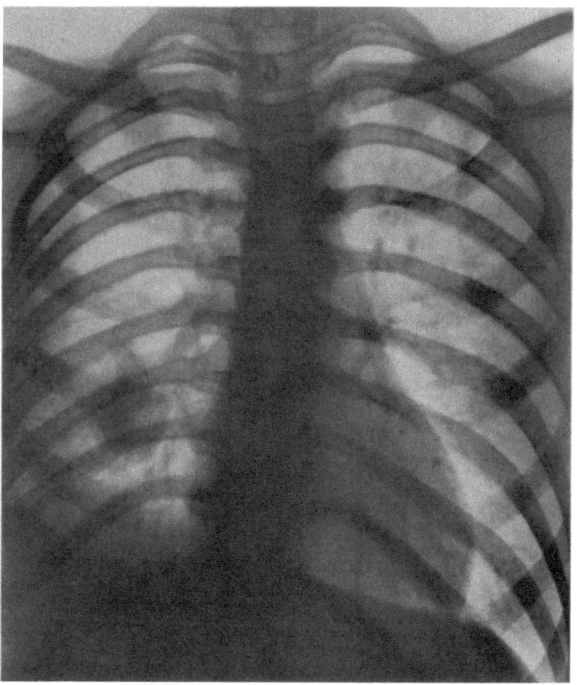

Abb. 43. Schußverletzung. Aufnahme 16 Tage nach Unfall und Operation. Abgekapseltes Hämatom im rechten Unterfeld

Emphysems auf Hals und Thorax gefiederte, streifige Aufhellungen. Bei seitlicher Durchleuchtung fehlt eine sonst vorhandene, exspiratorische Verkleinerung des Retrosternalraumes.

Flüssigkeitsansammlungen, meist mediastinale Hämatome, verbreitern ebenfalls den Mittelschatten bei zunehmender Schattendichte. Nur die (traumatische) Anamnese läßt eine Abgrenzung gegenüber gleichen Bildern einer Mediastinitis zu. In beiden Fällen sind Herzaktionen kaum noch oder überhaupt nicht mehr nachzuweisen.

Gleichzeitige Flüssigkeits- und Luftansammlungen bewirken Spiegelbildungen, die bei entsprechender Projektion (in Richtung des Flüssigkeitsniveaus, also immer horizontal) zumindest auf Hartstrahlaufnahmen leicht zu erkennen sind.

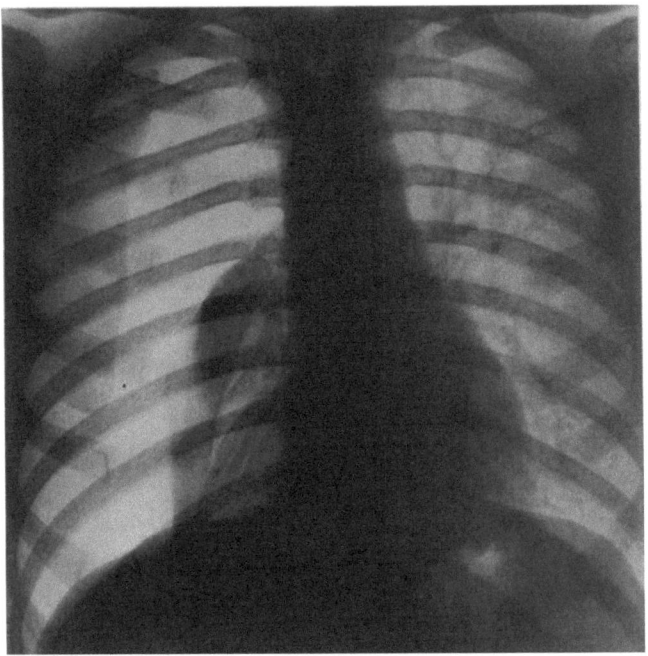

Abb. 44. Spannungspneumothorax mit Totalkollaps der rechten Lunge. Verlagerung des Mediastinums nach links. Zwerchfelltiefstand rechts

Verlagerungen des Mediastinums sind die Folge von Druckdifferenzen im Thoraxraum. Dabei kann das Mediastinum zur Seite des Unterdruckes gezogen werden (z. B. bei Lungenkollaps, Atelektasen und Pneumothorax, solange Unterdruck besteht), oder es wird zur Gegenseite verdrängt bei Überdruck auf der kranken Seite (z. B. Pleuraergüssen, Spannungspneumothorax [Abb. 44]). Solche Verlagerungen können gerade bei den, einen akuten Notstand verursachenden Veränderungen ein extremes Ausmaß erreichen. Das Mediastinum kann dann bogenförmig ausgespannt sein und der seitlichen Thoraxwand anliegen.

Respiratorische Änderungen der Druckdifferenzen im Thorax bewirken eine atmungssynchrone Änderung des Ausmaßes, möglicherweise sogar der Richtung der Mediastinumverlagerung. So kommt es zum *Mediastinalpendeln*.

5. Herz und Aorta

Eine Mitbeteiligung des Herzens und der Aorta ist bei *stumpf-traumatischen Schädigungen* des Thorax zwar sehr selten, doch sollte immer an diese Möglichkeit gedacht werden.

Das typische Zeichen einer *Commotio cordis* ist die vorübergehende Vergrößerung des Herzens. Sie tritt akut unmittelbar nach der Brustkorbprellung auf und geht bald — manchmal schon, bevor überhaupt eine Röntgenuntersuchung möglich war —

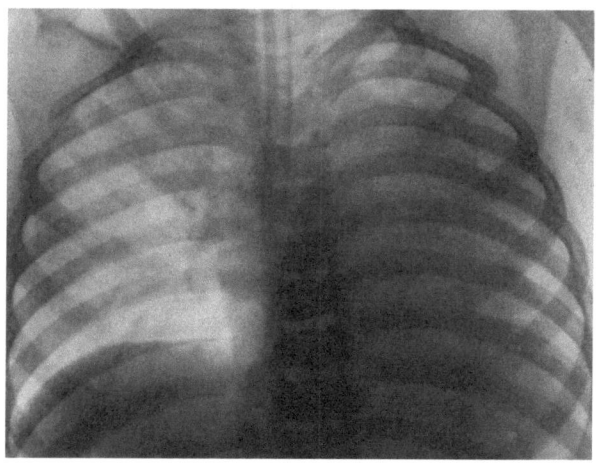

a

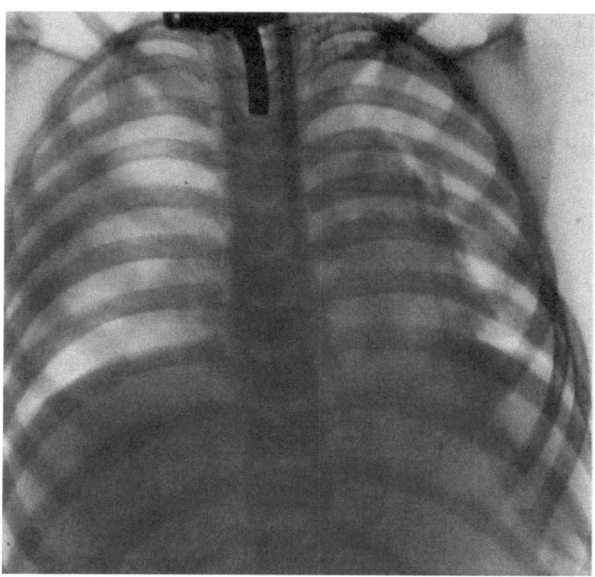

b

Abb. 45a u. b. Commotio (Contusio) cordis. a Vergrößerung des Herzens unmittelbar nach Unfall; b Nach einem Tag Rückgang der Herzvergrößerung

wieder zurück (Abb. 45). In der Phase der akuten Dilatation bestehen außerdem die Zeichen einer Lungenstauung.

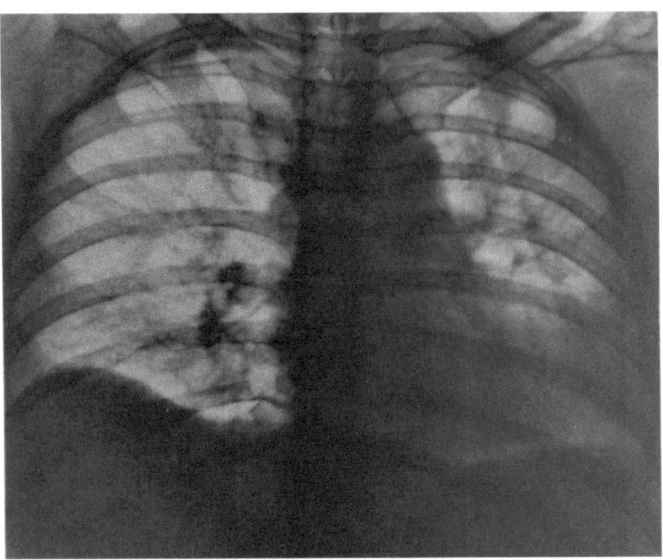

Abb. 46. Perikardriß mit Luxation des Herzens nach links

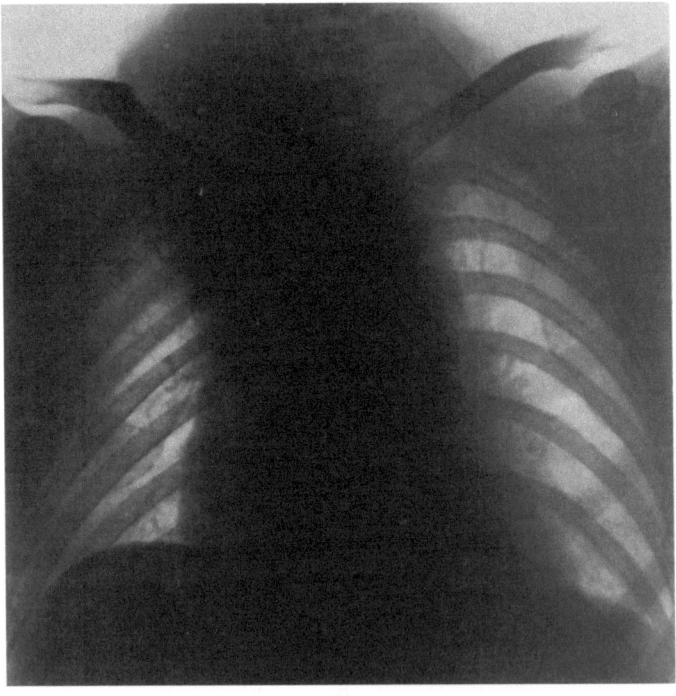

Abb. 47. Ruptur des rechten Vorhofs, der Aorta und A. pulmonalis durch stumpfes Trauma. Vergrößerung des Mediastinalschattens durch Hämatom

Im Gegensatz zur Commotio geht die *Contusio cordis* immer mit einer Schädigung der Herzsubstanz einher. Kleine Risse des Herzbeutels sind natürlich röntgenologisch im Nativbild nicht zu erkennen. Ausgedehnte Rupturen mit sog. *Luxation des Herzens* verursachen in sagittaler Projektion eine Verlagerung des Herzschattens nach rechts oder links (Abb. 46).

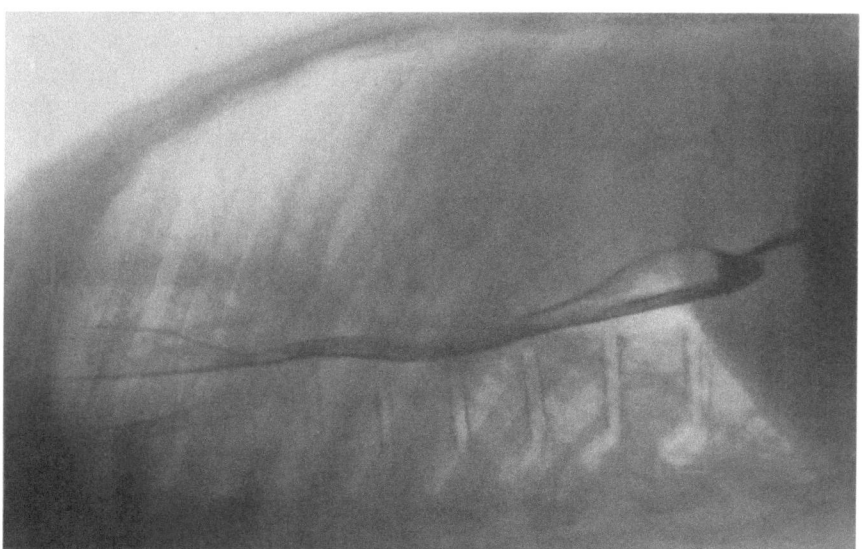

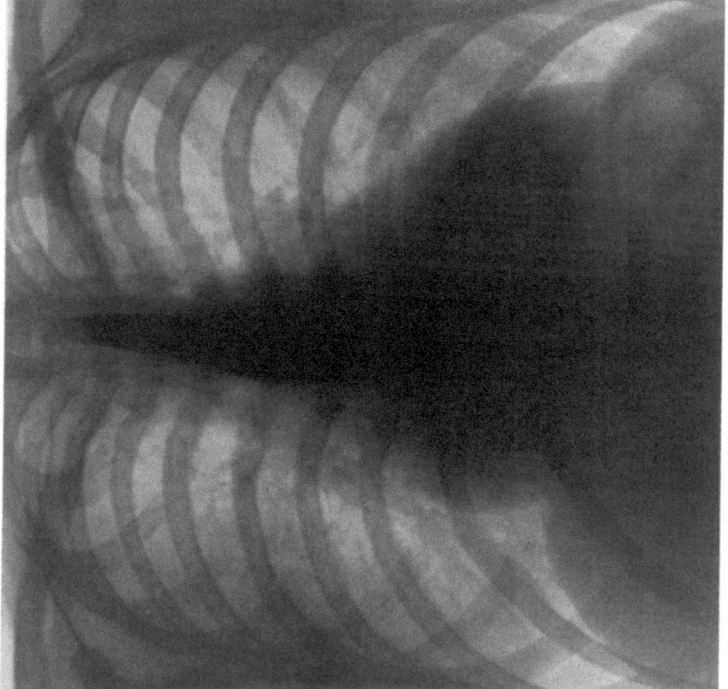

Abb. 48a u. b. Stumpftraumatische Mitralinsuffizienz. a Sagittalbild: Vergrößertes Herz. Vermehrte Lungenzeichnung durch Stauung; b Seitenbild: Vorder- und Hinterherzraum eingeengt

Risse der Vorhof- oder *Kammerwand* sind meist unmittelbar tödlich. Wenn es noch zu einer Röntgenuntersuchung kommt, dann besteht lediglich eine immense Vergrößerung des Mittelschattens infolge eines Hämoperikards (Abb. 47). Charakteristische Zeichen, die auf den Ort der Verletzung hindeuten könnten, fehlen.

Traumatische *Septumrisse* schaffen eine veränderte hämodynamische Situation, die ihrerseits eine dem Defekt entsprechende Umformung des Herzens bewirkt.

Das gleiche gilt auch für *Verletzungen der Herzklappen*. Immer resultiert eine Insuffizienz. Die Röntgensymptome einer traumatischen Mitral-, Aorten- oder Tricuspidalinsuffizienz sind, falls der Patient überlebt, ähnlich denen der entsprechenden nichttraumatischen Klappenfehler. Allerdings treten nach Verletzungen die röntgenologisch faßbaren Veränderungen sehr viel schneller in Erscheinung (Abb. 48).

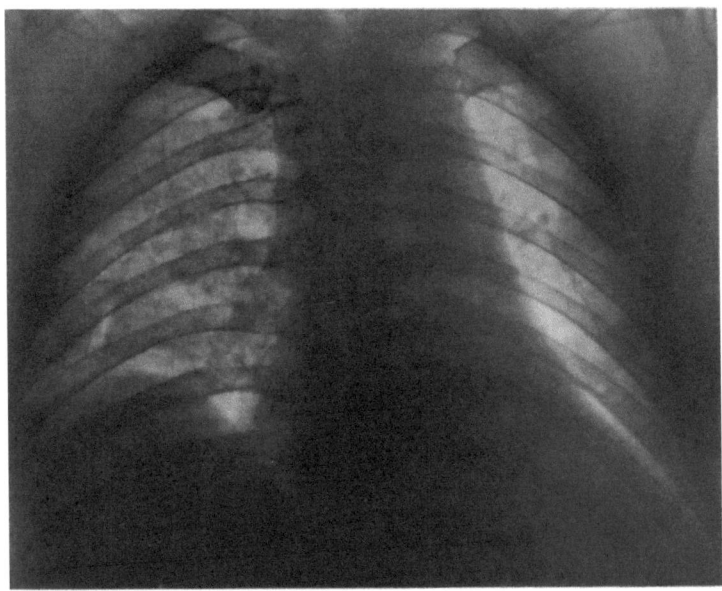

Abb. 49. Inkomplette Aortenruptur. Aufnahme vom Unfalltag. Verbreiterung des Mediastinums durch subadventitielles Hämatom

Konstante Zeichen einer *Aortenruptur* mit Hämatombildung sind eine Verbreiterung des oberen Mediastinums (Abb. 49) sowie bei einem Riß an klassischer Stelle eine Verdrängung der Trachea nach rechts, wobei meist der untere Abschnitt der Trachea von links und der linke Hauptbronchus von cranial imprimiert werden. Manchmal ist eine Doppelkonturierung der Aortenwand durch ein mantelförmiges perivasculäres Hämatom nachzuweisen. Auch dreifache Begrenzungslinien sind möglich (Layering-Effekt). Kommt es zu einem Durchbruch des Hämatoms in den Pleuraraum (Pleuralapoplexie), so resultiert eine diffuse Verschattung durch Hämothorax (GREMMEL u. VIETEN).

Verletzungen des Herzens durch *Stich* oder *Schuß* rufen die gleichen Veränderungen im Röntgenbild hervor wie stumpftraumatische Schäden der betreffenden Bezirke.

Bei *Herzstecksplittern* handelt es sich eigentlich nur selten um eine akute Notsituation, es sei denn infolge plötzlich auftretender Rhythmusstörungen.

Die Lokalisation eines Herzstecksplitters gelingt im allgemeinen bereits bei der Durchleuchtung und auf Grund gezielter Aufnahmen ziemlich eindeutig. Zusätzliche Kymogramme zeigen, welchem Herzabschnitt die Bewegungen des Fremdkörpers entsprechen.

In Zweifelsfällen kann allerdings eine Angiokardiographie zweckmäßig sein. Sie ist der Kymographie mitunter überlegen, wenn ein Stecksplitter im Kammerseptum liegt. Aber gerade dieser Nachweis ist wichtig, weil davon die Operationsmethodik (Herz-Lungen-Maschine!) bestimmt wird.

6. Zwerchfell

Traumatische *Zwerchfellrupturen* und die *Einklemmung eines Bruches*, der schon länger besteht und dann auch nicht traumatisch entstanden zu sein braucht, sind hier die wichtigen Indikationen einer dringlichen Röntgendiagnostik. In solchen Fällen kann schon die Nativuntersuchung meist eine Klärung bringen, wobei gerade der Durchleuchtung eine wesentliche Funktion zukommt.

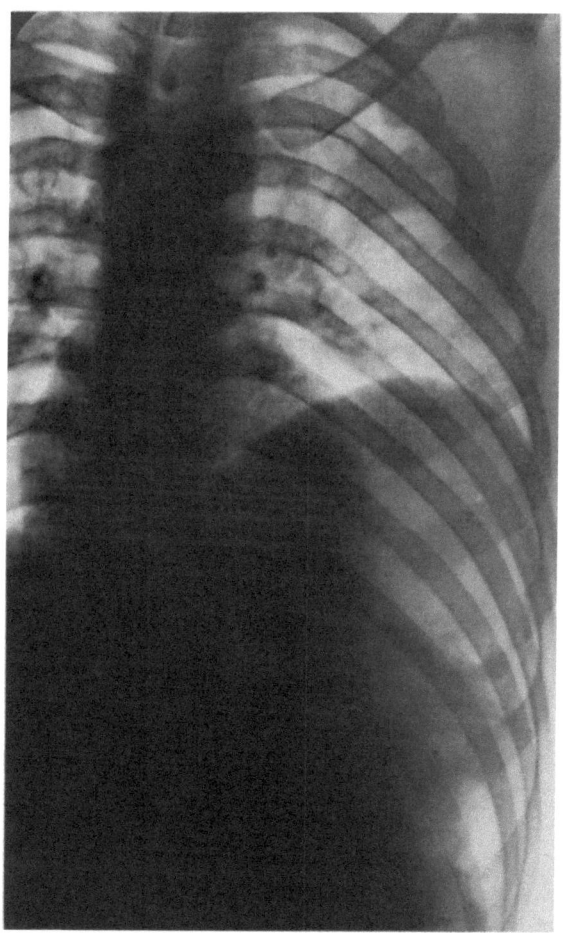

Abb. 50. Zwerchfellruptur. Aufnahme vom Unfalltag. Zwerchfellhochstand links. Noch kein Prolaps (operativ gesichert)

Alle regelwidrigen Verschattungen und Aufhellungen im Thoraxraum, die vom Zwerchfell nicht zu trennen sind, müssen den Verdacht auf einen Zwerchfellbruch erwecken. Liegen sie im hinteren Mediastinum, so denkt man am ehesten an einen Hiatusbruch; vorne in den Herz-Zwerchfellwinkeln handelt es sich am ehesten um parasternale Brüche. Traumatische Brüche können überall lokalisiert sein. Der Verdacht auf einen Zwerchfellbruch wird verstärkt, wenn die normale Bogenlinie des Zwerchfells irgendwie unterbrochen ist. Man muß dabei aber berücksichtigen, daß kurz nach einem adäquaten Trauma die Konturen noch glatt sein können, da nicht selten ein Organprolaps erst geraume Zeit später erfolgt. Bei *jedem* posttraumatischen Zwerchfellhochstand muß man deshalb an die Möglichkeit einer Ruptur denken (Abb. 50).

Ein äußerst wichtiges Kriterium liefert die Durchleuchtung mit Beobachtung der Zwerchfellbewegungen. Bei forcierter Atmung und noch deutlicher beim Müllerschen oder Hitzenbergerschen Versuch bewegen sich in den Thorax vorgelagerte Abdominalorgane paradox zum Zwerchfell.

Je nach Größe des Bruches kann das Mediastinum verlagert sein.

Auch über den Bruchinhalt kann die Nativuntersuchung bereits einiges aussagen, wenigstens ob es sich um Teile des Magens oder Darmes handelt. Beim Dickdarm ist die Haustrierung als feine Septen zwischen den Aufhellungen zu erkennen. Nicht lufthaltige vorgelagerte Abdominalorgane, die in den sonst hellen Lungenfeldern als weichteildichte Schatten erscheinen, können meist nicht sicher differenziert werden. Lediglich die Lokalisation des Zwerchfelldefektes erlaubt eine Vermutung, um welches Organ es sich handelt.

Wenn größere Teile des Magens den Bruchinhalt bilden, sieht man schon normalerweise innerhalb der Luftaufhellung fast immer einen Flüssigkeitsspiegel, in vorgelagerten Darmschlingen müssen sie aber in jedem Falle den Verdacht auf eine *Incarceration* mit Abschnürung der betreffenden Darmteile erwecken (vgl. Abb. 61, 92 u. 93).

Ein gleichzeitiger Pneumothorax, für den keine andere Ursache vorliegt, deutet auf eine *Perforation* des eingeklemmten Organs hin (Abb. 51).

C. Methoden der Kontrastmitteldarstellung
(Indikationen und Ergebnisse beim „akuten Thorax")

Zweck aller Kontrastmittelmethoden ist die Darstellung von Organen oder Organabschnitten, die auf Grund gleicher oder gegenüber ihrer Umgebung zu wenig unterschiedlicher Strahlenabsorption im Röntgenbild keine oder zu geringe Schwärzungsunterschiede hervorrufen und deshalb nicht ausreichend sichtbar werden. In vielen Fällen kann man die notwendige Differenz der Strahlenabsorption künstlich durch *Kontrastmittel* erzeugen. Man kann in einem sonst undifferenzierbaren Halbschatten das darzustellende Objekt gegenüber seiner Umgebung (bzw. umgekehrt) heller oder dunkler erscheinen lassen. In jedem Falle wird dadurch ein Kontrast erzeugt.

1. Kontrasterzeugung durch Verringerung der Strahlenabsorption

Eine Verringerung der Strahlenabsorption erreicht man durch *gasförmige* Substanzen [Luft, Sauerstoff, Kohlensäure oder Stickoxydul (N_2O)]. Wir selbst verwenden im allgemeinen Kohlendioxyd.

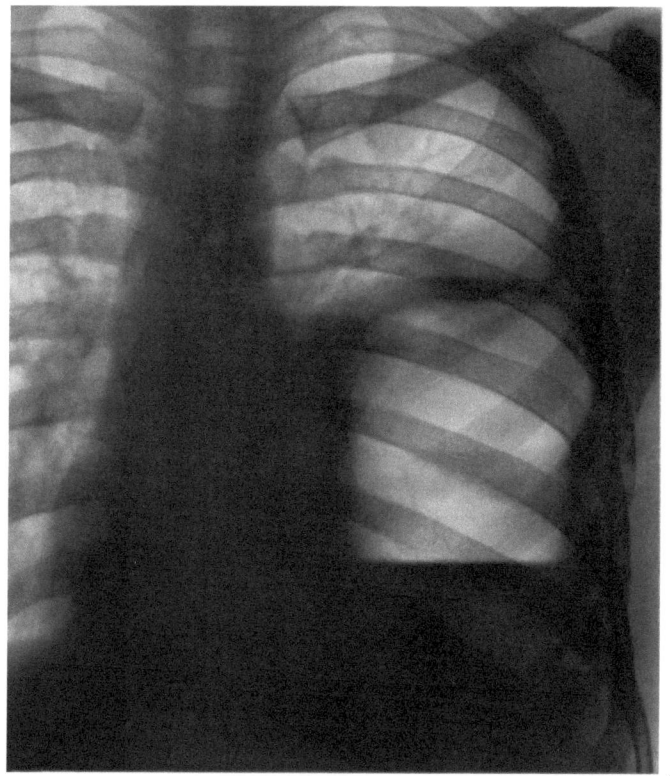

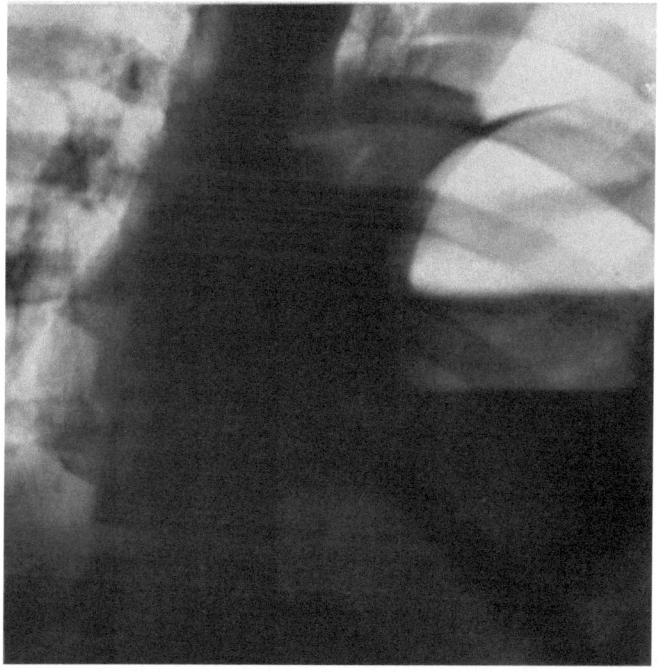

Abb. 51a u. b. Incarceration eines Prolapsus transdiaphragmaticus. a Vor Perforation; b Nach Perforation des Dickdarmes in die Pleurahöhle. Doppelspiegelbildung: Pneumothorax

110 Methoden der Kontrastmitteldarstellung

Bei akuten Erkrankungen und Verletzungen der Thoraxorgane und insbesondere bei Notzuständen haben die meisten der hierhin gehörenden Methoden keine praktische Bedeutung. Das gilt sowohl für den *diagnostischen Pneumothorax* als auch für das *Pneumomediastinum* und *Pneumoperikard*. So brauchbar diese Methoden, namentlich das (direkte oder indirekte) Pneumomediastinum in Verbindung mit der Schichtdarstellung, z. B. für die Differentialdiagnose bei raumfordernden Prozessen,

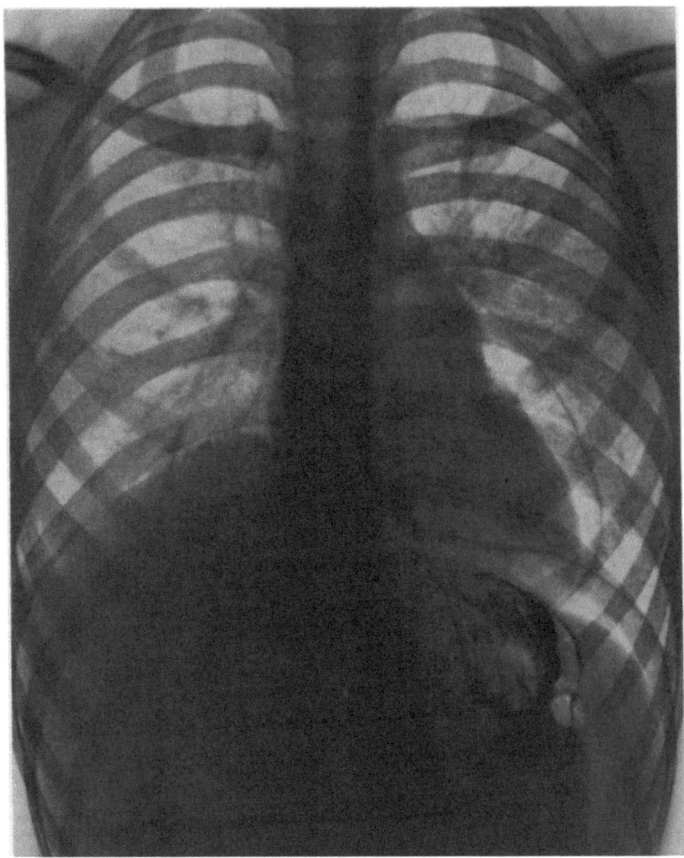

Abb. 52. Pleuroperikardialer Defekt. Pneumoperitoneum: Übertritt von Gas in den Herzbeutel. Breite Gassichel neben der linken Herzkontur

auch sein mögen, bei akuten Notzuständen müssen sie geradezu als kontraindiziert gelten. Es wäre z. B. sicher nicht zu verantworten, eine akute Einflußstauung infolge eines raumfordernden Prozesses durch eine zusätzliche Gasfüllung des Mediastinums zu verstärken. Eine gewisse Ausnahme macht das *diagnostische Pneumoperitoneum*.

Untersuchungstechnik: Zunächst gründliche Entleerung von Blase und Darm! Die Punktion erfolgt in rechter Seiten- und Beckenhochlagerung des Patienten am linken Mac Burneyschen Punkt unter gleichzeitiger Injektion von physiologischer Kochsalzlösung. Mit Hilfe eines Pneumothoraxapparates werden dann 300 bis 500 ml Kohlendioxyd insuffliert (LIEBSCHNER).

Im Gegensatz zum Pneumomediastinum ist diese Methode auch bei Notzuständen infolge akuter Thoraxerkrankungen ungefährlich, weil das Gas selbst bei einer offenen Verbindung zwischen Bauch- und Brustraum nur dahin „aufsteigen" kann, wo keine Raumeinengung besteht.

Trotzdem ist auch das Pneumoperitoneum weniger bei akuten als bei chronischen Veränderungen angezeigt. Sein Hauptindikationsgebiet sind angeborene oder traumatische *Zwerchfelldefekte* und die Abgrenzung eines *Prolapses* von echten *Zwerchfellbrüchen* sowie von einer *Relaxatio diaphragmatica*.

Im klassischen Fall dringt das Gas bei einem Zwerchfelldefekt in den Thoraxraum ein und verursacht einen Pneumothorax, möglicherweise auch ein Pneumoperikard, wenn der Defekt im Bereich des Herzbeutelbodens lokalisiert ist (Abb. 52).

Bei einem echten Zwerchfellbruch kommt es nicht zum Pneumothorax. Trotzdem kann Gas im Thoraxraum erscheinen. Es füllt dann aber nur mehr oder weniger den Bruchsack auf und spannt ihn aus (Abb. 53).

Bei einer Relaxatio diaphragmatica sammelt sich das Gas unter der intakten Zwerchfellkuppel, die ihrerseits in toto oder partiell in den Thoraxraum reicht (Abb. 54).

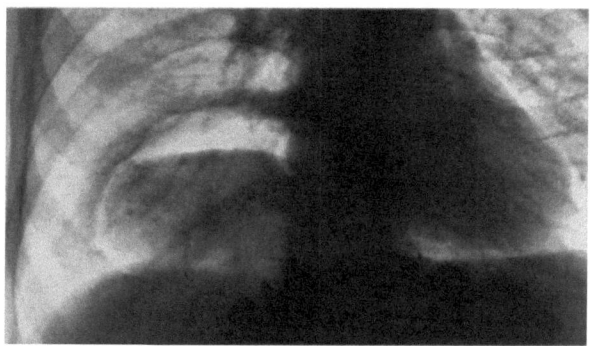

Abb. 53. Parasternale Zwerchfellhernie mit Leber als Bruchinhalt. Luftfüllung des Bruchsackes nach Anlage eines Pneumoperitoneums. Verdrängung des Herzens nach links

Es muß aber ausdrücklich darauf hingewiesen werden, daß nur diese positiven Befunde Beweiskraft haben. Bei jedem Zwerchfelldefekt können ausgedehnte Verklebungen eine Gaspassage in den Pleuraraum oder Bruchsack verhindern. Dann läßt allerdings die Gasansammlung unterhalb des Zwerchfells im Gegensatz zur Relaxatio oder zum Normalbefund keine glatte Begrenzung der abdominalen Zwerchfellkontur erkennen.

Auch nach *Zwerchfelloperationen* gelingt eine sichere Aussage über den Verlauf der Zwerchfellkontur oft nur durch ein diagnostisches Pneumoperitoneum. Verwachsungen sind z. B. an einer unregelmäßigen Begrenzung und Verschmälerung der Luftsichel unterhalb des Zwerchfells zu erkennen. Bei flächenhaften Adhäsionen zwischen Bauchorganen und Zwerchfell kann in dem betroffenen Gebiet eine Luftsichel sogar ganz fehlen. In manchen Fällen lassen sich nach früheren Operationen vorher nicht zu erkennende Restdefekte und Rezidive diagnostizieren, wenn ein Pneumothorax oder ein Pneumoperikard eintritt (GREMMEL u. KONRAD).

2. Kontrasterzeugung durch Vergrößerung der Strahlenabsorption

Hohe Strahlenabsorption besitzen alle Verbindungen von Elementen großer Ordnungszahl bzw. hohen Atomgewichtes. Bei derartigen Kontrastmitteln handelt es sich im allgemeinen um *Barium-* oder *Jodverbindungen*.

Die Darstellung des Oesophagus und des Magen-Darm-Kanals erfolgt gewöhnlich mit einer wäßrigen Suspension *Barium sulfuricum*, das im Körper nicht löslich und deswegen ungiftig ist. In besonderen Fällen müssen aber auch für die Oesophagusdarstellung wasserlösliche Kontrastmittel benutzt werden (Gastrografin u. a.).

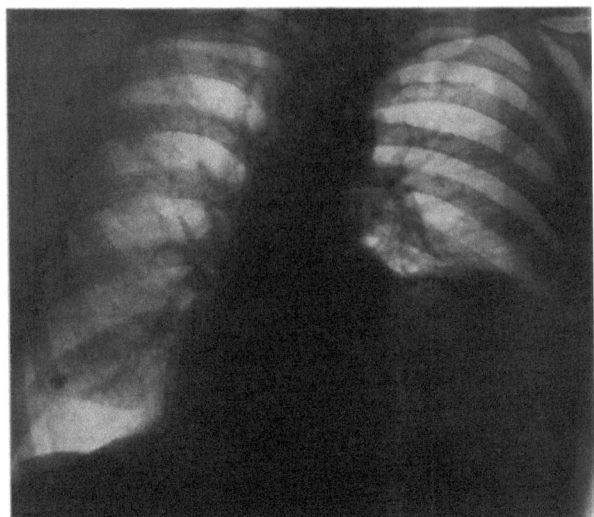

a

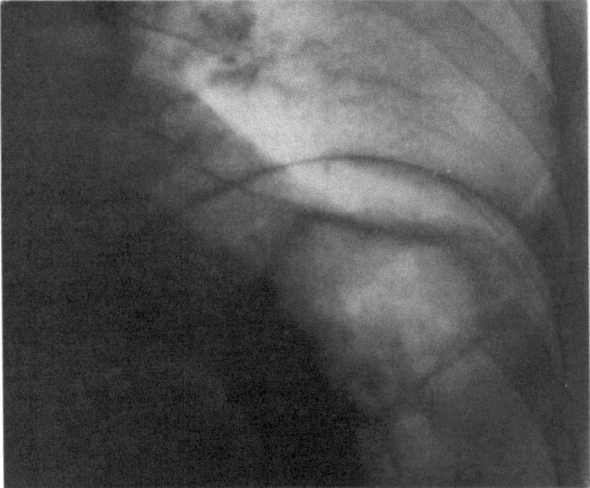

b

Abb. 54a u. b. Relaxatio diaphragmatica links. a Sagittales Nativbild: Unterscheidung von einem Zwerchfellbruch kaum möglich; b Pneumoperitoneum: Zwerchfellkuppel deutlich abgegrenzt und nicht unterbrochen

Alle anderen gebräuchlichen Kontrastmittel enthalten *Jod*.

Von den *Jodölen* interessiert hier nur das dünnflüssige „Jodipin Ultrafluid" für die Lymphographie. Das Jod ist darin an die Fettsäuren des Mohnöls gebunden.

Wichtiger sind die *wäßrigen organischen Jodverbindungen*, bei denen das kontrastgebende Molekül zwei oder neuerdings meist drei Jodatome enthält. *Echte Lösungen* dieser Substanzen mit möglichst geringer Viscosität (z. B. Urovison, Conray usw.) sind heute allgemein u. a. für die Darstellung des Herzens und der Gefäße gebräuchlich. Wird ihre Viscosität durch Zusatz eines Viscositätsträgers, z. B. Carboxymethylcellulose, heraufgesetzt, dann eignen sie sich auch für die Darstellung des Tracheobronchialsystems.

Daneben gibt es auch *Suspensionen* ähnlicher kontrastgebender Jodverbindungen in einem wäßrigen Medium. Ein solches Kontrastmittel ist z. B. das „Broncho-Abrodil" (DISTELMAIER, GLOXHUBER, GREMMEL, HECHT, SCHOLTAN, VIETEN und WILLMANN). Es wird von uns seit einiger Zeit ausschließlich für die Bronchographie benutzt.

a) Oesophagus

Eine Kontrastmitteldarstellung des Oesophagus (Oesophagographie) kann fast bei allen akuten Thoraxerkrankungen und -verletzungen in der üblichen Art mit einem Bariumsulfatbrei von sahneartiger Konsistenz durchgeführt werden. Bei Ver-

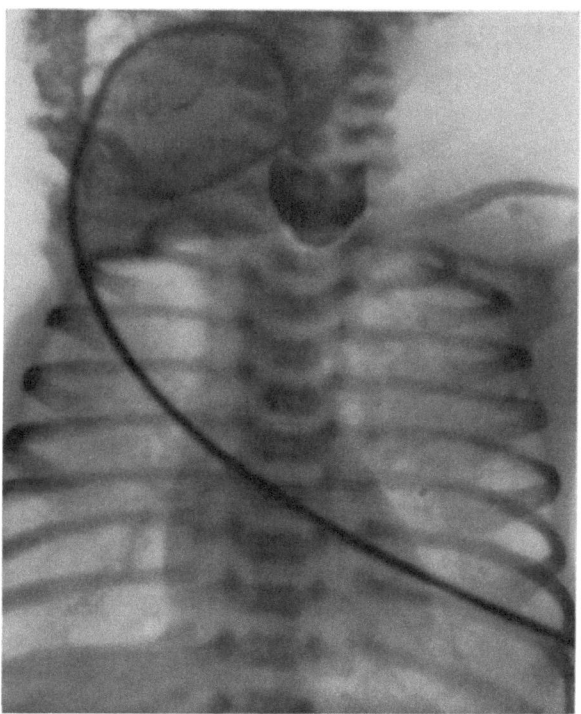

Abb. 55. Oesophagusatresie (Typ II). Kontrastmittelgefüllter Blindsack

dacht auf eine Oesophagusperforation oder -fistel ist allerdings ein wasserlösliches Kontrastmittel (Gastrografin, Conray, Urografin) besser, weil unter Umständen retiniertes, nicht resorbierbares Bariumsulfat eine Entzündung und damit eine Verschlimmerung des Zustandes verursachen kann. Eine Oesophagusatresie verbietet die Verwendung von Bariumsulfat überhaupt, da es durch Überlaufen oder durch eine obere Oesophago-Trachealfistel aspiriert werden kann und dann in der Lunge eines Neugeborenen schwerste Pneumonien auslöst.

Eine Oesophagographie ist nicht nur bei Verdacht auf eine Speiseröhrenerkrankung indiziert. Bei sehr vielen Erkrankungen der Thoraxorgane, namentlich des Mediastinums, kann sie wertvolle Hinweise hinsichtlich der Lokalisation (z. B. Verziehung oder Verlagerung) und einer eventuellen Mitbeteiligung der Speiseröhre geben.

Entscheidende Bedeutung hat die Oesophagusdarstellung bei Neugeborenen mit Verdacht auf eine *Oesophagusatresie*. Die Applikation des Kontrastmittels erfolgt dabei mit Hilfe eines dünnen Katheters, z. B. eines dünnen Métras-Katheters, der durch die Nase oder peroral unter Durchleuchtungskontrolle bis an das Ende des Blindsackes eingeführt wird. Vorhandener Schleim wird abgesaugt. Nach leichter Aufrichtung des Kindes werden dann etwa 2 ccm Kontrastmittel (Gastrografin, Conray oder Urografin) in den Blindsack eingespritzt. Nach Anfertigung der erforderlichen Aufnahmen wird das Kontrastmittel sofort wieder abgesaugt. Außerdem wird (vorher oder anschließend) eine Übersichtsaufnahme des Abdomens angefertigt.

Auf Grund dieser Unterlagen ist eine für chirurgische Zwecke vollkommen ausreichende Einordnung zu den fünf Typen der Einteilung nach VOGT (Abb. 116) möglich. Mit dem Nachweis eines Blindsackes (Abb. 55) ist das Vorhandensein eines oberen Speiseröhrensegmentes bewiesen. Typ I (vollkommene Aplasie) scheidet also aus. Schwieriger ist die Unterscheidung zwischen den Typen II und IIIa bis c. Die direkte Darstellung einer oberen Oesophago- Tracheal- oder Bronchialfistel ist kaum mit Sicherheit möglich.

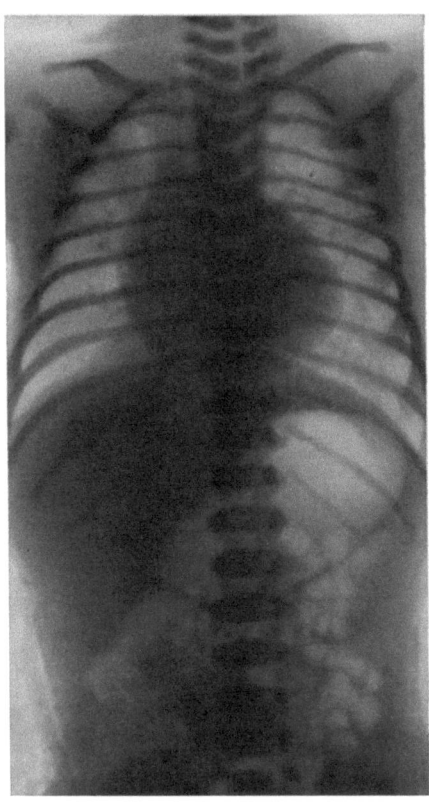

Abb. 56. Luftblähung des Magen-Darm-Kanals bei unterer Oesophago-Trachealfistel (Typ III c). Aspirationspneumonie rechts oben

Auch wenn Kontrastmittel im Bronchialbaum erscheint, ist schwer zu entscheiden, ob es durch eine Fistel oder durch Überlaufen dorthin gelangt ist. Dagegen gibt es für das Vorhandensein einer unteren Fistel (Typ IIIb und IIIc) ein wertvolles indirektes Zeichen. Zeigt die Abdomen-Übersichtsaufnahme Luft im Magen-Darm-Kanal (Abb. 56), so beweist das eine Verbindung des unteren Oesophagussegmentes mit den Luftwegen. Nur sehr selten fehlt trotz einer unteren Fistel Luft im Digestionstrakt.

Mit großer Sicherheit können also folgende Gruppen unterschieden werden (GANZ, VIETEN und WILLMANN):

    1. Typ I   (kein oberer Blindsack)
    2. Typ II und IIIa   (keine untere Fistel)
    3. Typ IIIb und IIIc (untere Fistel)

Die Aufnahme des Abdomens kann weitere Aufschlüsse geben. Sieht man Luft nur im Magen, so muß an die Möglichkeit einer zusätzlichen Stenose oder Atresie, z. B. des Duodenums, gedacht werden.

Bei *Verletzungen* der Speiseröhre droht akute Gefahr immer dann, wenn eine *Perforation* der Oesophaguswand erfolgt ist. Die Röntgenuntersuchung hat dann die Aufgaben,

1. den Nachweis einer Perforation zu erbringen,
2. diese zu lokalisieren und
3. nach ihrer Ursache zu suchen.

Der Verdacht auf eine Oesophagusperforation ergibt sich oft bereits auf Grund von Nativaufnahmen. Wichtige Symptome sind Luftaufhellungen innerhalb des Mediastinalschattens als Zeichen eines Mediastinalemphysems und mit fortschreitender Mediastinitis eine Verbreiterung des Mittelschattens. Häufig erstreckt sich ein Emphysem auch auf die Halsweichteile. Bewiesen und damit gleichzeitig lokalisiert wird eine Perforation allerdings nur durch einen Kontrastmittelaustritt aus dem Oesophagus ins Mediastinum (Abb. 57).

Bei der Suche nach der Perforationsstelle ist zu beachten, daß sie — entsprechend der Lokalisation vieler Fremdkörper — am häufigsten im oberen thorakalen Bereich liegt und sogar im cervicalen Anteil des Oesophagus liegen kann.

Verletzungen des Oesophagus können verschiedene Ursachen haben. Bei einer Schädigung von außen durch Schuß, Stich oder auch durch stumpfe Gewalteinwirkung sind praktisch immer auch andere Organe mitbeteiligt. Ganz selten mag durch plötzliche Einpressung von Mageninhalt in den Oesophagus bei Kompression des Thorax und des Oberbauches eine Ruptur zustande kommen.

Auch in solchen Fällen wird mit großer Wahrscheinlichkeit die mediastinale Pleura einreißen, so daß ein Mediastinalemphysem und eventuell ein Pneumothorax zu erwarten sind.

Spitze *Fremdkörper* sind eine häufigere Ursache von Oesophagusverletzungen mit möglicher Perforation. Glatte, vor allem rundliche Fremdkörper passieren den Oesophagus im allgemeinen ungehindert, ohne ihn zu verletzen. Besteht aber bereits vorher eine Passagebehinderung in Form einer Stenose, dann können selbst verhältnismäßig kleine Fremdkörper zu einem akuten *Oesophagusverschluß* führen.

Bei der Suche nach einem Fremdkörper im Oesophagus muß in jedem Falle zuerst ohne Kontrastmittel durchleuchtet werden, weil sonst kleine *metallische (schattengebende)* Gegenstände, die im Nativbild sichtbar sind, durch das Kontrastmittel verdeckt werden. Es ist sehr zu empfehlen, vor der Kontrastmittelgabe auch gezielte Aufnahmen anzufertigen, auf denen der Oesophagus vom Herzschatten freiprojiziert ist. Selbst Stecknadeln sind bei der Durchleuchtung nicht immer leicht zu erkennen.

Nicht oder nur *wenig schattengebende* Fremdkörper können bei Vollfüllung des Oesophagus als Kontrastmittelaussparung sichtbar werden (Abb. 58). Wichtiger ist aber das Schleimhautbild. Kleinere Fremdkörper, die fest an der Wand haften können, sind dann an Unregelmäßigkeiten der Faltenzeichnung (Faltenabbrüche) besser zu erkennen. Mitunter bleibt nach Entleerung ein Restbeschlag von Kontrastmittel namentlich an rauhen Oberflächen, wie Knochen, haften und markiert so den betreffenden Gegenstand.

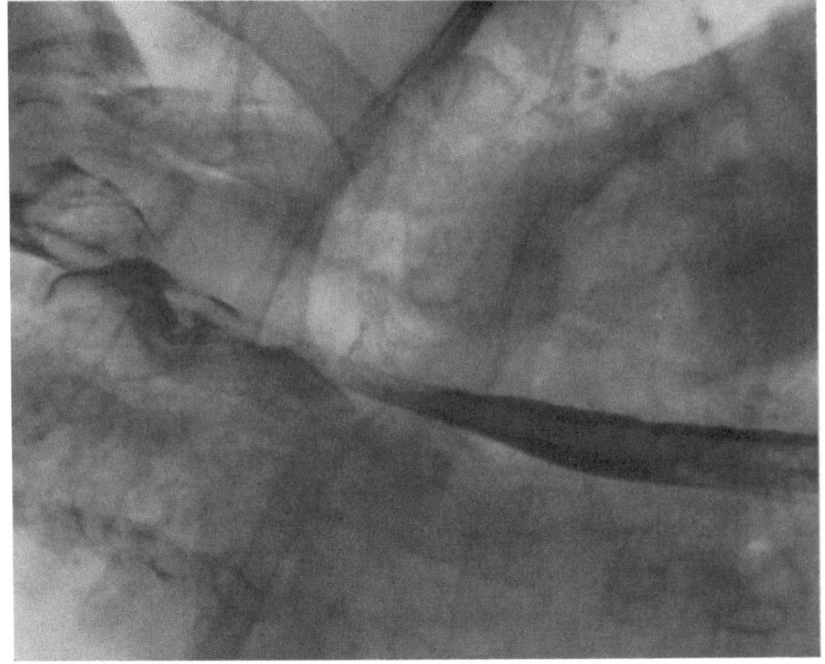
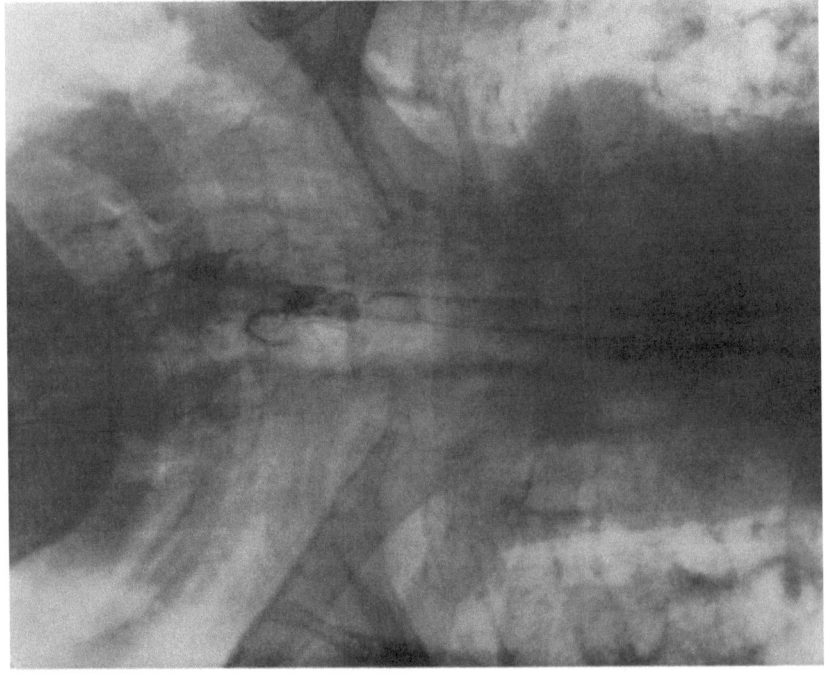

Abb. 57. Instrumentelle Perforation des Oesophagus bei einem Oesophaguscarcinom. Mediastinal- und Halsweichteilemphysem

Verätzungen der Speiseröhre durch Säuren und Laugen (bei Kindern mitunter auch Verbrennungen) führen ebenfalls zu einem akuten Notzustand. In der Speiseröhre verursachen hochkonzentrierte Laugen die schwereren Verätzungen, im Magen dagegen Säuren. Am meisten betroffen werden die Bereiche der physiologischen Engen (Verlangsamung des Schluckaktes!), und zwar die Gegend in Höhe der Bifurkation noch häufiger als die des Hiatus oesophageus und Ringknorpels.

Nach Verätzungen kommt es zu einer heftigen Entzündung mit starker Schleimhautschwellung und ausgedehnten Nekrosen, später Narben, die sehr bald hochgradige ringförmige, meist jedoch lange röhrenförmige Strikturen zur Folge haben.

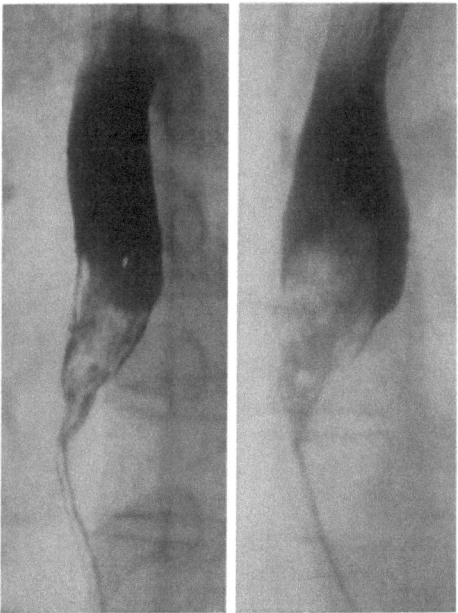

Abb. 58. Apfelsinenstück im Oesophagus. Kontrastmittelaussparung durch den selbst nicht schattengebenden Fremdkörper

Im akuten Stadium darf eine Kontrastmitteldarstellung des Oesophagus nur sehr vorsichtig und mit dünnem Brei durchgeführt werden. In Frühfällen erscheint der Oesophagus verhältnismäßig weit infolge Herabsetzung des Tonus. Schleimhautfalten sind überhaupt nicht zu erkennen. Nach Abklingen der akuten Erscheinungen sieht man bereits das Ausmaß der narbigen Veränderungen (Abb. 59).

Eine frühzeitige Oesophagographie ist unumgänglich, weil mit der Bougierung der Narbenstrikturen möglichst früh (vom 2. bis 3. Tag an) begonnen werden soll und deren genaue Lokalisation und Länge sowie das Ausmaß der Lichtungseinengung vorher bekannt sein müssen.

Oesophagusvaricen können natürlich durch plötzlich auftretende schwere Blutungen jederzeit einen akuten Notstand herbeiführen. In dieser Situation bleibt dann für eine Kontrastmitteldarstellung kaum noch Zeit. Die besondere Aufgabe der Röntgenuntersuchung besteht vielmehr darin, bei begründetem Verdacht (portaler Hochdruck) vorher die Varicen nachzuweisen oder in einem blutungsfreien Intervall ihr Ausmaß festzustellen.

Die Darstellung von Oesophagusvaricen ist manchmal keineswegs leicht, besonders wenn noch andere Veränderungen im gleichen Speiseröhrenabschnitt vorliegen, z. B. eine Hiatusinsuffizienz mit Refluxoesophagitis.

Zum Nachweis von Varicen kommt es ausschließlich auf ein gutes Schleimhautbild an, das man oft mit einem etwas dünneren Brei besser erhält als mit der manchmal für die Schleimhautdarstellung empfohlenen Kontrastmittelpaste.

Damit das Kontrastmittel sich ausreichend in den Tälern zwischen den wulstartigen, geschlängelten und schleifenförmigen Venektasien verteilen kann, erfolgt

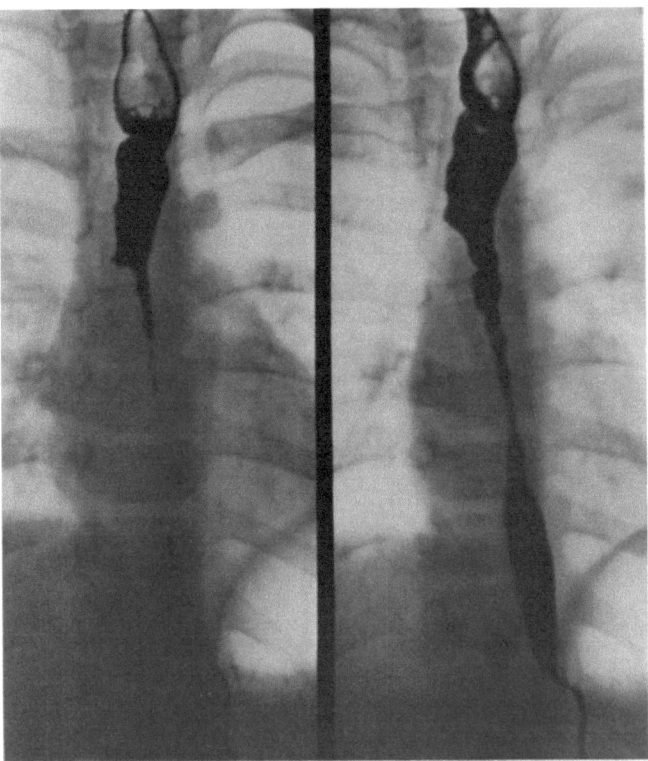

Abb. 59. Oesophagusverätzung. Mäßige Weitstellung des oberen und Einengung des mittleren Speiseröhrendrittels. Aufhebung der Schleimhautfalten

die Untersuchung in Rückenlage sowohl im I. als auch im II. schrägen Durchmesser. Wichtig sind kurze Belichtungszeiten für die gezielten Aufnahmen, damit die Bewegungsunschärfe infolge der mitgeteilten Herzaktionen möglichst klein bleibt.

Das Röntgenbild (Abb. 60) zeigt dann die Varicen als wulstartige, verschieden geformte Halbschatten, manchmal in perlschnurartiger Anordnung. Von den normalerweise durchlaufenden zarten Schleimhautfalten ist schon bei verhältnismäßig geringem Ausmaß der Veränderungen nichts mehr zu sehen.

b) Magen-Darm-Trakt

Gar nicht so selten sind Fälle, in denen auch bei Thoraxerkrankungen eine Kontrastmitteldarstellung des Magen-Darm-Traktes zweckmäßig oder sogar dringend erforderlich ist. Meist handelt es sich dann natürlich um die Zwerchfellregion, z. B. bei Verdacht auf Geschwülste (DREWES u. WILLMANN) und besonders bei Zwerchfelldefekten (GREMMEL u. VIETEN).

Untersuchungstechnisch gibt es eigentlich keine Besonderheiten gegenüber der allgemein bekannten Kontrastmitteldarstellung des Magens und Duodenums. Bei den hier zur Debatte stehenden Indikationen muß im allgemeinen dann auch der Oesophagus dargestellt werden. Da dies zweckmäßig während der gleichen Untersuchung geschieht, empfiehlt sich folgendes Vorgehen: Zunächst nimmt der Patient nur einen Schluck des Kontrastmittels, dessen

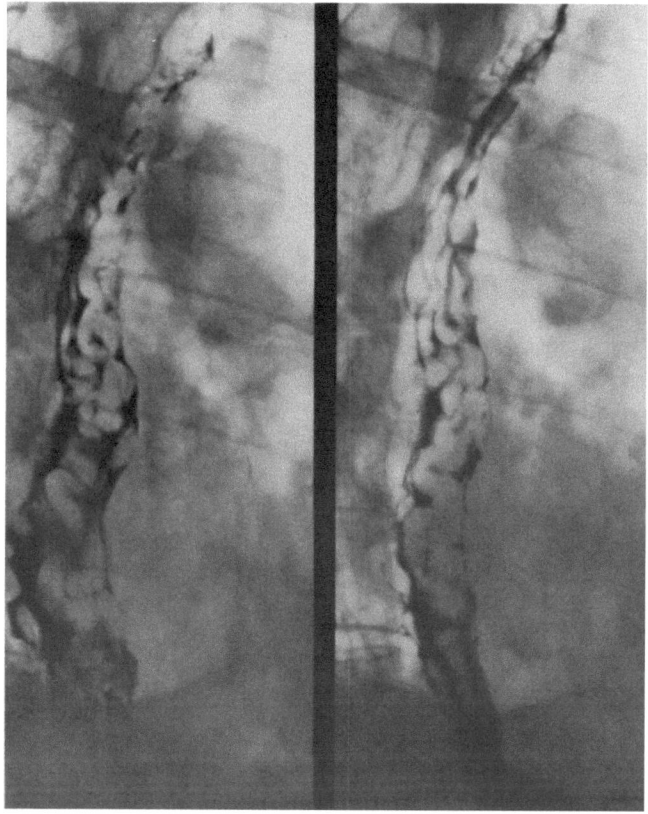

Abb. 60. Oesophagusvaricen. Füllungsaussparungen am ganzen Oesophagus. Oesophagographie in linker Seitenlage

Passage durch den Oesophagus auf dem Leuchtschirm beobachtet wird. Ergeben sich dabei keine Besonderheiten, dann erfolgt in der nächsten Phase die Darstellung der Magenschleimhaut mit entsprechenden Aufnahmen. Anschließend wird der Oesophagus durchuntersucht (Schleimhautdarstellung und Vollfüllung). Dann erfolgt die Vollfüllung des Magens mit entsprechenden Aufnahmen, Beobachtung seiner Entleerung und Darstellung des Duodenums, besonders des Bulbus duodeni.

Die weitere Passage des Kontrastmittels durch Dünn- und Dickdarm wird in zweckmäßigen Abständen (routinemäßig nach 2, 8 und 24 Std) kontrolliert. Man erspart dadurch dem Patienten einen zusätzlichen Kontrastmitteleinlauf, der aber bei Zwerchfellbrüchen dennoch erforderlich sein kann.

Da hier vorwiegend von akuten Notsituationen die Rede ist und diese eigentlich nur durch die *Incarceration eines Zwerchfellbruches* verursacht werden, sei darauf hingewiesen, daß man mit der Kontrastmittelapplikation sehr vorsichtig sein muß. Eine vorherige Nativdurchleuchtung ist in jedem Falle erforderlich. Zeigen sich dabei Symptome, die für einen Ileus sprechen, namentlich Flüssigkeitsspiegel [besonders in den durch das Zwerchfell in den Thorax verlagerten Darmschlingen (Abb. 61)], so genügt oft allein dieser Befund für die Indikation zur unverzüglichen Operation, weil die Gefahr einer Perforation sehr groß ist (vgl. Abb. 51) (Koss, Vieten, Willmann). Wenn man trotzdem noch eine Kontrastmitteldarstellung für notwendig erachtet, dann darf nur eine sehr dünnflüssige Bariumaufschwemmung, eventuell mit Zusatz von Gastrografin usw. zum Zwecke der Kontraststeigerung verwendet werden.

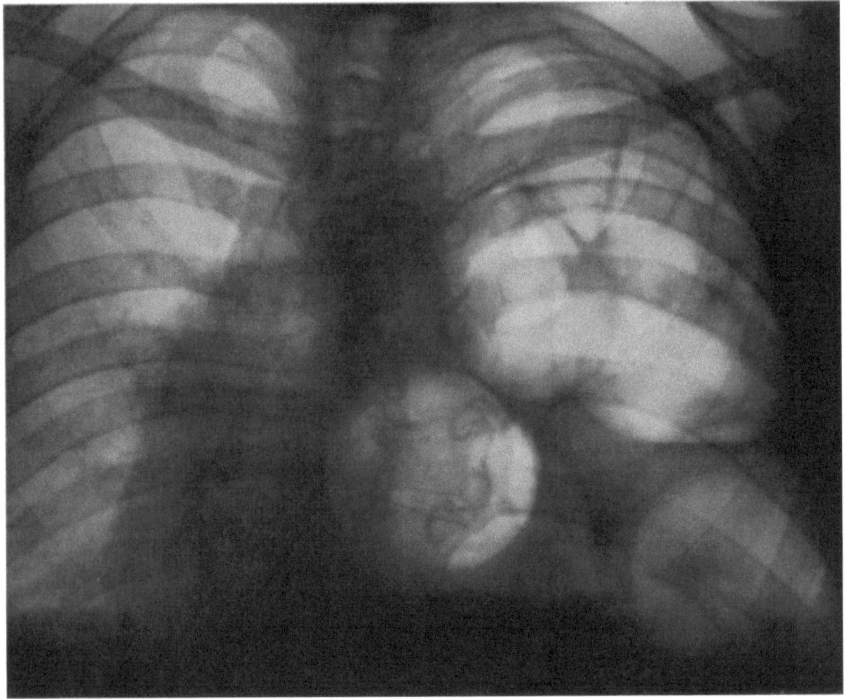

Abb. 61. Dickdarmileus bei eingeklemmtem traumatischen Zwerchfellbruch (Prolaps) links. Flüssigkeitsspiegel

Die Untersuchung von Oesophagus *und* Magen kann dringlich werden, wenn bei *Hiatushernien* außer der praktisch immer vorhandenen Refluxoesophagitis Speiseröhren- oder Magengeschwüre eine Blutung verursachen und deren Ursache schnellstens geklärt werden muß.

Wichtig ist die Kontrastmitteldarstellung mitunter auch *nach operativen Eingriffen*, z. B. zur Kontrolle der Anastomosenfunktion nach einer Oesophagogastro- oder -jejunostomie. Besteht der Verdacht auf Undurchgängigkeit der Anastomose, dann ist ebenfalls ein wasserlösliches Kontrastmittel (z. B. Gastrografin) zu empfehlen.

c) Bronchialsystem

Bevor bei akuten Erkrankungen bzw. nach Verletzungen der Lungen oder des Mediastinums eine Kontrastmitteldarstellung des Tracheobronchialsystems durchgeführt wird, müssen alle Möglichkeiten der Nativuntersuchung ausgeschöpft werden. Oft gelingt es nämlich, bereits auf Hartstrahlaufnahmen Trachea und Hauptbronchien in ausreichendem Maße darzustellen. Außerdem steht dann auch noch die Schichtuntersuchung zur Verfügung.

Wenn wirklich ein akuter Notstand vorliegt, bleibt für eine Bronchographie ohnehin kaum Zeit. Lediglich bei unklaren *Blutungen* oder nach einer *Fremdkörperaspiration* (vor allem bei nicht schattengebenden Fremdkörpern) kann eine Bronchographie zur Klärung und Lokalisation notwendig werden, wenn nicht bereits eine Bronchoskopie ohne Kontrastmittelapplikation ausreicht.

Selbst bei Verdacht auf eine frische *Bronchusruptur* genügen Nativaufnahmen. Auf Grund der damit nachweisbaren Veränderungen (Atelektase, Mediastinalemphysem, eventuell Pneumothorax) kann die Indikation zur sofortigen Operation gestellt werden.

An anderer Stelle (STUTZ u. VIETEN) ist ausführlich begründet, daß und warum wir eigentlich die gezielte Bronchographie in Schleimhautanästhesie für diagnostisch ergiebiger halten als die Kontrastmittelapplikation in Intubationsnarkose. Trotzdem hat sich die Bronchographie in Narkose mehr und mehr durchgesetzt, und zwar in erster Linie, weil sie für den Patienten schonender ist. Außerdem ist es dann leichter, Bronchoskopie und gezielte Kontrastmitteldarstellung im gleichen Untersuchungsgang durchzuführen (IRMER u. LIEBSCHNER).

In einer akuten Notsituation kommt natürlich überhaupt nur eine Bronchographie in intratrachealer Narkose in Frage.

d) Herz und Gefäße

Eine Kontrastmitteldarstellung des Herzens und der thorakalen Gefäße kommt bei akuten Notzuständen des Thorax in beschränktem Umfang zur Anwendung. Strenge Indikationsstellung und gezieltes Vorgehen sind unbedingt erforderlich, um bei schwerkranken Patienten das Risiko möglichst gering zu halten. Der Fortschritt in der Untersuchungstechnik erlaubt jedoch Untersuchungen, die vor Jahren noch unzumutbar schienen.

Technik der Kontrastmitteldarstellung des Herzens und der thorakalen Gefäße

Zur Kontrastmitteldarstellung des Herzens und der thorakalen Gefäße ist am besten ein Kontrastmittel, dessen Konzentration um 70% liegt. Als *Kontrastmittelmenge* sollen 1 bis 1,5 ml/kg Körpergewicht nicht überschritten werden. Die verabreichte Menge richtet sich nach der jeweiligen Methode, d. h. vorwiegend nach dem Ort der Injektion, und nach dem Umfang des darzustellenden Herz- und Gefäßgebietes.

Zur Erzielung einer ausreichenden Kontrastmittelfüllung muß eine *Injektionsgeschwindigkeit* von wenigen Sekunden angestrebt werden, damit eine Kontrastmittelsäule die zur Diskussion stehenden Herz- und Gefäßabschnitte auf zeitentsprechenden Aufnahmen konzentriert durchläuft. Den notwendigen Injektionsdruck erreicht man mit den dafür üblichen Druckgeräten.

Der Kontrastmitteldurchfluß durch die diagnostisch wichtigen Gefäßabschnitte muß dann mit Hilfe von Serienaufnahmen mit schneller Bildfolge, möglichst simultan in zwei Projektionsrichtungen, dargestellt werden. Steht dafür keines der bekannten

Seriengeräte zur Verfügung, so kann man behelfsweise zur Erfassung von groben morphologischen Veränderungen unter Durchleuchtungskontrolle im Augenblick der Kontrastmittelpassage gezielte Aufnahmen anfertigen, mit denen im wesentlichen eine akute Gefäßerkrankung oder Gefäßverletzung klärbar ist.

Abgesehen von den verschiedenen aufnahmetechnischen Möglichkeiten unterscheiden sich die Methoden der Herz- und Gefäßdarstellung durch *Art und Ort der Kontrastmittelinjektion*. Je nach Fragestellung kann die Injektion in den *venösen* oder *arteriellen Schenkel des Kreislaufs* und in beiden Fällen entweder *gezielt* oder *ungezielt* erfolgen (GREMMEL, LÖHR, LOOGEN und VIETEN).

Für die Diagnostik akut auftretender Gefäßveränderungen sind je nach Fragestellung die intravenöse ungezielte und die intraarterielle gezielte Methode geeignet. Die gezielten Methoden erfolgen entweder mit den für Angiokardiographien gebräuchlichen *Herzkathetern* oder mit *KIFA-Kathetern*.

Zur Durchführung der *intravenösen ungezielten Methode* genügt oft eine in eine Cubitalvene eingeführte großlumige Kanüle. Mit ihr sind Veränderungen im Bereich der Vv. subclaviae, Vv. anonymae und auch der V. cava superior sehr gut nachzuweisen (vgl. Abb. 70).

Für die sog. *Cavographie* reicht meist die ungezielte Kontrastmittelinjektion aus (vgl. Abb. 69), besonders wenn sie von beiden Ellenbeugen aus gleichzeitig vorgenommen wird (ANACKER).

Die am häufigsten indizierte *intravenöse gezielte Kontrastmittelinjektion* erfolgt am besten in den rechten Ventrikel oder in die Pulmonalstammarterie. Eine Injektion in die Pulmonalstammarterie wird von uns vor allem bei Verdacht auf Verletzung der Aorta thoracalis angewandt. Sie reicht nach unserer Erfahrung praktisch immer zur einwandfreien Klärung aus (vgl. Abb. 65).

Mittels der gezielten Injektion in die Pulmonalstammarterie lassen sich zudem Veränderungen an den Aortenbogengefäßen diagnostizieren. So sind z. B. Verschlüsse einwandfrei nachzuweisen.

Trotz der guten Untersuchungsergebnisse mit der intravenösen gezielten Angiographie sind manchmal weiter peripher liegende Gefäßabschnitte im Thorax nicht ausreichend dargestellt. Die weniger aortennahen Gefäßabschnitte lassen sich dann mit einer Kontrastmittelinjektion in den arteriellen Schenkel des Kreislaufs besser erfassen.

Bei *Injektion in den arteriellen Schenkel* des Kreislaufs kann, wie bei der intravenösen Untersuchung, entweder die *ungezielte* oder die *gezielte* Methode angewandt werden.

Bei der *intaarteriellen ungezielten Methode* erfolgt die Injektion gegen den Blutstrom unter ziemlich hohem Druck in die A. brachialis oder A. axillaris. Diese Methode wird heute in der Klinik aber praktisch nicht mehr angewandt.

Für das *intraarterielle gezielte Vorgehen* hat sich die Punktions- und Kathetertechnik nach SELDINGER bewährt. Als Punktionsstellen bieten sich die Aa. femorales und die Aa. axillares an. Schattengebende Kunststoffkatheter (KIFA-Katheter) lassen sich bis zum Injektionsort der Wahl ohne weiteres vorschieben. Der Vorgang wird dadurch erleichtert, daß die Katheter an ihren Spitzen entsprechend dem Verlauf der aufzusuchenden Gefäße geformt werden können (vgl. Abb. 68).

Gelingt die gezielte Sondierung einer bestimmten Arterie nicht, so genügt fast immer eine Injektion in den Aortenabschnitt, aus dem das zu untersuchende Gefäß unmittelbar oder mittelbar entspringt.

Die beschriebenen Untersuchungsmethoden reichen bei dringlichen Thoraxerkrankungen und -verletzungen zur diagnostischen Klärung praktisch immer aus. Weitere spezielle Verfahren, wie die *direkte Aortographie* nach Punktion der Aorta thoracalis (AURIG u. SÜSSE), die *Ventrikuloaortographie* nach Punktion des linken Ventrikels (GROSSE-BROCKHOFF, LÖHR, LOOGEN und VIETEN) und die *transseptale Lävographie* sind kaum notwendig. Diese Untersuchungen sind entweder gefährlicher (direkte Aortographie, Ventrikuloaortographie) oder aufwendiger und somit auch schwieriger durchzuführen.

Von den letztgenannten Untersuchungsarten bietet sich bei akuten Herz- und Gefäßveränderungen im arteriellen Schenkel als die verhältnismäßig ungefährlichste noch die *transseptale Lävographie* an (GREMMEL, LÖHR, LOOGEN und VIETEN). Zu ihrer Durchführung werden nach Punktion der V. femoralis dextra oder operativer Eröffnung der V. saphena magna dextra ein Perforator mit darübergeschobenem Katheter bis in den rechten Vorhof vorgeführt und die Vorhofscheidewand perforiert. Als Punktionsstelle ist nach Möglichkeit die Gegend der Fossa ovalis zu wählen. Nach der Punktion wird der Katheter über den Perforator hinweg bis in den linken Vorhof oder linken Ventrikel geschoben. Die Injektion erfolgt nach Entfernung des Perforators in das linke Herz. Auf diese Art kann eine gut beurteilbare Kontrastmittelfüllung des linken Herzens und der Aorta thoracalis erzielt werden.

Bei jeder Kontrastmitteluntersuchung des Herzens und der thorakalen Gefäße können Komplikationen auftreten, die einen akuten Notstand herbeiführen (Abb. 62 und 63). Zur Beherrschung solcher Zwischenfälle müssen stets Narkosegeräte, Thorakotomiebesteck, Schockgerät und alle notwendigen Medikamente in unmittelbarer Nähe bereitstehen.

Indikationen und Ergebnisse

1. *Herzhöhlen.* Eine Kontrastmitteldarstellung der Herzhöhlen auf Grund eines akut bedrohlichen Krankheitsgeschehens dürfte nur selten in Frage kommen.

Intrakavitäre und *intramuskuläre Fremdkörper*, die infolge eines wiederaufflammenden entzündlichen Prozesses schwere Krankheitserscheinungen hervorrufen, machen zuweilen zur genauen Lokalisation eine gezielte Angiokardiographie notwendig. Außerdem kann durch plötzliches Wachstum eines *intrakavitären Tumors*, durch Ostiumverschluß infolge eines pendelnden gestielten Tumors oder *Vorhofthrombus* (DERRA, LOOGEN und VIETEN) ein bedrohlicher Zustand entstehen, der zur Klärung eine Kontrastmittelfüllung der Herzhöhlen verlangt (Abb. 64). Ganz selten wird eine gezielte Untersuchung wegen Verdachtes auf ein *Herzwandaneurysma* erforderlich (Abb. 65).

Frische *perforierende* und schwere *stumpftraumatische Verletzungen* des Herzens gelangen praktisch nie zu einer Kontrastmitteluntersuchung. Sie führen im allgemeinen schnell zum Tode und werden erst bei der Obduktion nachgewiesen (AHRER). Höchstens ausnahmsweise kann bei Überleben eines Patienten eine Angiokardiographie zur Klärung der Diagnose beitragen. Meist werden aber schon vorher klinische Untersuchungen und Übersichtsaufnahmen einen Hinweis auf die Art der Verletzung geben und entweder konservative Maßnahmen (z. B. bei einer Commotio

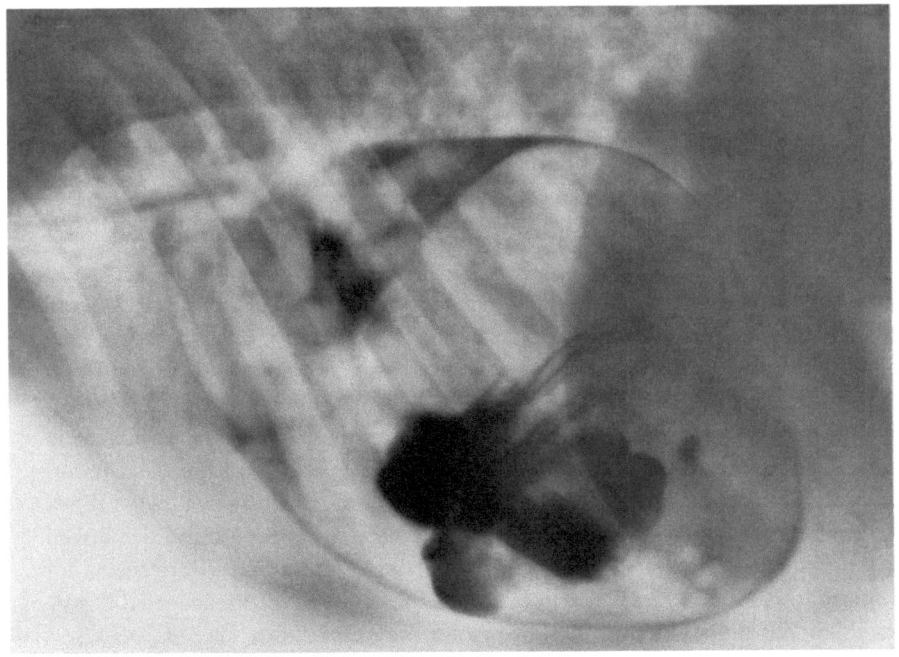
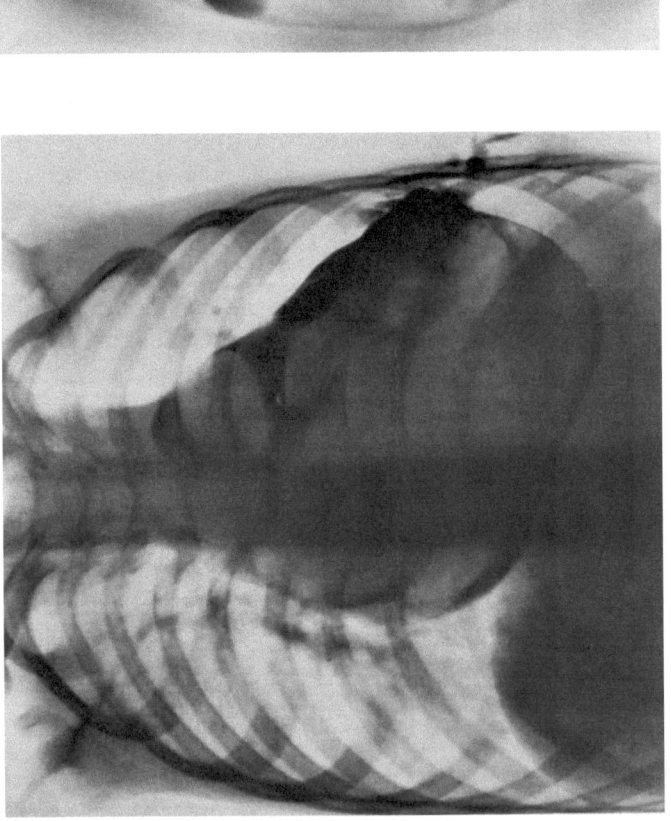

Abb. 62a u. b. Ventrikuloaortographie nach Punktion des linken Ventrikels. Kontrastmittel in Herzwand und -beutel. a Sagittalbild; b Seitenaufnahme

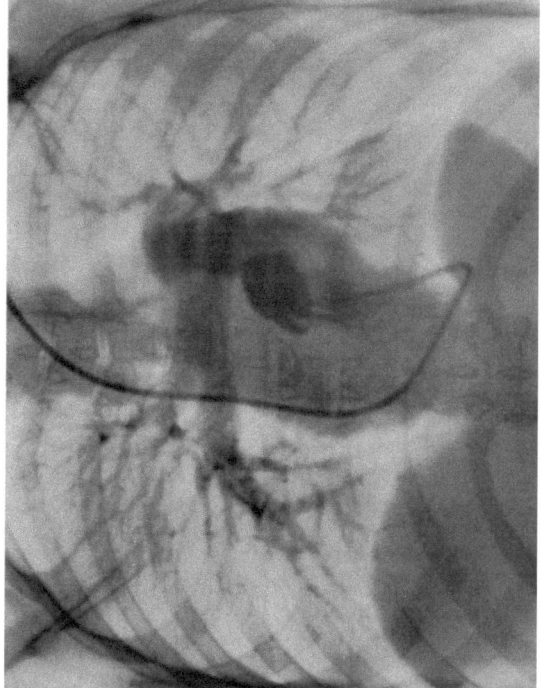
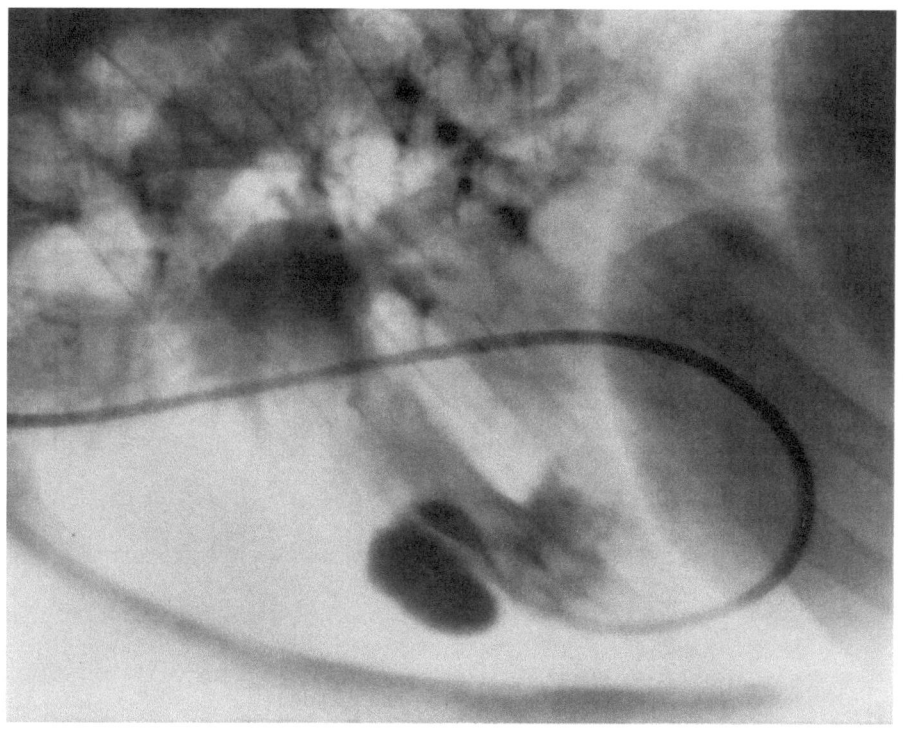

Abb. 63a u. b. Intravenöse gezielte Angiokardiographie. Bei Injektion durch Kontrastmittelstrahl Perforation. Intramurales Kontrastmitteldepot. Auf Spätaufnahmen auch Kontrastmittel im Herzbeutel. a Sagittalbild; b Seitenaufnahme

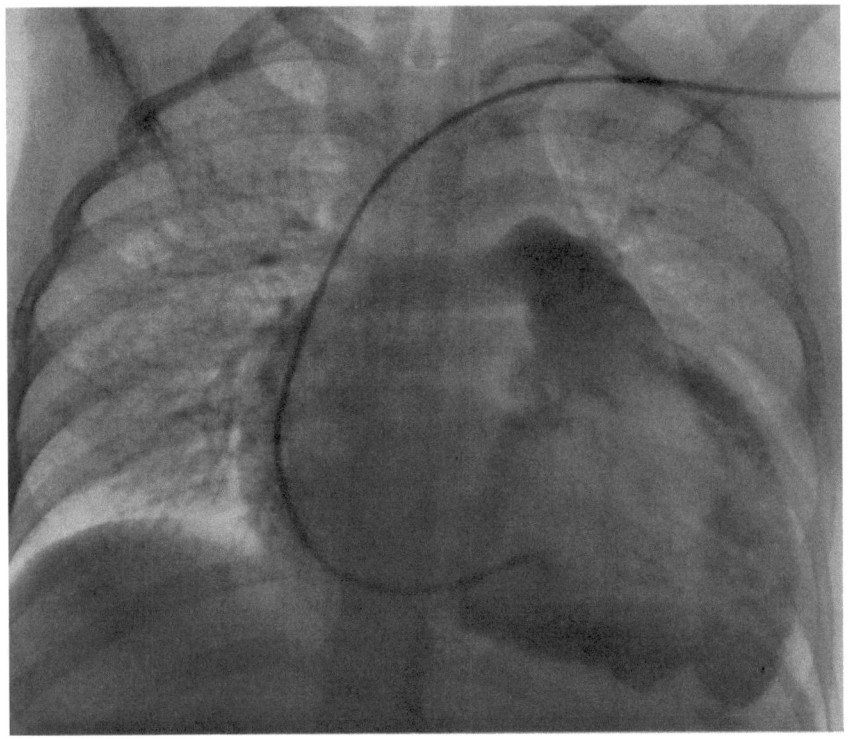

a ↑

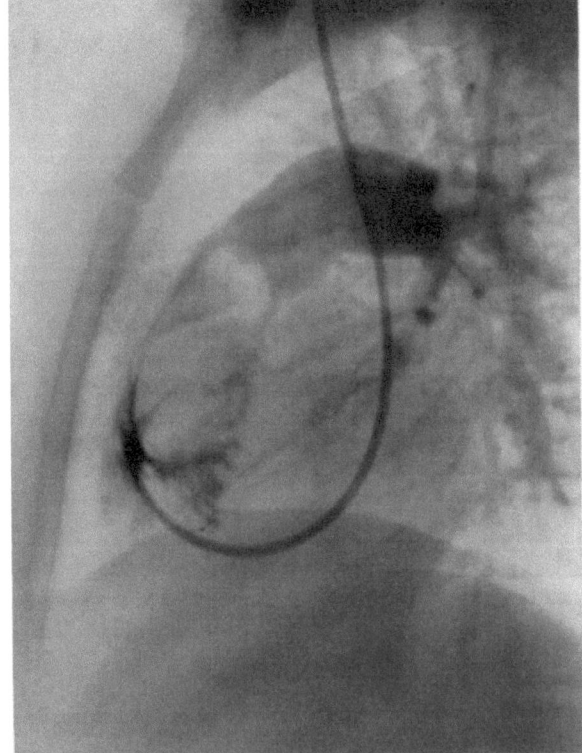

b →

Abb. 64a u. b. Sog. Myxom des rechten Ventrikels. Intravenöse gezielte Angiokardiographie. Füllungsaussparung im rechten Ventrikel. a Sagittalbild; b Seitenaufnahme

cordis) oder unter ganz günstigen Umständen eine Frühoperation (z. B. eines Kammerwandrisses) veranlassen. Eine *Commotio cordis* (vgl. Abb. 45) ist somit nie eine Indikation zur Kontrastmitteluntersuchung des Herzens. Ebenso wenig erfordert die leichte Form der *Contusio cordis*, bei der keine Zerreißung z. B. von Klappengewebe oder der Herzscheidewand besteht, eine Darstellung der Herzhöhlen. Diese Notwendigkeit ist aber bei Verdacht auf *Perikardriß mit Luxation des Herzens* gegeben. Eine Luxation des Herzens, die in etwa 50% nach links erfolgt (BAUMGARTL u. TARBIAT), kann auf Grund von Übersichtsaufnahmen zwar schon vermutet (vgl. Abb. 46) und dann durch

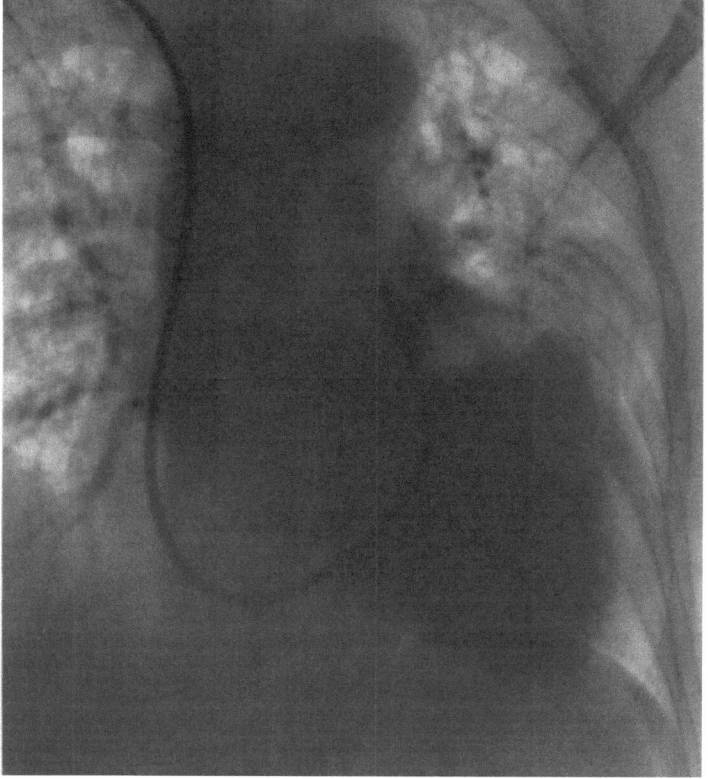

Abb. 65. Herzwandaneurysma im oberen linken Randgebiet des linken Ventrikels. Intravenöse gezielte Angiokardiographie. Spätphase: Partielle Kontrastmittelfüllung des Aneurysmas

eine Angiokardiographie bewiesen werden. Dagegen lassen *Vorhof- und Kammerrisse, Septum- und Klappenverletzungen* (vgl. Abb. 47 und 48) unmittelbar nach dem Unfall kaum Zeit, an eine Kontrastmittelfüllung der Herzhöhlen überhaupt zu denken. Später ist sie neben anderen Spezialuntersuchungen bei den wenigen überlebenden Patienten durchaus zumutbar und eventuell für ein operatives Vorgehen richtungweisend.

2. *A. pulmonalis.* Eine selektive Kontrastmittelfüllung der Lungengefäße [Angiopneumographie, Pulmonangiographie oder ähnlich genannt (LÖFFLER; BOLT, FORSSMANN und RINK)] wird im allgemeinen nur bei chronischen Lungenerkrankungen (zweckmäßig als Segmentangiogramm) in Frage kommen. Sie kann natürlich auch

128   Methoden der Kontrastmitteldarstellung

bei akuten Prozessen angewandt werden und ist nach unseren Erfahrungen bei kunstgerechtem Vorgehen nicht gefährlicher als die anderen intravenösen gezielten Untersuchungsmethoden des Herzens und der Gefäße.

3. *Aorta*. Eine Darstellung der Aorta kann bei einem sich schnell vergrößernden *Aneurysma* und bei unklaren intrathorakalen Krankheitsprozessen plötzlich indiziert

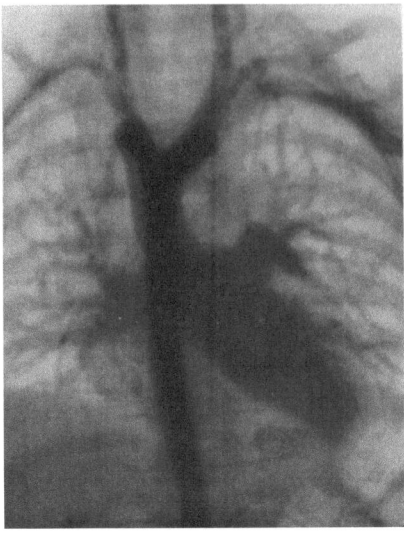

a

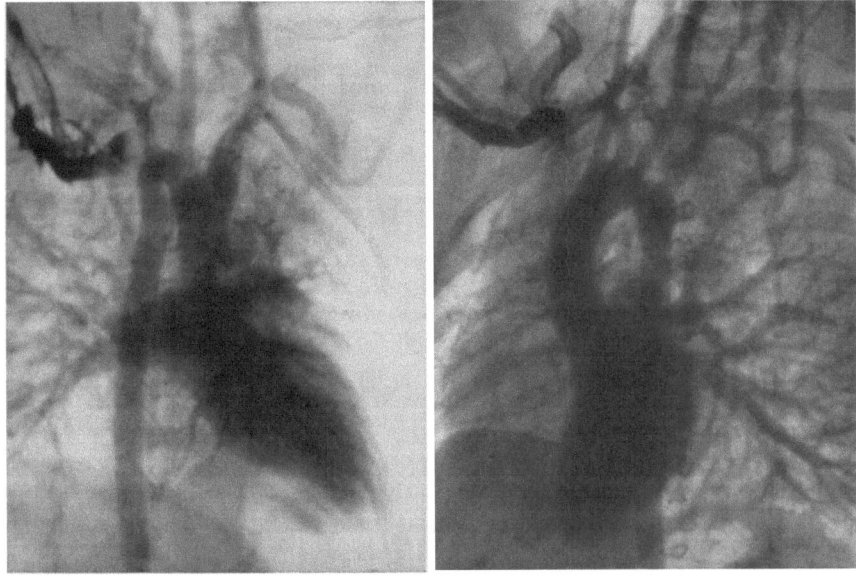

b   c

Abb. 66a—c. Doppelter Aortenbogen. Ringbildung zwischen der Gabelung der Aorta ascendens und ihrer Wiedervereinigung zur Aorta descendens. a Sagittalbild; b Projektion im I. schrägen Durchmesser; c Projektion im II. schrägen Durchmesser

Kontrasterzeugung durch Vergrößerung der Strahlenabsorption

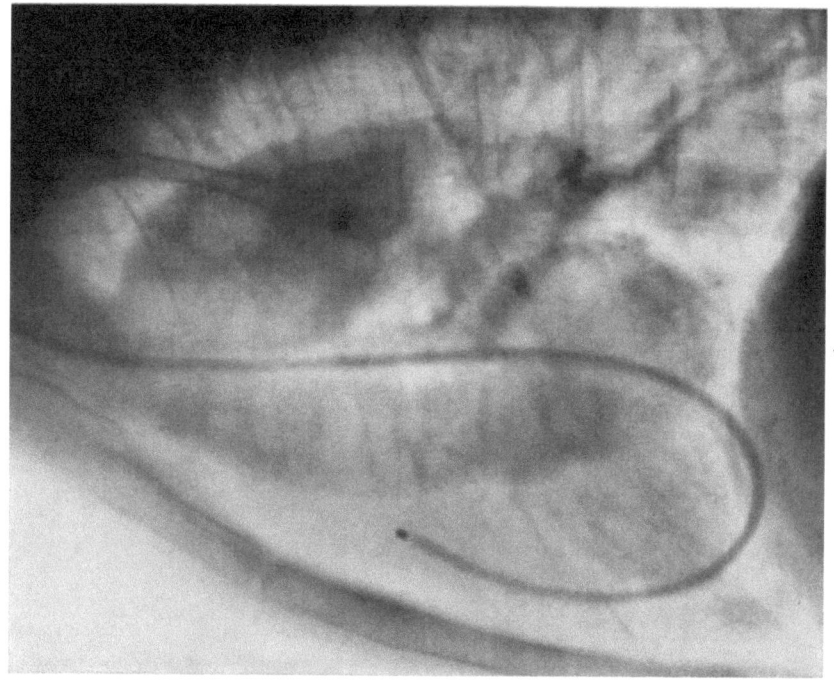

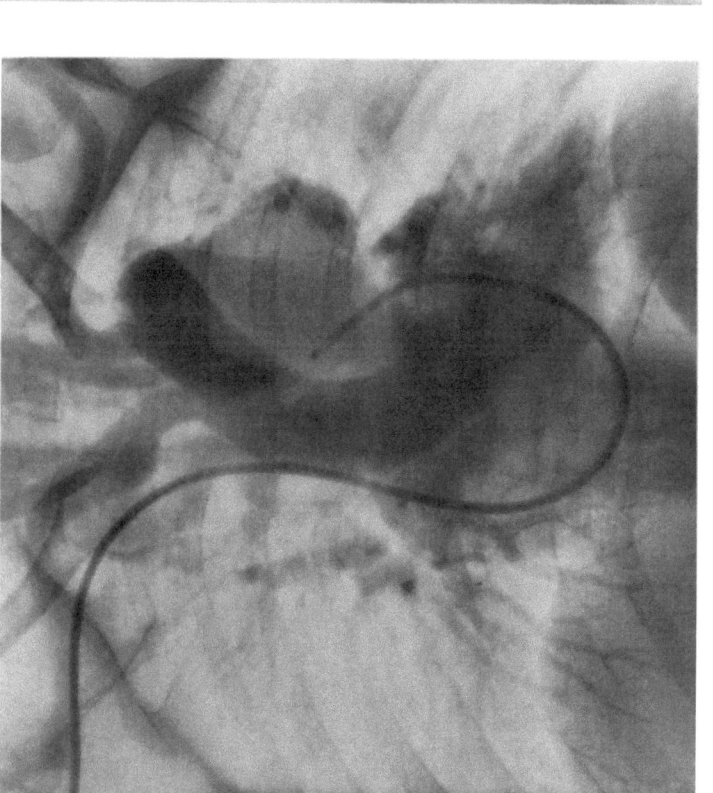

Abb. 67a u. b. Stumpftraumatisches Aortenaneurysma an klassischer Stelle. Intravenöse, gezielte Angiokardiographie. a Sagittalbild: Spätphase mit Darstellung des spindelförmigen Aneurysmas in der Isthmusgegend; b Seitenaufnahme: Langes Aneurysma im dorsalen Abschnitt des Aortenbogens und in der Isthmusgegend

sein. Oft ist nur durch sie sicher festzustellen, ob ein Aneurysma oder ein Tumor vorliegt. Außerdem besteht manchmal wegen Verdachtes auf eine *Aortenringanomalie*, die im frühen Kindesalter erhebliche Beschwerden mit Erstickungsanfällen verursachen kann, ein dringender Anlaß zur Kontrastmitteluntersuchung (Abb. 66). Schließlich wird in unserer Klinik seit etwa zwei Jahren beim geringsten Verdacht auf eine *frische Aortenruptur* eine Kontrastmittelfüllung zur Klärung verlangt, da bekanntlich einige Patienten mit inkompletter Ruptur überleben und durch schnelles

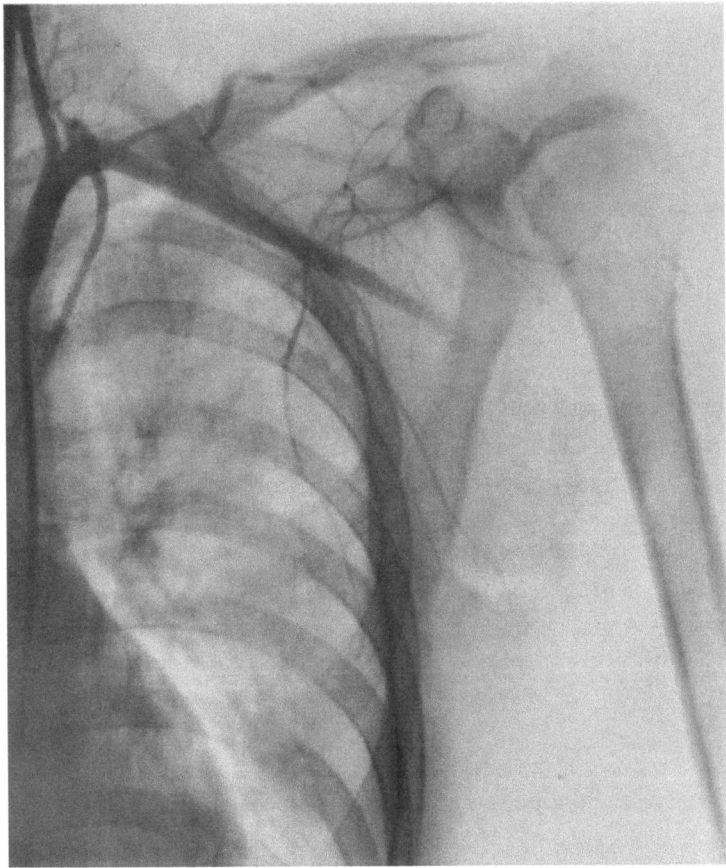

Abb. 68. Ruptur der A. axillaris sinistra durch stumpfes Trauma. Intraarterielle, gezielte Injektion in die A. subclavia sinistra

Handeln gerettet werden können (DERRA, BAUMGARTL, GREMMEL u. IRMER; GREMMEL u. VIETEN) (Abb. 67).

4. *Periphere Arterien*. Eine gezielte Arteriendarstellung kommt vor allem bei frischen Gefäßläsionen in Betracht, da sie die Verletzungsstelle genau markiert und darüber hinaus die frühzeitige Aussage zuläßt, ob ein ausreichender Kollateralkreislauf vorhanden ist. Davon hängt es nämlich ab, ob operativ vorgegangen werden muß oder nicht (GREMMEL). Bisher füllten wir gezielt allerdings lediglich die A. anonyma, Aa. carotides, subclaviae et axillares (Abb. 68). Eine Darstellung der Aa. mammariae und intercostales wurde bei Verdacht auf Verletzung noch nicht diskutiert.

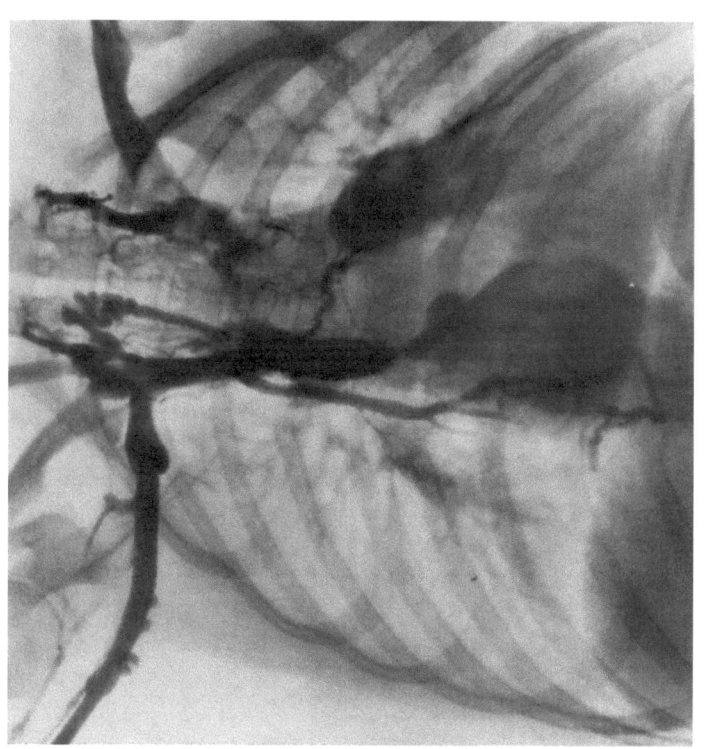
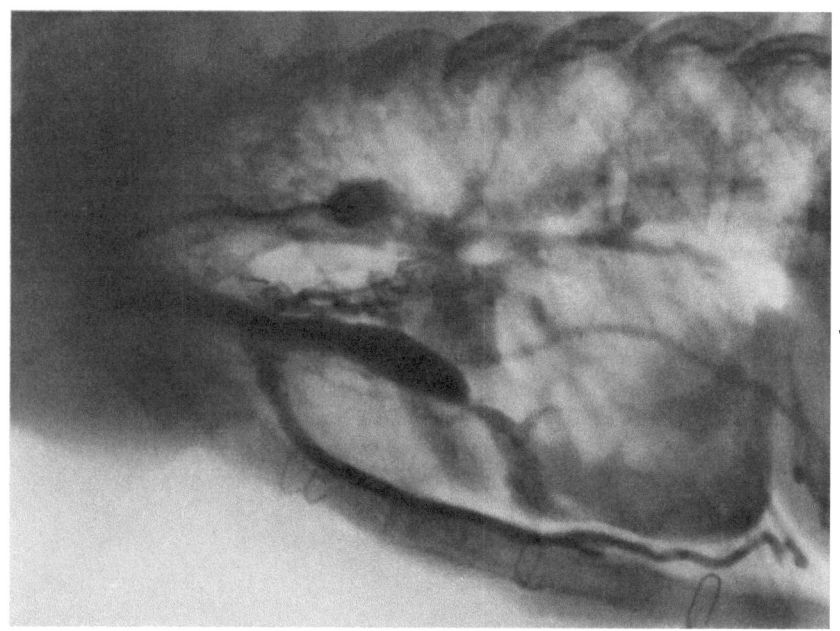

Abb. 69a u. b. Zustand nach Operation eines Sinus venosus-Defektes mit Lungenvenentransposition, Umlegung der V. cava sup. in den linken Vorhof und Einsatz einer Perikardprothese. Cavographie: Hochgradige Stenose in der Perikardprothese vor dem rechten Vorhof. Umgehungskreislauf. a Sagittalbild; b Seitenaufnahme

5. *V. cava sup.* Die Füllung der oberen Hohlvene ist am ehesten bei einer oberen Einflußstauung angebracht. Mit der sog. *Cavographie* lassen sich Stenosen und Verschlüsse nachweisen (Abb. 69) sowie außerdem oft thrombophlebitische und übergreifende, raumfordernde Prozesse unterscheiden. Fast alle Veränderungen im Bereich der V. cava sup. verlaufen chronisch. Eine Ausnahme machen *Verletzungen*, die allerdings ziemlich selten sind, weil in der Hohlvene nur ein geringer Innendruck besteht und die Venenwand infolge ihrer Elastizität bei Gewalteinwirkung auswei-

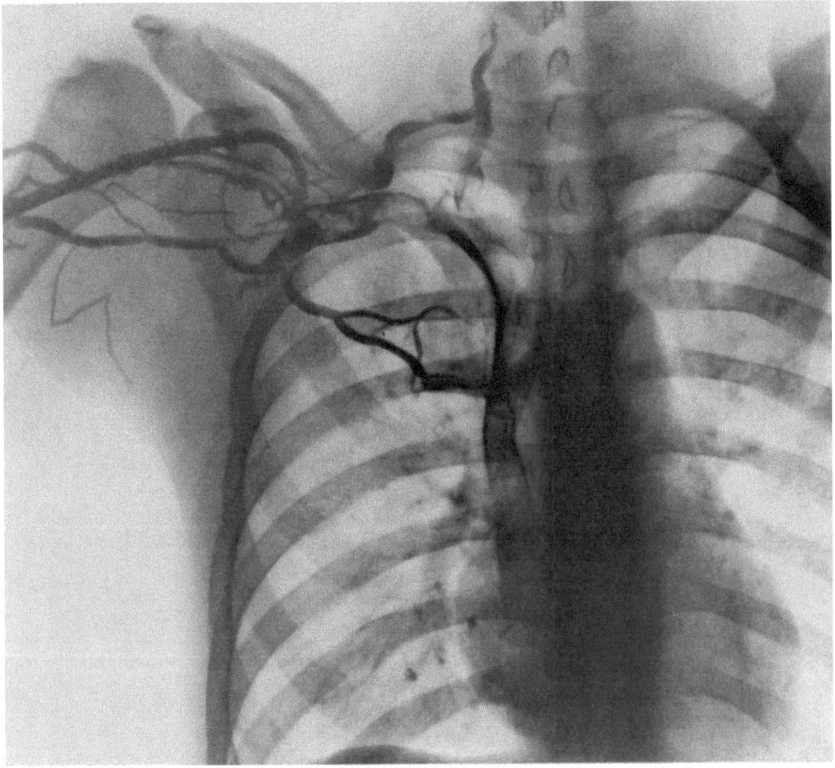

Abb. 70. Venenthrombose. Intravenöse, ungezielte Darstellung. Füllungsaussparung in der V. subclavia dextra und Umgehungskreislauf

chen kann. Aber auch Verletzungen der V. cava sup. bedingen fast nie eine dringliche Kontrastmitteldarstellung. Diese kann allerdings nach Operationen am Herzen und an den herznahen Gefäßen, z. B. nach Korrektur eines Sinus-venosus-Defektes mit Transposition von Lungengefäßen in die V. cava sup. indiziert sein, falls Zweifel an der Durchgängigkeit der oberen Hohlvene bestehen.

6. *Periphere Venen.* Krankhafte Veränderungen und Verletzungen der Venen peripher von der V. cava sup. erfordern keine dringende Kontrastmittelfüllung. Mitunter ergibt sich bei den wenigen, akut eintretenden Obturationen der Vv. anonymae, suclaviae und axillares zwecks schnellerer Klärung die Notwendigkeit einer Gefäßdarstellung, die Füllungsdefekte und oft einen ausgedehnten Umgehungskreislauf zeigt (Abb. 70).

e) Ductus thoracicus

Die von KINMONTH 1952 inaugurierte Lymphographie ist heute so weit fortgeschritten, daß man in der Lage ist, nicht nur die peripheren Lymphgefäße der Gliedmaßen, sondern auch das Lymphknotensystem und das Sammelsystem der Lymphgefäße in der Bauch- und Brusthöhle einschließlich des Ductus thoracicus darzustellen. Die gebräuchlichste Methode ist die ascendierende Füllung des Ductus, die durch gleichzeitige Injektion von „Lipiodol-Ultra-Fluid" nach Freilegung von

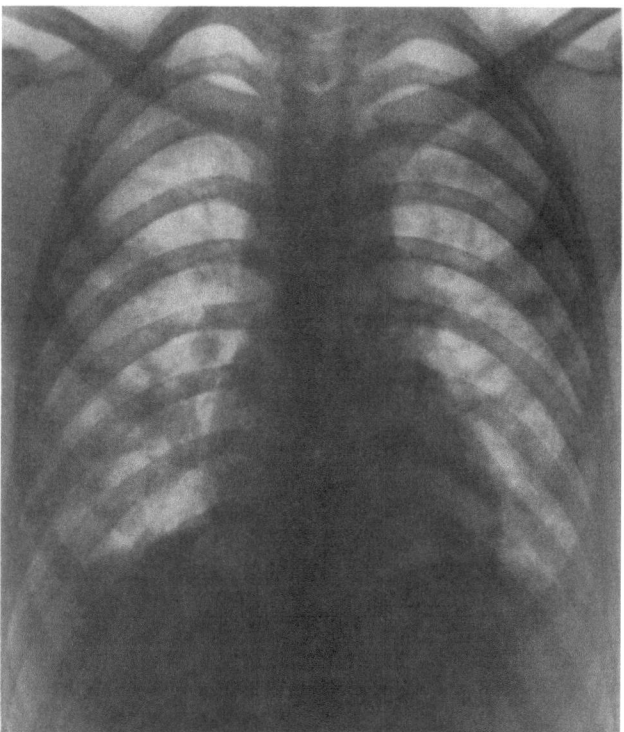

Abb. 71. Mikroembolien mit kleinen Infarktverdichtungen in den Lungen nach Lymphographie mit öligem Kontrastmittel

Lymphgefäßen an beiden Fußrücken erzielt werden kann. Dabei soll eine Gesamtmenge von etwa 20 ml Lipiodol zur Vermeidung von ausgedehnten Mikroembolien in der Lunge nicht überschritten werden (Abb. 71).

Die Technik der Lymphographie

An beiden Fußrücken werden in den distalen Abschnitten der ersten Digitalräume etwa 0,5 ml steriler Patent-Blau-Lösung subcutan injiziert. Der Farbstoff wird von den subcutanen Lymphbahnen selektiv aufgenommen. Sie werden dadurch als dunkle Bahnen durch die Haut sichtbar. An jedem Fußrücken wird dann ein Gefäß freipräpariert und mit einer Spezialkanüle punktiert. Nach genauer Lage und Einbinden der Kanüle kann mit Hilfe eines Injektionsgerätes die langsame Füllung mit „Lipiodol-Ultra-Fluid" erfolgen. Während der Injektion muß der Füllungsvorgang durch Röntgenkontrollaufnahmen verfolgt werden. Die Injektion soll dann beendet werden, wenn das Kontrastmittel den oberen Ductus thoracicus erreicht hat, um Mikroembolien innerhalb der Lunge möglichst gering zu halten.

134   Methoden der Kontrastmitteldarstellung

Für die Darstellung des mit Kontrastmittel gefüllten Ductus thoracicus sind die für eine Angiographie bzw. Angiokardiographie üblichen Seriengeräte am besten geeignet. Der schubweise Transport des Kontrastmittels durch den Ductus thoracicus ist deutlich zu erkennen.

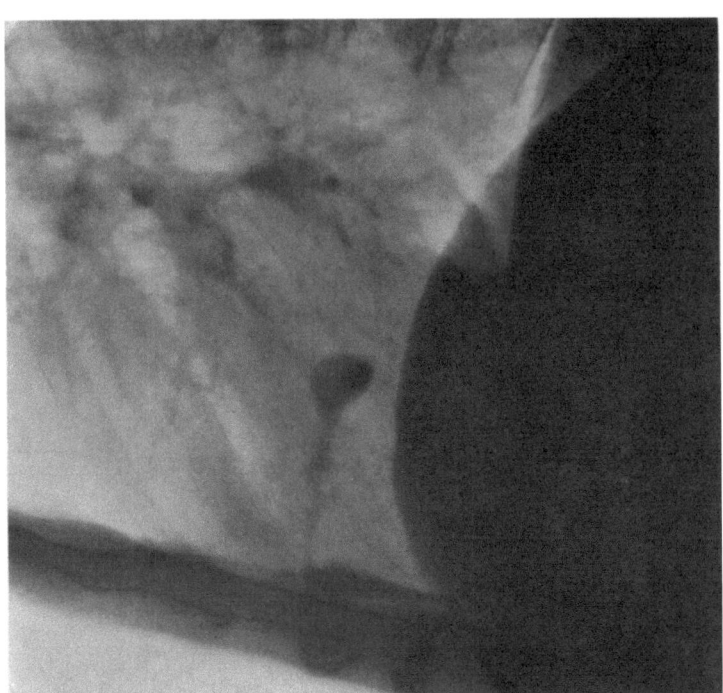

Abb. 72a u. b. Stecksplitter im Septum interventriculare mit Absceßhöhle und Fistel nach außen zur vorderen Thoraxwand. Fistelfüllung. a Aufnahme im I. schrägen Durchmesser (leicht gedreht); b Seitenaufnahme

Die Darstellung des Ductus thoracicus bei allen *Behinderungen des Lymphdurchflusses*, z. B. nach Verletzungen oder durch Kompression oder Zerstörung des Ductus, wird sicher noch an Bedeutung gewinnen. Wahrscheinlich wird die Darstellung des Ductus auch wertvolle diagnostische Hinweise bei nicht klärbaren chylösen Ergüssen geben. Nach Verletzungen des Ductus ist es schon mit Erfolg gelungen, die Läsion genau nachzuweisen (HEILMANN u. COLLINS).

f) Fisteln und Höhlen

Fistel- und Höhlenfüllungen erfolgen zweckmäßigerweise immer unter Durchleuchtungskontrolle, um die Verteilung des Kontrastmittels beobachten zu können.

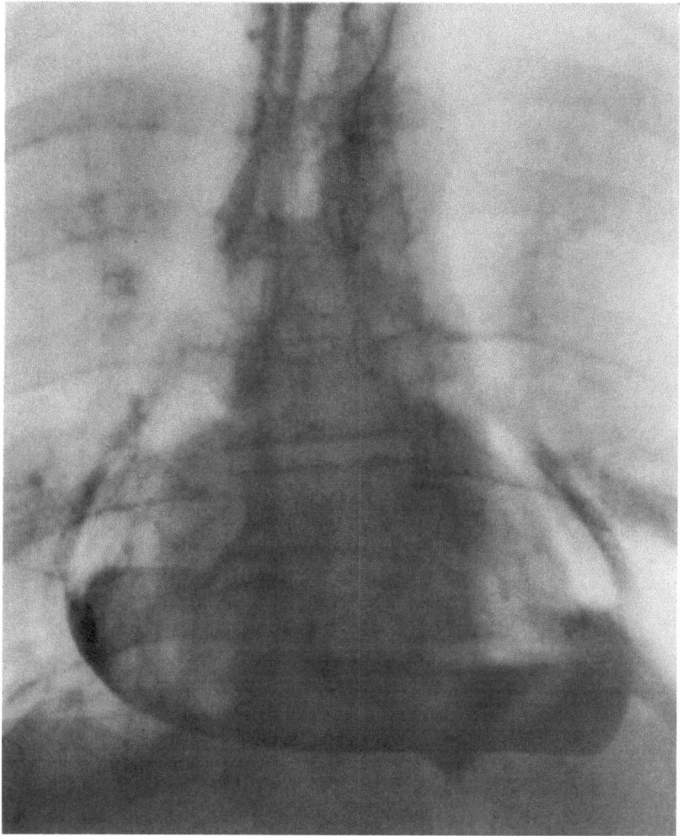

Abb. 73. Oesophagus-Perikardfisteldarstellung durch Oesophagographie mit Urografin. Luft, Sekret und Kontrastmittel im Herzbeutel

In jedem Falle sind gezielte Aufnahmen in zwei Projektionsrichtungen erforderlich (Abb. 72).

In *äußere Fisteln* wird eines der handelsüblichen dünnflüssigen Kontrastmittel (z. B. Conray oder Urografin) je nach Form der Fistelöffnung entweder mit einem auf eine Spritze aufgesetzten Conus oder durch ein Drain bzw. eine Kanüle langsam injiziert. Bei Verwendung eines Conus ist unter allen Umständen eine Injektion mit höherem Druck zu vermeiden. Auch zur Darstellung von äußeren Fisteln und damit in Verbindung stehenden Höhlen muß der Patient nüchtern sein, damit bei einem eventuellen Schock mit Bewußtlosigkeit und Erbrechen eine Aspiration ausgeschlossen ist.

Innere Fisteln lassen sich je nach ihrem Ursprung oft durch eine Oesophagographie oder eine Bronchographie nachweisen.

Bei Verdacht auf eine *Oesophagusfistel* verwenden wir Gastrografin oder andere wäßrige Kontrastmittel. Solche Fisteln füllen sich am besten, wenn der Patient bei der Untersuchung liegt (Abb. 73).

Zur Darstellung einer inneren *Bronchusfistel* wird das Lungensegment, von dem die Fistel ausgeht, selektiv gefüllt, weil sonst eine Darstellung der Fistel und der eventuell vorhandenen angeschlossenen Höhle ausbleiben kann.

Die Punktion und Kontrastmittelfüllung einer *intrathorakalen Höhle ohne innere oder äußere Fistel* wird nur in Ausnahmefällen und unter besonderen Vorsichtsmaßnahmen vorgenommen.

Literatur

AHRENDT, J.: Zur Pathologie des Mediastinums. Mediastinale Randleisten. Mediastinitis und Mediastinalephysem. Fortschr. Röntgenstr. **48**, 1 (1933).

AHRER, E.: Verletzungen des Brustkorbes im Frieden. Hefte Unfallheilk. **1964**, 77.

AURIG, G., u. H. J. SÜSSE: Das Aneurysma der Aorta thoracica und seine Darstellungsmöglichkeiten. Fortschr. Röntgenstr. **79**, 650 (1953).

BACCAGLINI, M.: Pneumomédiastin par voie rétropéritonéale. J. Radiol. Electrol. **32**, 753 (1951).

BACHMANN, D.: Die retrograde kraniale Cavographie. Fortschr. Röntgenstr. **101**, 349 (1964).

BAUMGARTL, F., u. S. TARBIAT: Zur traumatischen Ruptur des Herzbeutels mit Luxation des Herzens. Zbl. Chir. **90**, 1854 (1965).

BAYER, O., F. LOOGEN, H. VIETEN, K. H. WILLMANN und H. H. WOLTER: Der Wert des Herzkatheterismus und der Angiokardiographie bei der Diagnostik intra- und extrakardialer Tumoren. Dtsch. med. Wschr. **1954** I, 619.

BIGELOW, N. H., S. KLINGER, and A. W. WRIGHT: Primary tumors of the heart in infancy and early childhood. Cancer (Philad.) **7**, 549 (1954).

BINET, J. P., et J. LANGLOIS: Traumatic ruptures of the thoracic aorta with healthy wall. J. Chir. (Paris) **82**, 607 (1961).

BOLT, W., W. FORSSMANN und H. RINK: Selektive Lungenangiographie. Stuttgart: Thieme 1957.

BRZEK, V., V. KREN und V. BARTOS: Retrograde Lymphographie des Ductus thoracicus. Fortschr. Röntgenstr. **102**, 125 (1965).

CAVAZZUTI, F., e C. FORATTINI: Postcontusional cardiac aneurysm; clinical pathogenetic study. Arch. path. e Clin. med. **30**, 307 (1952).

CLAY, R. C., and C. R. HANLON: Pneumoperitoneum in differential diagnosis of diaphragmatic hernia. J. thorac. Surg. **21**, 57 (1951).

CLEARKIN, K. P., and H. BUNJÉ: Rare cardiac aneurysm in young adult. Thorax **10**, 42 (1955).

CONDORELLI, L.: Il pneumo-mediastino artificiale; ricerche anatomiche preliminari. Technica delle iniezioni nelle loggie mediastiniche anteriore e posteriore. Minerva med. (Torino) **1**, 81 (1936).

CRUTCHER, R., u. T. M. NOLEN: Traumatischer Pneumothorax ohne Rippenfraktur. J. thorac. Surg. **29**, 621 (1955).

— — Multiple rib fracture with instability of chest wall. J. thorac. Surg. **32**, 15 (1956).

DAWSON, H.: Traumatic bronchial rupture with plastic repair. New. Engl. J. Med. **258**, 160 (1958).

DERRA, E.: Die Traumatologie des Herzens im Gesichtswinkel der Chirurgie. Langenbecks Arch. klin. Chir. **282**, 313 (1954).

— Traumatische Schäden des Herzens und seines Beutels. In E. DERRA: Handbuch der Thoraxchirurgie, Bd. II, S. 1043. Berlin-Göttingen-Heidelberg: Springer 1959.

Derra, E., F. Baumgartl, H. Gremmel und W. Irmer: Stumpfe Verletzungen an der Aorta thoracalis. In G. Maurer: Chirurgie im Fortschritt, S. 241. Stuttgart: Enke 1965.
— F. Loogen und H. Vieten: Schwierigkeiten der Röntgendiagnostik raumfordernder Prozesse der Vorhöfe des Herzens. Fortschr. Röntgenstr. **90**, 308 (1959).
Desforges, G.: Traumatische Zwerchfellruptur, klinische Symptomatik und chirurgische Behandlung. J. thorac. Surg. **34**, 779 (1957).
De Witt, and C. Daughtry: Management of non penetrating thoracic injuries. Ann. Surg. **23**, 462 (1957).
Distelmaier, A., Ch. Gloxhuber, H. Gremmel, G. Hecht, W. Scholtan, H. Vieten und K. H. Willmann: Ein neues Kontrastmittel für die Bronchographie: „Broncho-Abrodil". Fortschr. Röntgenstr. **95**, 155 (1961).
Donner, M., u. W. Teschendorf: Zur Funktionsdiagnostik der Speiseröhre. Fortschr. Röntgenstr. **82**, 202 (1955).
Dressler, J., and R. Pfeiffer: Cardiac aneurysm; report of 10 cases. Ann. intern. Med. **14**, 100 (1940).
Drewes, J., u. K. H. Willmann: Die primären Tumoren des Zwerchfells. Thoraxchirurgie **3**, 75 (1955).
East, T.: Traumatic rupture of the interventricular septum. Brit. Heart J. **7**, 116 (1945).
Eckmann, W. C., B. N. Rosenberg, and E. B. Gall: Traumatische Bronchusruptur. Ann. Surg. **143**, 89 (1956).
Elke, M., H. Ludin, E. Wobmann und C. Hartmann: Zur Diagnose intrakavitärer Herztumoren. Fortschr. Röntgenstr. **101**, 265 (1964).
Esser, C.: Über hochgradige Schrumpfung ganzer Lungenlappen (Lappenatelektase und Lappenbronchiektasie). Fortschr. Röntgenstr. **71**, 28 (1949).
Ferbers, E., u. J. Patel: Traumatische Ventrikelseptumdefekte. Zbl. Chir. **34**, 1731 (1960).
Fietz, H.: Kasuistischer Beitrag zur Diagnostik von Verschattungen im rechten Herzzwerchfellwinkel. Radiologe **2**, 81 (1962).
Fleischner, F.: Atelektase und gerichteter Kollaps der Lunge. Fortschr. Röntgenstr. **53**, 607 (1936).
Forssmann, W.: Die Sondierung des rechten Herzens. Klin. Wschr. **8**, 2085, 2087 (1929).
— Über die Kontrastdarstellung der Höhlen des lebenden rechten Herzens und der Lungenschlagader. Münch. med. Wschr. **78**, 489 (1931).
Fuchs, W. A.: Lymphography. Ann. Rev. Med. **15**, 287 (1964).
Fulton, M. N.: Aneurysm of ventricle of heart. J. Amer. med. Ass. **116**, 115 (1941).
Ganz, P., H. Vieten und K. H. Willmann: Atresien und angeborene Stenosen des Oesophagus. Fortschr. Röntgenstr. **80**, 329 (1954).
Gebauer, A., u. A. Lissner: Das Röntgenfernsehen bei der Thorax- und Magen-Darm-Untersuchung. Radiologe **4**, 116 (1964).
—, E. Muntean, E. Stutz und H. Vieten: Das Röntgenschichtbild. Stuttgart: Thieme 1959.
Goldberg, M. E., and S. B. Feinberg: Pulmonary infarction following lymphangiography in dogs: its implications in human studies. Radiology **81**, 479 (1963).
Goorwitch, J.: Traumatischer Chylothorax und Ligatur des Ductus thoracicus. (Bericht über einen Fall und Literaturübersicht.) J. thorac. Surg. **29**, 467 (1955).
Gremmel, H.: Dringliche Röntgendiagnostik bei Gefäßverletzungen und Gefäßverschlüssen. Radiologe **3**, 455 (1963).
—, H. E. Grewe: Lungenzysten im Kindesalter. Med. Klin. **56**, 1546 (1961).
—, u. R. M. Konrad: Postoperative Ergebnisse bei alloplastischem Verschluß von Zwerchfelldefekten. Fortschr. Röntgenstr. **100**, 703 (1964).
—, u. H. Vieten: Röntgendiagnostik krankhafter Veränderungen des rechten Herzzwerchfellwinkels. Z. Tuberk. **117**, 114 (1961).
— — Extrahiatale Zwerchfellbrüche. Radiologe **1**, 147 (1961).
— — Les anéurismes traumatiques de l'aorte thoracique. Roentgen-Europ. **3**, 13 (1962).
—, D. Günther und W. Schulte-Brinkmann: Röntgendiagnostik der Zwerchfellhernien und Prolapse. Med. Welt. (Im Druck).
—, Hh. Löhr, F. Loogen und H. Vieten: Die Methoden der Kontrastmitteldarstellung des Herzens und der großen herznahen Gefäße. Radiologe **3**, 429 (1963).
— — Stumpftraumatische Thoraxverletzungen. Röntgen-Bl., N. F. **17**, 955 (1966).

Grosse-Brockhoff, F.: Herztraumen durch stumpfe Gewalteinwirkung. Langenbecks Arch. klin. Chir. **282**, 300 (1955).

—, Hh. Löhr, F. Loogen und H. Vieten: Die Punktion des linken Ventrikels zur Kontrastmitteldarstellung seiner Ausflußbahn. Fortschr. Röntgenstr. **90**, 300 (1959).

Guilfoil, P. H., and J. T. Doyle: Traumatic cardial septal defect. Report of case in which the diagnosis is established by cardiac catheterisation. J. thorac. Surg. **25**, 510 (1953).

Hadorn, W.: Über commotio cordis. Schweiz. Z. Unfallmed. **33**, 156 (1940).

Hafter, E.: Röntgendiagnose der Hiatushernie. Radiologe **1**, 141 (1961).

Haubrich, R.: Zwerchfellpathologie im Röntgenbild. Berlin-Göttingen-Heidelberg: Springer 1956.

— Über die Kymographie bei Herzmuskel- und Herzbeutelkrankheiten. Radiologe **3**, 277, 287 (1963).

Hedinger, Ch.: Beiträge zur pathologischen Anatomie der Commotio und Contusio cordis. Cardiologia (Basel) **8**, 1 (1944).

Heilmann, R. D., and V. P. Collins: Identification of laceration of the thoracic duct by lymphangiography. Radiology **81**, 470 (1963).

Holder, E.: Beitrag zur späten Rekonstruktion der Bronchusruptur. Langenbecks Arch. klin. Chir. **293**, 635 (1960).

Irmer, W., u. K. Liebschner: Zur Frage der Bronchographie in Endotrachealnarkose. Zbl. Chir. **77**, 1121 (1952).

Janker, R.: Röntgenologische Funktionsdiagnostik mittels Serienaufnahmen und Kinematographie. Wuppertal-Elberfeld: Giradet 1955.

Kinmonth, J. B.: Lymphangiography in man. Method of outlining lymphatic trunks at operation. Clin. Sci. **11**, 13 (1952).

Konrad, R. M., u. H. v. Mallinckrodt: Die Zwerchfellruptur durch stumpfe Gewalteinwirkung. Zbl. Chir. **88**, 602 (1963).

Koss, F., u. H. Reitter: Frische Zwerchfellverletzungen. In E. Derra: Handbuch der Thoraxchirurgie, Bd. II, S. 218. Berlin-Göttingen-Heidelberg: Springer 1959.

—, H. Vieten und K.-H. Willmann: Morphologie, Diagnose und Therapie der Zwerchfellbrüche. Langenbecks Arch. klin. Chir. **266**, 467 (1950).

Krauss, H.: Zur Wiederherstellung der Funktion rupturierter Bronchien. Langenbecks Arch. klin. Chir. **282**, 525 (1955).

— Verletzungen der Brustwand. In E. Derra: Handbuch der Thoraxchirurgie, Bd. II, S. 24. Berlin-Göttingen-Heidelberg: Springer 1959.

Lenk, R.: Die Bedeutung des künstlichen Pneumothorax für die Diagnose von intrathorakalen, besonders mediastinalen Tumoren. Fortschr. Röntgenstr. **38**, 88 (1928).

Liebschner, K.: Die Bedeutung des diagnostischen Pneumoperitoneums. Chirurg **24**, 12 (1953).

—, u. H. Vieten: Das Veratmungsbronchogramm, eine Möglichkeit zur Erfassung pathologischer Bifurkationsbewegungen. Fortschr. Röntgenstr. **76**, 443 (1952).

Lissner, J.: Flächen- und Elektrokymographie bei Mediastinal- und Lungenprozessen. Radiologe **3**, 295 (1963).

Löffler, L.: Die Arteriographie der Lunge und die Kontrastdarstellung der Herzhöhlen am lebenden Menschen. Leipzig: G. Thieme 1946.

Löhr, B., u. E. Soder: Über das Kontusionssyndrom und die funktionellen Spätschäden nach stumpfen Thoraxtraumen. Langenbecks Arch. klin. Chir. **281**, 10 (1955).

Löhr, E.: Röntgenuntersuchungen des Verdauungstraktes mit Gastrografin unter besonderer Berücksichtigung von Notfallsituationen. Fortschr. Röntgenstr. **100**, 75 (1964).

Lübschitz, K., F. Lundstren, and E. Forchhammer: Primary malignant heart tumor diagnosed in vivo with aid of artificial pneumopericardium. Radiology **52**, 79 (1949).

Major, H.: Der posttraumatische Lungenkollaps. Langenbecks Arch. klin. Chir. **284**, 177 (1956).

Málek, P., A. Belán und J. Kolc: Der Ductus thoracicus in der Röntgenkinematographie. Experimentalstudie. Fortschr. Röntgenstr. **93**, 723 (1960).

Meessen, H.: Pathologisch-anatomische Befunde bei Herztrauma. Langenbecks Arch. klin. Chir. **282**, 288 (1955).

Moreaux, J., et M. Rizzo: Les ruptures des péricardes et les luxations extracardiaques du coeur dans les écrasements thoraciques. Ann. Chir. **14**, 1395 (1960).

Müller, H.: Die Cavographie bei Tumoren und Metastasen. Röntgen-Bl. **17**, 472 (1964).

Oliva, L., u. P. de Albertis: Diagnostische Möglichkeiten und Gefahren des Pneumomediastinums bei Mediastinaltumoren. Radiologe **3**, 58 (1963).

Parmley, L. F., W. C. Manion, and T. W. Mattingly: Non penetrating traumatic injury of aorta. Circulation **17**, 1086 (1958).

— — — Non penetrating traumatic injury of the heart. Circulation **18**, 371 (1958).

Pomerantz, M., J. R. L. Heidt, S. D. Rockoff, and A. S. Ketcham: Evaluation of the functional anatomy of the thoracic duct by lymphangiography. J. thorac. cardiovasc. Surg. **46**, 568 (1963).

Rixford, E.: Traumatic rupture of the right auricle with patient surviving nine weeks. Amer. Heart J. **11**, 111 (1936).

Rüttimann, A., u. M. S. Del Buono: Die Lymphographie. In Schinz, Glauner und Rüttimann: Ergebnisse der medizin. Strahlenforschung. Stuttgart: Thieme 1964.

Scherer, E., u. G. Uhlendorff: Die obere Einflußstauung. Radiologe **1**, 105 (1961).

Schulte-Brinkmann, W. und R. M. Konrad: Diagnostische Probleme der Bronchusverschlüsse im Kindesalter. Z. Tuberk. **114**, 137 (1960).

Solheim, K.: Closed thoracic unjuries. Acta chir. scand. **126**, 549 (1963).

Staemmler, M.: Die Bedeutung des Traumas für die Entstehung und Verschlimmerung von Herzkrankheiten und deren Begutachtung. Münch. med. Wschr. **1952**, 1793 (1963).

Steim, W., H. Weissleder, H. Reindell und H. Emmerich: Die Bedeutung der Gefäßdarstellung für die Differentialdiagnose der Mediastinaltumoren. Angiokardiographie, mediastinale Phlebographie und Lymphangioadenographie. Radiologe **3**, 6 (1963).

Stolze, Th.: Die „atypisch" in den oberen zwei Dritteln des Oesophagus auftretenden Varicen. Radiologe **4**, 232 (1964).

Strassmann, G.: Traumatic rupture of the aorta. Amer. Heart J. **33**, 508 (1947).

Stutz, E., u. H. Vieten: Die Bronchographie. Stuttgart: Thieme 1955.

Swart, B.: Die Technik der Varicendarstellung am Oesophagus. Radiologe **3**, 65 (1963).

Veith, G.: Anatomische Befunde bei Herzschädigungen durch stumpfe Gewalt (Commotio cordis). Beitr. path. Anat. **108**, 315 (1943).

— Herzverletzungen durch stumpfe Gewalteinwirkung. Nauheimer Fortbild. Lehrg. **15**, 13 (1950).

Vieten, H.: Die röntgendiagnostische Darstellungs- und Untersuchungsmethoden. In E. Derra: Handbuch der Thoraxchirurgie Bd. I, S. 463. Berlin-Göttingen-Heidelberg: Springer 1958.

— In Oberdalhoff, Vieten, Karcher: Klinische Röntgendiagnostik chirurg. Erkrankungen, Bd. I. Berlin-Göttingen-Heidelberg: Springer 1959.

Vogt, E. C.: Congenital esophageal atresia. Amer. J. Roentgenol. **22**, 465 (1929).

Vossschulte, K.: Die Spontanperforation des Oesophagus. Langenbecks Arch. klin. Chir. **284**, 184 (1956).

Weissleder, H.: Das pathologische Lymphangiogramm des Ductus thoracicus. Fortschr. Röntgenstr. **101**, 573 (1964).

Wigand, R.: Fremdkörperlokalisation mit Hilfe des diagnostischen Pneumothorax. Röntgenpraxis **14**, 278 (1942).

Zehnder, M. A.: Symptomatologie und Verlauf der Aortenruptur bei geschlossener Thoraxverletzung, an Hand von zwölf Fällen. Thoraxchirurgie **8**, 1 (1960).

— Unfallmechanismus und Unfallmechanik der Aortenruptur im geschlossenen Thoraxtrauma. Thoraxchirurgie **8**, 47 (1960).

Spezielle Chirurgie der Erkrankungen und Verletzungen des Thorax

I. Thorakale Notzustände

Unter den Unfällen verschiedener Art wird der Thorax nach den Erhebungen von RODEWALD und HARMS in einer Häufigkeit von 3 bis 4% betroffen (DICK, GÖGLER, KUNZ). Der Anteil der Prellungen beläuft sich auf ein Viertel bis ein Drittel. Im Vordergrund der Verletzungen stehen die Rippenbrüche, die 63 bis 74% der Verletzungen ausmachen. Die Letalität der Thoraxverletzungen wird von SCHMITZ mit 5,3% angegeben.

Die bedrohlichen und zu schnellem Handeln zwingenden Verletzungen sind diejenigen, die zu einem Pneumo- oder Hämothorax führen. Bei 14 bis 26,5% der Rippenbrüche (S. 164) sind diese Komplikationen zu beobachten.

1. Atemphysiologische Vorbemerkungen

Das Lungenvolumen wird im wesentlichen durch Impressionen, Hämo- oder Pneumothorax eingeengt. Auch intrapulmonale Verletzungsfolgen, wie Atelektase, Kontusionspneumonie und Hämatome, bedingen restriktive, das Lungenvolumen vermindernde Störungen.

Durch reflektorische oder mechanische Behinderung der Atemtätigkeit wird die Ventilationsleistung am stärksten betroffen. Charakteristischster Ausdruck der herabgeminderten ventilatorischen Leistung ist die Einschränkung der Sekundenkapazität (Tiffeneau- oder Bockscher Atemstoßtest). Normalerweise sollen nach tiefer Inspiration in einer Sekunde 70 bis 80% der Vitalkapazität bei forcierter Ausatmung ausgestoßen werden können. Bei Rippenserienbrüchen sind beispielsweise Verringerungen der Sekundenkapazität von 70 auf 36% festgestellt worden. Es bedarf keiner Betonung, daß insbesondere Emphysematiker mit Vermehrung der Residualluft und altersstarrem Thorax und hierdurch schon stark reduzierter Sekundenkapazität durch Thoraxverletzungen erheblich gefährdet werden. Obstruktive Ventilationsstörungen durch Erhöhung des Strömungswiderstandes in den Atemwegen spielen nach Verletzungen des Thorax eine weniger wichtige Rolle.

Mit der Einschränkung des Ausatemstoßes geht die Fähigkeit zum Abhusten verloren, so daß durch Ansammlung und Infektion des Bronchialsekrets und der zwangsläufigen Entwicklung von entzündlichen Infiltrationen des Lungengewebes und Atelektasen restriktive Funktionsstörungen verschlimmert werden.

Die Störungen der alveolären Ventilation führen zu Hypoxämie und Hyperkapnie und je nach ihrem Ausmaß zu lebensbedrohlichen Asphyxien. Selbst bei geringfügigen Minderungen der alveolären Ventilation resultieren im Laufe der Zeit respiratorische Acidosen.

Im Zusammenhang mit Thoraxverletzungen ist folgende Feststellung wichtig. Sogar bei einer als normal anzusprechenden alveolären Ventilation, gemessen am normalen CO_2-Partialdruck im arteriellen Blut, kann eine arterielle Hypoxämie im Sinne der Rossierschen Partialinsuffizienz mit erniedrigtem O_2-Partialdruck angetroffen werden. Die Ursachen hierfür liegen in einer gesteigerten Kurzschlußdurchblutung in der Lunge mit Zunahme der venösen Beimengung zum arteriellen Blut. Es liegt ein gestörtes Belüftungs- und Durchblutungsverhältnis vor (RODEWALD u. HARMS).

BARTELS u. Mitarb. konnten beispielsweise zeigen, daß bei einer Rippenserienfraktur mit Hämothorax bei normalen bis erniedrigten Partialdrucken für die Kohlensäure im arteriellen Blut eine Hypoxämie von 36 mm Hg gemessen wurde, die in ihrem Ausmaß durchaus in der Lage wäre, den Tod in einem acidotischen Sauerstoffmangelschock zu erklären.

Die arterielle Hypoxämie des Thoraxverletzten wird durch Sauerstoffverteilungsstörungen in der Lunge, Steigerung der intrapulmonalen Durchblutung der Kurzschlüsse und auch durch Diffusionsstörungen hervorgerufen, wenn sich entzündliche Weiterungen im Bronchialsystem entwickelt haben.

Darüber hinaus bedingt jede Zunahme des intrathorakalen Drucks eine Behinderung des venösen Rückstroms zum Herzen, die ihrerseits zur Minderung des Herzminutenvolumens führt, so daß proportional zu intrathorakalem Druckanstieg und Zeit ein Schock mit Kreislaufversagen unvermeidlich ist.

2. Symptomatik und erste dringliche Handlungen bei thorakalen Notzuständen

Diagnostik und Therapie sind bei der guten Überblickbarkeit der Verhältnisse im Thorax nicht schwierig. Die einfachen Untersuchungsmethoden wie *Inspektion*, *Perkussion* und *Auskultation* bleiben von nicht zu unterschätzender Wichtigkeit.

Die *Inspektion* liefert den ersten Eindruck über die Dringlichkeit der Situation. Der Schock wird in seinem Ausmaß durch Blässe, Cyanose, kalte Hauttemperatur, Schweiß und durch Bestimmung von Blutdruck und Pulsfrequenz beurteilbar.

Die Inspektion der Atemexkursionen, ob sie ruhig oder stoßweise sind, seitengleich oder mit Nachschleppen einer Seite erfolgen, gibt Anhaltspunkte. Insbesondere sieht man auf die eventuelle Mitbeteiligung der Atemhilfsmuskulatur, inspiratorische Einziehungen bei der paradoxen Atmung, äußere Verletzungen, Hautemphyseme und Hämoptoen.

Die Hilfsmittel, um in kurzer Zeit die Atemfunktion volumetrisch zu objektivieren, sind an anderer Stelle beschrieben.

Perkussion und *Auskultation* informieren meist darüber, ob ein Pneumothorax, ein Hämothorax oder beide Komplikationen vorliegen. Wenn es dem Verletzten ausreichend gut geht, ist die Fertigung einer Übersichtsaufnahme des Thorax zur objektivierenden Klärung der intrathorakalen Verhältnisse erlaubt.

A. Pneumothorax

Bei hochgradiger Atemnot und schlechten Kreislaufverhältnissen sind die dringlichsten Maßnahmen bei dem Vorliegen eines Spannungspneumothorax (Abb. 74):

1. Sauerstoffatmung und Intubation.
2. Ohne Zeitverlust, eventuell noch vor der Intubation, den Spannungspneumothorax abzulassen. Die Beseitigung des Überdruckes durch ein im 2. Intercostalraum

parasternal eingestochenes Tiegel-Ventil (Abb. 75) führt oft zu einer dramatischen Besserung.

3. Blutdruck und Pulsfrequenz sowie Atemfrequenz müssen bestimmt und fortlaufend kontrolliert werden. Desgleichen erfolgt eine Blutentnahme zur Bestimmung von Hämoglobingehalt, Erythrocytenzahl und Hämatokrit. Kreuzblut muß abgenommen werden. Blutgruppe und Rhesusfaktor sind sofort zu bestimmen.

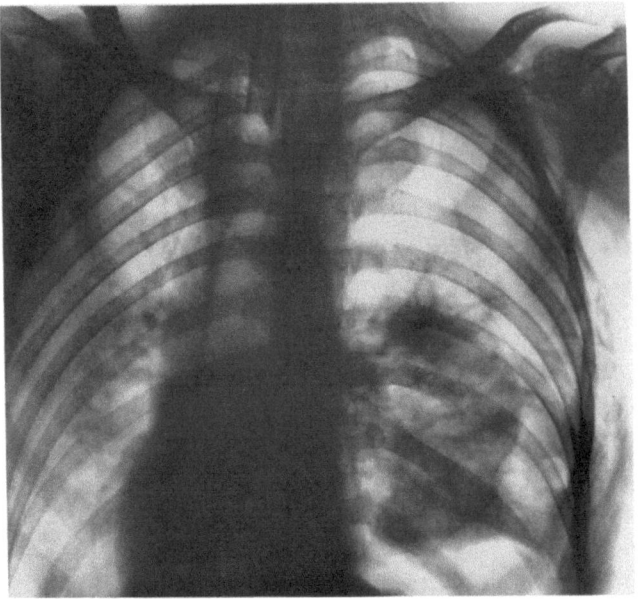

Abb. 74. Spannungspneumothorax

4. Anlegung einer Infusion für Blutersatzmittel und Blut.

5. Bedingt der Pneumothorax, gekennzeichnet durch sonoren Klopfschall und abgeschwächtes oder aufgehobenes Atemgeräusch, keine lebensbedrohliche Symptomatik, so wird die intrapleurale Luftansammlung mittels Kanüle und Spritze unter Verwendung eines Dreiwegehahns abpunktiert.

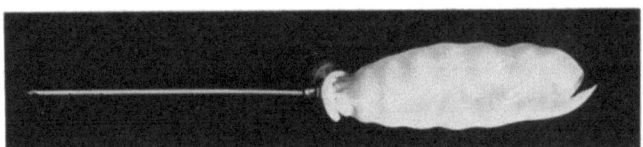

Abb. 75. Tiegelventil

6. Bei der ersten Punktion des Pneumothorax ist zu klären, ob eine gravierende innere oder äußere Gasfistel (Thoraxwandverletzung, Bronchusriß, Lungenriß) vorliegt. Läßt sich beim Abpunktieren kein in der Spritze fühlbarer Unterdruck im Pleuraraum herstellen, so muß eine Gasfistel vorhanden sein.

7. Die Diagnose einer Luftfistel ist auch möglich, indem mit dem Pneumothoraxapparat der Versuch gemacht wird, einen konstanten Unterdruck herzustellen. Wenn der Niveauspiegel in der kommunizierenden Flasche beständig sinkt und bei der

Messung kein anhaltender Unterdruck hergestellt werden kann, liegt eine Gasfistel vor.

8. Das Vorliegen einer Bronchusfistel zwingt dazu, im 2. Intercostalraum in der Parasternallinie nach Hautincision in Lokalanästhesie mittels Troikarts (s. S. 83) einen Schleifenkatheter intrapleural einzulegen, der mit einer Bülau-Flasche verbunden wird. Atemsynchrone Bewegungen des Meniscus im Steigrohr der Bülau-Flasche demonstrieren die Durchgängigkeit der Drainage, und das exspiratorische Ausperlen der Luft unter dem Flüssigkeitsspiegel veranschaulicht die Größe des Gasverlustes.

9. Die sofortige Expansion der Lunge bis zu hörbarem Atemgeräusch und normalem Röntgenbefund ist unbedingt anzustreben.

10. Gelingt die Expansion der Lunge nicht, so zwingt die Größe des Gasverlustes in den Pleuraraum zur Thorakotomie, um die Verletzung zu versorgen. Gleichzeitige Hämoptoen sprechen eindringlich für eine Lungenruptur und ebenfalls für die Notwendigkeit zu thorakotomieren. Die Luftfistel soll verschlossen werden.

11. Nur bei Wiederausdehnung der Lunge ist die Berechtigung gegeben, den Patienten ohne Thorakotomie unter beständiger Beobachtung zu halten. Das gleiche gilt, wenn bei gut expandierter Lunge durch die Drainage nur ein kleiner Gasverlust festzustellen ist. Kleine Fisteln können sich in wenigen Tagen spontan schließen. Die fortlaufende Kontrolle von Atmung, Blutdruck und Pulsfrequenz mit schriftlicher Fixierung ist dringend zu empfehlen. Täglich ist eine Röntgenaufnahme nötig.

B. Spontanpneumothorax

Meist ist die Entstehung eines Spontanpneumothorax mit einem scharfen, einseitigen Schmerz im Thorax, Hustenattacken und Dyspnoe verbunden. Teilweise entwickelt er sich aber unbemerkt. Je nach der Menge der ausgetretenen Luft verursacht das Krankheitsbild Hyperpnoe, Tachykardie und Atemnot.

Die *Diagnose* ergibt sich aus dem abgeschwächten oder aufgehobenen Atemgeräusch sowie dem hypersonoren Klopfschall. Ein Röntgenbild in Exspirationsstellung klärt die Diagnose. Spezielle Untersuchungen wie Bronchoskopien oder -graphien sind nur bei dem Verdacht auf besondere intrapulmonale Krankheitsprozesse erforderlich.

Bedenkliche Situationen entstehen bei beidseitigem Pneumothorax, oder wenn ein Ventilmechanismus zu einem Spannungspneumothorax mit Mediastinalverdrängung und Asphyxie führt. Mit bedrohlichen Überdrucken im Pleuraraum rechnet man in einer Häufigkeit von 1,7 bis 2,4% (DERRA u. REITTER). Das doppelseitige Vorkommen ist bei 5 bis 10% der Beobachtungen zu verzeichnen (SMITH u. ROTHWELL, SAADI u. Mitarb.). Ergußbildungen sind selten und massive Blutungen ausgesprochene Raritäten (ROBSON u. WEARER).

Das männliche Geschlecht ist am häufigsten betroffen (80%). Daß es sich vorwiegend um junge Männer handelt, stimmt für die tuberkulöse Genese, die seltener geworden ist, für die Emphysemträger aber nicht. Nach WOLCOTT, SHAVER und JENNINGS sind 30% der Betroffenen älter als 50 und 47,6% älter als 40 Jahre. Eine Seitendisposition ist nicht vorhanden.

Ätiologisch unterscheiden DERRA und REITTER den sog. idiopathischen Spontanpneumothorax durch das Platzen isolierter Emphysemblasen, den tuberkulösen

Spontanpneumothorax durch die Perforation von subpleuralen Herden und Emphysembezirken und den symptomatischen bei kongenitaler Cystenlunge, Asthma, Bronchitis, Bronchiektasen und Lungenabscedierungen.

Drei frisch perforierte, kleine Lungenabscesse mit Spannungspneumothorax haben wir durch sofortige Lappenresektion unter antibiotischem Schutz ohne pyogene Komplikationen heilen können.

Das Platzen der Emphysemblasen wird teils durch Anstrengung und Hustenstöße verursacht. Der Spontanpneumothorax bei Neugeborenen infolge der Entfaltung dystrophischer Lungen ist selten. LOGAN und PAUSA sahen bei 5000 Geburten neunmal einen Spontanpneumothorax des Neugeborenen. Die nach Staphylokokkenpneumonien zu beobachtenden Pneumothoraces, die sich relativ häufig infizieren und zum Empyem entwickeln, gehören nicht hierhin und werden an anderer Stelle abgehandelt (s. S. 320). Besondere Anstrengungen, die mit Erhöhungen des intrapulmonalen Druckes verbunden sind wie Husten, Pressen, Niesen, Lasten heben, erschwerte Defäkationen und Erbrechen sind nicht immer auslösende Faktoren, denn öfters entsteht der Spontanpneumothorax ohne äußeren Grund und manchmal sogar beim Aufwachen und Aufstehen aus dem Bett.

Die *Therapie* ist nicht schwierig und folgt einfachen Prinzipien:
1. Konservative Behandlung und Abwarten der Spontanresorption,
2. Punktionsbehandlung,
3. Bülau-Drainage mit und ohne Sog,
4. Verödung des Pleuraspaltes durch irritierende Substanzen nach thorakoskopischer Inspektion,
5. Thorakotomie und Übernähung der rupturierten Emphysemblase oder Entfernung derselben durch Keilexcision oder Segmentresektion,
6. Parietale Pleurektomie nach mehreren Rückfällen,
7. Bei verschwartetem Pneumothorax die Dekortikation.

Die abwartende Behandlung mit dem Ziel spontaner Resorption ist nach unserer Meinung nur angezeigt, wenn es sich um geringfügige Luftaustritte in den Pleuraraum handelt. Der Lungenkollaps soll nicht mehr als 20% betragen. Bei starkem Lungenkollaps bedeutet das untätige Abwarten eine unnötige Verlängerung des Aufenthaltes im Krankenhaus. In jedem Fall erscheint es zweckmäßig, den Pneumothorax mit dem Pneumothoraxapparat abzulassen, da man hierbei sogleich sieht, ob eine größere Gasfistel vorhanden ist. Das Abwarten hat nur bei kleinsten Fisteln Sinn, die sich in wenigen Tagen schließen.

Bei größeren Luftansammlungen im Pleuraraum mit einem Lungenkollaps von mehr als 20% führt die Aspiration des Gases durch Punktion oder durch den Pneumothoraxapparat schneller zur Heilung, wenn keine Fistel vorhanden ist. Dehnt sich die Lunge trotzdem nicht aus, so muß an die Verstopfung des Bronchialsystems durch einen Sekretpfropf gedacht werden. Derselbe wird durch endoskopische Absaugung oder mittels Absaugung durch einen Métras-Katheter entfernt. Erst hiernach kann sich die Lunge entfalten, wenn man den nötigen Unterdruck im Pleuraraum schafft.

Die Behandlungsmethode der Wahl ist bei Undichtigkeit der Lunge das sofortige Anlegen einer Bülau-Drainage, weil hierdurch die Gefahr eines Spannungspneumothorax zuverlässig gebannt ist. Da der Spontanpneumothorax nur selten mit Ergußbildungen verbunden ist, legen wir den Schleifenkatheter in den 2. vorderen Intercostalraum. Liegt eine Lungenfistel vor, so wird kein oder nur geringer Unterdruck appliziert. Ist die Rißstelle in der Emphysemblase dicht, so wird die Ausdehnung der Lunge sofort angestrebt, was durch Ausatmen gegen Überdruck und Erhöhung des intrapleuralen Sogs erfolgt.

Die Einbringung reizender Lösungen und Substanzen in den Pleuraraum, um Verklebungen zu erzeugen, ist nach thorakoskopischer Besichtigung der Lungenoberfläche eine Methode, die zwar immer noch angewandt wird, aber bei dem heutigen Stand der Thoraxchirurgie nicht mehr befürwortet werden kann. Irritierende Substanzen stehen zahlreich zur Verfügung, nämlich hypertone Zuckerlösungen, Argentum nitricum, Talk, Jodoform, Zinkchlorid, Lugolsche Lösung und Formalin. Zuviel Vertrauen auf diese Behandlungsmethode darf nicht mit Zeitverlusten und Verschwartungen der visceralen Pleura verbunden sein.

Die *Notwendigkeit der Thorakotomie* leitet sich zwangsweise aus der Erfolglosigkeit vorangegangener Behandlungsmethoden ab. Wenn Fistelverschluß und Wiederausdehnung der Lunge nicht in 8 bis 10 Tagen erreicht sind, sollte thorakotomiert werden. Sind ausgedehnte emphysematöse Destruktionen der Lunge vorhanden, so bevorzugen wir die mindestens zweifache Übernähung der rupturierten Blase, wobei die Naht in der Tiefe noch gesundes Gewebe mitfassen soll. Nur bei isolierten Emphysemblasen empfiehlt sich die Keilexcision oder Segmentresektion. Die Luftdichtigkeit wird durch Überschichten der Lunge mit Kochsalz- oder Chloraminlösung geprüft. Nach Einlegen einer seitlichen unteren Drainage ist das Krankheitsbild des Spontanpneumothorax fast immer mit der Wundheilung beseitigt. Die Thorakotomie ist nur bei 10 bis 20% der Behandlungen erforderlich (DERRA u. REITTER; CARR, SILVER u. ELLIS; JAGDSCHIAN; SHMITH u. ROTHWELL; UNGEHEUER u. HARTL).

Als Behandlungsmethode für den rezidivierenden Spontanpneumothorax, wenn zwei- oder dreimal ein Lungenkollaps eingetreten ist, empfehlen GAENSSLER; THOMAS u. GEBAUER die parietale Pleurektomie. Bei 96 Behandlungen haben wir dieses Verfahren nie angewandt. Obwohl die Quote der Rückfälle in der Literatur mit 20 bis 30% angegeben wird, haben wir bisher nur vier beobachtet. Der veraltete oder sog. chronische Spontanpneumothorax, der wegen Verschwartung zur Dekortikation zwingt, ist selten. Nur einmal erreichten wir die Lungenausdehnung erst nach einer Dekortikation.

CARR u. Mitarb. haben die einzelnen Verfahren bezüglich der Dauerheilung untersucht. Wenn die Lunge richtig ausgedehnt war, haben sich keine Unterschiede ergeben.

C. Hämothorax

Die Diagnose der Blutansammlung im Pleuraraum, einhergehend mit perkutorischem Schenkelschall, aufgehobenem oder stark abgeschwächtem Atemgeräusch und röntgenologischer Verschattung stellt keine Schwierigkeit dar. Die Röntgenaufnahmen können täuschen. Nur bei Anwesenheit von Luft im Pleuraraum stellt sich ein Spiegel dar. Anderenfalls verursachen selbst erhebliche Ansammlungen von Blut nur eine diffuse Verschattung und Verschleierung, durch die die Lungenzeichnung noch sichtbar bleiben kann.

Die *Behandlung* erfolgt nach folgenden Gesichtspunkten:
1. Probepunktion zur Sicherung der Diagnose,

2. Die Entleerung wird bis zur vollen Lungenausdehnung vorgenommen,

3. Bei großen Blutmengen ist das Anlegen einer intravenösen Dauerinfusion zur Substitution notwendig,

4. Liegt durch Kompressionsatelektase oder aus anderen Gründen eine Hypoventilation vor, wird die Sauerstoffverabreichung erforderlich (s. S. 37),

5. Zur Entfernung großer Blutmengen bewährt sich die Aspiration mittels Subcutankanüle und Motorsaugers (s. S. 83),

6. Die sofortige Einsendung des Punktates zur bakteriologischen Untersuchung und die Instillation von Antibiotica sind empfehlenswert,

7. Die volle Expansion der Lunge und die restlose Beseitigung des Hämothorax sind unbedingt anzustreben. Notfalls, d. h. wenn Sekretverstopfungen des Bronchialsystems mit Obstruktionsatelektase vorhanden sind, läßt sich die Expansion der Lungen erzielen, indem man intubiert und unter dem Leuchtschirm gezielt mit Métras-Kathetern endobronchial absaugt. Durch intrapleurale Punktion mit einer Subcutankanüle, intensiven Sog und gleichzeitiges Blähen der Lunge erreicht man auch dann noch die vollständige Lungenausdehnung, wenn andere Methoden versagt haben.

Das konservative Verhalten ist nur zu verantworten, wenn bei guten Kreislaufverhältnissen die restlose Beseitigung des Hämothorax und die volle Ausdehnung der Lungen gelungen ist. Wir glauben der Argumentation nicht, daß es zweckmäßig sei, Blut im Thorax zu lassen, damit hierdurch eine komprimierende Wirkung auf die Blutungsstelle ausgeübt werde. Coaguliertes Blut macht sowohl die Punktions- als auch Drainagebehandlung wirkungslos. Blutreste sind die häufigste Ursache einer Infektion, da die Keime einen guten Nährboden finden.

Bei abwartender Haltung müssen Blutdruck, Pulsfrequenz, Atmung und Atemgeräusch zuerst in viertelstündigen, später in zweistündigen Abständen kontrolliert und aufgeschrieben werden. Hämoglobingehalt, Erythrocytenzahl und Hämatokrit sollen in festgelegten Zeitabständen bestimmt werden, damit Nachblutungen rechtzeitig erkannt werden. *Die Behandlung muß zwei Komplikationen vermeiden*:

1. Kompressionsatelektasen und größere Blutreste, die zu einem „organisierten Hämothorax" führen. Schon im Verlauf von 24 bis 48 Std können sich Fibrinbeläge auf der visceralen und parietalen Pleura auflagern, die eine vollständige Lungenausdehnung erschweren. Das coagulierte Blut läßt sich nicht abpunktieren.

2. Bedrohungen des Lebens durch kontinuierlichen Blutverlust in den Pleuraraum mit Lungenkollaps, Hypoventilation, Hypoxämie, Schock und Acidose.

Geschlossene Pleuradrainage

Sistiert die Blutung nicht und läßt sich keine ideale Lungenexpansion mit einwandfreiem Röntgenbild erzielen, so ist die geschlossene Pleuradrainage wegen der besseren Möglichkeit der Überwachung und Behandlung indiziert. Das gleiche gilt für den rezidivierenden Hämothorax.

In Lokalanästhesie wird ein Schleifenkatheter mittels Troikarts in der hinteren Axillarlinie am tiefsten Punkt im 8. bis 9. Intercostalraum eingeführt und an eine Bülau-Flasche, besser noch an ein Zweiflaschensaugsystem (s. S. 83), angeschlossen. Wir befürworten die Applikation einer Saugkraft von 15 bis 20 ccm H_2O, damit das Blut aus dem Pleuraraum vollständig abfließt und genau gemessen werden kann.

Die Indikation zur Thorakotomie ergibt sich bei kontinuierlichen Blutverlusten von 1500 bis 2000 ccm, bei mißlungener Expansion der Lungen und der Anwesenheit von größeren Mengen geronnenen Blutes.

Selbst bei einem asymptomatischen Hämothorax ist das Abwarten mit größeren Gefahrenmomenten verbunden als die Thorakotomie und die chirurgische Versorgung der Blutungsquelle.

1. Der organisierte Hämothorax

Immer wieder wird es in der Praxis Grenzfälle geben mit Entwicklung eines organisierten Hämothorax. *Die Diagnose* verursacht keine Schwierigkeit. Perkutorische Dämpfung, abgeschwächtes Atemgeräusch und Verschattungen im Röntgenbild zeigen die geronnenen Blutmengen an. Hartstrahlaufnahmen oder Schichtaufnahmen demonstrieren die Dicke der geronnenen Blutschicht und das Ausmaß der Lungenkompression.

Die Gefahren sind nicht zu unterschätzen. Der organisierte Hämothorax mit der Ansammlung von geronnenem Blut ist die Vorstufe der Verschwartung und des Fibrothorax mit erheblicher Beeinträchtigung der Lungenfunktion. Tritt eine Infektion ein, so ist die Entwicklung eines Empyems sicher.

Die fibrinolytische Therapie hat versagt. HERMANNSDÖRFER empfahl bereits 1923 die fermentative Auflösung der Fibrinschwarten durch Pepsin. Auch die Behandlung mit Streptokinase und Streptodornase führt in der überwiegenden Mehrzahl der Fälle nur zu Mißerfolgen und Verzögerungen. SPATH steht ebenfalls auf dem Standpunkt, daß die beiden Mittel keine coagulierten Blutmengen auflösen.

Zögerndes Verhalten propagiert nicht nur Komplikationen und spätere Funktionsstörungen der Lunge, sondern verlängert die Dauer der Behandlung. Liegt ein organisierter Hämothorax vor, so ist die Thorakotomie mit Ausräumung der Gerinnsel, nachfolgender Drainage und Lungenexpansion indiziert.

2. Fibrothorax

Schon nach Ablauf von 14 Tagen bis zu 4 Wochen ist durch Verschwartung aus dem organisierten Hämothorax der Fibrothorax entstanden. Nur einen kleinen abgekapselten Fibrothorax wird man belassen. Wenn eine ausgedehnte Verschwartung vorliegt, ist die Dekortikation notwendig. Hat sich unter der Drainagebehandlung ein Fibrothorax entwickelt, so ist meist mit einer Empyemresthöhle zu rechnen. Auch in diesem Fall ist die Indikation zur Dekortikation zu erwägen.

3. Pleuraschwarte (Dekortikation)

Bevor die Dekortikation durchgeführt wird, muß eine innere Bronchusfistel ausgeschlossen werden. Häufig ist eine kleine Fistel die Ursache für das Mißlingen der Lungenexpansion. Die innere Fistel wird durch folgende Methoden nachgewiesen:

1. Wenn sich durch starken Sog (Pneumothoraxapparat, Motorsauger) kein Unterdruck schaffen läßt, muß eine innere Fistel vorliegen.

2. Die Injektion von Methylenblau (10 ccm) in den Pleuraraum führt beim Vorhandensein einer Fistel in 1 bis 2 Std zur Blaufärbung des Sputums.

3. Bei der Bronchographie in Narkose sind Fisteln gut darstellbar, wenn die Lunge zwei- bis dreimal kräftig (40 mm Hg) aufgebläht wird.

Die Dekortikation ist nach ihrer Inauguration durch DELORME zu Unrecht in Mißkredit geraten. Die Erfahrungen des zweiten Weltkrieges haben gezeigt, daß die frühzeitige Operation wichtig ist. Das Entscheidende für die Durchführbarkeit der Dekortikation ist, ob die Einengung der Lunge durch eine fibrinöse Pseudomembran, die keine Verwachsung mit der visceralen Pleura aufweist, oder durch eine Membran bedingt wird, die durch das Einwuchern von Capillaren und fibrösem Bindegewebe narbig mit der Lungenoberfläche verbunden ist.

Wenn die Dekortikation nach 4 bis 6 Wochen rechtzeitig durchgeführt wird, läßt sich die fibrinöse Pseudomembran von der Pleura ohne Schwierigkeiten abpellen und abziehen, wobei Elevatorien und kleine Stieltupfer und nur notfalls die scharfe Dissektion zur Hilfe genommen werden (Abb. 76). Selbst $1/2$ bis $3/4$ cm dicke Schwarten können ohne Eröffnung des Sackes in toto herauspräpariert werden. Als zweckmäßig erweist sich dabei immer die Präparation in anteriorer-posteriorer Richtung.

Dorsal sind die Verschwartungen stets am intensivsten, weil die Patienten vorwiegend auf dem Rücken liegen. In funktioneller Hinsicht ist die vollständige Entrindung wichtig.

Liegen verwachsene Fibrinmembranen vor, so ist die Lungenverletzung an multiplen Stellen mit der Entstehung kleiner Parenchymfisteln unvermeidlich. In diesem Fall arbeiten wir mit der elektrischen Schlinge und hobeln die Fibrinschicht schrittweise mühsam bis zur Grenze der visceralen Pleura ab. Kleine Läsionen der Gefäßsprossen und kleine Parenchymverletzungen, aus denen Gas entweicht, werden bei diesem Vorgehen im gleichen Arbeitsgang sofort verschorft. Der Anästhesist wird sich bei der Entrindung bemühen, die Lungen auszudehnen.

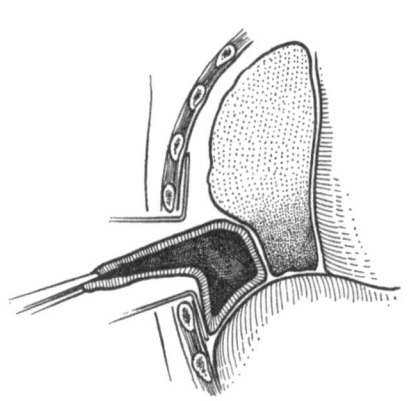

Abb. 76. Dekortikation

Nach der Operation sorgen Saugdrainage und Blasübungen für die Ausdehnung der Lunge.

D. Das akute Empyem

Transsudate durch kardiale Insuffizienz und entzündlich seröse Ansammlungen von Flüssigkeit, die zu 80% tuberkulös bedingt sind, bleiben unberücksichtigt. Hier interessieren die akuten Empyeme durch pyogene Erreger mit Eiteransammlungen im Pleuraraum.

Die überwiegend von pyogenen Erregern (Staphylokokken, Streptokokken, Pneumokokken, Bact. coli, Friedländer-Bacillus) hervorgerufenen Empyeme sind oft posttraumatischen und postoperativen Ursprungs oder die Folge eines infizierten, organisierten Hämothorax. Trotz der Antibiotica ist das postpneumonische und Durchwanderungsempyem noch häufig. Bezüglich der besonderen Häufigkeit der Empyeme und des Spannungspyopneumothorax bei Säuglingen und Kleinkindern wird auf das Spezialkapitel (s. S. 320) verwiesen. Doppelseitige Empyeme sind sehr selten.

Pathologisch-anatomisch ist die Bakterien enthaltende Flüssigkeit im Pleuraraum zuerst dünnflüssig, aber schon fibrinreich. Später erst entsteht der rahmige Eiter mit Fibrinflocken. Das Empyem kann den ganzen Pleuraraum ausfüllen. Infolge der Rückenlage und der halbsitzenden Position des Kranken beim Essen sammelt sich die Flüssigkeit basal und dorsal an. Abgekapselte oder interlobäre, akute Empyeme entstehen bei freiem Pleuraraum selten primär. Im allgemeinen sind sie häufiger nach erfolgter Aspiration anzutreffen.

Der fibrinöse Belag bildet sich auf der teilkollabierten Lunge schnell. Das Einwuchern von Angio- und Fibroblasten in die Fibrinschicht von der visceralen und parietalen Pleura aus macht in kurzer Zeit, eventuell schon nach 10 bis 14 Tagen die restitutio ad integrum mit vollständig expandierter Lunge unmöglich. Die Fibrinschicht kann in 14 Tagen bereits organisiert sein und eine Dicke von 1 bis 2 cm besitzen. Nach Ablauf dieser Zeitspanne kann nicht mehr von einem akuten Empyem die Rede sein.

Nach 14 Tagen liegt die Berechtigung vor, von einem „*frühen, chronischen Empyem*" zu sprechen. In dem Zeitraum zwischen der 2. und 6. Woche ist noch die Möglichkeit gegeben, durch Dekortikation nicht nur eine Heilung des Empyems, sondern auch eine funktionell einwandfreie Wiederherstellung herbeizuführen. Im allgemeinen, aber nicht immer, lassen sich die fibrinösen Pseudomembranen noch gut von der Pleura lösen.

Liegt eine organisierte und mit der visceralen Pleura verwachsene, echte Fibrinmembran vor, so hat sich ein „*spätes, chronisches Empyem*" entwickelt. Die Dekortikation kann jetzt nicht mehr ohne Schwierigkeiten durchgeführt werden.

Diagnose

Die perkutorischen und auskultatorischen Befunde mit Dämpfung und abgeschwächtem oder aufgehobenem Atemgeräusch entsprechen der Ansammlung von Flüssigkeit. Die Röntgendiagnostik ist auf S. 96 besprochen.

Akuter Beginn und hohe Temperaturen mit Schüttelfrost sind heute kein zuverlässiges Symptom mehr. Auch die ausbleibende Entfieberung beim postpneumonischen Empyem spielt diagnostisch nicht mehr die gleiche Rolle wie früher. Die Diagnose kann durch die antibiotische Therapie verzögert werden. Die wichtigste diagnostische Maßnahme ist die Probepunktion, bei der keine Luft eindringen darf.

Pneumonektomierte und Patienten mit unvollständiger Ausdehnung der Lungen nach Resektionen werden unter Umständen nicht mit einem keimfreien Serofibrothorax nach Hause entlassen, sondern mit einem chronischen Empyem. Die Resorption durch dickere Fibrinschichten und die toxischen Erscheinungen sind gering. Temperaturen und Röntgenbefunde täuschen. Nur Punktion und bakteriologische Untersuchung sind ein zuverlässiges Kriterium.

Behandlung

Ziel der Behandlung ist:
1. Eliminierung des Eiters und Infektionsbekämpfung durch Instillation wirksamer Antibiotica,
2. volle Lungenexpansion,
3. Klärung der Ätiologie,

4. Wiederherstellung der Lungenfunktion,

5. Vermeidung der Empyemresthöhle.

Bevor auf die Behandlung selbst eingegangen wird, zählen wir die Ursachen des chronischen Empyems auf, damit hieraus die Fehler der Behandlung ersichtlich werden. Die gewöhnlichen Ursachen für die Entstehung eines chronischen Empyems sind:

1. Zu späte Diagnostik (fehlende Temperatur infolge antibiotischer Therapie),

2. verzögerte adäquate Drainagebehandlung,

3. zu späte Konsultation eines Thoraxchirurgen,

4. falsche instrumentelle Einrichtungen bei der Punktions- und Drainagebehandlung, ungenügender Eiterabfluß, weil nicht am tiefsten Punkt drainiert oder punktiert worden ist,

5. Überbewertung der antibiotischen Möglichkeit und hierdurch bedingter Zeitverlust.

Es entspricht der Wirklichkeit, wenn HOLMES-SELLORS die Entwicklung des chronischen Empyems auf die fehlerhafte Behandlung des akuten Stadiums zurückführt. Bei der Auswertung von 622 Beobachtungen fand er gemeinsam mit CRUIKSHANK folgende Ursachen:

182mal zu späte Drainagebehandlung,

266mal nicht richtig lokalisierte Drainagen, d. h. Drainagen, die nicht am tiefsten Punkt angelegt worden waren und

79mal Versagen der antibiotischen Therapie.

Der Rest der Ursachen verteilt sich auf innere Bronchusfisteln, Neubildungen, Aktinomykose und Fremdkörper.

Die Therapie richtet sich nach der Konsistenz des Eiters und nach zeitlichen Gesichtspunkten.

1. Aspirations- und Instillationsbehandlung bei dünnflüssigem Eiter

Zur Punktion eignen sich dicke Kanülen, die mit einem Dreiwegehahn verbunden werden, damit keine Luft eindringt. Der Pyopneumothorax soll vermieden werden. Infiltration der Haut und Betäubung des Intercostalnerven am unteren Rand der Rippe verhindern Schmerzen. Eine Hilfsperson zur Unterstützung des halbsitzend gelagerten Patienten ist wichtig. Der Patient muß gut gelagert sein, und die Instrumente sollen auf einem sterilen Tisch bereitstehen. Wenn nicht ein Nahpunkt bestimmt worden ist, wird im 8. Intercostalraum in der hinteren Axillarlinie punktiert.

Es ist wichtig, den Pleuraraum ohne limitierende Rücksicht auf die Menge leer zu punktieren, damit sich die Lunge ausdehnt. Die Punktion wird durch Instillation eines vermutlich wirksamen Antibioticum beendet. Die späteren Instillationen erfolgen nach Sensibilitätsbestimmung selektiv.

Solange der Eiter in den ersten Tagen dünnflüssig ist, kann die Aspirations- und Instillationsbehandlung fortgesetzt werden. Röntgenkontrollen sind nach jeder Entleerung obligatorisch.

Es ist nicht empfehlenswert, diese Behandlung länger als 4 bis 6 Tage durchzuführen. Wenn bis dahin die Eiterung nicht sistiert und die Lunge nicht ausgedehnt ist, muß eine effektivere Methode angewandt werden.

Die *Kontraindikationen* werden folgendermaßen zusammengefaßt:

a) Die Aspirationsbehandlung kann bei einem gekammerten, multilokulären Empyem nicht zum Erfolg führen. Das gleiche gilt, wenn die Erreger antibioticaresistent sind.

b) Bei dem Vorhandensein von inneren Bronchusfisteln, bei einem Spannungspyopneumothorax und Oesophagusperforation muß eine wirkungsvollere Behandlung eingeleitet werden.

2. Bülausche Heberdrainage und geschlossene Saugdrainage

Nach Ablauf von 4 bis 6 Tagen muß zur Vermeidung der Verschwartung drainiert werden. Der Eiter wird während dieser Zeit in der Regel rahmig und dickflüssig. Wegen der vorhandenen Fibrinflocken muß eine bessere Drainage vorgenommen werden.

In Lokalanästhesie wird im 8. Intercostalraum nach Hautincision ein Schleifenkatheter (28 bis 32 Charrière) mittels eines Troikarts in den Pleuraraum eingeführt (s. S. 83). Derselbe wird mit einer Bülau-Flasche, besser noch mit einer Saugdrainage (s. S. 86) verbunden. Den Pleuraraum zweimal täglich mit 80 bis 100 ccm einer antibiotischen oder antiseptischen (Chloramin 1 $^0/_{00}$) Lösung zu spülen, ist zweckmäßig. Intensiver Sog bis 30 cm H_2O und kräftige Blasübungen (Blasflasche, Gummiring) sollen die Lunge ausdehnen und den Eiter abfließen lassen.

Die Drainage am tiefsten Punkt halten wir für sehr wichtig. Einige Kubikzentimeter eines wasserlöslichen Kontrastmittels informieren auf dem Röntgenbild in zwei Ebenen über die richtige Lokalisation des Schleifenkatheters.

Die geschlossene Thoraxdrainage wirkt nur, wenn sie durchgängig ist. Der Patient kann dahingehend informiert werden, daß er von anwesenden Personen häufig kontrollieren läßt, ob sich der Meniscus in dem Steigrohr der Bülau-Flasche bei der Atmung bewegt. Die Bronchusfistel als Kontraindikation der Drainagebehandlung entgeht der Diagnose bei einer geschlossenen Saugdrainage, die unter Sog steht, nicht, weil dann beständig Luft perlt (s. S. 86).

3. Geschlossene Thoraxdrainage nach Rippenresektion

Sind Fibrinflocken und Zelldetritus von einer derartigen Konsistenz, daß selbst Schleifenkatheter nicht zuverlässig ableiten, ist die geschlossene Thoraxdrainage mit einem weitlumigen Drain nach Resektion eines Rippenstückchens von 3 bis 4 cm Länge berechtigt. Die Indikation hierzu ist selten gegeben, weil die anderen Methoden, rechtzeitig angewandt, meist erfolgreich sind. Auch diese Ableitung gehört an den tiefsten Punkt. Das Drain wird durch eine Incision des Rippenbettes in den Pleuraraum eingeführt. Die Weichteile vernäht man möglichst dicht um das Drain, um Luftdichtigkeit zu erreichen.

Versagt die geschlossene Drainagebehandlung, liegt meist kein akutes Empyem mehr vor, sondern ein frühes, chronisches Empyem. Die offene Drainagebehandlung ist nach unserer Meinung nicht mehr indiziert, weil sie den ersten Schritt zur Empyemresthöhle darstellt und thorakoplastische Verfahren zur Beseitigung der Höhlenbildung nach sich zieht.

Wenn die geschlossene Drainagebehandlung erfolglos bleibt, so ist die Indikation zur Dekortikation gegeben. Die vorher wünschenswerte Sterilisation der Höhle kann durch intensive antibiotische oder antiseptische Spülungen bis zur 4. bis 6. Woche erreicht werden.

Die Versuche, durch Blasübungen gegen Widerstand eine kollabierte und verschwartete Lunge auszudehnen, können dann aufgegeben werden, wenn sich die Lungengrenze beim Pressen unter dem Leuchtschirm nicht mehr ausdehnt.

E. Herztamponade

Aus der Perspektive der dringlichen Thoraxchirurgie heraus interessieren die Flüssigkeiten im Herzbeutel durch Transsudat, spezifische oder rheumatische Entzündungen und die Eiterungen weniger als das Hämoperikard und die Herztamponade.

Die Bedrohlichkeit der Blutung in den Herzbeutel hängt vom Ausmaß ab. Geringe blutige Ergüsse unter 250 bis 300 ccm, die durch kleine penetrierende Verletzungen oder Katheterperforationen vorkommen, können bei abwartender Haltung resorbiert werden. Eine Pericarditis constrictiva entwickelt sich als Spätfolge nur in 10 bis 15% (DERRA). Die Herztamponade dagegen macht lebensrettende Interventionen nötig.

Die Symptomatik der Herztamponade tritt ein, wenn der Druck des Blutes im Herzbeutel den Druck in den einfließenden Venen übersteigt. Hierdurch wird eine Behinderung der diastolischen Füllung der Kammern und eine mangelnde Füllung von Vorhöfen und Hohlvenen bedingt. Kritische Druckwerte anzugeben ist zwecklos, weil die Elastizität und Dehnungsfähigkeit des Herzbeutels einen unbestimmten Faktor darstellen. Außerdem ist die Menge und Schnelligkeit der Blutung von Bedeutung. Druckwerte im Herzbeutel von 250 cm H_2O bedingen durch Einflußsperre und Minderung der Auswurfmenge den Tod (BECK).

Folgen der Herztamponade sind der behinderte venöse Rückstrom und eine Einschränkung der arteriellen Auswurfmenge mit Blutdruckabfall. Nach LEWIS soll die Zunahme des intraperikardialen Druckes um 1 mm Hg ein Absinken des arteriellen um 8 bis 9 mm Hg bewirken.

Die Schnelligkeit, mit der das Krankheitsbild einsetzt, ist unterschiedlich. MAYNARD u. Mitarb. sahen Herztamponaden, die 10 Std lang mit dem Leben vereinbar waren. Zahlreich sind Beobachtungen nach Stich- und Schußverletzungen, daß Patienten noch 500 bis 1000 m in einem Zeitraum bis zu 20 min liefen und dann erst tot zusammenbrachen (DAVIDSON u. FIDDES, GOULD u. PYLE). Interessieren mag die Eigenbeobachtung, daß ein gesunder junger Mann, an welchem die äußere Herzmassage in der Badeanstalt geübt worden war, noch einige Bahnen schwamm und dann wegen des Gefühls der Übelkeit nach Hause ging, wo er einer Blutung in den Herzbeutel erlag.

Auch die Menge des Blutes ist unterschiedlich. Ab 300 ccm wird sich die tamponierende Wirkung einstellen. MUSSGNUG erlebte eine mit dem Leben vereinbare Blutung von 1500 ccm.

Symptome

Zwei Gruppen sind zu unterscheiden, diejenigen, die der Verletzung sofort erliegen, und diejenigen, die noch das Krankenhaus erreichen. Nicht vergessen werden darf, daß sowohl beim postoperativen als auch bei einem posttraumatischen Hämoperikard in 70 bis 80% der Fälle gleichzeitig ein Hämothorax bzw. ein Hämopneumothorax vorliegen. Ergibt die Röntgenkontrolle nach Punktion oder intrapleuraler Drainage bei niedrigem Blutdruck und hoher Pulsfrequenz den Verdacht auf ein Hämoperikard, so ist die sofortige Klärung nötig: Tachykardie, schlecht gefüllter Puls, Stauung der Halsvenen, Verbreiterung der Herzdämpfung, abgeschwächte Herztöne, eventuelle perikardiale Geräusche in Abhängigkeit zur Herztätigkeit, röntgenologisch verbreiterter Herzschatten und abgeschwächte kymographische Ausschläge (s. S. 103 u. 123) charakterisieren die Herztamponade.

Behandlung

1. Die Schockbekämpfung wird sofort mit Elektrolytlösungen und Plasmaexpandern eingeleitet, um nach Klärung der Blutgruppe und des Rhesusfaktors auf Blutinfusionen überzugehen. Notfalls darf bei starker Ausblutung auch Blut der Gruppe 0 rh — infundiert werden.

2. Folgende reproduzierbare und diagnostisch wichtige Beobachtung ist erwähnenswert. Entsprechend der Steigerung des intraperikardialen Druckes und des Venendruckes führt eine schnelle, intravenöse Blutinfusion unter Druck zur Überwindung der Einflußbehinderung und zur besseren Herzfüllung. Der Patient reagiert mit sofortigem Anstieg des arteriellen Blutdrucks. Die Erholung kann sehr eindrucksvoll sein. Wenn die forcierte Blutinfusion aufhört, so fällt der Druck im arteriellen System sofort wieder ab. Im Zusammenhang mit anderen Symptomen gibt diese Beobachtung die Berechtigung zur Probepunktion oder Drainage des Herzbeutels.

Punktion des Herzbeutels

Einerseits soll mit der Probepunktion, wenn die Blutung in den Herzbeutel doch eine Freilegung des Herzmuskels verlangt, keine Zeit vertan werden, andererseits läßt sich aber nicht leugnen, daß allein die Punktion zu Dauererfolgen geführt hat, wenn kleine Verletzungen verklebten und die Blutungen hierdurch zum Stehen gekommen waren (ELKIN u. CAMPBELL; RAVITCH u. BLALOCK; FARRINGER u. CARR). Schon nach der Punktion kleiner Blutmengen (bis zu 80 ccm) kann eine dramatische Besserung der Kreislaufverhältnisse eintreten. Tritt aber nach diesem Erfolg in Kürze wieder eine deutliche Verschlimmerung mit Hypotonie und Tachykardie ein, so ist die Thorakotomie indiziert.

Technik der Herzbeutelpunktion

Nach lokaler Betäubung kann die Punktion des Herzbeutels unmittelbar neben dem Sternum durch den linken 4. oder 5. Intercostalraum und bei sehr großen Ergüssen auch in der Mamillarlinie durch den 5. Intercostalraum mit dicker Kanüle oder zartem Troikart vorgenommen werden. Gebräuchlicher ist als Zugangsweg in halbsitzender Lagerung der Winkel zwischen Xyphoid und linksseitigem Rippenbogenrand. Die Kanüle wird schräg in cranialer Richtung bis in den Herzbeutel vorgeführt. Die Punktion ist, sofern das Blut teils geronnen ist, in ihrer Wirkung problematisch und gehört zu den nicht ganz ungefährlichen Eingriffen, weil Verletzungen der Coronargefäße vorkommen (MATAS).

Explorative Thorakotomie

Mit DERRA, DONALDSON und BORRIE stehen wir auf dem Standpunkt, möglichst schnell zu thorakotomieren, da das Risiko durch Abwarten erheblich ansteigt.

GRISWOLD und PRYE zeigten in einem Bericht über 108 Herztamponaden im Zeitraum von 1933 bis 1953, daß die Quote der Thorakotomien von 60 auf 89,5% zugenommen hat, und die Mortalität von 46 auf 31,5% abgesunken war.

Die explorative Thorakotomie verbucht für sich folgende Vorteile:

1. Das Ausmaß der Verletzung und der Nebenverletzungen kann zuverlässiger beurteilt werden,

2. Blutcoagula können aus dem Herzbeutel entfernt werden,

3. die Punktion ist nicht ganz ungefährlich,

4. nicht genähte Herzwunden können später zum Aneurysma führen. Sekundäre Rupturen sind in der Literatur eine Rarität,

5. die Organisation des intraperikardialen Blutes bedingt in etwa 10 bis 15% eine Pericarditis constrictiva.

Die Thorakotomie in Endotrachealnarkose nach Anlegung einer Blutinfusion wird in üblicher Weise durch anterolaterale Schnittführung im 4. bis 5. Intercostalraum links vorgenommen. Das Perikard schneidet man in Längsrichtung vor dem Nervus phrenicus auf. Nach Absaugen des Blutes läßt sich das Herz von allen Seiten inspizieren. Verletzungen werden durch Kardiorrhaphie versorgt (s. S. 228). Der Herzbeutel bleibt hinterher an einer Stelle offen, damit eventuelle Nachblutungen durch die untere seitliche Thoraxdrainage erkennbar abfließen.

Epigastrische Perikardiotomien

Die epigastrischen Drainagen sind vorwiegend bei tamponierenden, entzündlichen Ergüssen und bei der Pericarditis purulenta indiziert, weil hierdurch der freie Pleuraraum weitestgehend geschützt bleibt.

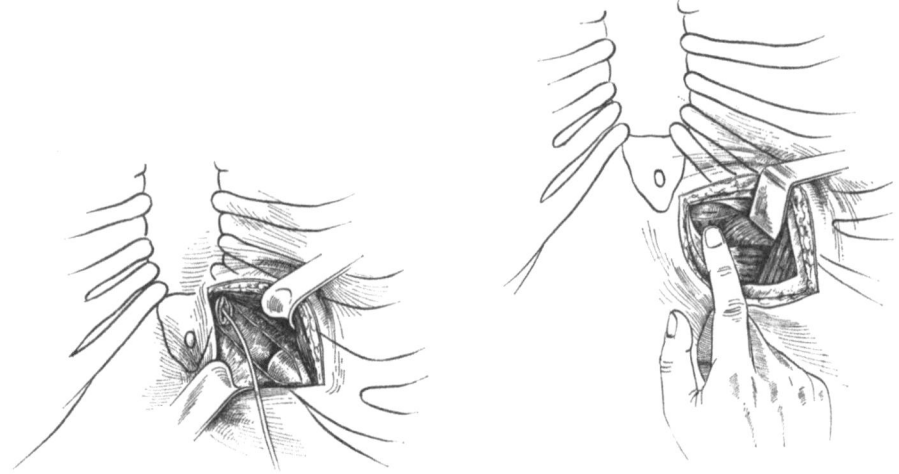

Abb. 77   Abb. 78

Abb. 77. Epigastrische Perikardiotomie durch das Bett der 7. Rippe
Abb. 78. Perikardiotomie durch die Rectusscheide

Zwei Methoden stehen zur Verfügung:

1. Nach einem kleinen Hautschnitt vom Xyphoid aus über dem linken Rippenbogenrand werden 3 bis 4 cm des 7. Rippenknorpels bis zum Sternum reseziert (Abb. 77). Durch das Bett des Knorpels incidiert man unmittelbar neben dem Brustbein in

Längsrichtung. Unmittelbar neben dem Sternum einzugehen ist zweckmäßig, damit die im Abstand von 2 bis 2,5 cm verlaufende A. mammaria nicht getroffen wird. Durch das Perichondrium kann der Herzbeutel vorsichtshalber punktiert werden. Nach Incision des Perikards wird ein Drainageschlauch eingelegt und die Wunde geschlossen.

2. Perikardiotomie durch die Rectusscheide. Ein vom Xyphoid ausgehender kleiner linksseitiger Rippenbogenrandschnitt legt die vordere Rectusscheide möglichst hoch frei. Sie wird quer eingeschnitten und der M. rectus seitwärts weggehalten. Direkt neben der Linea alba wird die hintere Rectusscheide ebenfalls so hoch quer incidiert, daß das Peritoneum nicht geöffnet wird. Der Zwerchfellansatz läßt sich unter dem Brustbein durch stumpfe Präparation mit dem Finger lösen. Der Finger arbeitet sich dann zum Herzbeutel vor, der durch einen kleinen Querschnitt zur Drainage eröffnet wird (Abb. 78).

F. Hämoptoe

Die massive Hämoptoe ist für den Arzt alarmierend und für den Patienten gefährlich. Seit RYAN und LINEBERRY (1948), ROSS (1953) und EHRENHAFT und TABER (1955) in sonst nicht beherrschbaren Notsituationen erfolgreiche Lungenresektionen durchgeführt haben, darf die akute Lungenblutung nicht mehr als ein ausschließlich internistisches Problem angesehen werden.

Bei Kindern werden mit Erstickungsgefahr verbundene Hämoptoen nur selten beobachtet. In der überwiegenden Mehrzahl der Fälle werden kleinere Blutungen ins Bronchialsystem durch spezifische Ulcerationen der Schleimhaut und starke Hämorrhagien durch arrodierte Kavernengefäße hervorgerufen. Tuberkulöse Lymphknoten können Bronchien und benachbarte Gefäße durch Druck usurieren und schwere endobronchiale Blutungen verursachen (BORRIE, MAIER).

Lungenabscesse, Bronchiektasen, zerfallende Bronchialcarcinome und infizierte Cysten geben ebenso Anlaß zu Blutungen wie Lungensteckschüsse und -splitter. Gerade bei Lungensteckschüssen und endobronchialen Fremdkörpern ist die massive Hämoptoe nicht nur als Frühsymptom, sondern auch als Spätkomplikation noch nach Jahren zu befürchten. Scharfkantige Splitter arrodieren Gefäße. Im eigenen Krankengut von 128 Stecksplittern waren Hämoptoen in 67% der Beobachtungen das Symptom, das die Operation indizierte (FRANKE, MAJOR). Unter den Brustkorbverletzungen des 1. Weltkrieges machten die Lungensteckschüsse 21,7% aus (STEFFENS).

Nicht nur seltener werdende syphilitische oder häufiger vorkommende arteriosklerotische Aneurysmen, sondern auch poststenotische Aneurysmen bei Isthmusstenosen und offenen Botallischen Gängen sowie postoperative Aneurysmen brechen ins Bronchialsystem durch. Beim ersten Bluthusten ist die sofortige Einweisung in eine thoraxchirurgische Abteilung erforderlich. Die Prognose derartiger Rupturen ins Bronchialsystem ist schlecht, aber nicht hoffnungslos.

Ferner führen falsch ligierte Lungenvenen an nicht resezierten bronchopulmonalen Lungeneinheiten oder Verdrehungen der Lungenwurzel zu Infarzierungen der verbliebenen arterialisierten Lunge und zu schwerwiegenden Hämoptoen. Wenn es sich um infarzierte Lungenlappen handelt, ist ihre sofortige Exstirpation indiziert, weil der Operierte sonst den aspirativen Lungenkomplikationen fast immer erliegt.

Tödlich verlaufende Hämoptoen infolge Infarzierungen sind auch nach der Korrektur isolierter Lungenvenentranspositionen oder nach der Beseitigung von Sinus venosus-Defekten der Vorhofscheidewand, die stets mit der Transposition der rechten Ober- und Mittellappenvenen verbunden sind, zu beobachten, wenn der venöse Abfluß des Lungenblutes mechanisch behindert wird und eine Thrombose in den Venen entsteht (DERRA, IRMER und TARBIAT). Zur Abwendung tödlicher Ausgänge muß der infarzierte Lungenabschnitt unverzüglich reseziert werden.

Als sehr seltenes Ereignis hat zu gelten, daß wir einen infarzierten rechten Oberlappen wegen Hämoptoen resezieren mußten, dessen Lungenvene unter der V. azygos verlaufend nicht in den linken Vorhof, sondern hoch in die V. cava mündete. Wahrscheinlich hatte der anomale Verlauf unter der V. azygos zur Thrombose der isoliert transponierten Lungenvene und zur vollständigen Infarzierung des Oberlappens geführt (MAMEGHANI).

Der Tod wird bei den Hämoptoen durch die beschriebenen Krankheitsbilder durch Verblutung, Erstickung, Aspirationsatelektasen, bronchopneumonische Komplikationen und bronchogene tuberkulöse Streuungen verursacht.

Das Ausmaß der Lungenblutung steht in keinem Verhältnis zur Schwere des Grundleidens. Nicht das Grundleiden, sondern die Blutung bedroht das Leben akut. Auch wenn geringere sich wiederholende Hämoptoen nicht zur direkten Erstickung führen, erliegen die Patienten infolge multipler Aspirationsatelektasen doch schließlich einer respiratorischen Acidose oder Bronchopneumonien.

Das klinische Bild ist bei intermittierenden und anhaltenden Blutungen eindeutig. Der ängstliche, blasse oder cyanotische, nach Luft ringende Patient hustet und würgt sein hellrotes und schaumiges Blut nach außen. Die Rasselgeräusche sind schon aus der Entfernung hörbar.

Sofort wird man sich über den Blutverlust informieren und das rote Blutbild samt Hämatokrit bestimmen. Übersichtsaufnahmen des Thorax in zwei Ebenen geben meist Aufschluß über das Grundleiden und oft auch über die blutende Lungenseite. Verstreute Aspirationsatelektasen geben sich durch fleckförmige Verschattungen und Infarzierungen durch infiltrative Verschattungen ganzer Lungenlappen zu erkennen. Die Bronchoskopie orientiert am zuverlässigsten über den Ort der Blutung. Bronchographische Untersuchungen können nur bei intermittierenden Hämoptoen, während einer ruhigen Phase, verantwortet werden.

Die *Bronchoskopie* ist als wichtigste diagnostische Methode und erste therapeutische Maßnahme zu werten und möglichst in Lokalanästhesie bei erhaltenen Hustenreflexen in halbsitzender Lagerung bei genügendem Sauerstoffzustrom durchzuführen. Nach Reinigung des Bronchialsystems von Gerinnseln und Identifizierung des Bronchus, aus dem es blutet, wird man denselben zunächst mit Watte oder Stryphnongaze tamponieren oder besser einen aufblasbaren Bronchusblocker einführen. Hat die Lungenaufnahme ergeben, daß noch keine kontralateralen Aspirationsatelektasen vorliegen, so kann die nicht blutende Lungenseite auch durch Intubation mit einem aufblasbaren Endobronchialtubus vor Verunreinigungen geschützt werden, wenn der Entschluß zur Thorakotomie gefallen ist (IRMER, KOSS und KILLIAN).

Bei kontinuierlichen und schweren Hämoptoen und intermittierenden Blutungen aus der Lunge, die schon zu disseminierten Aspirationsatelektasen geführt haben, ist es sinnlos, mit konservativen Heilversuchen Zeit zu vertun. Wenn die Blutung bei der Bronchustamponade steht, ist Zeit gewonnen, in Ruhe nach guter Vorbereitung des Kranken zu thorakotomieren. Kollapstherapeutische Maßnahmen wie Pneumothorax, Pneumoperitoneum oder Thorakoplastiken helfen nicht, sondern reduzieren nur die Atemleistung. Bedenken bezüglich eines schnellen und klaren Entschlusses zur Operation können nur bei exsudativen, doppelseitigen Tuberkulosen, unheilbarem Grundleiden und die Operabilität ausschließender Ateminsuffizienz entstehen.

Operatives Vorgehen und Ausmaß der Lungenresektion werden durch den vorliegenden Befund bestimmt. Die präoperative Bronchoskopie gibt neben dem intraoperativ sicht- und fühlbaren Krankheitsherd den Ausschlag, welche Lungenabschnitte zu resezieren sind. Bei stark blutenden Lungenstecksplittern warnen wir vor Pneumotomien und Entfernungen des Fremdkörpers. In diesen Fällen muß reseziert werden. Blutende Infarzierungen durch Lungenvenenthrombose sieht der Operateur ohne Schwierigkeit, so daß über den zu resezierenden Lungenteil keine Zweifel bestehen.

G. Aspirierte Fremdkörper

Die Fremdkörperaspiration, oft mit Husten-, Würg- und Brechattacken sowie hochgradiger Cyanose in Erscheinung tretend, ereignet sich in der überwiegenden Mehrzahl der Fälle im Kleinkindesalter, solange die Neigung besteht, alles in den Mund zu stecken. JACKSON führte endoskopische Extraktionen in über 95% der Fälle bei Kindern durch. Nach SOULAS und MOUNIER-KUHN verteilen sich die Aspirationen folgendermaßen: 8% unter 1 Jahr, 32% im Alter von 1 bis 4 Jahren, 36% im Alter von 5 bis 10 Jahren und 24% im Alter von mehr als 10 Jahren. Die Auswertung von 3120 Beobachtungen von JACKSON und JACKSON gibt Aufschluß über die Lokalisation der Fremdkörper.

Lokalisation

Der Häufigkeit nach geordnet, gelangen 56,3% in den rechten Stamm- und Unterlappenbronchus, 32,7% in den linken Unterlappen und verständlicherweise nur 4,2% in den rechten Oberlappen, 3,8% in den linken Oberlappen und 2,7% in den Bronchus des Mittellappens.

Symptome

Ein asthmaartiger Anfall mit Cyanose und Hustenkonvulsionen muß bei Kleinkindern zuerst an Fremdkörperaspiration denken lassen. Würgreiz und Erbrechen sowie die zusätzliche Aspiration des Erbrochenen sind möglich. Bei laryngealer Festklemmung und Verhakung kommen Stimmänderungen und Heiserkeit vor. Unter 1485 Beobachtungen erlebten JACKSON und JACKSON 200mal, daß die Aspirationen unbemerkt geblieben waren. Diese Tatsache trifft auch für Erwachsene zu. Kleinkinder können keine anamnestischen Angaben machen. Auch bei Erwachsenen kommt die irrige Annahme vor, der aspirierte Fremdkörper sei wieder ausgehustet worden. In einer Reihe der Fälle tritt nach den ersten Hustenkonvulsionen Ruhe ein. Später kommt es durch Glottisödeme zum Stridor mit Erstickung. Nicht selten diagnostiziert man die röntgenologisch unsichtbaren Fremdkörper, wenn die Aspiration unbemerkt blieb, erst an den Folgen der Bronchusobturation, nämlich an Atelektasen, Abszedierungen oder Bronchiektasen. Im eigenen Krankengut lag zwischen Aspiration und Operation eine Zeitspanne von 2 Wochen bis zu 35 Jahren.

Je nach Art des Fremdkörpers sind partielle oder komplette Obturationen der Atemwege zu unterscheiden. Die partiellen Obturationen bedingen inspiratorische und exspiratorische, überwiegend exspiratorische Stenosen mit Mediastinalpendeln. Bei den inspiratorischen Ventilstenosen bewegt sich das Mittelfell zur kranken Seite und bei den exspiratorischen pendelt es zur gesunden Seite. Die überwiegende Ausatembehinderung verursacht ein Obstruktionsemphysem mit Lungenblähung, Mediastinalverdrängung und erhöhter Strahlendurchlässigkeit. Bei der kompletten Stenose kann in wenigen Stunden eine Atelektase mit Verziehung des Mittelschattens zum luftleeren Lungenbezirk röntgenologisch sichtbar werden.

Wenn partielle und vollständige Obstruktionen durch Hin- und Herbewegung wechseln, so variiert die Symptomatik dementsprechend. Schwere bronchitische, teils ulcerative Entzündungen mit Husten und Auswurf sind dann unvermeidlich. Perforationen des Bronchialsystems kommen vor.

Die Fremdkörperaspiration ist keineswegs ungefährlich. Durch Erstickung und Aktivierung der vagovagalen Reflexe infolge der Fremdkörperirritation kann es zum Herzstillstand kommen (Bolustod). ROBINSON und MUSHIN stellten 1954 für England insgesamt 473 Todesfälle dieser Art fest.

Art der Fremdkörper

Aspiriert werden Nadeln, Knöpfe, Holzstückchen, Fruchtkerne, Erbsen, Bohnen, Nüsse und Nußschalen, Eierschalen, Knochenstückchen, Fischgräten, Getreideähren, Kaffeebohnen, Maiskörner, Spielzeugteile, Münzen, Kragenknöpfe und Prothesenteile.

Nägel, Schrauben und Zahnbrücken sieht man bei Erwachsenen häufig.

Nach zahnärztlichen Eingriffen in unsachgemäßer Allgemeinbetäubung haben wir Zahnstücke und Instrumententeile als aspirierte Fremdkörper, teils in Absceßhöhlen, erlebt.

Die Aspiration von Blut, Knochenfragmenten, Straßenschmutz und Erbrochenem bei bewußtlosen Unfallverletzten ist im anästhesiologischen Teil abgehandelt.

Abszedierende Aspirationspneumonien nach zu tiefen Narkosen mit langen Phasen des Nachschlafs sind seltener geworden als früher.

Nach lungenverkleinernden Eingriffen haben vereinzelt Blutcoagula die Atemwege durch zähe Borken verlegt. Mehrfach waren wir wegen drohender Suffokation gezwungen, die endoskopische Entfernung vorzunehmen.

Diagnose

Die Diagnose ist einfach, wenn es sich um kontrastgebende Fremdkörper handelt. Die Röntgenaufnahme (s. S. 92 u. 98) in zwei Ebenen klärt die Lokalisation. Bei nicht schattengebenden Fremdkörpern sind die indirekten Röntgensymptome wie Atelektase, Aufhellung durch Obstruktionsemphyseme bei exspiratorischen Ventilstenosen und die Mediastinalverschiebung wertbar, wenn der Verdacht auf eine Aspiration anamnestisch gegeben ist. Anderenfalls ist die Interpretation natürlich schwierig. Liegen komplette Obturationen vor, so klärt die Bronchographie die Situation, teils auch bei inkompletten Obturationen durch Kontrastmittelbeschlag des Fremdkörpers. Bei sehr spät erfolgender Diagnostik haben wir vereinzelt Abbrüche der Kontrastfüllung des Bronchialbaums dargestellt und bei der Bronchoskopie nur die entzündlichen, ulcerativen und eitrigen Schleimhautveränderungen gesehen, ohne den Fremdkörper selbst zu erblicken (Knochenstücke, Bohne).

Nur Sehen ist beweiskräftig, daher ist die sofortige Bronchoskopie die wichtigste diagnostische Hilfe. Hierbei soll das Instrumentarium zur Extraktion bereitstehen, damit sofort die Entfernung versucht wird. Auf die Peinlichkeit, multiple Fremdkörper zu übersehen, sei hingewiesen.

Therapie

Über die Therapie gibt es keine Diskussion. Der Fremdkörper muß endoskopisch entfernt werden. Daran ändert die Tatsache nichts, daß auch nach 1 bis 2 Jahren Knochenstückchen und andere Fremdkörper mit Erfolg extrahiert worden sind. Das spontane Aushusten abzuwarten, kann nicht befürwortet werden, obwohl dasselbe in 3% der Fälle beobachtet worden ist (BORRIE).

Wichtig ist, daß das Rüstzeug, insbesondere ein Beatmungsbronchoskop, Saugvorrichtung, Elektrocoagulation zur Stillung von Schleimhautblutungen und Greifzangen verschiedener Art vorbereitet sind. Das Instrumentarium zur Tracheotomie muß ebenfalls zur Verfügung stehen. Die Extraktion ist Sache der Hals-Nasen-Ohrenärzte. In Notsituationen wird aber auch an den Anästhesisten und Thoraxchirurgen die Anforderung gestellt, zu extrahieren.

Bezüglich der *Narkose* bestehen unterschiedliche Anschauungen. Bei Säuglingen und Kleinkindern wird die Spontanatmung erhalten und die Narkose mit Halothan durchgeführt. Bei älteren Kindern kann bei erhaltener Spontanatmung eine Halothannarkose durchgeführt werden, und zusätzlich eine Oberflächenanästhesie des Kehlkopfes vorgenommen werden.

Zu bevorzugen ist ein Beatmungsbronchoskop. Wenn die Fremdkörper in Kehlkopfnähe oder in der Trachea lokalisiert sind, ist es ebenfalls zweckmäßig, die Spontanatmung zu erhalten. Befinden sich die Fremdkörper aber im Bronchialsystem, so wird die Extraktion durch Relaxation und Atemstillstand nach Injektion eines kurzwirkenden Muskelrelaxans erheblich erleichtert. Bei Spontanatmung ist das Bronchialsystem wesentlich enger gestellt. Die dilatierende Wirkung des Succinylcholins auf das Bronchialsystem ist bewiesen (IRMER, KOSS und POHL).

Einige technische Gesichtspunkte erscheinen erwähnenswert:

1. Das Einführen des Bronchoskops soll so zart wie möglich geschehen, damit keine Schleimhautblutung auftritt, die sichtbehindernd ist. Auch der Sauger darf sich nicht an der Schleimhaut festsaugen.

2. Kleine Fremdkörper können durch das Rohr herausgezogen werden. Bei größerem Fremdkörper extrahiert man ihn bis zum Bronchoskop und zieht dann Rohr und Fremdkörper gleichzeitig heraus.

3. Bei erhaltener Spontanatmung soll der Sauerstoffstrom zur Insufflation stark eingestellt sein. Wird ein Beatmungsbronchoskop verwandt, empfiehlt sich nach eingetretenem Atemstillstand eine kurze Hyperventilationsphase mit reinem Sauerstoff. Bei auftretenden Atemschwierigkeiten soll das Instrument bis in die Trachea zurückgezogen und beatmet werden, was einerseits durch Betätigung des Atembeutels, andererseits aber auch bei entsprechend eingestelltem O_2-Fluß von 8 bis 10 l/min durch intermittierendes Zuhalten der Bronchoskopöffnung erfolgen kann.

Bei Säuglingen soll die Zeit für die Extraktion nicht länger als 15 min betragen und bei älteren Kindern nicht länger als 25 min, damit die Entstehung eines Glottisödems vermieden bleibt.

4. Nach der Extraktion ist auf einen Stridor durch Glottisödem zu achten und gegebenenfalls das Instrument sofort wieder einzuführen, damit tracheotomiert werden kann.

Die Extraktion gelingt in einer Häufigkeit von mehr als 95%. Wenn sie mißlingt, ist die Thorakotomie angezeigt.

Thorakotomie

Bei peripherer Lokalisation und obturierenden Fremdkörpern mit poststenotischen Spätkomplikationen, Atelektasen, Abscessen und Bronchiektasen wird thorakotomiert. In der Regel wird die Indikation zur Resektion des betroffenen Lungenabschnitts gegeben sein. Sofern die Atelektase aber noch reversibel ist, muß die Bronchotomie bei günstiger Lokalisation befürwortet werden. Bei 19 Operationen im Kindesalter haben wir die Fremdkörper, nämlich je ein Kragen- und Spielzeugknöpfchen aus Plastik, eine Nadel und eine Bohne, viermal durch Bronchotomie entfernt (KONRAD und SCHULTE-BRINKMANN).

Pneumotomien sind bei peripherer Lokalisation bedenklich wegen der Blutungsgefahr ins Bronchialsystem, jedoch durchführbar, wenn das Fremdkörperbett umstochen werden kann.

Literatur

BARTELS, H., E. BÜCHERL, C. W. HERTZ, G. RODEWALD und M. SCHWAB: Lungenfunktionsprüfungen. Berlin-Göttingen-Heidelberg: Springer 1959.
BECK, C. S.: Wounds of the heart. Arch. Surg. **13**, 205 (1926).
BIGGER, J. A.: Heart wounds. J. thorac. Surg. **8**, 239 (1939).
BLALOCK, A., and M. M. RAVITCH: A consideration of the non operative treatment of cardiac tamponade resulting from wounds of the heart. Surgery **14**, 157 (1943).
BORRIE, J.: Emergencies in thoracic surgery. New York: Appleton 1958.
BÜLAU, G.: Für die Heberdrainage bei Behandlung des Empyems. Z. klin. Med. **18**, 31 (1891).
CARR, D. T., A. W. SILVER, and F. H. ELLIS, jr.: Management of spontaneous pneumothorax: With special reference to prognosis after various kinds of therapy. Proc. Mayo Clin. **38**, 103 (1963).
DAVIDSON, J., and F. S. FIDDES: Prolonged activity and movement after penetrating stab wound of the heart. Brit. med. J. **1**, 210 (1956).
DERRA, E.: Traumatische Schäden des Herzens und seines Beutels. „Handbuch der Thoraxchirurgie". Berlin-Göttingen-Heidelberg: Springer 1959.
—, u. H. REITTER: Klinische und therapeutische Probleme beim sogenannten Spontanpneumothorax. Dtsch. med. Wschr. **88**, 737 (1963).
—, W. IRMER und S. TARBIAT: Les variantes de 112 communications interauriculaires du type „Sinus-venosus" et leur traitement opératoire. Ann. Chir. Thorac. Car. **19**, 935 (1965).
— — — Morphologie, operative Behandlung und deren Ergebnisse bei 139 Sinus-venosus-Defekten. Dtsch. med. Wschr. **91**, 627 (1966).
DICK, W.: Thoraxverletzungen im Kindesalter. Langenbecks Arch. klin. Chir. **304**, 595 (1963).
DONALDSON, J. K.: Surgical approach for incision and drainage of non purulent and purulent pericardial effusions. J. thorac. Surg. **12**, 209 (1943).
EHRENHAFT, J. L., and R. E. TABER: Management of massive hemoptysis not due to pulmonary tuberculosis or neoplasm. J. thorac. Surg. **30**, 275 (1955).
ELKIN, D. C., and R. E. CAMPBELL: Cardiac tamponade: Treatment by aspiration. Ann. Surg. **133**, 623 (1951).
FARRINGER, J. L., and D. CARR: Cardiac tamponade. Ann. Surg. **141**, 437 (1955).
FRANKE, H.: Über die Spätentfernung intrapulmonaler Fremdkörper. Langenbecks Arch. klin. Chir. **284**, 194 (1956).
GAENSSLER, E. A.: Parietal pleurectomy for recurrent spontaneous pneumothorax. Surg. Gyncec. Obstet. **102**, 293 (1956).

Gögler, E.: Unfallopfer im Straßenverkehr. Documenta Geigy, H. Nr. 5 (1962).
Griswold, R. A., and J. C. Prye: Cardiac wounds. Ann. Surg. **139**, 783 (1954).
Gould, G. M., and W. L. Pyle: Anomalies and curiosities of medicine, p. 616. New York: Sydenham 1936.
Hermannsdörfer, A.: Die Verflüssigung fibrinreicher Pleuraempyeme durch Pepsinsalzsäure als Hilfsmittel der Bülau'schen Heberdrainage. Münch. med. Wschr. **65**, 1219 (1923).
Holmes-Sellors, T., and G. Cruikshank: Chronic empyema. Brit. J. Surg. **38**, 411 (1951).
Irmer, W., F. H. Koss und H. Pohl: Über ein kurzwirkendes synthetisches Muskelrelaxans zur Verbesserung der Narkosetechnik. Anaesthesist **1**, 100 (1952).
— — und H. Killian: Die Endotrachealnarkose. In Killian, H., u. H. Weese: Die Narkose. Stuttgart: Thieme 1954.
Jackson, C., and C. L. Jackson: Bronchooesophagology. Philadelphia: W. B. Saunders 1950.
— — Observations on the pathology of foreign bodies in the air and food passages based on a analysis of 628 cases. Surg. Gynec. Obstet. **28**, 201 (1919).
Jagdschian, V.: Der Spontanpneumothorax und seine Behandlung. Langenbecks Arch. klin. Chir. **304**, 437 (1963).
Konrad, R. M., u. W. Schulte-Brinkmann: Diagnostische Probleme bei Bronchusverschlüssen im Kindesalter. Z. Tuberk. **114**, 137 (1959).
Kunz, H.: Einführung. Verletzungen des Thorax und seiner Organe. Thoraxchirurgie **12**, 87 (1964/65).
Lewis, Th.: Studies of the relationship between respiration and blood pressure. J. Physiol. (Lond.) **37**, 233 (1908).
Logan, W. D., and S. G. Pausa: Spontaneous pneumothorax of the newborn. Dis. Chest **42**, 611 (1962).
Maier, H. C.: Transthoracic removal of calcified lymphnode causing hemoptysis by bronchial erosion. Amer. Rev. Tuberc. **65**, 206 (1952).
Major, H.: Lungensteckschüsse bzw. Lungenfremdkörper. „Handbuch der Thoraxchirurgie". Berlin-Göttingen-Heidelberg: Springer 1958.
Mameghani, F.: Rezidivierende Lungenblutung bei partieller, isolierter Lungenvenentransposition in die obere Hohlvene. Zbl. Chir. **91**, 270 (1966).
Matas, R.: Surgical treatment of perforating and bleeding wounds of the chest. J. Amer. med. Ass. **32**, 687 (1899).
Maynard, A. L., J. M. V. Cordice, and F. A. Naclerio: Penetrating wounds of the heart. Surg. Gynec. Obstet. **94**, 605 (1952).
Mussgnug, H.: Beobachtungen und Behandlung bei einem Riesenhämoperikard. Chirurg **19**, 78 (1948).
Ravitch, M. M., and A. Blalock: Aspiration of blood from the pericardium in treatment of acute cardiac tamponade after injury. Arch. Surg. **58**, 463 (1949).
Robinson, C. L. N., and W. W. Mushin: Inhaled foreign bodies. Brit. med. J. **2**, 324 (1956).
Robson, O. A., and J. P. A. Wearer: Massive bleeding complicating spontaneous pneumothorax. Brit. J. Dis. Chest **58**, 90 (1964).
Rodewald, G., u. H. Harms: Pathologie und Spätschäden nach Thoraxverletzungen. Thoraxchirurgie **12**, 93 (1964/65).
Ross, C. A.: Emergency pulmonary resection for massive hemoptysis in tuberculosis. J. thorac. Surg. **26**, 435 (1953).
Rossier, P. H., A. Bühlmann und K. Wiesinger: Physiologie und Pathophysiologie der Atmung. Berlin-Göttingen-Heidelberg: Springer 1958.
Ryan, T. C., and W. T. Lineberry: Pneumectomy for pulmonary hemorrhage in tuberculosis. Amer. Rev. Tuberc. **61**, 426 (1950).
Saadi, E., A. Riberi, and E. Massulo: Bilateral spontaneous pneumothorax. Dis. Chest **44**, 104 (1963).
Smith, W. G., and P. G. Rothwell: Treatment of spontaneous pneumothorax. Thorax **17**, 342 (1962).
Schmitz, W.: Die Verletzungen der Thoraxwand. Thoraxchirurgie **12**, 103 (1964/65).

Soulas, A., et Mounier-Kuhn: Bronchologie. Paris: Masson et Cie. 1949.
Spath, F., u. J. Eder: Pleura. In Klinische Chirurgie für die Praxis, Bd. II. Stuttgart: Thieme 1961.
Steffens, W.: Verletzungen der Lungen und des Brustkorbs. Stuttgart: G. Thieme 1951.
Thomas, P. A., and W. P. Gebauer: Pleurectomy for recurrent spontaneous pneumothorax. J. thorac. Surg. **35**, 111 (1958).
Ungeheuer, E., u. W. Hartl: Prognose des Spontanpneumothorax. Langenbecks Arch. klin. Chir. **304**, 432 (1963).
Wolcott, M. W., W. A. Shaver, and W. D. Jennings: Spontaneous pneumothorax, tube thoracostomy and suction. Dis. Chest **43**, 78 (1963).

II. Verletzungen der Thoraxwand
A. Brustkorbprellung

In Friedenszeiten kommen hauptsächlich geschlossene und stumpfe Verletzungen an der Thoraxwand vor. Unter 462 Thoraxtraumen, über die AHRER berichtete, fanden sich nur acht offene Verletzungen (1,73%). Wie die Mortalitätsziffern von AHRER mit 12,3% und von HUBER aus dem Krankengut der Düsseldorfer Klinik mit 9,5% zeigen, stellt das stumpfe Thoraxtrauma eine ernst zu nehmende Verletzung dar, die in der Hälfte durch Verkehrsunfälle hervorgerufen wird. Auf Arbeitsunfälle entfallen 20%, auf Unfälle des täglichen Lebens 15% und auf Sportunfälle 1,2 bis 3,5% der stumpfen Verletzungen des Brustkorbs.

Bei den häufigen multiplen Verletzungen infolge der großen kinetischen Gewalten sind Thoraxverletzungen in einer Häufigkeit von 70% mit Nebenverletzungen oder, besser gesagt, anderenorts befindlichen Verletzungen verbunden. Die Schädel- und Hirnverletzungen stehen zahlenmäßig an erster Stelle. Verletzungen der oberen Gliedmaßen kommen fast doppelt so oft vor wie Verletzungen der unteren. Je 4 bis 5% der Nebenverletzungen betreffen Wirbelsäule und Becken. Besondere Beachtung verlangen gleichzeitige Verletzungen intraabdominaler Organe. Bei Thoraxverletzungen dominieren die Milz-, Leber- und Nierenrupturen verständlicherweise über Magen-, Darm- und Blasenverletzungen.

Brustkorbprellung, Brustkorbpressung und Brustkorbquetschung

Auch wenn keine kommotionelle oder kontusionelle Schädigung des Herzens vorliegt, kann die Brustkorbprellung ohne sichtbare äußere Verletzungsspuren zu einem schweren Schock mit Absinken des Blutdrucks und kleinem frequenten Puls führen. Mag der unmittelbar nach stumpfer Gewalteinwirkung resultierende Zustand des Schocks mit adrenergischer Kreislaufzentralisation anfangs noch so bedrohlich aussehen, tödlich enden wird er selten. Zur Erklärung tödlich endender Brustkorbprellungen ohne pathologischen Organbefund bei der Sektion wird auf den Begriff der Commotio cordis verwiesen.

Ein abgegrenztes Krankheitsbild ist die Brustkorbpressung, die „Perthes-Braunsche Krankheit", die durch ein relativ gleichmäßiges und langsames Zusammenpressen des Brustkorbs infolge Einzwängung oder Verschüttung zustande kommt. Die intrathorakale Druckerhöhung setzt sich über die Halsvenen bis in die kleinsten Venen des Kopfes fort, so daß es zu Blutaustritten kommt. Die charakteristischen Symptome (Abb. 79a) des Erscheinungsbildes sind starke Gedunsenheit des Gesichtes und Halses mit Schwellung der Augenlider und eine gleichzeitige bläulich-rote Verfärbung der Haut, die meist am Nacken oder über der Brustpartie scharf begrenzt aufhört. Petechiale Blutaustritte in die Haut und in die Schleimhaut des Mundes sowie subkonjunktivale Blutungen sind typische Zeichen einer Compressio thoracis. Nicht ungewöhnlich sind Blutungen aus Nase und Ohren und kurzdauernde Bewußtseinstrübungen. Beeinträchtigungen der Sehfähigkeit basieren auf Netzhautablösungen und Blutungen in den Sehnerv und Glaskörper.

Das Krankheitsbild wird oft für bedrohlicher gehalten, als es in Wirklichkeit ist. Bei Bettruhe, abwartender Haltung und sedativer Behandlung schwinden die subjektiven Beschwerden schnell. Nach 2 bis 3 Wochen stellt sich das normale Aussehen wieder ein (Abb. 79b). Nur die subkonjunktivalen Blutungen resorbieren sich erst nach 5 bis 8 Wochen.

Bei schweren Brustkorbquetschungen mit Verletzung der inneren Organe liegen im allgemeinen Rippenfrakturen vor. Daß es aber auch ohne sichtbare äußere Ver-

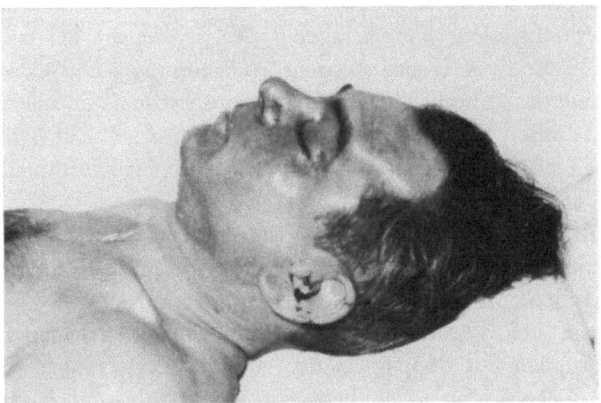

Abb. 79a. Schwellung und petechiale Blutungen bei Brustkorbpressung

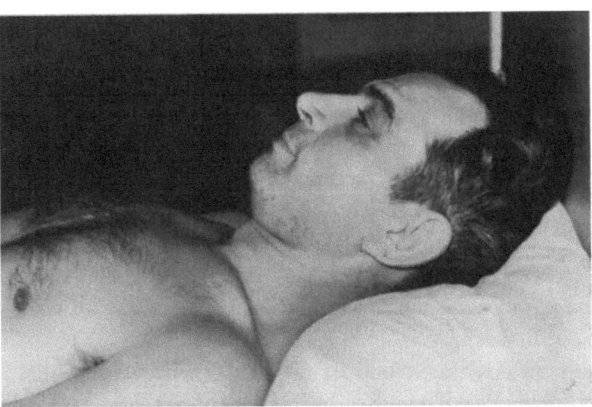

Abb. 79b. Normales Aussehen nach Brustkorbpressung 3 Wochen später

letzung zu ernsten intrathorakalen Verletzungen kommen kann, zeigen die Zahlen von SOLHEIM, der unter 172 schweren, geschlossenen Thoraxtraumen 32 intrathorakale Verletzungen bei unversehrten Rippen antraf (Pneumothoraces 10, Haemothoraces 11, Aortenruptur 1, Aortenruptur und Zwerchfellruptur 1, Zwerchfellrupturen 6, Oesophagusruptur 1, Lungenzerreißungen 2).

B. Rippenbrüche, Rippenserienbrüche und mehrfache Stückbrüche

Außer durch direkte Gewalteinwirkung brechen Rippen vereinzelt auch durch Muskelzug bei unkoordinierten Bewegungen sowie bei alten Menschen durch Husten und Niesen. Fehlt ein adäquates Trauma, so liegt der Verdacht auf eine pathologische Fraktur nahe. Rippenbrüche sind bei Kindern infolge der Elastizität der Thoraxwand selten. Sind drei und mehr Rippen gebrochen, so liegt eine Serienfraktur vor. Brechen benachbarte Rippen im Sinne von Stückbrüchen an zwei Stellen zugleich, so kommt es zur Aussprengung ganzer Brustwandstücke oder -platten mit schwerwiegender Störung der Atmung und Brustwandflattern.

Symptomatisch ist allen Rippenbrüchen gemeinsam der stechende Schmerz beim Atmen, Husten und Niesen und insbesondere bei Lagewechsel. Intensive lokale Druckschmerzen und die bei sagittaler und seitlicher Kompression des Thorax ausgelösten Fernschmerzen geben unter Umständen verläßlicher Aufschluß über das Vorliegen einer Rippenfraktur als die Röntgenuntersuchung. Manchmal ist das Krepitieren der Bruchenden deutlich wahrnehmbar.

Bei der ersten Inspektion des Patienten ist es wichtig, sich ein Urteil über die Atemtätigkeit zu bilden. Eine durch Schmerzen reflektorisch behinderte Ventilation der Lungen in verkrampfter Inspirationsstellung ist von einer Hypoventilation infolge paradoxer Atmung zu unterscheiden. Paradoxe Atmung mit einem pendelnden Luftvolumen liegt vor, wenn sich bei der Inspiration Teile der Thoraxwand nicht ausdehnen, sondern einziehen.

Übersichtsaufnahmen des Thorax sind obligatorisch. Ihre Bedeutung liegt weniger darin, die Rippenfrakturen genau zu diagnostizieren, als vielmehr darin, Begleitverletzungen der Organe des Brustkorbinneren auszuschließen.

Je stärker die knöcherne Thoraxwand in Mitleidenschaft gezogen wird, um so größer ist im allgemeinen auch die Zahl ernsthafter Komplikationen. Das läßt sich aus den Mortalitätsziffern unserer Rippenserienfrakturen (DREWES u. Mitarb.) deutlich erkennen (Tab. 3).

Tabelle 3. *Mortalität bei Rippenserienbrüchen*

	Zahl der gebrochenen Rippen	Anzahl der Patienten	Todesfälle
Einseitige Rippenserienfrakturen	3 oder 4	214	12
	5 oder 6	123	12
	7 oder 8	79	16
	9 oder 10	19	4
	11 oder 12	8	4
Einseitige Rippenserienfrakturen mit Bruch von ein oder zwei Rippen der Gegenseite		36	12
Beiderseitige Rippenserienfrakturen		37	16
zusammen		516	76

RAPPERT fand bei 730 ausgewerteten Rippenbrüchen 28% Komplikationen und bei 490 ins Krankenhaus Eingewiesenen 41% Komplikationen, die sich folgendermaßen aufgliedern:

1. Komplikationen durch Verletzung der Brustwand (17,9%)

Zu erwähnen sind Hautemphyseme nach Zerreißungen der parietalen Pleura, die sich mit den Zeichen des „Schneeballknisterns" bis unter die Augenlider, ins Scrotum und in Arme und Beine erstrecken können. Das Hautemphysem darf oft als

Sicherheitsventil betrachtet werden, das den Verletzten vor einem Spannungspneumothorax schützt.

Die paradoxe Atmung steht als Komplikation im Vordergrund des Interesses und muß zur Vermeidung asphyktischer Komplikationen beseitigt werden.

2. Komplikationen im Pleuraraum (26,5%)

Hierunter sollen Pneumothorax, Spannungspneumothorax, Ergüsse und Blutansammlungen verstanden werden. Nur wenn es sich um kleine Mantelpneumothoraces handelt, die die Atemfunktion nicht nennenswert beeinflussen, ist, wenn die pflegerische Betreuung bezüglich der Kontrolle von Atmung und Blutdruck gewährleistet ist, ein abwartendes Verhalten für 24 bis 48 Std erlaubt, um nach Ablauf dieser Zeitspanne zu klären, ob sich die Luftansammlung nicht vermehrt hat und spontan resorbiert werden kann. Zweckmäßig ist die Objektivierung des intrapleuralen Druckes durch Messen mit dem Pneumothoraxapparat. Dabei werden sich Parenchymfisteln der Lunge mit Ventilmechanismus, die einen gefährlichen Spannungspneumothorax erzeugen können und Bronchusfisteln zu erkennen geben, weil es unmöglich ist, mit dem Pneumothoraxapparat einen konstanten intrapleuralen Druckwert einzustellen. Die Menge der Luft, die in den Pleuraraum austritt, läßt sich sogar quantitativ bestimmen. Wird eine größere Luftfistel durch Lungen- oder Bronchuszerreißung festgestellt, so muß der Pleuraraum nach BÜLAU drainiert werden, sofern man sich nicht sofort zu einer operativen Versorgung der Lungenzerreißung entschließt.

Flüssigkeitsansammlungen im Pleuraspalt sind mit einem Dreiwegehahn und dicker weitlumiger Kanüle abzupunktieren. Spätere Röntgenkontrollen und ständige Überwachung von Atmung, Blutdruck und Pulsfrequenz geben ein sicheres Kriterium, ob es weiter blutet oder nicht. Steht die Blutung nicht, so ist unbedingt zu thorakotomieren und die Blutungsquelle aus Intercostal- oder Lungengefäßen zu versorgen.

3. Lungenkomplikationen (32,6%)

Zu den Lungenkomplikationen gehören mehr oder weniger große Einrisse im Parenchym, die Kontusionen mit Sputum- und Sekretretention und sich zwangsweise entwickelnden Atelektasen, ferner die seltenen Rupturen des Tracheobronchialsystems, bei welchen meist ein Mediastinalemphysem entsteht.

An dieser Stelle wird nur auf die Lungenkontusion mit Sputumretention eingegangen, ein Krankheitsbild, das auch unter dem Begriff der Kontusionspneumonie eingeordnet wird. Bei schmerzhaft und reflektorisch behinderter Atemtätigkeit sind Kontusionsatelektasen unter Umständen auch bei Thoraxprellungen möglich, ohne daß eine Rippenfraktur vorliegt.

Der pathologisch-anatomische Befund entspricht einem Hämatom im Lungengewebe. Die Alveolenwände sind zum Teil zerrissen oder mit Blut ausgefüllt.

Im Vordergrund der klinischen Symptome stehen Hämoptoen. Ist der Abhustmechanismus zusätzlich durch Serienfrakturen, Stückbrüche und paradoxe Atmung gestört, so entwickeln sich peripherwärts von Bronchusverstopfungen Obstruktionsatelektasen, die sich röntgenologisch als Verschattungen mit Verziehungen gesunder Lungenpartien zum atelektatischen Bezirk darstellen.

Die Therapie hat für gründliches Abhusten zu sorgen. Endobronchiale Katheteraspirationen in 6- bis 8stündlichen Abständen sollen den obturierenden Schleim-,

Sekret- und Blutpfropf beseitigen. Notfalls ist die Bronchialtoilette mittels Bronchoskops durchzuführen. Ist diese Behandlung wegen knöcherner Verletzungen des Gesichtsschädels nicht durchführbar, so wird man bei größeren Atelektasen tracheotomieren müssen.

4. Komplikationen im Mediastinum (1,6%)

Schwerwiegende Mediastinalemphyseme mit Behinderung des venösen Einstroms und größere Blutansammlungen sind Folgen von Bronchusrissen oder Gefäßverletzungen. Einzelheiten werden in Spezialkapiteln abgehandelt.

5. Abdominelle Verletzungen (11,8%)

Die Häufigkeit abdomineller Begleitverletzungen muß hervorgehoben werden. RAPPERT u. Mitarb. beziffern sie mit 11,8%, und wir trafen im eigenen Erfahrungsgut 19% begleitende intraabdominelle Verletzungen an. Umgekehrt lagen bei 148 stump-

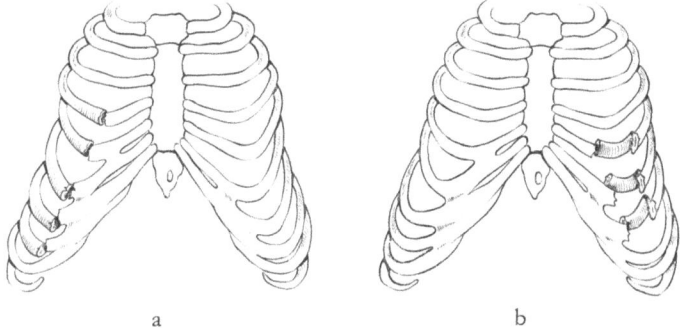

Abb. 80a u. b. a Rippenserienbruch; b Seitliche Stückbrüche

fen und geschlossenen Bauchverletzungen 19 Lungenverletzungen und neun vorwiegend linksseitige Zwerchfellrisse vor (IRMER u. ROTTHOFF).

Wegen der erheblichen asphyktischen Gefahren und der hohen Quote bronchopulmonaler Komplikationen verlangen diejenigen Rippenserienbrüche, beziehungsweise Stückbrüche mit Aussprengung oder Eindrückung eines vorderen oder seitlichen Brustwandstückes besonders Beachtung, bei denen es zum Brustwand- und Mediastinalflattern mit paradoxer Atmung und Vermehrung der Pendelluft kommt. Diese Serienstückbrüche sind im ausländischen Schrifttum unter dem Begriff der „Lateral or anterior flail chest" zusammengefaßt. Neben der Aussprengung von lateralen Brustwandstücken kommen beidseitige parasternale Rippenserienfrakturen mit Frakturen des Brustbeins vor, so daß die ganze vordere Brustwand ihre *Stabilität* verliert und an paradoxen Flatterbewegungen teilnimmt. Auch wenn das Brustbein nicht gebrochen ist, liegt eine starke Reduktion des Gasaustausches vor. Nach SILLAR und BORRIE reduzieren Aussprengungen aus der vorderen Brustwand das Atemminutenvolumen stärker als seitliche Aussprengungen (Abb. 80a u. b).

Bei der paradoxen Atmung wird das bewegliche Brustwandstück eingezogen, wodurch die Luft im Bronchialsystem in horizontaler Richtung pendelt anstatt in vertikaler Richtung effektiv ausgetauscht zu werden. Hinzu kommt, daß bei der Aussprengung vorderer Segmente die Zwerchfellexkursionen, die normalerweise 30% des

Gasaustausches bedingen, noch erheblich eingeschränkt werden (SILLAR) und bei großen vorderen Aussprengungen mit Sternumfrakturen durch doppelseitige parasternale Serienfrakturen neben der paradoxen Beweglichkeit der Aussprengung in sagittaler Richtung auch noch eine seitliche Verschiebung stattfinden kann (CORNELEAC u. Mitarb.).

Die Gefährlichkeit dieser Verletzungen erhellt aus einer Mitteilung von SILLAR. Von 35 Patienten mit eingedrückter Thoraxwand und Flatterbrust starben 25.

Im Hinblick auf die *Therapie* übergehen wir auf Grund der Themastellung die mehr oder weniger harmlosen Frakturen einer einzelnen Rippe und auch kleinere Serienfrakturen, die den Atemmechanismus nicht bedenklich stören. Therapeutisch interessieren hier nur die Serien- und Stückbrüche, die durch Brustwandflattern zum asphyktischen Tode oder infolge des gestörten Abhustmechanismus zu schwerwiegenden bronchopulmonalen Komplikationen führen.

Als allgemeine *Prinzipien der Behandlung* werden an *Sofortmaßnahmen* angeführt:

1. Säuberung der Atemwege und Sauerstoffapplikation,

2. Ablassen des intrapleuralen Überdruckes und Beseitigung des Pneumothorax,

3. Blut- und Flüssigkeitsersatz,

4. Stabilisierung der Brustwand und Sorge für ein effektives Atemminutenvolumen,

5. Ein wesentlicher Faktor zur Beseitigung reflektorischer Atemstörungen durch Schmerzen ist neben der analgetischen Verabreichung von Dolantin „Spezial" die Leitungsanästhesie der Intercostalnerven.

Zur Stabilisierung der Brustwand bieten sich fixierende Pflasterverbände, Zugextensionen am knöchernen Brustkorb und chirurgische Fixierungen der Fragmente an.

Die fixierenden Pflasterverbände propagieren wir nicht, weil die Atemleistung hierdurch noch zusätzlich eingeschränkt wird und Reizungen der Haut durch Einschneiden meist unvermeidlich sind. Der zirkuläre Heftpflasterverband ist als unphysiologisch abzulehnen (BERNARTZ; DREWES; KIRKLIN und OLSEN).

Nach spirometrischen Messungen von DREWES und ROTTHOFF vermindert ein halbseitiger Dachziegelverband die Vitalkapazität von durchschnittlich 3,7 l auf 3,1 l und ein Zingulum auf 2,3 l. Der Atemgrenzwert wird durch den Dachziegelverband von 92,6 l auf 76,1 l und durch ein Zingulum auf 56,6 l im Durchschnitt herabgemindert.

Eine ältere von TIEGEL angegebene Methode wurde jüngst wieder von MATZANDER empfohlen. Sie besteht darin, eine Stabilisierung durch Anmodellieren einer Gipsplatte zu erreichen, die die Bruchenden überragt und mit Heftpflasterstreifen und elastischen Binden befestigt wird. Wird auf diese Weise eine ausreichende Fixierung nicht erreicht, werden zusätzlich 2 bis 3 extrapleurale, pericostale Drahtnähte über der Gipsschale befestigt. Nachteilig sind Infektionsgefahr und die Tatsache, daß wegen der Gipsschale kein Röntgenbild mehr beurteilt werden kann.

Die Rippenstücke mit Backhaus-Klemmen percutan anzuklemmen und durch Traktion zu fixieren, empfahl COHEN, der aber gleichzeitig Pleuraverletzungen, Läsionen der Intercostalgefäße, Hautnekrosen und Abszedierungen als Komplikationen anführte.

Rippenbrüche, Rippenserienbrüche und mehrfache Stückbrüche 169

Die operative Drahtfixation der Rippenfragmente bei multiplen Stückbrüchen geht auf COLEMAN und COLEMAN zurück. Zur wirklichen Stabilisierung der Fragmente muß die Befestigung in zwei Ebenen vorgenommen werden. Bei Schrägfrakturen wird eine Drahtnaht in der Längsachse angelegt und zusätzlich zur Fixierung eine zirkuläre Drahtumschlingung appliziert. Bei Querbrüchen werden die Frakturenden übereinander geschoben und zirkulär mit Draht fixiert. Hierdurch resultiert eine Verkürzung. Zur Vermeidung der Verkürzung können die Markräume der Bruchenden jeweils aufgebohrt werden. Intramedulläre Schienungen lassen sich dann durch Bolzung mit 3 cm langen, autoplastischen Knochenspänen durchführen, die von anderen Rippen entnommen werden. Drahtnähte in der Längsrichtung befestigen die Bruchenden zusätzlich. Die Abb. 81 a, b, c demonstriert das Vorgehen.

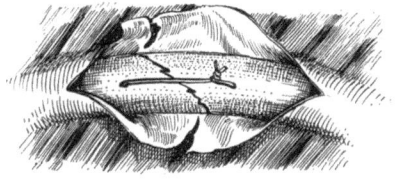

a

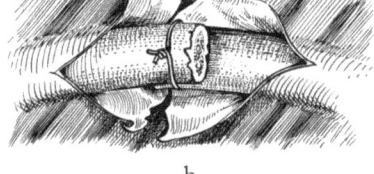

b

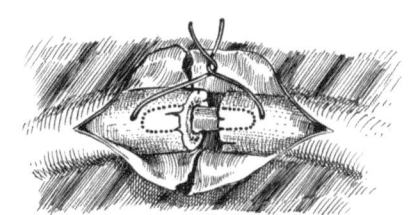

c

Abb. 81a—c. Versorgung von Rippenbrüchen durch Drahtnähte und intramedulläre Knochenbolzung

CRUTCHER und NOLEN fixieren die gebrochenen Rippen durch 6 bis 8 cm lange Rush-Nägel von kleinstem Durchmesser, die in den Markraum eingetrieben werden. Ungeachtet der Zahl der gebrochenen Rippen reichen nach ihren Angaben drei Nägel immer aus, um die flatternde Brustwand zu stabilisieren. Die Methode ist nicht immer anwendbar, weil die kleinsten Nägel bei grazilen Personen noch zu dick sind.

Wenn die Vorderwand des Brustkorbs samt Brustbein durch beidseitige parasternale Rippenserienfrakturen herausgebrochen ist und sich paradox zur Atmung verschiebt, gehen die Bemühungen dahin, die Flatterexkursionen durch Anbringung einer vertikalen Extension zu verhindern. Hierzu bohrte JASLOW in Lokalanästhesie nach Freilegung des Brustbeins durch eine kleine Incision eine mit einem Haken versehene Metallschraube ein. Außerdem sind Drahtschlingen ins Brustbein versenkt worden. FRANTZ trieb vom Jugulum und von der Grenze zwischen Körper und Schwertfortsatz aus speziell geknickte Kirschner-Drähte ins Brustbein ein, deren freie Enden dann unter leichter Spannung in einen Drahtextensionsbügel nach KIRSCHNER eingeschraubt wurden, um eine vertikale Traktion mit 3,5 bis 5 kg für 14 Tage bis 3 Wochen ausüben zu können. Die Kirschner-Drähte werden zur Verankerung im Brustbein folgendermaßen gebogen: 5 cm von der Spitze entfernt werden sie in einem spitzen Winkel von 60 Grad abgebogen. Dann wird der lange

Schenkel auf 7 cm gekürzt und in seiner Mitte parallel zum 5 cm langen Schenkel umgebogen. Die Abbildung 82a veranschaulicht die Situation.

Ein von JENSEN 1962 zur Stabilisierung der vorderen Brustwand nach Trichterbrustoperationen inauguriertes Verfahren wurde von BRUNNER, HOFFMEISTER und KONCZ ebenfalls zur Immobilisierung der vorderen Brustwand bei paradoxer Atmung empfohlen. Dabei soll ein aus rostfreiem Stahl gefertigter Bügel, dessen Länge etwa der halben Thoraxcircumferenz entspricht, hinter Rippen und Sternum verlagert bis zur mittleren Axillarlinie reichend die Brustwand stabilisieren. Der Bügel wird oberhalb des Xyphoids ohne Brustbeindurchtrennung durch den Zwischenrippenraum eingeführt, am Brustbein durch eine kräftige Naht aus Chrom Catgut fixiert und an seinen Enden in den Axillarlinien über die Rippen gebogen. Der Bügel kann auch, wenn Pleuraverwachsungen vorliegen, vor dem Brustbein und den Rippen angelegt werden. Nähte haben ihn dann an den Rippen zu befestigen. Zur Entfernung dieser

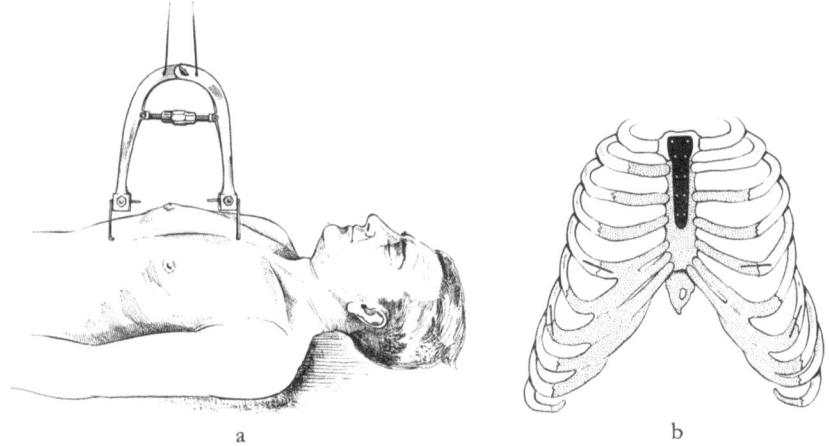

Abb. 82 a. Brustbeinextension nach FRANTZ
Abb. 82 b. Therapie der Flatterbrust nach Sternum und Serienrippenfrakturen

Metallschiene muß später über den Enden incidiert und die Umklammerung der Rippe gelöst werden, damit die Metalleiste seitlich herausgezogen werden kann.

SILLAR schlägt vor, die Frakturen des Brustbeins durch eine Metallplatte und Verschraubung unbeweglich zu machen und in die Rippenfragmente Kirschner-Drähte zu bohren, wie das aus der Abbildung 82b zu ersehen ist.

Eigene Erfahrungen mit den verschiedenen Traktionsverfahren besitzen wir nicht. Nachteilig sind die Infektionsgefahr und die Schwierigkeit, den Zug so zu dosieren, daß die paradoxe Atmung tatsächlich behoben wird, ohne die Exspiration zu behindern. Größere Erfahrungen liegen bezüglich der verschiedenen Methoden nicht vor.

Uns bewährte sich in letzter Zeit bei lebensbedrohlichen Atemstörungen die *Tracheotomie und die künstliche Beatmung* mittels des Engström-Respirators (s. S. 39). Nach 14 bis 18 Tagen und ausreichender fibröser und teils knöcherner Konsolidierung der Fragmente konnte die Beatmung bei mehreren Verletzten wieder aufgegeben werden. Liegen intrapleurale Komplikationen mit Lungenrissen oder Blutungen vor, so besteht die Indikation zur operativen Versorgung der intrapleuralen Komplikationen, wobei dann gleichzeitig nach dem Vorgehen von COLEMAN und COLEMAN die Bruchfragmente durch Drahtnähte fixiert werden können.

Literatur

AHRER, E.: Verletzungen des Brustkorbes im Frieden. Hefte Unfallheilk. **77** (1963).
BERNARTZ, P. E., J. W. KIRKLIN, and A. M. OLSON: Severe crush injuries of the chest. Some problems in management. Proc. Mayo Clin. **28**, 193 (1953).
BORRIE, J.: Emergencies in thoracic surgery. New York: Appleton 1958.
BRUNNER, L., H. E. HOFFMEISTER und J. KONCZ: Stabilisierende Eingriffe am Thorax bei Trichterbrustkorrekturen und Verletzungen des knöchernen Brustkorbes. Med. Klin. **59**, 515 (1964).
COHEN, E. A.: Treatment of flail chest by towel clip traction. Amer. J. Surg. **90**, 517 (1955).
COLEMAN, F. PH., and C. L. COLEMAN: Fracture of ribs — a logical treatment. Surg. Gynec. Obstet. **90**, 129 (1950).
CORNELEAC, E., P. RADAUCEANU und E. COJOLARU: Zur Frage der Behandlung doppelseitiger Rippenserienfrakturen mittels Extension am Sternum nach D. FRANTZ. Zbl. Chir. **85**, 711 (1960).
CRUTCHER, R. R., and T. M. NOLEN: Multiple Rib Fracture with Instability of Chest wall. J. thorac. Surg. **32**, 15 (1956).
DREWES, J.: Zur Behandlung der Rippenserienfraktur. Vortrag 107. Tagung der Vereinigung Niederrhein.-Westf. Chir. 19. u. 20. 9. 1952, Bad Neuenahr. Ref. Zbl. Chir. **1953**, 683.
FRANTZ, D.: Über die Behandlung doppelseitiger Rippenserienfrakturen mittels einer Extension am Sternum. Zbl. Chir. **83**, 1773 (1958).
HUBER, P.: Das stumpfe Thoraxtrauma und seine Komplikationen. Diss. Düsseldorf 1962.
IRMER, W., u. F. ROTTHOFF: Stumpfe und geschlossene Bauchverletzungen. Landarzt **36**, 1211 (1960).
JASLOW, J. A.: Skeletal traction in treatment of multiple fractures of the thoracic cage. Amer. J. Surg. **72**, 753 (1946).
JENSEN, N. K., W. R. SCHMIDT, and J. J. GARAMELLA: Funnel chest: A new corrective operation. J. thorac. Surg. **43**, 731 (1962).
MATZANDER, U.: Die Behandlung der geschlossenen Rippenbrüche und der schweren Thoraxkontusion. Münch. med. Wschr. **105**, 197 (1963).
RAPPERT, R. L., R. B. ALLEN, and G. J. CURRY: The fractured rib, a significant injury. An analysis of 730 consecutive cases. Arch. Surg. **71**, 7 (1955).
SILLAR, W.: The crushed chest. Management of the flail anterior segment. J. Bone J. Surg. **43 B**, 738 (1961).
SOLHEIM, K.: Closed thoracic injuries. Acta chir. scand. **126**, 549 (1963).
TIEGEL, M.: Behandlung mehrfacher Rippenbrüche mit einer anmodellierten Gipsplatte. Zbl. Chir. **1936**, 242.

III. Verletzungen des Tracheo-Bronchialsystems
A. Penetrierende und perforierende Verletzungen

Penetrierende und perforierende Verletzungen des Thorax und seiner Organe ereignen sich vorwiegend im Kriege. Etwa 3,8 bis 7,8% der Kriegsverletzungen betreffen den Thorax (FRANZ). Im Frieden sind die offenen Verletzungen des Brustkorbs etwa zehnmal seltener als geschlossene (ZENKER). Im Kindesalter ist kaum mit ihnen zu rechnen (DICK).

Die Häufigkeit offener Thoraxverletzungen im Frieden wird leicht überschätzt. WEBER beobachtete an der Chirurgischen Universitätsklinik in Frankfurt in 20 Jahren nur 85 offene Verletzungen, von denen 48,3% durch kleinere Stichinstrumente und 38,9% durch Handfeuerwaffen verursacht worden waren. Unter 313 Thoraxverletzungen befanden sich im Erfahrungsgut von JOHANNSON und SILANDER nur 10 offene.

Die Sterblichkeit offener Thoraxverletzungen ist durch die Fortschritte der Thoraxchirurgie erheblich gesenkt worden. WEBER bezifferte die Mortalitätsquote im Krimkrieg mit 70%, 1870—71 mit 55%, im 1. Weltkrieg mit 25% und im 2. Weltkrieg mit 15%. Für die Verletzungen im Frieden liegt die Mortalität bei 1 bis 2% (CAMERON u. Mitarb.; JOHANNSON u. SILANDER; WEBER).

Ein Teil der Verletzten erliegt in kurzer Zeit Blutungen. Im Sektionsgut des Gerichtsärztlichen Instituts in Frankfurt fand WEBER in einem Zeitraum von 11 Jahren 43 offene Thoraxverletzungen, das waren 1,2% aller Fälle, die innerhalb einer Stunde nach Gewalteinwirkung verstorben waren. Der Zusammenstellung der Todesursachen ist zu entnehmen, daß für den frühzeitigen tödlichen Ausgang 37mal Blutungen aus Herz, Aorta und anderen Gefäßen, sechsmal andernorts gelegene Begleitverletzungen und nur je einmal ein Mediastinalemphysem, ein beidseitig offener Pneumothorax und eine Lungenverletzung verantwortlich zu machen waren.

CAMERON u. Mitarb. zeigten, daß im Frieden unter 119 offenen Verletzungen des Thorax 93 Stichverletzungen 26 Schußverletzungen überwogen. Das männliche Geschlecht ist hauptsächlich betroffen. Nicht verwunderlich ist, daß das Durchschnittsalter 34 Jahre ausmacht und hauptsächlich die linke Seite verletzt ist. Von den Stichverletzungen trafen nur 23,6% und von den Schußverletzungen 38,4% in die rechte Seite. Da die Stichinstrumente meist kurz sind, war die Hälfte dieser Verletzungen leichter Art, während die Hälfte der Schußverletzungen schwer war.

Die Symptomatik der penetrierenden Verletzungen kann harmlos sein. Das klinische Bild wird bei schweren Verletzungen durch die Behinderung der Atmung, Dyspnoe, Bluthusten und Blutverlust mit Schock geprägt. Verletzungen der Atemwege und Ventilationsstörung durch intrabronchiale Blutungen, geschlossener und offener Pneumothorax sowie Spannungspneumothorax verlangen ebenso eilige Behandlung wie Blutverluste nach außen oder ins Innere des Brustkorbs. Anhaltspunkte über die Häufigkeit der einzelnen Symptome und Komplikationen vermitteln folgende Angaben von CAMERON u. Mitarb. und MAJOR. Ihnen zufolge kommen 30% Hämoptoen in der ersten Stunde vor. Spätere Blutbeimengungen zum Sputum sind bei Lungenverletzungen die Regel. Der offene Pneumothorax mit Eindringen der Luft ins Brustkorbinnere während der Ausatmung ist selten und liegt nur bei größeren Defekten der Brustwand vor. Auch Spannungspneumothoraces mit inspiratorischem Lufteindringen in den Pleuralraum sind nicht häufig (3%). Dagegen ist bei den penetrierenden Verletzungen ein Pneumothorax in einer Häufigkeit von 73% und ein Hämopneumothorax bei 80% röntgenologisch nachweisbar. Hautemphyseme, die die Penetration beweisen, sind in einer Häufigkeit von 43% anzutreffen. Bei 10% der Beobachtungen ist mit thorakoabdominalen Zweihöhlenverletzungen zu rechnen, die bei den Schußverletzungen überwiegen.

Die Behandlung besteht darin, schnellstens für freie Atmung und die Verabreichung von Sauerstoff zu sorgen und den Pneumo- und Hämothorax sowie den Schock durch Volumenmangel zu beseitigen. Außerdem ist die Infektionsverhütung wichtig. Beruhigend ist, daß nur in 3% Empyeme entstehen und der „organisierte Hämothorax" mit seinen nachteiligen Folgen für die Atmung sicher zu vermeiden ist.

Kleine Penetrationen durch Stichinstrumente, glatte Projektile oder Splitter verlangen als erste Behandlung oft nur die Jodierung und einen sterilen Verband und den Transport ins Krankenhaus. Nach Ausschluß schwerer Verletzungen des Inneren des Brustkorbs, insbesondere eines Pneumo- oder Hämothorax, wird man die Wunden nach den Regeln der Wundbehandlung revidieren und ausschneiden.

Wenn die erste Besichtigung durch Hautemphysem und Soggeräusche an der Verletzungsstelle an gefährliche intrathorakale Verletzungen denken läßt, muß die Wunde sofort luftdicht verbunden werden, was durch Aufkleben von Billroth-Batist, selbstklebenden synthetischen Verbandstoffen (Oprafol, 3 M Blendderm), notfalls ölgetränkten oder mit Zinksalbe bestrichenen Mullplatten und lageweise übereinander geklebten Pflasterstreifen zu erreichen ist. Deuten Cyanose, Atembehinderung, fehlendes Atemgeräusch und tympanitischer Klopfschall auf einen Spannungspneumothorax hin, so entlastet ein in den Pleuraraum eingestochenes Tiegel-Ventil (Abb. 75) den Überdruck, bis bessere Methoden angewandt werden können.

Wenn die Röntgenuntersuchung im Krankenhaus durch den Nachweis von Luft und Blut im Pleuraraum bedenkliche Verletzungen der Organe des Brustkorbinneren vermuten läßt, so wird bei gutem Allgemeinzustand zuerst zur Sicherheit eine Bülau-Drainage angelegt (s. S. 83). Dieselbe läßt unschwer erkennen, ob durch Lungen- oder Bronchusverletzung eine größere Gasfistel existiert oder anhaltende Blutungen vorliegen. Fehlen diese Komplikationen, so kann die Drainage einige Tage später bedenkenlos entfernt werden. Die Aspiration von Luft und Blut mittels Punktion befürworten wir nicht. Die Anlegung einer Bülau-Drainage ist erstens therapeutisch wirksamer, und zweitens liefert sie durch Beobachtung des Gas- und Blutverlustes die entscheidenden Kriterien für das weitere Verhalten, sei es konservativer oder operativer Art.

Die entscheidende Fragestellung für den Behandelnden ist, ob thorakotomiert werden muß oder nicht. Die Notwendigkeit einer Thorakotomie wird in folgenden Punkten zusammengefaßt:

1. *Die Öffnung des Brustkorbes erscheint nötig,* wenn eine offene, luftdurchlassende Wunde nur notdürftig verbunden worden ist, und ein geschlossener oder offener Pneumothorax die Besichtigung des Inneren des Brustkorbes verlangt.

2. Bei anhaltender Hämoptoe und nicht stehender Blutung in den Pleuraraum.

3. Wenn die Unterwasserdrainage synchron zur Atmung einen anhaltenden Gasverlust durch Lungen- oder Bronchusverletzung beweist.

4. Bei gleichzeitig vorliegenden Rippenserien- oder Stückbrüchen mit Flatterbrust steht die Sorge für ein ausreichendes Atemminutenvolumen im Vordergrund. Die Thorakotomie wird nur erforderlich, wenn Gas- und Blutverluste nicht beherrscht werden.

5. Bei größeren Fremdkörpern im Inneren des Brustraumes ist ihre sofortige Entfernung anzuraten.

6. Sobald der geringste Verdacht auf eine thorakoabdominelle Verletzung vorliegt, ist die Inspektion beider Höhlen nicht zu umgehen.

7. Verletzungen durch phosphorhaltige Steckschüsse sind zu operieren.

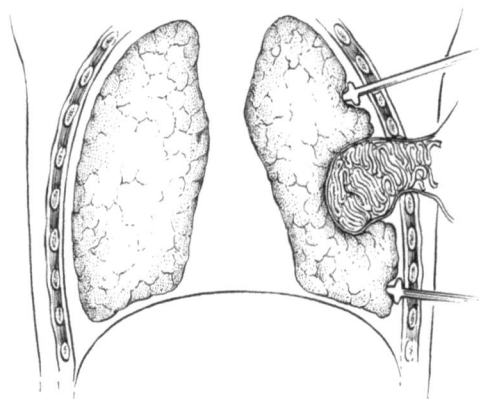

Abb. 83. Pleuratamponade bei offenem Pneumothorax

Die Thorakotomie sollte bei folgenden Gegebenheiten unterbleiben:
1. Bei kleineren, sauberen Penetrationswunden, wenn das Allgemeinbefinden nicht stark beeinträchtigt ist und Hautemphysem, Pneumo- und Hämothorax fehlen.

2. Liegt bereits ein infizierter Hämothorax oder ein Empyem vor, so wird nur drainiert (s. S. 151).

3. Bei offenem Pneumothorax mit Lungenkollaps, Atelektase und möglicher Infektion des Pleuraraumes 18 bis 24 Std nach der Verletzung sind größere Operationen — eventuell Muskelverschiebungen zum Defektverschluß der Brustwand — wegen der Gefahr der Eiterung zu unterlassen.

Ein mit Sulfonamidpuder bestreuter Gazetampon, der wie eine Plombe in den Pleuraraum eingelegt wird, soll den Brustwanddefekt nach außen abdichten. Gleichzeitig angelegte intrapleurale Saugdrainagen dienen dazu, Sekrete abzuleiten und die Lungenausdehnung zu fördern (Abb. 83). Sekundäre Wundexcisionen und Nahtverschlüsse können die Behandlungszeit zu einem späteren Zeitpunkt abkürzen.

Nur bei günstig gelegenen Wunden wird man nach Excision derselben die *Thorakotomie* in ihrem Bereich anlegen, anderenfalls wird der Thorax nach erfolgter Wundversorgung durch eine Standardthorakotomie in Höhe der 6. Rippe eröffnet. Sobald das Blut ausgeräumt worden ist, sind Blutungsquellen aufzusuchen, Rippensplitter und größere Fremdkörper zu entfernen und Parenchymverletzungen der

Lunge zu excidieren und zu vernähen. Bei tiefen Verletzungen des Lungengewebes und Gasverlust müssen Bronchialöffnungen, venöse Blutungen oder spritzende Segmentarterien jeweils individuell versorgt werden. Danach wird die Wunde im Lungenparenchym durch tiefgreifende Catgutnähte geschlossen und mit Einzelnähten pleuralisiert. Nur bei schwersten Zerstörungen des Lungengewebes kann ausnahmsweise die Resektion von Lungenanteilen indiziert sein. Als selbstverständlich gilt ein Blick auf das Zwerchfell, um Zweihöhlenverletzungen auszuschließen.

Größere Brustwanddefekte sind nicht einfach zu verschließen. Nach der Wundexcision wird der luftdichte Verschluß der Thoraxwand unter Umständen durch die Resektion von zwei bis drei Rippen erleichtert. Anderenfalls läßt sich die Muskulatur der Brustwand mobilisieren und je nach Situation an den unteren oder oberen Rippenrand annähen. Vereinzelt kann auch durch Versetzen des Zwerchfells, das an der Thoraxwand abgeschnitten wird, der Verschluß des Defektes herbeigeführt werden. Für verzweifelte Situationen bietet sich noch die Möglichkeit an, die Lunge im Defektrand durch Einzelnähte anzunähen. Der Thoraxraum wird hinterher drainiert, und die Ausdehnung der Lunge durch Sog gefördert.

Als erste Maßnahme außerhalb des Krankenhauses empfiehlt sich der Müllersche Handgriff, der darin besteht, die Lunge zur Abdichtung in den Thoraxdefekt zu ziehen. Hierdurch vermeidet man das tödliche Mediastinalflattern bis zur Intubation.

Zweihöhlenverletzungen werden durch Schüsse häufiger als durch Stiche verursacht. Handelt es sich um perforierende Verletzungen, so bestimmen Ein- und Ausschußöffnung die Möglichkeiten der thorakalen und abdominellen Schäden, denn in 90%iger Häufigkeit durchdringt ein Projektil den Körper gradlinig (SHEFTS). Wenn intraabdominelle Verletzungen in Frage kommen, wird man das Abdomen sorgfältig palpieren und zum Ausschluß der Perforation eines lufthaltigen Hohlorgans röntgenologisch nach freier Luft unter dem Zwerchfell fahnden. Dabei ist zu beachten, daß nach Gasaustritt aus der Lunge durch die Atemexkursionen der Lunge auch ausnahmsweise Luft vom Pleuraraum aus durch das lädierte Zwerchfell in den Bauchraum gelangen kann (HAUBRICH). Prüfung der Flankendämpfung, Übersichtsaufnahmen des Bauchraumes, wiederholte Erythrocyten-, Leukocyten- und Hämatokritbestimmungen sowie laufende Blutdruckmessungen und Kontrollen der Pulsfrequenz informieren über intraabdominelle Blutungen. Nur selten wird es möglich sein, den Austritt von Darmgasen an der Wunde durch Geruch wahrzunehmen.

Wenn eine Zweihöhlenverletzung vorliegt, steht der Chirurg vor der Frage, wo zuerst geöffnet werden soll. Der Thorax läßt sich durch klinische und röntgenologische Untersuchungen immer zuverlässiger beurteilen als der Bauchraum mit seinen Milz- und Leberverletzungen und den Magen- und Darmperforationen. Ist die Situation im Thorax beherrscht, liegt keine Erstickungsgefahr vor und ergibt ein schnellstens eingeführter Schleifenkatheter, daß Gasverluste und Blutungen fehlen, so ist die Laparotomie wegen drohender Peritonitis und Verblutung vorrangig. Ist jedoch das respiratorische System gefährlich verletzt, so verlangen schon die Gasverluste aus der Lunge, daß zuerst in Endotracheal- oder Endobronchialnarkose thorakotomiert wird.

Müssen Bauch- und Brustkorb in einem Operationsgang geöffnet werden, so sind aus atemphysiologischen Gründen zwei getrennte Incisionen zu bevorzugen.

B. Explosionsverletzungen

Der Tod durch die Druckwellen von Explosionen ohne äußere Verletzung des Brustkorbes ist seit langem bekannt. Reine Druckstoßverletzungen durch Luft sind selten. Größere kasuistische Zusammenstellungen finden sich in der Literatur nicht. DESAGA berichtete über 64 Fälle, COHEN fand nur elf Beobachtungen im Archiv des Army Institute of Pathology in den Vereinigten Staaten. TURNBRIDGE und WILSON brachten sechs Beobachtungen zusammen. Im Auftrag von Wehrmacht und Luftwaffe wurden in Deutschland gezielte Forschungen betrieben, deren Ergebnisse aber unveröffentlicht blieben.

Im folgenden wird nun auf die Verletzungen der Lungen eingegangen. Sowohl die Schäden an den lufthaltigen Bauchorganen als auch die sekundären Traumatisierungen durch Schleuderwirkung und umherfliegende Trümmer, Splitter und Mauerteile bleiben unberücksichtigt. BLOCKER beschrieb diese mannigfaltigen Verletzungsmöglichkeiten.

Entstehung der Lungenverletzungen

Jede Explosion in Luft oder Wasser erzeugt eine Druckwelle, die radiär fortgeleitet wird. Wegen des steilen Druckanstiegs wirkt sie als Druckstoß. Die Dauer des Überdrucks beträgt für normale Sprengstoffe nur Bruchteile von Sekunden, für atomare Explosionen bis zu mehreren Sekunden. Die Größe des Überdrucks verhält sich direkt proportional zur Menge des Sprengstoffs und umgekehrt proportional zur Entfernung. Mit zunehmender Entfernung fällt die Größe des Druckstoßes sehr schnell ab, so daß z. B. Versuchshunde nur in einer Entfernung von weniger als 5 m bei der Explosion von 50 kg Sprengstoff ausnahmslos getötet werden. Bei 200 kg ist die Todesgrenze für das Versuchstier 10 m und bei 2000 kg 25 m (RÖSSLE). Bei Explosion in der Luft folgt dem Druckstoß eine Unterdruckwelle (SUTHERLAND, ZUCKERMAN und SCHARDIN). Dem entspricht die Tatsache, daß bei Explosionen auf der Straße die Fensterscheiben nach außen, also auf die Straße fallen.

Nach vielen Diskussionen bezüglich einer Druck- oder Unterdruckschädigung der Lunge bzw. über das eventuelle Eindringen der Druckwelle in das Tracheobronchialsystem selbst ist man heute übereinstimmend zu dem Resultat gekommen, daß für die charakteristischen Verletzungen der Lungen die direkt auf den Brustkorb aufprallende Druckstoßwelle verantwortlich zu machen ist (BENZINGER, CELANDER u. Mitarb., CLEMEDSON, SCHARDIN, WHITE und RICHMOND, ZUCKERMAN). Die drei wichtigsten Mechanismen beim Zustandekommen der Explosionsverletzungen sind nach SCHARDIN Abplatzeffekt, Implosion und Trägheitsmoment.

Vom *Abplatzeffekt* wird gesprochen, wenn eine Druckstoßwelle von einem dichteren Medium in ein weniger dichtes übergeht und eine zerplatzende, zerreißende Wirkung an der Grenzfläche der Medien entsteht, wie das bei den Wasserfontänen der Unterwasserexplosionen der Fall ist. In der Lunge kann eine derartige Grenzfläche zwischen Blutkapillaren und Alveolen angenommen werden.

Als *Implosion* wird folgendes Phänomen bezeichnet. Luftbläschen in einer nicht komprimierbaren Flüssigkeit werden durch die sich fortbewegende Druckstoßwelle zusammengedrückt. Nach Passieren der Druckwelle dehnt sich das Luftbläschen infolge seines hohen Innendrucks wieder aus und platzt nach Überschreiten der Elastizitätsgrenze. Auf die Alveolen der Lunge übertragen entstehen so Gewebszerreißungen und interstitielle Emphyseme.

Die Druckenergie wandelt sich beim Auftreffen auf die Körperoberfläche zum Teil in

Bewegungsenergie um, die sich den verschiedenen Körpergeweben je nach *Masse und Trägheitsmoment* unterschiedlich mitteilt. Die resultierende Bewegung eines leichten Gewebes wird sich von derjenigen eines schweren unterscheiden, so daß Schub- und Scherkräfte zu Kontusionen und Zerreißungen führen.

DESAGA, GRÄFF, RÖSSLE und SCHUBERT weisen auf die Häufigkeit *arterieller Luftembolien* hin. RÖSSLE glaubt, daß die Bedingungen zur Luftembolie dann gegeben seien, wenn im Augenblick des Druckstoßes der höchstmögliche Exspirationsdruck vom Alveolardruck übertroffen wird. SCHUBERT meint dagegen, daß die Luft unmittelbar nach dem Druckstoß in der Dekompressionsphase durch Ansaugung aus angerissenen Lungenvenen über das linke Herz in den arteriellen Kreislauf gelange. Im gleichen Sinne vertreten CLEMEDSON und WHITE den Standpunkt, daß durch zahlreiche bronchovenöse Fisteln mit jedem Atemzug Luft in die Lungenvenen gelange und die Luftembolie (s. S. 286) eine wesentliche Todesursache darstelle.

Auf Grund *pathologisch-anatomischer Untersuchungen* von ROBB-SMITH und GRÄFF ist noch auf die Häufigkeit von Fettembolien hinzuweisen (s. S. 290). Über die Verletzungsfolgen liegen übereinstimmende Beobachtungen der Pathologen vor. In der Mehrzahl der Sektionen sind die Verletzungen in pathognomonischer Weise beidseitig festzustellen. An der Haut werden fast regelmäßig feine punktförmige Blutungen sichtbar. Kennzeichnend sind punkt- und fleckförmige subpleurale Blutungen an der visceralen und parietalen Pleura. Streifenförmig sind diese Blutungen im Verlauf der Rippen verstärkt. Die Blutungen in die *Lunge* gehen von Zerreißungen alveolärer Capillaren aus. Sie durchsetzen das interstitielle Gewebe und infiltrieren mehr oder weniger ausgedehnte Partien des Lungenparenchyms mit Verstopfung von kleineren und größeren Bronchien. Daneben sind vesiculäre und interstitielle Emphyseme regelmäßig anzutreffen. Liegen Lungenrupturen vor, so sind Blut- und Gasaustritt in den Pleuralraum unvermeidlich, so daß sich die Verletzungsfolgen als Hämothorax, Pneumothorax oder Sero-Hämo-Pneumothorax präsentieren. Bronchusrisse, Abrisse ganzer Lungenflügel, Verletzungen von Lungengefäßen (GRÄFF, RÖSSLE, SCHUBERT), schwere Mediastinalemphyseme und sogar Aortenrupturen und Zerreißungen von Herzklappen sowie Herzrupturen (WILSON, MILLER) sind beschrieben worden.

Am *Herzen* wurden Befunde erhoben, wie sie DERRA für die Contusio cordis beschreibt: subepikardiale und endokardiale Blutungen sowie Hämorrhagien ins Myokard.

Der sofortige *Tod* tritt durch verschiedene Ursachen wie Blutverlust, Schwere des Schocks, sofortiges Herzversagen, Erstickung und Luftembolien ein. Spätere tödliche Ausgänge sind auf intrapulmonale Komplikationen, respiratorische Störungen, Aspirationen und protrahierte Fett- und Luftembolien sowie Schädigungen im Sinne des Cor pulmonale zurückzuführen. SCHÄFER u. Mitarb. prägten den Begriff der konkurrierenden Todesursache, denn letzten Endes bleibt es offen, durch welche der mannigfaltigen Schäden der Tod eintritt.

Symptomatologie

Überlebende geben an, die Sensation der Druckwelle wie einen Schlag verspürt zu haben und dann bewußtlos geworden zu sein. Beim Wiedererwachen oder nach nahezu symptomlosem Intervall traten Stunden nach dem Schlag der Druckwelle Hämoptoen hellroten und schaumigen Blutes aus Mund und Nase auf. Bei leichten

Verletzungen entwickelte sich ein anfangs trockener, sehr schmerzhafter und quälender Husten, der später von Hämoptoen oder sogar massigen Blutexpektorationen gefolgt war. Schock, Schmerzen im Brustkorb, Schmerzen bei der Atmung, Luftnot und angestrengte Atmung gehören zur Symptomatik, während Rippenbrüche fehlen.

Über das Ausmaß der Schädigung informieren die physikalischen Untersuchungsmethoden des Thorax, Röntgenaufnahmen, die die Blutinfiltrationen des Lungengewebes und Aspirationen sowie den Zustand des Pleuralspaltes demonstrieren und das Messen von Blutdruck und Pulsfrequenz neben der Bestimmung von Hämoglobin, Erythrocyten und Hämatokrit.

Therapie

Die Therapie erstreckt sich auf absolute Bettruhe, in Kopftief- und linker Seitenlagerung, damit die Aspirationsgefahr verringert und der Luftembolie in Gehirn und Coronargefäßen vorgebeugt wird (HADFIELD). Narkotica und Sedativa sind wegen der vorhandenen Schmerzen unvermeidlich. Die Sauerstofftherapie mittels nasopharyngealer Katheter oder im Sauerstoffzelt ist unbedingt nötig, ebenso können Tracheotomien zur Verringerung des Totraumes und zum regelmäßigen Absaugen des Blutes im Bronchialsystem vorteilhaft sein. Daß Blutverluste adäquat zu ersetzen sind, bedarf keiner Betonung. Hinzuweisen ist aber darauf, daß die Schockbehandlung mit Infusionen enttäuschend gewesen ist (TURNBRIDGE u. WILSON) und durch die traumatische Schädigung des Lungenparenchyms, die kontusionelle Herzläsion oder die Druckbelastung des Herzens im Sinne des Cor pulmonale die Gefahr des Lungenödems groß ist (HADFIELD). Vor zu großen Infusionsmengen wird gewarnt.

Jede Beatmung mit positivem Überdruck ist kontraindiziert, da die Lungenblutung zunimmt und interstitielle Emphyseme verständlicherweise größer werden. Bei bestehenden Bronchusfisteln und Parenchymfisteln ist die künstliche Beatmung mit Respiratoren verboten. Aus gleichen Gründen warnen WHITE und RICHMOND vor der Allgemeinnarkose. Wenn möglich, soll sie nicht vor Ablauf von 48 Std angewandt werden. Falls eine Allgemeinbetäubung zur Versorgung von Begleitverletzungen nötig ist, ist die intravenöse Barbituratnarkose mit Sauerstoffverabreichung zu wählen. Für die chirurgische Versorgung von Begleitverletzungen soll die Lokal- und Leitungsanästhesie bevorzugt werden.

C. Trachealruptur

Verletzungen der Luftröhre durch Geschosse, Granatsplitter und Explosionen während des Krieges sind nicht ungewöhnlich. Die Trachealverletzung durch scharfe penetrierende Gewalt, vorwiegend infolge Stich-, Pfählungs- oder Schußverletzung, ist im Frieden selten. HARRINGTON, BEALL und DE BAKEY beobachteten in ihrem Krankengut von 1945 bis 1960 insgesamt 14 Fälle. KUGEL erwähnt eine Pfählungsverletzung, und wir hatten einen in die Luftröhre eingedrungenen Bolzen zu entfernen.

Obwohl die Trachealruptur durch stumpfe Gewalt selten ist, veröffentlichte ZEUCH im Jahre 1922 schon 55 Beobachtungen. Die Befunde waren unterschiedlich. Abrisse der Luftröhre vom Kehlkopf, zirkuläre Durchtrennungen an anderen Stellen, Frakturen der Knorpelringe, Querrisse zwischen den Knorpelringen und Längsrisse in der Pars membranacea sind festgestellt worden. Bei zirkulären Abrissen retrahiert sich das distale Ende ins Mediastinum.

Als *Ursache* sind im wesentlichen direkte stumpfe Gewalten, die Hals und Brustkorb treffen, anzuführen. Außerdem sind Rupturen durch maximale Überstreckung der Halswirbelsäule, intratracheale Druckerhöhung bei Hustenattacken und beim Pressen während der Austreibungsphase bei Entbindungen beobachtet worden (SCHMIDT, ERICH und EDWARDS; WIESER). Auf das Vorkommen von Trachearupturen bei Explosionen von Narkosegasen weisen MARCHAND, REID und VAN HASSELT hin.

Die *Symptome* sind bei größeren Rupturen mit Luftaustritt nicht zu übersehen. Abgesehen von möglichen Schockerscheinungen bildet sich in kurzer Zeit ein am Hals sichtbar werdendes Mediastinalemphysem. Ein Pneumothorax entsteht selbst bei tief lokalisierten Rissen wesentlich seltener, als das bei Bronchialrupturen der Fall ist. Die Behinderung der Atmung, Stridor und bei größeren Rissen auch Hämoptoen sind auffällig. Die Aspiration führt zu atelektatischen und entzündlichen bronchopulmonalen Komplikationen. Die narbige Heilung geht oft mit der Entwicklung von Stenosen einher.

Wenn die Gefahr der Erstickung nicht sofort zum Operieren zwingt, wird die Diagnose durch Röntgenaufnahmen der Trachea, Tomographie und insbesondere durch Spiegelung in Lokalanästhesie geklärt. Die Besichtigung der Kehlkopffunktion zum Ausschluß von Recurrensparesen ist wichtig. Spätere Sprachstörungen sind öfters beobachtet worden. WIESER sah durch das Bronchoskop einen zirkulären Riß mit einer Distanz von 3 bis 5 cm zwischen den Enden. Das Rohr des Bronchoskops wurde nicht entfernt, um den Atemweg offen zu halten. Die Vernähung erfolgte um das liegende Bronchoskop.

Im Hinblick auf die *Therapie* sind verschiedene Arten von Trachealrupturen zu unterscheiden. Kleine Risse sind endgültig behandelt, wenn distal von ihnen eine Trachealkanüle eingeführt wird. Die Heilung beansprucht 4 bis 6 Tage. Größere Risse im cervicalen oder intrathorakalen Teil der Luftröhre müssen sofort operiert werden (SHAW, PAULSON und KEE).

Die spontane Atemtätigkeit und die Hustenreflexe zu erhalten, erscheint für Noteingriffe am Halsteil der Luftröhre zweckmäßig. Intravenöse oder Inhalationsnarkosen ohne Intubation sind wegen der Gefahr der Erstickung gefährlich. Die Intubation zur Überbrückung der Verletzung soll erst dann vorgenommen werden, wenn ein Chirurg bereit steht, um den Tubus nach operativer Freilegung der Luftröhre direkt über ein eventuelles Hindernis zu dirigieren oder die ins Mediastinum retrahierte Trachea mit einem sterilen Tubus vom Operationsgebiet aus zu intubieren.

Risse im cervicalen Teil werden sofort genäht. Auch bei zirkulären Abrissen mit Retraktion der distalen Trachea wird die Anastomose nach Anfrischen der Enden durch Einzelnähte angestrebt. Eine 2 bis 3 Knorpelringe tiefer eingeführte Trachealkanüle sichert die freie Atmung und schützt die Naht vor drucksteigernden Hustenstößen im postoperativen Verlauf (Abb. 84a).

Bei Verletzungen der intrathorakalen Trachea bietet die rechtsseitige anterolaterale Thorakotomie im 3. oder 4. Intercostalraum bei Seitenlagerung den besten Zugangsweg. Nach der Vernähung größerer Risse wird man auch hierbei eine lange Trachealkanüle oder eine Hummerschwanzkanüle oberhalb der Naht einlegen (Abb. 84b). Kanülen mit aufblasbarer Manschette sind unzweckmäßig. Wir erlebten einmal, daß das Aufblasen der Manschette zur Nahtinsuffizienz führte. Die Infektionsgefahr ist gegen alle Erwartungen unter dem Schutz von antibiotischen Substanzen gering. Die Tendenz zur Narbenschrumpfung ist nach primären Versorgungen nicht groß.

Auch die *Stenose der Trachea*, die sich als Spätfolge einer Ruptur entwickelt hat, muß reseziert werden, weil zusätzliche Schwellungen der Schleimhaut durch Entzündung zur akuten Atemnot führen können. Bei Resektionen bis zu 4 cm Länge sind keine Nahtdehiszenzen durch Spannung zu befürchten. Im Thorax läßt sich die Naht mit gestielten Pleuralappen decken. Auf Grund experimenteller Untersuchungen glauben BARCLEY, McSWAN und WELSH, sogar Resektionsstrecken bis zu 6,4 cm Länge verantworten zu können. Wird keine Resektion mit terminoterminaler Anastomose durchgeführt, sondern die Narbenenge nur partiell ausgeschnitten, eignet sich zum Decken der Defekte nach den heutigen Erfahrungen das mit Draht verstärkte Cutistransplantat von GEBAUER am besten. Auch Perikard und Fascia lata

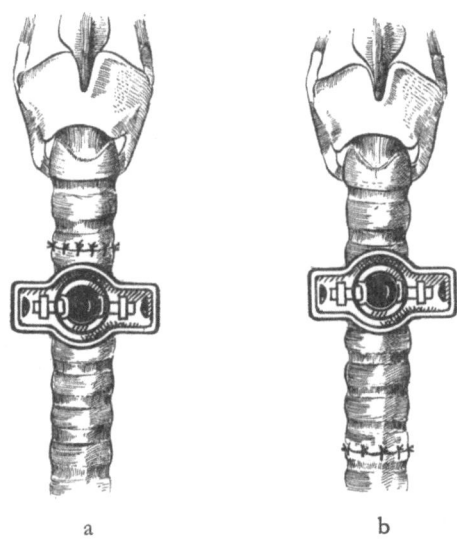

a   b

Abb. 84 a u. b. Tracheotomie bei Trachealrupturen. a Hohe Vernähung mit Tracheotomie unterhalb der Nahtreihe; b Intrathorakale Vernähung der Trachealruptur mit Tracheotomie oberhalb der Nahtreihe

sind verwandt worden. Nur die Resektionen garantieren seitliche Festigkeit und Luftdichtigkeit zuverlässig (GRILLO, DIGNAN und MIURA). Vor der Verwendung von Kunststoffimplantaten warnen wir trotz zahlreicher Versuche (WAGNER). KUGEL umwickelte eine zirkuläre Trachealnaht zur zusätzlichen Sicherung mit einer Teflon-Gefäßprothese. Wegen einer partiellen Enge mußte der in die Luftröhre eingedrungene Kunststoff nach 6 Monaten endoskopisch entfernt werden.

D. Bronchusruptur

Auf die Gesamtzahl der Thoraxtraumen bezogen, ist die Verletzung größerer Bronchien auch heute noch ein seltenes Ereignis. GÖGLER fand unter 850 Thoraxverletzungen aus dem Zeitraum 1956 bis 1958 insgesamt drei Bronchusabrisse, was einer Quote von 0,27% entspricht. Wir beobachteten von 1952 bis 1964 in der Düsseldorfer Klinik nur drei Bronchusrisse (SEIDEL). AHRER sah unter 317 Obduktionen nach thorakalen Traumen vier Bronchusverletzungen, die aber an schweren Nebenverletzungen wie zwei Herzrupturen, einer Verblutung aus der A. subclavia und an

Rippenserienfrakturen gestorben waren. 1958 standen MAJOR bei der Beschreibung der Bronchusruptur im Schrifttum 60 Beobachtungen zur Verfügung. SEIDEL sammelte in einer Inauguraldissertation von 1958 bis 1964 70 Fälle aus dem Schrifttum. BURKE spricht von einer zehnfachen Zunahme der Häufigkeit in den letzten Jahren. Ursache der Bronchusverletzungen waren in 79%iger Häufigkeit Verkehrsunfälle. GÖGLER und HOOD weisen darauf hin, daß vorwiegend das jugendliche Alter zwischen 15 und 25 Jahren betroffen wird. Es liegt der Gedanke nahe, daß die Elastizität des Brustkorbs eine ursächliche Rolle mitspielt.

OPDERBECKE zufolge nehmen rechtzeitige Frühdiagnosen in den ersten 24 Std durch die Fortschritte auf dem Gebiet der Thoraxchirurgie zu. Während die Frühdiagnose früher selten war, wird sie heute in 37% der Fälle gestellt. Wie sehr die Bronchusruptur mit Spannungspneumothorax, Mediastinalverdrängung und Asphyxie ein Anliegen der dringenden Thoraxchirurgie ist, zeigt, daß von 26 Verletzten mit frühdiagnostizierten Rupturen neun gestorben sind, davon fünf schon vor Beginn der geplanten Operation. Daß kleinere Rupturen mit Stenosen ausheilen können und Kranke mit Atelektasen oder poststenotischen Bronchiektasen am Leben bleiben, ist bekannt. Die erste Pneumonektomie von NISSEN im Jahre 1931 wurde wegen einer posttraumatischen Bronchusstenose und Bronchiektasen vorgenommen. BURKE beziffert die Gesamtmortalität auf 30%. Bei 11% der Verletzungen muß sofort thorakotomiert werden. Nur in einer Häufigkeit von

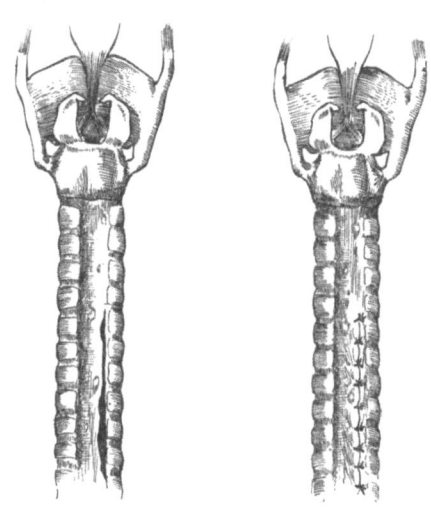

Abb. 85. Längsrisse in der Pars membranacea der Luftröhre bei experimentellen Erhöhungen des Drucks

10% sind die Rupturen so klein, daß sich keine pathognomonische Symptomatik nach der Verletzung entwickelt und die Diagnose erst durch die Spätschäden offenbar wird. Der Tod nach schwerwiegenden Bronchusrupturen tritt früh ein. Von den Todesfällen ereignen sich 52% innerhalb 1 Std und 44% innerhalb von 4 Tagen.

Über den *Entstehungsmechanismus der Bronchusruptur* existieren unterschiedliche Anschauungen. Die zu diskutierenden ursächlichen Faktoren ergeben sich aus der vorwiegend sagittalen Kompression des Thorax, bei der das Brustbein gegen die Wirbelsäule gedrückt wird, und einer seitlichen Deformierung des Brustkorbes im transversalen Durchmesser. Dieser seitlichen Deformierung folgt die Lunge samt den Hauptbronchien unter Veränderungen des Bifurkationswinkels und der Lagebeziehung zur Wirbelsäule. Daß dabei eine Schleuderbewegung mitspielt, entspricht der Tatsache, daß es sich vorwiegend um Verkehrsunfälle handelt. In Verbindung mit einer intrabronchialen Drucksteigerung, gleichgültig ob die Glottis geschlossen oder offen ist (LLOYD) oder nur an den Einfluß einer Druckstoßwelle gedacht wird (DESAGA, HASCHE, RÖSSLE, ZUCKERMAN), entsteht eine Berstungsruptur durch Zug-, Quetsch- und Abschermechanismen (GROSS; HASCHE; HODES; JOHNSON und ATKINS; KIRKPATRICK; NORLIN; SALE; TIEGEL und VIERHEILIG).

KRONBERGER und auch RINGLER und SEIDEL haben das Tracheobronchialsystem an frischen Leichenpräparaten bis zum Zerreißen unter Druck gesetzt und dabei Längsrisse in der Pars membranacea der Trachea festgestellt (Abb. 85) und nicht im vorderen cartilaginären Anteil der Hauptbronchien an den Ligamenta anularia, wie das bei Verunglückten der Fall ist. Intraluminäre Druckerhöhungen und Druckstoßwellen alleine reichen nicht aus, Rupturen zu erklären. Wir nehmen an, daß die unelastischen Hauptbronchien durch Thoraxkompression und Schleuderwirkung infolge ihrer Fixation an die Membrana bronchopericardiaca (v. HAYEK) durch Verlagerung und Winkeländerung über der Wirbelsäule mit einem ventral konvexen Krümmungswinkel so unter Spannung geraten, daß die Ligamenta anularia in Verbindung mit einem intrabronchialen Druckanstieg reißen.

Das häufigere Vorkommen der Rupturen an den Hauptbronchien erklärt sich einerseits aus der anatomischen Lage — geringer Abstand zur Wirbelsäule, die als Widerlager wirkt —, zum anderen aus dem Aufbau. Die Lappenbronchien sind weiter von der Wirbelsäule entfernt und wesentlich widerstandsfähiger, weil sie eine Muskulatur besitzen, von Parenchym umgeben sind und die vermehrten knorpeligen Anteile sich beinahe zu einem Ring schließen.

Die *Symptomatik der Bronchusruptur* hängt von der Größe des Risses und seiner Lokalisation ab. Zuerst ist das Bild häufig durch Schock und Nebenverletzungen verschleiert. Auffällig ist in der Regel die angestrengte Atemtätigkeit in Verbindung mit Preßatmung. Richtungweisend ist die Entwicklung eines Pneumothorax (s. S. 141), der, in einer Häufigkeit von 67 bis 71% beobachtet, durch Ventilmechanismen bei etwa 30% in einen Spannungspneumothorax mit Dyspnoe und Cyanose übergeht. Hautemphyseme durch Verletzungen der parietalen Pleura kommen bei 60 bis 65% der Verletzungen wesentlich häufiger vor als deutlich ausgeprägte Mediastinalemphyseme (15%) (s. S. 191). Nennenswerte intrathorakale Blutungen sind selten und gehören nicht zum typischen Bild. Dem entspricht, daß sich ein Hämothorax (s. S. 145) nur bei 5 bis 15% der Verletzungen entwickelt. Auffällig ist, daß Hämoptoen keineswegs im Vordergrund der Symptome stehen. Die Blutbeimengungen zum Sputum sind gering und können sogar fehlen.

Inspektion, Auskultation, Perkussion und Thoraxübersichtsaufnahmen weisen den Pneumothorax zuverlässig nach. Neben der Luftansammlung im Pleuraraum zeigen die ersten Röntgenaufnahmen schon bei 20 bis 30% der Verletzten eine Verschattung der Lungen durch Atelektasen, wobei es sich in der Regel um Kompressions- und Obturationsatelektasen handelt. Die Verschattung bildet sich in wenigen Stunden. Hämatombildungen in der Lunge durch Kontusion können auch vorliegen.

Zur exakten *Diagnostik* der Bronchusruptur ist die Bronchoskopie wichtig. Die Spätatelektasen entstehen durch narbige Bronchusstenosen nach 4 bis 5 Wochen oder erst nach Monaten. Sie sind durch Bronchographien gut darstellbar. Die Bronchographie wird man unmittelbar nach der Ruptur, wenn die akuten Symptome vorherrschen, im allgemeinen zugunsten der endoskopischen Untersuchung meiden. Die Bronchoskopie hat den Vorteil, nicht so belastend zu sein, weil durch das Bronchoskop abgesaugt werden kann.

Die *Therapie* hängt von der Größe der Risse ab. Geringfügige Risse dichtet das peribronchiale Gewebe schnell ab, so daß die Beseitigung des Pneumothorax genügt. Läßt sich durch Spritze und Dreiwegehahn oder Pneumothoraxapparat kein Unterdruck erzeugen, weil immer wieder Luft nachströmt, so ist das Vorliegen einer größeren Ruptur gesichert. Der Luftaustritt läßt sich unter Umständen auskultieren, wenn man den Patienten zum Pressen oder Husten auffordert. Läßt sich die kollabierte Lunge nicht ausdehnen, so muß eine Bülau-Drainage angelegt werden. Die ausperlende Luft in der Unterwasserdrainage erlaubt das Abschätzen der Fistelgröße. Die Applikation eines geringen Sogs vermittelt einen noch besseren Überblick über den Gasverlust. Sobald eine größere Ruptur erkannt ist, ist die Indikation zur Thorakotomie gegeben. Vor der Überdruckbeatmung warnen wir, weil schnell bedrohliche Mediastinalverschiebungen entstehen. Die endobronchiale Intubation der gesunden Seite ist bei einer größeren Gasfistel indiziert. Auch der Carlens-Tubus kann zur Intubation verwandt werden.

Kleine Risse werden durch Einzelnähte geschlossen und mit gestieltem Pleuralappen gedeckt. Abrisse werden zirkulär durch Knopfnähte vereinigt. Ausgedehnte Parenchymverletzungen mit intrapulmonalen Hämatomen verlangen von Fall zu Fall die Entscheidung, ob die Lungenrisse genäht werden oder der Lungenteil zu resezieren ist.

Auch bei narbigen Bronchusstenosen mit Atelektasen als Spätfolge muß operiert werden. Die Bronchusstenose wird nach Möglichkeit reseziert, und die beiden Enden werden End-zu-End aneinander genäht, wobei die Bronchialaterien tunlichst zu schonen sind (DERRA, GRIFFITH, KIRILUK und MERENDINO, KRAUSS, PAULSON, SCANNELL, SCHRÖDER, WEISEL und JAKE). Je früher reseziert wird, um so günstiger ist die Prognose für den anastomosierten peripheren Lungenteil. KRAUSS hat darauf hingewiesen, daß noch nach 8 Jahren durch Resektion einer Stenose volle Lungenausdehnung mit Wiedergewinn der Funktion erzielt wurde. Die Erholungszeit für den poststenotischen Lungenabschnitt kann 2 bis 3 Jahre betragen. Möglicherweise bleibt der periphere Lungenabschnitt aber trotz Belüftung funktionslos (SPERLING). Intra operationem wird zu entscheiden sein, ob sich die atelektatische Lunge wieder belüften läßt und ob der Zustand der Lungengefäße überhaupt an eine Restitution der Funktion denken läßt.

Bei längeren Stenosen kommen Bronchotomien und Bronchusplastiken in Frage. Zum Teilersatz eines Bronchus hat sich bisher nur die mit Draht verstärkte Cutisplastik von GEBAUER bewährt, obwohl zahlreiche anders gerichtete Versuche beschrieben worden sind (WAGNER). Einmal ist es uns in einer Notsituation gelungen, einen Defekt von $^2/_3$ der Zirkumferenz der Trachea und des rechten Hauptbronchus in einer Längsausdehnung von 3 cm mit einem Teflontransplantat erfolgreich zu verschließen, das durch Eindrücken von Bienenwachs abgedichtet war.

Bei Karnifikationen, Bronchiektasen und Minderdurchblutung des poststenotischen Lungenteils, was durch selektive Angiographie der Lungengefäße zu eruieren wäre, bietet sich die Resektion als vorteilhaftere Maßnahme an. VOSSSCHULTE konnte beispielsweise 14 Jahre nach einer Ruptur bei der selektiven Lungenangiographie keine Gefäße mehr nachweisen. Diese Tatsache beobachteten wir auch bei alten tuberkulösen Atelektasen als Folge des barozeptiven Regulationsmechanismus der Lungendurchblutung.

Die narbige Stenose im Hauptbronchus verursacht vereinzelt bei Kranken mit erheblich reduzierten Atemreserven dann akute Atemnot mit Dyspnoe und Cyanose, wenn eine bronchitisch entzündliche Schwellung das Lumen der Stenose verengt. Bei zwei derartigen tuberkulösen Stenosen bei ateminsuffizienten Diabetikern konnte nicht thorakotomiert werden. Die Bougierungs- und Dehnungsbehandlung durch das Bronchoskop brachte eine anhaltende symptomatische Besserung, so daß diese Behandlungsmethode nicht unerwähnt bleiben kann.

E. Oesophagotrachealfistel

In den letzten 10 Jahren sind 19 traumatische Tracheooesophagealfisteln von uns erfaßt worden, die jüngere Menschen im Durchschnittsalter von 27 Jahren betroffen haben (BARTH). Die Ursache waren stumpfe Gewalten durch Verkehrsunfälle, wenn man von Verschüttungen oder Arbeitsunfällen (Eigenbeobachtung) absieht.

Perforierte Traktionsdivertikel (PIQUET u. MARCHAND), durchgebrochene spezifische Entzündungen der Lymphknoten (LOOKWOOD), in Speise- und Luftröhre perforierte mediastinale Abscedierungen, carcinomatöse Durchbrüche und spät entdeckte angeborene Fistelverbindungen (Eigenbeobachtung) sowie durch penetrierende Verletzungen entstandene Tracheooesophagealfisteln seien erwähnt, weil auch hierdurch akute aspirative Symptome in den Lungen verursacht werden. Das gleiche gilt für artifizielle Perforationen bei Starckschen Sondierungen, Endoskopien oder Fremdkörperextraktionen, wobei lokalisierte perioesophageale Abscedierungen in die Luftröhre oder das Bronchialsystem eindringen können.

Nach KRONBERGER bedingt die direkte stumpfe Gewalteinwirkung eine Kompression des noch elastischen Brustkorbes und eine Quetschung von Trachea und Speiseröhre an der Wirbelsäule. Die intratracheale Druckerhöhung bedingt longitudinale Risse der Pars membranacea der Trachea (Abb. 85), und durch lokale Entzündungen entstehen die Fistelverbindungen zum druckgeschädigten und gequetschten Oesophagus.

Bei den erfaßten 19 traumatischen Fisteln infolge stumpfer Gewalt lagen acht knöcherne Verletzungen der Thoraxwand vor. Mediastinal- und Hautemphyseme wiesen zehnmal auf den Luftaustritt aus der Trachealverletzung hin. Im unmittelbaren Zusammenhang mit dem Unfall wurde zweimal ein Pneumothorax festgestellt (BARTH).

Die charakteristischen *Symptome* einer Fistelverbindung zwischen Luft- und Speiseröhre, nämlich die heftigen Hustenattacken nach Aufnahme flüssiger oder fester Speisen, werden erst 3 bis 7 Tage nach dem Unfall beobachtet, wobei die aufgenommene Nahrung durch das frühzeitige Auftreten der reflektorischen Hustenstöße nur selten sichtbar ausgehustet wird.

Dieses klinisch stumme Intervall entspricht der Zeit, in der die Quetschzone des Oesophagus nekrotisch wird. Die reaktive Entzündung des Bindegewebes in der Umgebung verklebt die Verletzungsränder. Nur so ist das häufige Ausbleiben einer eitrigen Mediastinitis zu erklären (KRONBERGER).

Das weitere Krankheitsgeschehen ist durch die Komplikationen gekennzeichnet, die durch Aspirationen hervorgerufen werden. Erstaunlich ist, daß die Träger von tracheooesophagealen Fisteln die Hustenattacken oft längere Zeit, bis zu Monaten, trotz erheblicher Gewichtsabnahme ertragen. Die von uns erfaßten 19 Fisteln sind im Durchschnitt erst 125 Tage nach dem Unfall operiert worden. Ein Kranker hatte sich sogar daran gewöhnt, seine Speisen in einer bestimmten Seitenlage zu sich zu nehmen.

Hustenanfälle bei der Nahrungsaufnahme weisen auf die *Diagnose* hin. Oesophagogramme mit gleichzeitigem Übertritt des Kontrastmittels in das Bronchialsystem und Hustenkonvulsionen klären die Diagnose eindeutig. Vor der Verwendung von Bariumbrei muß wegen möglicher Lungenkomplikationen gewarnt werden. Die Fistelöffnung an der Hinterwand der Luftröhre, mehr oder weniger hoch über der Carina gelegen, läßt sich endoskopisch besser von der Luft- als von der Speiseröhre aus besichtigen.

Die oesophagotrachealen Fisteln befanden sich überwiegend, nämlich 15mal, in der Nähe der Carina. Sie waren dreimal 4 bis 5 cm bzw. handbreit oberhalb der Carina lokalisiert. Nur einmal lag die Fistel unmittelbar unterhalb des Kehlkopfes.

Die *Behandlung* der traumatischen Oesophagotrachealfistel kann nur eine operative sein. Über den Zeitpunkt, wann die Operation der Diagnose zu folgen hat, besteht keine Einigkeit. DARK und JEWSBURY empfehlen wegen Infektionsgefahr die sofortige Operation, und THOMPSON und EATON treten für das Hinausschieben des Operationstermins bis zu Wochen nach der Verletzung ein. RICHARDS und COHN nehmen insofern eine Zwischenstellung ein, als sie die frühe Operation bei nicht zu beherrschenden Mediastinalemphysemen und Dyspnoe und den späten Operationsakt für unkomplizierte Fälle befürworten.

Ernährung durch eine Sonde und Antibioticainjektionen dürften jedenfalls die ersten Behandlungsmaßnahmen sein. Jejunostomien oder Gastrostomien lehnen wir zugunsten der Sondenernährung ab wie DE BAKEY u. Mitarb. und BRÜCKE. Nur kleine Fisteln heilen durch Ruhigstellung der Speiseröhre ab. Mit DE BAKEY und HEANEY sowie ADAMS und MABLEY muß man darin übereinstimmen, daß mit konservativer Behandlung, Kauterisationen und Ätzungen mit 20%iger Silbernitratlösung nichts zu erreichen ist. Wenn bei funktionierender Sondenernährung akute Komplikationen fehlen, wird der Operationstermin bis zur festen Vernarbung der Fistel zweckmäßig mindestens 4 bis 6 Wochen hinausgezögert.

Die Behandlung der Fisteln ist dankbar. Von elf eigenen tracheo- und bronchooesophagealen Fisteln, die weder traumatisch noch carcinomatös waren, konnten zehn geheilt werden. Ein Kranker endete durch Suicid, und bei einer spezifischen Fistel nach auswärtiger Oberlappenresektion und Plastik, die in einer offenen Resthöhle frei lag, gelang zuerst nur der Verschluß der Trachealöffnung. Die Öffnung im Oesophagus heilte später.

Das operative Vorgehen sei an einer tracheooesophagealen Fistel von 1:1,5 cm Größe demonstriert. Der Patient wurde $4^1/_2$ Monate nach seinem Unfall operiert. Rippenbrüche und Schlüsselbeinbruch waren abgeheilt (Arch. Nr. 600684).

In Endotrachealnarkose wurde der Brustkorb durch einen posterolateralen Schnitt im 5. Intercostalraum rechts geöffnet und die V. azygos zwischen Ligaturen durchtrennt. Luft- und Speiseröhre ließen sich infolge Tubus und Magenschlauchs gut tasten. Die mediastinale Pleura spaltete man in Längsrichtung so, daß später gestielte Lappen gebildet werden konnten. Nach Durchschneidung der Fistelverbindung etwa handbreit oberhalb der Carina wurden die Narbenränder sparsam ausgeschnitten. Eine fortlaufende Schleimhautnaht und Seideneinzelnähte durch die Muscularis schlossen die Speiseröhre. Die Luftröhre wurde mittels Draht genäht. Zur Sicherung konnte noch eine zweite Schicht mit Seideneinzelnähten darüber genäht werden. Über der Naht in der Trachea ist dann ein medial gestielter und über der Oesophagusnaht ein lateral gestielter Pleuralappen mit Einzelnähten fixiert worden. Der postoperative Verlauf war unkompliziert.

Literatur

Adams, H. D., and R. E. Mabley: Oesophageal fistula due to nonpenetrating crushing injury. J. thorac. Surg. **15**, 298 (1946).

Ahrer, E.: Verletzungen des Brustkorbs im Frieden. Beihefte zur Monatsschrift für Unfallheilkunde, Versicherungs-, Versorgungs- und Verkehrsmedizin. **77**, (1963).

Barclay, R. S., N. McSwan, and T. M. Welsh: Tracheal reconstruction without the use of grafts. Thorax **12**, 177 (1957).

Barth, K.: Mediastinalverletzungen und Oesophagotrachealfisteln nach stumpfem Thoraxtrauma. Inaug.-Dissertation, Düsseldorf 1966.

Benzinger, T.: Physiological effects of blast in air and water. Aviat. Med. world war II. Band II, S. 1225. Washington: U. S. Governement Printing office 1950.

Blocker, V., and T. G. Blocker: The Texas city disaster. A survey of 3000 casualities. Amer. J. Surg. **78**, 756 (1949).

Brücke, P.: Oesophageale Fistel nach stumpfem Thoraxtrauma. Wien. klin. Wschr. **72**, 482 (1960).

Burke, J., and T. Jacobs: Penetrating wounds of the chest. Ann. Surg. **123**, 363 (1946).

Cameron, G. R., R. H. D. Short, and C. P. G. Wakely: Pathological changes produced in animals by depth charges. Brit. J. Surg. **30**, 49 (1942).

— — — Abdominal injuries due to underwater explosion. Brit. J. Surg. **31**, 51 (1943).

Cameron, D. A., P. V. O'Rourke, and Ch. W. Bust: The menagement of penetrating and perforating wounds of the chest in civilian practice. Amer. J. Surg. **79**, 361 (1950).

Celander, H., C. J. Clemedson, U. A. Ericsson, and H. Hultman: A study of the relation between the duration of a shock wave and the severity of the blast injury produced by it. Acta physiol. scand. **33**, 14 (1955).

Clemedson, C. J.: An experimental study on air blast injuries. Acta physiol. scand. Suppl. **61**, 18 (1949).

— Blast injury. Physiol. Rev. **36**, 336 (1956).

—, L. Deffet, R. R. Fornaeus, and P. van de Wouwer: Highspeed radiographic visualization of a high explosive shock wave in muscular tissue. J. appl. Physiol. **7**, 604 (1955).

Cohen, H., and G. R. Biskind: Pathologic aspects of atmospheric blast injuries in man. Arch. Path. **42**, 12 (1946).

Creech, O. jr., and Ch. W. Pearce: Stab and gunshot wounds of the chest. Amer. J. Surg. **105**, 469 (1963).

Dark, G., and P. Jewsbury: Fracture of the trachea and bronchi. Thorax **10**, 62 (1955).

De Bakey, M. E., and J. P. Heaney: Tracheooesophageal fistula due to nonpenetrating injury. Amer. Surg. **19**, 97 (1953).

Derra, E.: Publiziert von H. Major: Die traumatische Ruptur der Bronchien und der endothorakalen Trachea. Handbuch der Thoraxchirurgie von E. Derra. Berlin-Göttingen-Heidelberg: Springer 1958.

Desaga, H.: Blast injuries. Germ. Aviat. Med. world war II. Band II, S. 1274. Washington: U. S. Governement printing office 1950.

— Luftstoßverletzungen durch Sprengstoffdetonation. Klin. Wschr. **23**, 297 (1944).

Dick, W.: Thoraxverletzungen im Kindesalter. Langenbecks Arch. klin. Chir. **304**, 595 (1963).

Franz, C.: Lehrbuch der Kriegschirurgie, 1944.

Gebauer, P. W.: Reconstructive surgery of the trachea and bronchi. Late results with dermal grafts. J. thorac. Surg. **22**, 568 (1951).

Gögler, E.: Die Bedeutung des Unfallkrankengutes für die klinische Chirurgie. Langenbecks Arch. klin. Chir. **275**, 477 (1953).

Gräff, S.: Tod im Luftangriff. Ergebn. path. anat. Untersuchung. Hamburg: H. H. Nöcke 1948.

Griffith, J.: Fracture of the bronchus. Thorax **4**, 105 (1949).

Grillo, H. C., E. F. Dignan, and T. Miura: Extensive resection and reconstruction of mediastinal trachea without prothesis or graft. An anatomical study in man. J. thorac. cardiovasc. Surg. **48**, 741 (1964).

Gross, E.: Rupture presque complete de la bronche gauche. Rev. méd. Nancy **17**, 281 (1885).

HADFIELD, G.: Differential diagnosis of lung injuries. Lancet 2, 197 (1941).
— Lung injuries in air raids. Brit. med. J. 2, 239 (1941).
HARRINGTON, O. B., A. C. BEALL, and M. E. DE BAKEY: Traumatic injuries to the cervical trachea. Amer. J. Surg. 103, 541 (1962).
HASCHE, E.: Die traumatische Bronchusruptur. Thoraxchirurgie 1, 357 (1953).
HAUBRICH, R.: Über die Röntgendiagnose des Zweihöhlenschusses. Acta radiol. (Stockh.) 35, 165 (1951).
HAYEK, V., H.: Normale Anatomie. Handbuch der Thoraxchirurgie von E. DERRA. Berlin-Göttingen-Heidelberg: Springer 1958.
HODES, P. J., J. JOHNSON, and J. P. ATKINS: Traumatic bronchial rupture with occlusion. Amer. J. Roentgenol. 60, 488 (1948).
HOOD, R. M.: The early diagnosis of traumatic bronchial rupture. J. Amer. med. Ass. 183, 977 (1963).
JOHANNSON, L., and T. SILANDER: Twenty-one years of thoracic injuries. Acta chir. scand. Suppl. 245, 91 (1959).
KIRILUK, L., and A. MERENDINO: An experimental evaluation of bronchial anastomosis with special consideration of plane of transsection. Surg. Gynec. Obstet. 96, 175 (1953).
KIRKPATRIK, E.: A case of traumatic avulsion of a main stem bronchus form its lung treated by immediate pneumonectomy. Brit. J. Surg. 37, 362 (1950).
KRAUSS, H.: Zur Wiederherstellung der Funktion rupturierter Bronchien. Langenbecks Arch. klin. Chir. 282, 524 (1955).
— Die Bronchusrupturen, klinisches Bild und Behandlung. Dtsch. med. Wschr. 81, 429, 451 (1956).
KRONBERGER, L.: Experimentelle Untersuchungen über die Entstehung und Lokalisation der unfallbedingten Trachealhinterwandberstungen. Langenbecks Arch. klin. Chir. 300, 159 (1962).
— Experimenteller Beitrag zur Entstehung der Tracheo-Bronchialfistel durch ein stumpfes Thoraxtrauma. Langenbecks Arch. klin. Chir. 300, 463 (1962).
— Zum Entstehungsmechanismus der traumatischen Oesophagotrachealfisteln. Klin. Med. 17, 288 (1962).
KUGEL, E.: Verletzungen der Luftröhre. Bull. Soc. int. Chir. 20, 552 (1961).
KUNZ, H., u. W. WENZEL: Plastik und Ersatz der großen Luftwege. Thoraxchirurgie 11, 376 (1964).
LLOYD, J. R.: Rupture of the main bronchi in closed chest injuries. Amer. Arch. Surg. 77, 597 (1958).
LOOKWOOD, T. M.: Aquired traumatic oesophagotracheal fistula. Report of successful surgical treatment of a case. Canad. med. Ass. J. 76, 749 (1957).
MAJOR, H.: Die traumatische Ruptur der Bronchien und der endothorakalen Trachea. Handbuch der Thoraxchirurgie von E. DERRA. Berlin-Göttingen-Heidelberg: Springer 1958.
MARCHAND, P., F. REID, and H. VAN HASSELT: Rupture of the trachea and right bronchus after an anaesthetic explosion. Lancet 1964 2, 1096.
MILLER, J. M.: Rupture of the heart from blast injury. Arch. Path. 13, 406 (1947).
NISSEN, R.: Exstirpation eines ganzen Lungenflügels. Zbl. Chir. 58, 3003 (1931).
NORLIN, V. A.: Traumatic rupture of the main bronchus. Acta radiol. (Stockh.) 43, 305 (1955).
OPDERBECKE, A., u. R. HOFFMANN: Zum Problem der Frühdiagnose und Frühoperation der Bronchusruptur. Thoraxchirurgie 8, 613 (1961).
PAULSON, D. L.: Traumatic bronchial rupture with plastic repair. J. thorac. Surg. 22, 636 (1951).
PIQUET, M., et M. MARCHAND: Fistule oesophagobronchique en rapport avec une violent compression thoracique. Ann. Méd. lég. 19, 125 (1939).
RICHARDS, V., and P. B. COHN: Rupture of the thoracic trachea and major bronchi following closed injury to the chest. Amer. J. Surg. 90, 253 (1955).
RINGLER, W.: Zit. nach SEIDEL, H.
ROBB-SMITH, A. H. T.: Pulmonary fat embolism. Lancet 1941 1, 135.

Rössle, R.: Ursachen und Folgen der arteriellen Luftembolien des großen Kreislaufs. Virchows Arch. path. Anat. **314**, 511 (1947).
— Über die ersten Veränderungen des menschlichen Gehirns nach arterieller Luftembolie. Virchows Arch. path. Anat. **315**, 461 (1948).
— Pathology of blast effects. Ger. Aviat. Med. world war II. Band II, S. 1260. Washington: U. S. Governement printing office 1950.
Sale, W.: Fracture of the bronchus. Brit. J. Surg. **41**, 625 (1953).
Scannell, J. O.: Rupture of the bronchus following closed injury of the chest. Report of a case treated by immediate thoracotomy and repair. Ann. Surg. **133**, 127 (1951).
Schardin, H.: The physical principles of the effects of a detonation. Germ. Aviat. Med. world war II. Band II, S. 1207. Washington: U. S. Governement printing office 1950.
Schmidt, H. W., J. B. Erich, and J. E. Edwards: Trauma to the trachea. Dis. Chest **37**, 262 (1960).
Schröder, G.: Traumatische Bronchusruptur. Fortschr. Röntgenstr. **81**, 5 (1954).
Schubert, W.: Organschäden und Körperverletzungen durch Druckstoßwirkung von Explosionen. Virchows Arch. path. Anat. **321**, 295 (1952).
— Weitere Erfahrungen bei Druckstoß von Explosionen und Spontanluftembolien aus der Lunge. Virchows Arch. path. Anat. **325**, 57 (1954).
Seidel, H.: Bronchusrupturen nach stumpfen Brusttraumen. Inaugural-Dissertation, Düsseldorf 1966.
Shaw, R. R., D. L. Paulson, and J. L. Kee: Traumatic tracheal rupture. J. thorac. cardiovasc. Surg. **42**, 281 (1961).
Shefts, L. M.: Thoracoabdominal injuries. Amer. J. Surg. **105**, 490 (1963).
Soothill, E. F.: Closed traumatic rupture of the cervical trachea. Thorax **15**, 89 (1959).
Sperling, E.: Beitrag zu traumatischen Bronchusruptur. Chirurg **35**, 3 (1964).
Sutherland, G. A.: The physics of blast. Lancet **1940** 2, 641.
Thompson, S. V., and R. E. Eaton: Intrathoracic rupture of the trachea and major bronchi due to crushing injury. J. thorac. Surg. **29**, 260 (1955).
Tiegel, M.: Die Querzerreißung des Bronchus, nebst experimentellen Versuchen über zirkuläre Bronchusnaht. Bruns' Beitr. klin. Chir. **71**, 528 (1911).
Turnbridge, R. E., and J. V. Wilson: The pathological and clinical findings in blast injury. Int. J. Med. **12**, 169 (1943).
Vierheilig, J.: Die subkutane Bronchuszerreißung. Bruns' Beitr. klin. Chir. **93**, 201 (1914).
Vossschulte, K., u. A. Bikfalvi: Bronchusnaht und Bronchusresektion als organerhaltender Eingriff. Dtsch. med. Wschr. **80**, 599 (1964).
Wagner, H. E.: Möglichkeiten der plastischen Rekonstruktion von Trachea und Karina. Inaugural-Dissertation, Düsseldorf 1964.
Weber, W.: Der akute offene Thorax im Frieden. Langenbecks Arch. klin. Chir. **284**, 170 (1956).
Weisel, W., and R. Jake: Anastomosis of the right bronchus to trachea forty six days following complete bronchial rupture from external injury. Ann. Surg. **137**, 220 (1953).
White, C. S., and D. R. Richmond: Blast biology. Clinical cardiopulmonary physiology. New York-London: Grune and Stratton 1960.
Wieser, F.: Totalabriß der zervikalen Luftröhre. Mschr. Ohrenheilk. **95**, 93 (1961).
Wilson, J. V.: The pathology of closed injuries of the chest. Brit. med. J. **1**, 470 (1943).
Zenker, R.: Die geschlossenen und offenen Verletzungen der Lunge und des Brustfells. Langenbecks Arch. klin. Chir. **284**, 152 (1956).
Zeuch, L. H.: Zit. nach Soothill, E. F.
Zuckerman, S.: Experimental study of blast injuries to the lungs. Lancet **1940** 2, 219.
— The problem of blast injuries. Proc. roy. Soc. Med. **34**, 171 (1941).

IV. Mediastinum
A. Mediastinitis

Entzündungen des Mediastinum sind in der Regel Folgen anderer Erkrankungen. Zumeist ist der obere Teil des Mittelfells betroffen, seltener der untere. Als Ursachen finden wir:

1. Perforation des Oesophagus,
2. Ausdehnung einer ursprünglich im Hals lokalisierten Entzündung, z. B. nach Operationen oder Senkungsabscessen,
3. Ausbreitung einer Infektion von der benachbarten Lunge oder Pleura aus,
4. Beteiligung des Mediastinum bei Allgemeininfektionen mit hämatogener Aussaat,
5. Folgen einer Stichverletzung oder anderer Traumen, bei denen das Mediastinum von außen eröffnet wird.

WEBB und BURFORD unterteilen die Mediastinitiden in benigne und maligne. Die benignen sind Folgen kleinerer Oesophagusverletzungen (Nadelperforationen, Gräten, instrumentelle Verletzungen, Spontanruptur nach Erbrechen), bei denen sich die Eröffnungsstelle sehr bald wieder durch Verklebung schließt und somit die Infektionsquelle abgesiegelt wird. Bei malignen Mediastinitiden, Folgen langsam penetrierender Oesophagusprozesse oder größerer Verletzungen, ist die Invasionspforte groß und offenbleibend, so daß der Patient erheblich gefährdet ist. Über 50% der Mediastinitiden entwickeln sich nach Erkrankungen des Oesophagus. Dabei muß dieser nicht perforiert sein. Nicht selten werden Perioesophagitis und Mediastinitis nach Verlegung des Oesophagus durch Fremdkörper beobachtet (HUIZINGA). Oesophagusperforationen sind nicht allein Folgen von Erkrankungen des Oesophagus (Ulcerationen usw.), sie werden auch nach Oesophagoskopien sowie nach Einführen von Schläuchen und Kathetern und anderen harten Instrumenten beobachtet. Auch Perforationen von Oesophagusdivertikeln sind beschrieben worden. CHAMPEAU und LEGER berichteten über eine Mediastinitis nach Perforation eines Magenulcus in einer Zwerchfellhernie. Bei malignen Prozessen können Oesophagus oder Trachea arrodiert werden; fortgeleitet kommt es dann zu einer Infektion des Mediastinum. Bei Mediastinitiden ist die histologische Diagnose dann besonders schwierig, wenn es sich um schwielige und pseudotumoröse Prozesse handelt, da einige gut- und bösartige Wucherungen ähnliche Bilder bieten (GOULD).

Im übrigen ist das Übergreifen einer Infektion von Lunge, Pleura oder Perikard selten. Fast nie wird beobachtet, daß ein Pleuraempyem in das Mediastinum einbricht (BORRIE). Ebenso ungewöhnlich ist eine über die Lymphwege fortgeleitete Infektion in das hintere Mediastinum. Sie wird zumeist terminal beobachtet. Umgekehrt ist jedoch eine Perforation eines Mediastinalabscesses in die Pleurahöhle oder das angrenzende Lungengewebe nicht selten. Sehr häufig werden Mediastinitiden als Folgen von Histoplasmose beschrieben, besonders im angloamerikanischen Schrifttum (GRYBOWSKI). Diese Entzündungen sind in der Regel nicht eitrig, sondern fibrosierend. Sie sind durch das Auftreten von Granula und größeren Knoten gekennzeichnet, die zu Verziehungen des Oesophagus oder anderer mediastinaler Gebilde führen können.

Symptome

Diese hängen weitgehend von der Geschwindigkeit der Ausbreitung der Infektion ab, und diese wiederum von Menge und Art der Erreger. Bei den bindegewebigen Mediastinitiden, die sich häufig nach minimalen Perforationen des Oesophagus finden, beobachten wir nur milde Dysphagie und Temperaturerhöhungen mäßigen Grades. Es wird zudem über geringfügige retrosternale Schmerzen geklagt.

Bei der malignen Form der eitrigen Mediastinitis kommt es unter hohen Temperaturen zu schwerem Schock und Sepsis, akuter Atemnot und bei großen Oesophagusperforationen zum Spannungspneumothorax und raschen Verfall. Immer bestehen Schmerzen, die sich bei jedem Atemzug und beim Schlucken verstärken. In einzelnen Fällen läßt sich nur ein oberhalb des Jugulum lokalisierter Spontan- und Druckschmerz nachweisen. Bisweilen findet sich eine Abwehrspannung im Epigastrium.

Bezüglich der Röntgendiagnostik wird auf das Spezialkapitel verwiesen (s. S. 98).

Therapie

Sie richtet sich nach dem Primärleiden. Handelt es sich um eine Oesophagusperforation bei entzündlichen oder carcinomatösen Erkrankungen, sollte die Speiseröhre durch Einlegen eines Magenschlauches ruhiggestellt werden. Bei instrumentellen und traumatischen Perforationen vertreten wir den Standpunkt, die Öffnung sofort zu schließen. Ist es zu einer Infektion mit Verbreiterung des Mediastinums und Verdacht auf eitrige Einschmelzung gekommen, so ist eine Mediastinotomie mit Drainage notwendig. Nach BORRIE haben wir dabei die Wahl des collaren Zugangs von oben und des paravertebralen von hinten. Letzterer wird für Eiterungen im hinteren unteren Mittelfellraum vorgezogen. Er hat den Vorteil, daß der Eiter an der tiefsten Stelle beim liegenden Patienten abgeleitet wird. Drainagen durch den Pleuraraum nach außen haben sich nicht bewährt.

Technik

In Höhe der radiologisch festgestellten Abscedierung wird rechts paravertebral eingegangen und die Pleura nach Resektion eines Rippenstückes von etwa 3 cm beiseitegeschoben. Dann versucht man, von hinten stumpf in das Mediastinum vorzudringen. Nach Einlegen einer Drainage in den Absceß wird die Haut durch Situationsnähte verschlossen. Wählt man den Zugang vom Hals her, dann wird nach Anlegen eines kleinen Kocherschen Kragenschnittes, Durchtrennung der Halsfascien und Beiseiteschieben der geraden Halsmuskulatur das obere Mediastinum eröffnet und drainiert. Der collare Zugang eignet sich naturgemäß nicht für Abscesse und Entzündungen des unteren Mediastinum, hat jedoch Vorteile bei hoher Lokalisation der Abscedierung (Abb. 86).

Bei der fibrosierenden Mediastinitis infolge Histoplasmose ist konservatives Vorgehen angezeigt (GRYBOWSKI). Hier soll nur eingegriffen werden, wenn Zeichen einer Obstruktion bestehen. Außerdem wird man auch bei geringfügigen Entzündungen ohne schwere septische Zustände möglichst zurückhaltend mit operativen Maßnahmen sein. Hier werden hohe Dosen Antibiotica empfohlen.

Nach Vossschulte u. Stiller haben die akuten Mediastinitiden eine ernste Prognose mit einer Mortalität von etwa 60%. Mediastinalphlegmonen verlaufen fast immer tödlich. Die operative Behandlung bessert die Aussichten erheblich und reduziert die Mortalität bei den nicht abgegrenzten Formen auf 30 bis 40 %.

B. Mediastinalemphysem

Das Mediastinalemphysem (Pneumomediastinum) ist durch Eintritt von größeren Luftmengen in das interstitielle Bindegewebe des Mediastinum gekennzeichnet. Die Luft dringt vornehmlich aus Lungenrissen über die Hili und aus Verletzungen des Tracheobronchialsystems oder seltener aus Perforationen des Oesophagus in den Raum des Mittelfells ein. Der Oesophagus enthält wenig Luft, so daß Luftaustritte nie zu bedrohlichen Emphysemen führen. Infektionen mit gasbildenden Erregern sind ungewöhnlich.

In der Regel ist das Mediastinalemphysem Folge eines interstitiellen pulmonalen Emphysems. Dieses entsteht:

1. durch spontane Ruptur der Alveolen (wohl als häufigste Ursache),
2. durch Anstieg des intrapulmonalen Drucks, besonders bei Anstrengungen und der begleitenden Preßatmung [(Tragen schwerer Lasten, Geburt) (Knox)]. In den Fällen von Darch kam es zu einem Mediastinalemphysem nach Ventilverschluß der Trachea durch einen intratrachealen Tumor und interstitiellem Emphysem der Lungen.
3. Thoraxtrauma: Sowohl stumpfe als auch offene Traumen der Lungen können zum Einriß von Alveolen und Bronchien führen.
4. Perforation: Beim Durchbohren der Tracheal- oder Hauptbronchuswand bei diagnostischen Eingriffen (Bronchoskopie, Probeexcision) oder nach der Perforation ulceröser Prozesse kann Luft über den Hilus in das Mediastinum entweichen.

Nicht selten wird ein Pneumomediastinum nach Zahnextraktion beobachtet (Martelle). Ein Anstieg des intrapulmonalen Drucks bei angstvollem Luftanhalten ist als Ursache wahrscheinlich. Entsteht ein Pneumomediastinum als Folge einer offenen Thoraxverletzung, so braucht diese nicht immer erheblich zu sein (Portmann u. Mussgnug). Auch verhältnismäßig glattrandige und sich sogleich wieder verschließende Stichwunden können zum vorübergehenden Eintritt von Luft in das Mediastinum führen.

Mediastinalemphyseme und Verlagerungen des Mittelfells sind im Säuglingsalter häufig (12%) Ursache der Asphyxie, die sogar in 5 bis 15%iger Häufigkeit tödlich enden kann (Bartolozzi u. Vichi; Jewett u. Mitarb.; Ibrahim; Riedweg). Bezüglich dieser Vorkommnisse wird auf das Spezialkapitel verwiesen.

Mediastinalemphyseme wurden ferner als Komplikation bei Laparaskopien und nach einem Pneumoperitoneum beobachtet. Hier dringt die Luft durch die Zwerchfelllücken in das Mediastinum. Weiterhin finden wir ein Mediastinalemphysem nach thorakalen Sympathektomien, nach Lobektomien sowie nach Pneumonektomien. Hier ist ein Übertreten von Luft aus dem ungenügend verschlossenen Bronchusstumpf die Ursache.

Macklin und Macklin zeigten experimentell, daß Luft nach Kompression in den Lungen und Zerreißung der Alveolen austritt und langsam in Richtung Hilus wandert. Sie verbreitet sich von dort im zarten Gewebe des Mediastinum weiter, dringt nach oben, und nach kurzer Zeit ist ein Hautemphysem am Hals, im Gesicht und am ganzen Thorax zu beobachten.

Klinische Zeichen

Die Patienten klagen zunächst über Herz- und Kreislaufbeschwerden, die den Wert eines Frühsymptoms besitzen (KILLIAN). Die Herzfrequenz ist oft gesteigert, nicht selten auch die Atemfrequenz. Sehr bald setzt Hyperventilation mit oberflächlicher Atmung ein. Es tritt starker Husten auf, und die Patienten klagen über Schmerzen, die sie retrosternal und besonders in die Herzgegend lokalisieren. Zumeist sind sie ruhelos, oft besteht Brechreiz.

Objektiv soll sich oft das Hamannsche Zeichen nachweisen lassen, welches in einem herzsynchron verlaufenden Knistern und Rasseln besteht. Sobald es vom Mediastinalemphysem auch zum Hals- sowie Gesichtsemphysem gekommen ist, läßt sich die Diagnose leicht stellen. Bei langsamer Zunahme des Emphysems verschwindet zunächst die Kontur am Jugulum. Dort läßt sich ein deutliches Knistern auslösen.

Das sicherste Zeichen für ein Mediastinalemphysem ist die röntgenologisch nachweisbare Abhebung der Pleura mediastinalis in einem feinen Doppelschatten entlang der linken Herzkontur. Auf der Seitenaufnahme ist der Raum zwischen vorderem Herzrand und Sternum etwas vergrößert und verdeutlicht. Bei Neugeborenen und Kleinkindern hebt sich der isolierte Thymusschatten scharf ab. Dabei behält die Trachea regelmäßig ihre normale Lage, ohne eingeengt zu sein (s. S. 98).

Therapie

Der *klinische Verlauf* sowie die einzuschlagende *Therapie* richten sich nach dem Alter des Patienten und der ursächlichen Erkrankung. In leichten Fällen sollte zugewartet werden. Übrigens findet sich beim Mediastinalemphysem fast nie eine Eiterung,

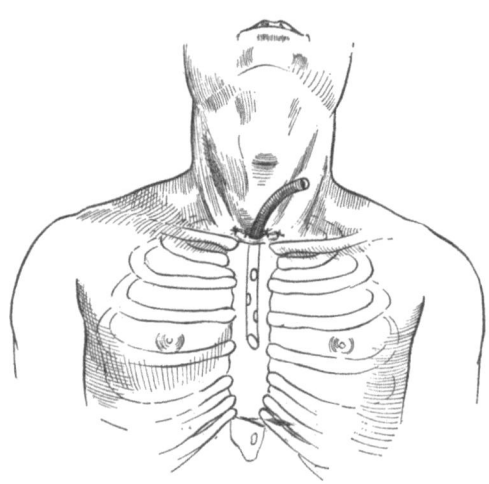

Abb. 86. Collare Mediastinotomie und Drainage

es sei denn, das Emphysem sei die Folge einer entzündlichen Perforation. Wegen der Sterilität des ablaufenden Vorganges kann man chirurgische Eingriffe hinausschieben (BORRY). Bei starker Atemnot und erheblichen Herz- und Kreislaufbeschwerden sollte eine collare Mediastinotomie durchgeführt und ein Drain eingelegt werden (Abb. 86).

Technik

In Lokalanästhesie wird ein etwa 2 bis 3 cm langer Querschnitt oberhalb des Jugulum angelegt. Nach Durchtrennung der Halsfascie und Beiseiteschieben der geraden Halsmuskulatur dringt man mit dem Finger entlang der Trachea in das Mediastinum etwa bis zum Aortenbogen. Danach wird eine Drainage eingelegt, die Haut wird mit lockeren Situationsnähten verschlossen. Die Verbindung der Drainage mit einer Saugvorrichtung ist immer empfehlenswert.

Postoperativ muß für Sedierung sowie für Besserung der Herz- und Atemverhältnisse gesorgt werden.

Alle jene Fälle, in denen ein operativer Eingriff nicht notwendig ist, und dies sind nach eigener Erfahrung etwa 95%, heilen in der Regel nach Sedierung, Bettruhe und Regelung der Atmung von selbst, wenn kein Luftnachschub mehr erfolgt. Nicht sistierende, atemsynchrone Gasverluste ins Mediastinum aus größeren Lungenläsionen oder Bronchusöffnungen verlangen bei gleichzeitigem Pneumothorax die Dauerdrainage des Pleuraraumes. Läßt sich die Situation auch hierdurch nicht beherrschen, so muß zur operativen Beseitigung der Austrittsstelle der Luft thorakotomiert werden.

Postoperative Haut- und Mediastinalemphyseme sind nach lungenverkleinernden Eingriffen aus Parenchymfisteln oder ausnahmsweise insuffizienten Bronchusnähten möglich, wenn intrapulmonale Druckanstiege durch Hustenstöße Luft austreiben.

Kontrolle der Drainagen und des intrapleuralen Drucks sowie Absaugen der Hautemphyseme durch eingestochene Subcutankanülen (Abb. 26) führen fast immer ohne Rethorakotomie zum Ziel.

C. Chylothorax

Ursachen

Häufigste Ursache des Chylothorax ist die Verletzung des Ductus thoracicus. Stumpfe Thoraxprellungen mit Überstreckung der Wirbelsäule können zum Ab- oder Einriß des Ganges führen. Bis 1961 sind von WELLMER 100 Beobachtungen gesammelt worden.

Spontan tritt der Chylothorax bei den Erkrankungen auf, die den Abfluß des Chylus im Verlauf des Ductus thoracicus mechanisch durch intraluminäre Verlegung oder Kompression behindern. Metastasierende Carcinome, Tuberkulosen und Parasiten sind als häufigste Ursachen zu nennen.

Für den sog. idiopathischen Chylothorax mögen vielleicht Anomalien des Ductus thoracicus oder der intrathorakalen Lymphgefäße verantwortlich zu machen sein. Dieses extrem seltene Krankheitsbild mit rezidivierenden Chylusansammlungen im Thoraxraum ist in seiner Ätiologie ungeklärt und auch durch Obduktionsbefunde nicht genügend geklärt worden (GREWE).

Nach intrathorakalen Operationen an Oesophagus, Aorta und bei Blalock-Anastomosen kann es zur Verletzung des Ganges kommen, die bei nüchternen Operierten infolge geringen Chylusflusses übersehen wird. Nach der Operation von Aortenisthmusstenosen und der Resektion thorakaler Aneurysmen haben wir des öfteren den Abfluß von Chylus in das Drainagegefäß nach der Operation feststellen können. Rethorakotomien waren nur in zwei Ausnahmefällen nötig, da der Chylusfluß nach Ablauf von mehreren Tagen aufhörte. Infektionen werden durch die abwartende

Haltung nicht heraufbeschwören, da der Chylus steril ist und eine bakteriostatische Wirkung besitzt. Die zwei Ausnahmen seien im einzelnen angeführt:

Nach Resektion eines traumatischen Aortenaneurysma und Einpflanzung einer Dacronprothese stellten wir am 26. Tag unmittelbar vor der Entlassung wieder eine rundliche Verschattung des linken oberen Mediastinum fest, so daß unter der Annahme eines postoperativen Aneurysma rethorakotomiert wurde. Der um das Transplantat herum abgekapselte Erguß enthielt Chylus. Nach Entfernung der bindegewebigen Cystenwand konnte die Verletzungsstelle des Ductus thoracicus durch mehrere Umstechungen geschlossen werden. Der weitere Heilungsverlauf war komplikationslos.

Bei einem 10 Monate alten Säugling wurde wegen eines doppelten Aortenbogens der linke Bogenanteil vor dem Abgang der A. subclavia durchtrennt. Postoperativ entleerte sich chylushaltige Flüssigkeit. Die Menge betrug bis zum 7. Tag 770 ccm. Die Verschattung im linken Oberfeld wurde mehrfach punktiert, wobei Mengen zwischen 30 und 80 ccm gewonnen wurden. Acht Wochen nach der Operation ließ sich keine Flüssigkeit mehr abpunktieren. Wegen der immer noch nachweisbaren Verschattung und einer Kompressionsatelektase wurde operiert. Es handelte sich um eine große *Pseudocyste* mit bindegewebiger Wand, die verkästen Chylus enthielt. Die Cyste ließ sich ausschälen. Die Austrittsstelle des Chylus war versiegt. Nach Lungenausdehnung und Drainage wurde der Eingriff beendet. Der Säugling ist geheilt entlassen worden.

Die Häufigkeit des postoperativen Chylothorax nach kardiovasculären Operationen beziffern MALONEY und SPENCER mit 0,5%. WU beobachtete einen Chylothorax nach Sprengung eines Kardiospasmus.

Klinisches Bild

Das klinische Bild, das durch das Auftreten eines Chylothorax entsteht, ist sehr uneinheitlich. Letztlich stellt der Chyluserguß ein Spätsymptom dar. Nach einer Verletzung des Ductus thoracicus kann deshalb ein symptomfreies Intervall bestehen, da ein Chylusaustritt an der verletzten Stelle des Ductus im Mediastinum zuerst ohne Symptome einhergeht. Erst die Ruptur der Pleura mediastinalis führt zu Symptomen des Pleuraergusses. Neben dem Schmerz treten Atemnot und kardiale Erscheinungen auf, je nach Ergußmenge und Verdrängungserscheinungen. Gerade beim posttraumatischen Ursprung ist das Krankheitsbild deshalb sehr schwer zu erkennen, da oftmals andere Nebenverletzungen mit ihren Symptomen im Vordergrund des klinischen Bildes stehen.

Diagnostik

Differentialdiagnostisch ist es von großer Wichtigkeit, die Zusammensetzung und die zeitliche Vermehrung des Pleuraergusses zu klären. Nach Traumen ist zunächst ein Hämothorax, der sich zeitlich schneller entwickelt, auszuschließen.

Im Vordergrund der Diagnostik stehen deshalb die Thoraxübersichtsaufnahme, die innerhalb kurzer Zeit wiederholt werden kann, sowie die Probepunktion des Ergusses. Bei nicht vorausgegangenem Trauma ist ein schnell ansteigender Erguß neben der Abnahme der Lymphocyten im Differentialblutbild als hinweisendes Zeichen auf einen Chylothorax zu deuten. In diesem Zusammenhang kann auch ein erniedrigter Serum-Eiweißspiegel Bedeutung erlangen. Eine endgültige Klärung bringt allerdings erst die Pleurapunktion. Ein Hämothorax kann allein durch das Punktat abgegrenzt werden. Beim Chylothorax, bei dem das Punktat weitgehend von der vorher aufgenommenen Nahrung und besonders von ihrem Fettgehalt abhängig ist, kann die Diagnose allein aus der Farbtönung des Punktates nicht gestellt werden. Empyeme, steril oder infiziert, lassen sich manchmal in ihrer Verfärbung nicht vom

Chylus unterscheiden. Mikroskopisch wird man aber im Gegensatz zum Empyem keinen Zelldetritus nachweisen können. Bakteriologisch ist das Ergebnis dagegen nicht immer einheitlich, da auch beim Empyem ein negativer Erregerbefund möglich ist. Beweisend ist dann die Bestimmung der chemischen Zusammensetzung des Punktates, wobei qualitativ eine weitgehende Übereinstimmung mit der vorher aufgenommenen Nahrung vorliegt. In 24 Std fließen 1500 bis 2400 ccm Chylus in die Venen. Der Fettgehalt beträgt 0,4 bis 3,0 g-%. Die Sudanprobe ist positiv. Die Lymphocyten betragen um 40000 mm^3. Das spezifische Gewicht bewegt sich bei 1,012.

Die Lokalisation, ob rechts- oder linksseitiger Erguß, wird von der Höhe der Verletzungsstelle bestimmt. Bei unseren Beobachtungen nach einem stumpfen Thoraxtrauma war das Verhältnis der rechten zur linken Seite wie 1:2. Differentialdiagnostische Schwierigkeiten kann eine abgekapselte Chylusansammlung machen, wenn infolge Eindickung des Chylus keine diagnostische Klärung durch Punktion möglich ist.

In derartigen Situationen wird man, da die Diagnostik durch konservative Maßnahmen nicht vorangetrieben wird, eine sofortige operative Freilegung vornehmen müssen, wobei neben der Diagnostik auch die entsprechende Therapie ausgeführt werden kann. Inwieweit man hierbei auf eine Kontrastdarstellung des Ductus thoracicus zurückgreift, wie sie verschiedentlich empfohlen wurde (GORDON, ZUSCHNEID), dürfte von der örtlichen Lokalisation der Verletzungsstelle und dem Allgemeinzustand des Patienten abhängig sein.

Therapie

Symptomatische Punktionen des Pleuraergusses stellen sowohl eine für die Diagnostik unerläßliche Maßnahme als auch den ersten Akt der Therapie dar. Die durch die Punktion erreichte Wiederherstellung der physiologischen Verhältnisse schafft durch Entfaltung der kollabierten Lungenpartien eine Verbesserung der Ventilation, reicht aber meist zur vollständigen Beseitigung des Krankheitsbildes nicht aus. Die Überlegung, daß der Chylothorax oftmals nicht auf eine Verletzung des Ductus thoracicus sondern kleinerer Nebenäste zurückzuführen ist, rechtfertigt in jedem Falle zunächst eine konservative Behandlung. Ohne Behandlung führt der Chylothorax infolge intrathorakaler Druckveränderungen und Atelektase des entsprechenden Lungenflügels zur kardiorespiratorischen Insuffizienz mit tödlichem Ausgang oder im günstigsten Falle bei einer Eindickung des Chylus und spontanem Verschluß der verletzten Stelle des Ductus thoracicus zum funktionellen Ausfall des Lungenflügels mit seinen Folgen.

Die konservative Behandlung hat das Ziel, die Verletzungsstelle des Ductus thoracicus zum Verkleben zu bringen und den normalen Chylusabfluß zu gewährleisten. Der Erfolg ist aber nur zu erwarten, wenn bei der Behandlung einige Punkte berücksichtigt werden (ALTHER):

1. Entlastungspunktion,
2. Flüssigkeits- und Elektrolytersatz,
3. Diätetische Ernährung,
4. Behandlung der Grundkrankheit.

Bei den *Entlastungspunktionen* ist es wichtig, daß der Erguß vollständig abpunktiert und der Lungenflügel voll zur Entfaltung gebracht wird und somit die regelrechten anatomischen Verhältnisse im Thorax wieder hergestellt werden. Ob die

Entlastung durch Einzelpunktionen oder mittels einer Saugdrainage erfolgt, ist hierbei von untergeordneter Bedeutung. Unvollständige Punktionen sind nicht sinnvoll, da hierdurch die durch den Chylus gereizten Pleurablätter nicht die Möglichkeit der Verklebung haben. Zum anderen kann es bei unzureichenden Punktionen zur Chyluseindickung kommen, so daß eine chirurgische Intervention unumgänglich wird.

Zu Beginn der Behandlung ist ein vorübergehender vollkommener *Nahrungsentzug* über einige Tage außerordentlich wertvoll, um den Chylusfluß weitgehend einzudämmen und eine etwaige Verklebungstendenz der Pleura zu begünstigen. Führt diese Maßnahme innerhalb des angegebenen Zeitraumes nicht zu einem Erfolg, muß für den weiteren Verlauf ein ausreichender Flüssigkeits- und Elektrolytersatz sowie die Einhaltung einer fettarmen, eiweißreichen Diät gewährleistet sein. Ein adäquater Ersatz des Chylus ist nur annähernd möglich. Der naheliegende Gedanke, den abpunktierten Chylus zu reinfundieren, wie es Schnug u. a. erfolgreich durchführten, ist in Übereinstimmung mit Brewer u. a. wegen der unkontrollierbaren Gefahren abzulehnen. Uns haben sich Infusionsmengen, die etwa dem Chylusverlust entsprachen, allgemein als ausreichend erwiesen. Da Kochsalz- und Glucoselösungen den Lymphfluß anregen, soll Aminosäurengemischen, Plasma u. ä. der Vorzug gegeben werden.

Nicht summarisch zusammenzufassen sind die Behandlungsmöglichkeiten der Grundkrankheit beim sog. spontanen Chylothorax. Ist durch Diagnostik eine ursächlich für den Chylothorax verantwortliche Erkrankung zu erkennen, so ergeben sich auch entsprechende therapeutische Möglichkeiten. Thrombosen der Vena subclavia, Kompression des Ductus durch tuberkulöse Lymphknoten oder durch Parasiten lassen eine entsprechende spezifische Behandlung zu und können auch zur Beseitigung der Kompressionserscheinungen des Ductus führen. Ungünstig sind dagegen die Behandlungsaussichten, wenn die Kontinuität des Ductus thoracicus durch ein metastasierendes Malignom unterbrochen worden ist. Wenn auch eine vorübergehende Besserung durch Röntgenbestrahlung möglich sein kann, ist die Prognose immer als infaust anzusehen. Im Gegensatz hierzu kann der Chylothorax beim Meigs-Syndrom, dessen klinischer Verlauf oft an ein Malignom erinnert, durch Entfernung des Ovarialtumors zum Abklingen gebracht werden.

Die wichtige Frage, wielange man eine konservative Behandlung fortsetzen kann, läßt sich ebenfalls nicht generell entscheiden. Weitgehend wird dies vom Allgemeinzustand des Patienten und von der ausgetretenen Chylusmenge bestimmt werden. Ist über Tage ein gleichbleibender hoher Chylusverlust vorhanden, und verschlechtert sich der Allgemeinzustand des Patienten zusehends, wird man sich innerhalb der ersten Behandlungswoche zum operativen Eingriff entschließen. Läßt sich aber ein Rückgang des Chylusergusses nachweisen, so daß Punktionen nur in mehrtägigen Intervallen erforderlich werden, kann eine konservative Behandlung über mehrere Wochen fortgesetzt werden. In diesen Fällen kann auch der Versuch einer Verödung der Pleurablätter durch Einspritzung von Rivanol, Eigenblut, Clauden oder anderen Mitteln nach Angaben aus dem Schrifttum versucht werden. Wir selbst haben mit diesen Methoden keine Erfahrungen machen können.

Rekonstruktive Operationsverfahren und Implantation des durchtrennten Ductus thoracicus in eine große Vene haben nach Tauber im wesentlichen nur historisches Interesse. Sie wurden früher für notwendig gehalten, da man annahm, daß eine Unterbindung des Ductus zur Stauung führte und somit das Krankheitsbild des Chylothorax nicht zum Abklingen bringen konnte. Obwohl derartige Operationen mehrfach ausgeführt wurden, ist später mit Sicherheit nie nachgewiesen worden, daß der Ductus thoracicus nach seiner Rekonstruktion bzw. Implantation offen und funktionstüchtig geblieben ist.

Von praktischer Bedeutung ist heutzutage die *Ligatur des Ductus*. Sie kann einmal am Ort der Verletzungsstelle selbst vorgenommen werden, zum anderen ist, wenn diese nicht klar erkannt werden kann, eine Unterbindung des Ductus am Übertritt in den thorakalen Abschnitt möglich. Die Wahl des Zugangsweges wird aber weitgehend von der Lokalisation des Chylothorax rechts oder links abhängig zu machen sein. Zweckmäßig ist es immer, den Thorax an der betroffenen Seite zu eröffnen, wobei auf der rechten Seite eine Thorakotomie in Höhe des 6. bis 7. ICR und beim linksseitigen Chylothorax eine Eröffnung in Höhe des 4. ICR sich uns als zweckmäßig erwiesen hat.

Um die Verletzungsstelle am Ductus gut finden zu können, ist eine entsprechende Vorbereitung des Patienten nötig. Hierzu eignet sich, ungefähr 6 Std vor der geplanten Operation den Patienten 200 bis 300 ccm Sahne trinken zu lassen. Der Vorschlag von angloamerikanischen Chirurgen, dieser Mahlzeit einen Farbstoff zuzusetzen, erscheint nicht unbedingt erforderlich. Auch ohne Farbstoffzusatz war es uns bei diesem Vorgehen möglich, die Verletzungsstelle bzw. die Chylusfistel zu finden.

Auf den Zeitpunkt der Operation, der letztlich nach allgemeinen Richtlinien zu wählen ist, wurde schon hingewiesen. Auch wenn es möglich ist, über 80 l Chylus innerhalb von 2 Jahren abzupunktieren, ist diese Ausdehnung der konservativen Therapie nicht mehr vertretbar, da heute die Thorakotomie und Versorgung der Verletzungsstelle das allgemeine Operationsrisiko nicht übersteigt. Oftmals entschließen sich die Patienten aber erst dann zu einer Operation, wenn ihnen keine andere Wahl mehr bleibt und sich der Allgemeinzustand zusehends verschlechtert.

Literatur

ALTHER, E.: Diagnose und Beurteilung der chylösen Ergüsse. Thoraxchirurgie **3**, 1 (1955).
— Das System des Ductus thoracicus und die Erkrankungen der regionalen Gefäße. Basel: Schwabe 1960.
BARTOLOZZI, G., G. F. VICHI e D. VARONE: Pneumotorace e pneumomediastino spontani del neonato. Minerva pediat. **16**, 301 (1964).
BORRIE, J.: Emergencies in thoracic surgery. New York: Appleton 1958.
BREWER, L. A.: Surgical management of lesions of the thoracic duct — the technic and indications for retroperitoneal anastomosis of the hemiacygos vein. Amer. J. Surg. **90**, 210 (1955).
CHAMPEAU, M., et P. LEGER: Hernie diaphragmatique gauche, perforation d'un abscess. Arch. Mal. Appar. dig. **52**, 751 (1963).
DARCH, G. H.: Tracheal neoplasms presenting with mediastinal emphysema. Brit. J. Dis. Chest **56**, 212 (1962).
GORDON, J.: Traumatic chylothorax. Ann. intern. Med. **13**, 1998 (1940).
GOULD, S. A., D. L. HINERMAN, J. G. BATSAKIS, and P. R. BEAMER: Diagnostic patterns in mediastinitis. Amer. J. clin. Path. **40**, 411 (1963).
GREWE, H. E.: Der Chylothorax. Chir. Praxis **10**, 103 (1966).
GRYBOWSKI, W. A.: Surgical aspects in histoplasmosis. Arch. Surg. **87**, 590 (1963).
HUIZINGA, E.: On foreign bodies, perioesophagitis and collar mediastinotomy. Ann. Otol. (St. Louis) **70**, 693 (1961).
IBRAHIM, J. M.: A case of tension pneumomediastinum. Lancet **1964** 1, 642.
JEWETT, T. C., R. H. ADLER, and S. A. TAHEN: Tension pneumomediastinum in the newborn. J. thorac. Surg. **43**, 540 (1962).

Killian, H.: Die Chirurgie des Mediastinums und des Ductus thoracicus. Leipzig: Thieme 1940.

Knox, G. S.: Spontaneous subcutaneous emphysema during labour. Amer. J. Roentgenol. 89, 1087 (1963).

Macklin, M. T., and C. C. Macklin: Malignant interstitial emphysema of the lung. Medicine (Baltimore) 23, 281 (1944).

Maloney, J. V., and F. C. Spencer: The nonoperative treatment of traumatic chylothorax. Surgery 40, 121 (1956).

Martelle, R. H.: Mediastinal emphysema following tooth extraction. Oral Surg. 16, 116 (1963).

Portmann, J., u. G. Mussgnug: Traumatisches Pneumomediastinum. Mschr. Unfallheilk. 66, 244 (1963).

Riedweg, I.: Über Spontanpneumothorax bei Neugeborenen. Mschr. Kinderheilk. 61, 1 (1934).

Schnug, E., and J. Ranschoff: Traumatic chylothorax. Surgery 14, 278 (1943).

Tauber, K.: Die Chirurgie des Ductus thoracicus. Handbuch der Thoraxchirurgie von E. Derra. Berlin-Göttingen-Heidelberg: Springer 1958.

— Der traumatische Chylothorax. Bruns' Beitr. klin. Chir. 199, 23 (1959).

Vossschulte, K., u. H. Stiller: Funktionelle Mediastinalveränderungen. Handbuch der Thoraxchirurgie von E. Derra. Berlin-Göttingen-Heidelberg: Springer 1958.

Webb, W. R., and T. Burford: Current concepts of the management of acute mediastinitis. Amer. Surg. 28, 309 (1962).

Wellmer, K. H., u. H. G. Schmitz-Dräger: Chylothorax als Komplikation nach translumbaler Aortographie. Thoraxchirurgie 10, 393 (1962/63).

Wu, J. F.: Chylothorax. J. Mich. med. Soc. 58, 1807 (1959).

Zuschneid, K.: Der Chylothorax. Zbl. Chir. 77, 609 (1952).

V. Akute Erkrankungen der Speiseröhre

Anatomie und Verlauf der Speiseröhre begründen akute Erkrankungen, die im wesentlichen durch Obturationen, Perforationen und Blutungen hervorgerufen werden. Die Oesophagusatresie als nicht mit dem Leben vereinbares Krankheitsgeschehen bei Säuglingen und die Dysphagia lusoria mit den zahlreichen bronchopulmonalen Komplikationen werden an anderer Stelle abgehandelt (s. S. 336).

Zu *Verletzungen* der Speiseröhre durch direkte penetrierende Gewalt kommt es nur selten. Die häufigeren Schnitt- und Stichverletzungen im cervicalen Bereich gehören nicht zur Themastellung. Die thorakalen Verletzungen der Speiseröhre gehen nicht ohne Mitbeteiligung anderer Organe einher. Die hier zur Diskussion stehenden Erkrankungen sind Verätzungen, verschluckte Fremdkörper mit ihren folgenden Komplikationen, Spontanrupturen, Perforationen und lebensbedrohliche Blutungen aus Oesophagusvaricen.

A. Verätzungen

Die physiologischen Engen des Oesophagus werden durch versehentliches oder selbstmörderisches Schlucken von Laugen oder Säuren am intensivsten durch Colliquations- oder Coagulationsnekrosen geschädigt, wobei die Laugen, abgesehen von der cricopharyngealen Enge, die Speiseröhre hauptsächlich von der Höhe des Aortenbogens bis zum epiphrenalen Verlauf verätzen, während Säuren Magen, Pylorus und Duodenum überwiegend gefährden. Die Schleimhaut wird in der Regel nicht vollständig zerstört, sondern es bleiben meist kleine, ungeschädigte Schleimhautinseln, von denen später die Regeneration ausgeht.

Als *neutralisierende Sofortmaßnahme* wird die Verabreichung von Milch und Olivenöl empfohlen. Die chemischen Gegenmittel bei Laugenverätzungen sind Essig oder Zitronensaft, wovon zwei Eßlöffel in einem Glas Wasser zu verdünnen sind. Säuren sollen durch Natriumcarbonat neutralisiert werden. Viel mehr als eine symbolische Bedeutung besitzen diese Maßnahmen nicht, da sie die sofort einsetzende Gewebsschädigung nicht verhindern (NISSEN, JUZBASIK). Die sofortige Magenaushebung mit Spülung ist wegen der Perforationsmöglichkeit keineswegs ungefährlich und muß daher mit dünnen und weichen Magenschläuchen vorgenommen werden. *Die Einführung eines zarten pernasalen Polyäthylenkatheters bis in den Magen als Verweil- und Ernährungssonde ist unbedingt anzustreben,* da hierdurch selbst bei stärksten bindegewebigen Strikturen der Weg für die Ernährung und spätere Dilatationsbehandlung offen gehalten wird. Zur Verhinderung von Strikturen wird die Cortisonbehandlung empfohlen, die aber nicht harmlos ist, da sie zu Perforationen führen kann. Unter sedativer Behandlung und antibiotischem Schutz zur Vermeidung von Sekundärinfektionen gelingt das Schlucken von Flüssigkeiten meist nach 8 bis 10 Tagen. Bis sich alle Wundnekrosen abgestoßen haben, vergehen mindestens 3 Wochen. Jetzt erst wird das Ausmaß der Schädigung durch Oesophagogramm und Spiegelung geklärt und dann mit einer vorsichtigen Dilatationsbehandlung mittels Quecksilberbougies begonnen, die unter Umständen jahrelang durchgeführt werden muß.

Die wichtigste Handlung im akuten Stadium scheint uns das Einlegen einer dünnen Verweilsonde in den Magen zu sein. Mißlingt das wegen zu ausgedehnter Verätzungen, so ist die Gastrostomie indiziert, die bei Entwicklung der Korrosionsstenose die Dilatationsbehandlung mit verschlucktem Seidenfaden ermöglicht.

Unmittelbar nach der Verätzung können die oberen Luftwege und die Glottis durch Aspiration mitgeschädigt werden, so daß durch ödematöse Verquellung Atemnot entsteht. In diesem Fall muß der Atemweg durch Tracheotomie freigehalten werden.

B. Verletzungen und Obturationen durch Fremdkörper

Spitze Fremdkörper wie Knochensplitter, Gräten, Prothesenteile, Nadeln oder Nägel verfangen sich zu $^2/_3$ im oberen Teil der Speiseröhre an der cricopharyngealen Enge und im übrigen im thorakalen Abschnitt oder unteren epiphrenalen Teil. Bolusverschlüsse durch Fleischklumpen sind nicht selten. Geldstücke rutschen im allgemeinen durch. Die spitzen Fremdkörper werden durch einen Krampf festgehalten.

Die *Anamnese* ist bei Kindern und Geisteskranken nicht immer verbindlich. Als Frühsymptome fehlen Schmerz und Dysphagie in der Regel nicht. Begleitende Erstickungs-, Cyanose- und Hustenanfälle sind häufig.

Zur *Untersuchung* gehören Durchleuchtung und Oesophagographie in verschiedenen Ebenen. Holzspäne, Glassplitter, Plastikgegenstände und dünne Gräten stellen sich unter Umständen auch beim Kontrastbreischluck nicht dar. NISSEN empfiehlt hierzu die Darstellung mit bariumgetränkten Watteteilchen, die am Fremdkörper hängen bleiben. Die Oesophagoskopie sichert die Diagnose zuverlässig.

Die *Perforation* deutet sich röntgenologisch durch Luftaustritt ins Mediastinum an, und klinisch wird ein Hautemphysem im Jugulum feststellbar. Perioesophageale Abszedierungen im Halsteil manifestieren sich durch Vergrößerung des Abstandes zwischen Wirbelsäule und Trachea sowie durch Verbreiterungen des Mittelschattens im seitlichen Röntgenbild. Bei Perforationen in die Pleurahöhle entwickelt sich ein röntgenologisch sichtbarer Pyopneumothorax. Fisteln und oesophagotracheale Verbindungen als Spätfolgen entgehen der Kontrastdarstellung nicht.

Arrosionsblutungen aus der Aorta infolge perforierender, spitzer Fremdkörper kommen vor. SMEJA sammelte seit 1840 insgesamt 158 Beobachtungen, und MARX und WISSER berichteten jüngst noch über perforierte Knochensplitter, die durch Aortenverletzung unter den Zeichen starker Magenblutungen bzw. mediastinaler Verblutung zum Tode geführt hatten.

Die *oesophagoskopische Extraktion* der Fremdkörper ist Aufgabe der Hals-Nasen-Ohrenärzte. Bei gutem Instrumentarium und Geschick des Operateurs ist diese Behandlung annähernd risikolos. ROSANOV sah an der Moskauer Klinik bis 1940 bei 3 192 Fällen folgende Komplikationen: 2mal Perforationen der Aorta, 89mal Phlegmonen und Perioesophagitis, 11mal Pyopneumothoraces, 6mal Lungenabscesse und 11mal Läsionen der Wirbelsäule mit Meningitis.

Die Extraktion eines Fleischbolus wird generell sofort bei der Endoskopie vorgenommen. RICHARDSON gelang die *proteolytische Auflösung* durch Papain. Die 5%ige Lösung von „Caroid" wird ein- bis viermal alle 15 min zu trinken gegeben, damit sich der Fleischbrocken in 60 bis 90 min auflöst. Diese elegante Methode kann aber nicht als harmlos hingestellt werden, denn es sind Aspirationen der Lösung mit hämorrhagischen Entzündungen des Bronchialsystems und auch Perforationen der Speiseröhre beobachtet worden, die durch die Einwirkung des Enzyms auf die spastische, gedehnte und ischämische Wand der Speiseröhre entstanden waren. Die normal durchblutete Schleimhaut wird von Papain nicht angegriffen.

Wenn Extraktionen zu gefährlich sind oder versagen, hat sich die Therapie durch die thoraxchirurgischen Fortschritte insofern geändert, als die Speiseröhre heute in ihrem gesamten Verlauf ohne Risiko operierbar geworden ist.

Im cervicalen Bereich wird von links her freigelegt, und den thorakalen Zugang verschafft eine rechtsseitige, posterolaterale Thorakotomie in Höhe der 6. Rippe. Nach der Extraktion von Fremdkörpern kann die zweischichtige Verschlußnaht zusätzlich mit Pleura oder aufgesteppter Lunge gedeckt und der Eingriff unter Einlegung einer Drainage beendet werden.

C. Perforationen

Die Perforation der Speiseröhre durch direkte Verletzungen und von innen nach außen durchbrechende Ulcerationen oder Divertikel oder von außen nach innen eindringende retropharyngeale Abscesse kommt vor. Auf die seltene Spontanruptur der Speiseröhre gehen wir später ein.

Weitaus am häufigsten wird die Speiseröhre durch instrumentelle Eingriffe wie Oesophagoskopien, Gastroskopien, Extraktionen von Fremdkörpern und Dilatationsbehandlung bei Strikturen und Kardiospasmus verletzt. Diese nicht ganz vermeidbaren Mißgeschicke machen 70 bis 80% der Perforationen aus (ALFORD, JOHNSON u. HARRIS; BILL u. Mitarb.; DAWES; LEIGH u. ACHORD).

Die Häufigkeit artifizieller Perforationen beziffern PALMER und WIRT mit 0,25% bei Oesophagoskopien und 0,079% bei Gastroskopien mit jeweils tödlichen Ausgängen von 0,059% und 0,014%. Nach BILL u. Mitarb. ist die Dilatationsbehandlung von Strikturen besonders gefährlich und mit 5% Perforationen belastet, wenn nicht filiforme oder Quecksilberbougies verwandt werden. Die Starcksche Sonde zur Dehnung des Kardiospasmus wird dann gefährlich, wenn die nicht mit Quecksilber gefüllten spitzen Bougies verwandt werden. Wir verwenden sie nie und haben bei mehr als 200 Dilatationen keine Perforation erlebt. Erwähnenswert scheint, daß ALFORD u. Mitarb. auch Rupturen der Speiseröhre durch Gebrauch der Sengstakenschen Sonde bei blutenden Oesophagusvaricen beschrieben haben.

Die instrumentellen Perforationen können sich selbst bei der Oesophagoskopie der sofortigen Erkennung entziehen und bis zum Auftreten mediastinitischer Zeichen und des Hautemphysems im Jugulum unbemerkt bleiben. Die Darstellung der Perforationsstelle mit einem wasserlöslichen Kontrastmittel (Joduron) gibt Klarheit. Bariumbrei bleibt unresorbiert und verursacht erhebliche, verschwielende Entzündungen. Die instrumentellen Verletzungen ereignen sich in allen Abschnitten der Speiseröhre. Die Verletzung mit dem Oesophagoskop geschieht am häufigsten am oberen Oesophagusmund zwischen den schrägen und transversalen Fasern des M. constrictor pharyngis. Die Perforationsstelle liegt hinten.

Die sicherste Methode der Behandlung ist der sofortige operative Verschluß der Perforationsstelle mit Anlegung einer Saugdrainage ins obere Mediastinum bei cervicalen Verletzungen und einer Thoraxdrainage bei thorakalen.

Die Prognose der Perforation hat sich durch die Antibiotica wesentlich gebessert. Wir haben Perforationen unter antibiotischem Schutz auch nach Einlegen einer Magensonde abheilen gesehen. Die konservative Behandlung verhindert Mediastinitis und Pyopneumothorax nicht mit genügender Sicherheit. Das Schlucken des Speichels, der aus der Perforation austritt, läßt sich nicht vermeiden. Der Schluckakt selbst verhindert, wie kinematographische Untersuchungen demonstrieren, die Ruhigstellung der lädierten Stelle.

Nach Übernähung einer Perforation in der cervicalen Speiseröhre, die komplikationslos heilte, mußten wir bei der späteren Thorakotomie wegen eines Carcinoms im oberen Mediastinum eine schwere schwielige Entzündung mit einer abgekapselten, sterilen Sekretansammlung feststellen. Vier weitere instrumentelle Perforationen der Speiseröhre im oberen Teil wurden vom Cervicalschnitt aus vernäht. Die Heilungen erfolgten komplikationslos. Drei tiefere Perforationen heilten nach Einlegen einer Sonde und intensiver antibiotischer Behandlung ebenfalls. Die gleichzeitig vorhandene Mediastinitis führte aber zu einem langwierigen und schweren Krankheitsverlauf, so daß wir in Zukunft zu sofortigen Thorakotomien entschlossen sind, wenn nicht das Grundleiden dagegen spricht.

D. Spontanruptur

Die seltene Spontanruptur der Speiseröhre wurde zuerst von MEYER 1859 diagnostiziert und zum erstenmal erfolgreich von BARRET 1947 operiert. Bis jetzt sind immerhin 250 Operationen mit einer Sterblichkeit von 30% durchgeführt worden. Bei konservativem Verhalten ist mit 80% Todesfällen zu rechnen (SCHAGER u. WIKLUND).

Bei starken Essern und Potatoren und Leuten, die auffällig oft eine Magenanamnese aufzuweisen haben, kommt es beim Erbrechen zu Längsrupturen der Speiseröhre im unteren Drittel von 1 bis 8 cm Länge. Die Risse gehen vom gastrooesophagealen Winkel aus. Der Perforation folgt sofort ein heftiger Schmerz in der linken Brustseite oder hinter dem Brustbein. Der in den Pleuraraum eindringende Magensaft bedingt Atemnot und heftige Schmerzen bei der Atmung sowie einen schnell zunehmenden Pleuraerguß, vorwiegend auf der linken Seite. Die Perforation in den Bauchraum hinein ist selten. Das unvermeidliche Vordringen der Luft im Mediastinum bis zum Halse hinauf führt möglicherweise zu Veränderungen der Stimme. Das Geschehen ist von Schwitzen und Schockzeichen begleitet. Differentialdiagnostisch müssen Herzinfarkt, Ulcusperforation und Spontanpneumothorax ausgeschlossen werden.

Ätiologisch spielt die Druckerhöhung in der unteren Speiseröhre anläßlich des Erbrechens eine Rolle und zusätzlich die unkoordinierte Peristaltik beim Brechakt. Da die Ruptur vornehmlich bei Alkoholikern und Kranken mit Pylorusstenosen vorkommt, scheinen Magendilatationen bei eingeengtem Pylorus bei der Entstehung der Ruptur mitbeteiligt zu sein. An sich handelt es sich um gesunde Speiseröhren, inwieweit aber eine Oesophagitis mitverantwortlich ist, läßt sich nicht zuverlässig überblicken, weil der Magensaft rasch zu entzündlichen Auflockerungen des Wundgebietes führt.

Die *Diagnose* wird durch den Nachweis von Luft in Mediastinum und Pleuraraum und durch Oesophagogramm geklärt.

Die *Therapie* besteht in Thorakotomie auf der Ergußseite im 8. Intercostalraum, Nahtverschluß des Risses und seiner Deckung mit Zwerchfell oder Netz, Thoraxdrainage und Einlegung einer Magensonde zur Ernährung.

E. Oesophagusblutung

Erosive Oesophagitis, Ulcerationen, geschwürig veränderte, dystope Magenschleimhaut, Divertikel und Zwerchfellhernien können heftige Blutungen aus der Speiseröhre verursachen. Das gleiche gilt für Aneurysmen, insbesondere postoperative Aneurysmen der thorakalen Aorta, die in die Speiseröhre rupturieren (IRMER u. PATHAK).

Die dramatischen und lebensbedrohlichen Blutungen erfolgen aus Oesophagusvaricen, deren Vorkommen auf der Basis vorwiegend intrahepatischer Blockierungen des Pfortaderkreislaufs durch Lebercirrhosen immer häufiger wird. Ursächlich ist außerdem an extrahepatische Pfortaderthrombosen, Milzvenenthrombosen und Venenanomalien zu denken. Zur Frage der idiopathischen Oesophagusvaricen nehmen wir nicht Stellung, da wir sie nicht gesehen haben.

Der ersten Blutung aus den Varicen kommt eine hohe Mortalität zu, die mit 35 bis 40% beziffert werden kann (GÜTGEMANN u. SCHREIBER; GÜTGEMANN u. Mitarb.; KONCZ; SCHREIBER; SAEGESSER; UNGEHEUER). Auch wenn der Patient die erste Blutung ohne Verblutung oder Koma übersteht, bleibt die Gefahr einer Rezidivblutung groß. Im Verlauf eines Jahres nach der ersten Blutung erliegen 50 bis 80% der an Oesophagusvaricen leidenden Patienten einer rückfälligen Blutung (NISSEN; SAEGESSER; UNGEHEUER).

Diagnose

Die hellroten Blutmengen werden durch Aufstoßen nach außen befördert. Sickerblutungen, die sich erst im Magen ansammeln und schwärzliche Hämatinfärbung annehmen, erbricht der Patient regelrecht, so daß differentialdiagnostisch Magenblutungen, eventuell Blutungen aus cholämischen Geschwüren ausgeschlossen werden müssen. Die Prüfung der Leberfunktion (Serumbilirubin, Thymoltrübung, Transaminasen, Takata, Prothrombinzeit, Serumprotein, Elektrophorese) weist durch krankhafte Werte auf die Lebercirrhose hin, und Milzvenenthrombosen geben sich durch die tastbare Vergrößerung des Organs zu erkennen. Während der akuten Blutung wird man die sonst sehr zuverlässige oesophagographische Darstellung der Venengeflechte unterlassen. Notfalls wird die Oesophagoskopie bei diagnostischen Zweifeln klären. Daß man bezüglich der Spiegelung wegen der Gefahr, die Blutung zu verschlimmern, Zurückhaltung übt, ist verständlich.

Therapie

1. Die dringendste Aufgabe besteht in der Blutstillung. Hierzu hat sich die aufblasbare oder mit Kochsalzlösung füllbare *Doppelballonsonde nach* SENGSTAKEN-BLAKEMORE bewährt (Abb. 87). Der im Oesophagus befindliche Ballon der Sonde muß soweit gefüllt werden, daß eine effektive Kompression auf die blutenden Varicen ausgeübt wird, was nicht ohne gewisse Schmerzen möglich ist. Das Füllungsvolumen des im Oesophagus liegenden Teils der Ballonsonde ist groß. Bei der Verwendung von Kochsalzlösung mit Zusatz eines Röntgen-Kontrastmittels werden etwa 200 ccm benötigt. Wird mit Luft gefüllt, so soll der Druck 30 mm Hg betragen. Die ausreichende Füllung des Magenballons beläuft sich auf 100 ccm. Die im Magen liegende Sonde schließt man an eine Heberdrainage an, damit Blutungen in den Magen gemessen werden können. Da sich Blut und Speichel oberhalb des Oesophagusballons in der Speiseröhre und im Rachen ansammeln können, besteht die Gefahr

der Aspiration. Wenn sich die Patienten nicht selbst helfen können, müssen diese Flüssigkeiten abgesaugt werden.

Die Sonde kann am Mundwinkel mit Pflaster befestigt werden. Besser ist es, sie frei nach außen über eine Rolle enden zu lassen und einen Zug mit 150 g Gewichten auszuüben. Mehr als vier Gewichte sollen nicht verwandt werden (SHERLOCK).

2. Die *intravenöse Behandlung* der Blutung mit dem Hormon des Hypophysenhinterlappens *Pitressin* gewinnt immer mehr Befürworter (FRANKEN, SHERLOCK). Pitressin erniedrigt den portalen Hochdruck durch Vasoconstriction im Splanchnicusgebiet (CLARK; FRANKEN; MCMICHAEL; SHELDON u. SHERLOCK; SCHWARTZ u. Mitarb.). Seit Einführung der Pitressinbehandlung in Düsseldorf konnte FRANKEN Blutungen aus Oesophagusvaricen fast ausnahmslos in kurzer Zeit beherrschen.

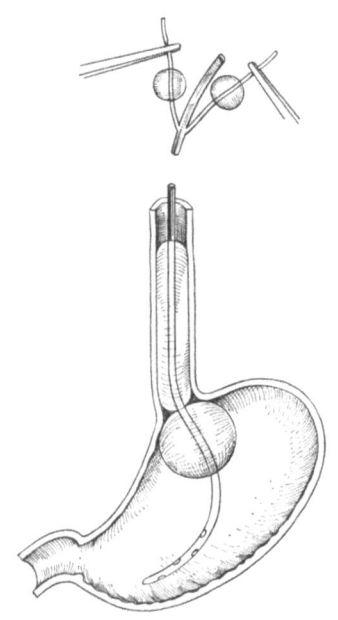

Abb. 87. Sengstakensche Sonde

Pitressin muß in genügend hoher Dosierung schnell infundiert werden. Man läßt 20 IE Pitressin in 100 ccm 5%iger Traubenzuckerlösung innerhalb von 10 bis 20 min in die Vene einlaufen. Die volle Wirksamkeit der Therapie wird durch Blässe der Haut, Klagen über abdominelle Schmerzen und Krämpfe sowie den Abgang von Stuhl gekennzeichnet. Der mittlere Arteriendruck steigt durch Capillarcontraction nur unwesentlich für kurze Zeit an. Die Wirkung hält nur 1 bis 2 Std an. Bei nicht sistierender oder erneuter Blutung kann die Pitressin-Infusion unbedenklich nach 6 Std wiederholt werden. Bei Coronarsklerotikern ist Vorsicht geboten, da das Hormon die Herzdurchblutung vermindert.

3. *Zur Vermeidung eines Coma hepaticum* durch bakterielle Eiweißzersetzung im Darm, die mit der Bildung von Ammoniak und anderer toxischer Substanzen einhergeht, geben wir in jedem Fall 1 g Neomycin vierstündlich für mehrere Tage. Die Zufuhr von Nahrungseiweiß wird sofort eingestellt. Schädliche Medikamente wie Diuretika, Opiate, Barbiturate und Methionin sollen abgesetzt werden.

4. *Die Bekämpfung des hämorrhagischen Schocks* erfolgt nach den allgemeinen Richtlinien, wobei wir Frischblut und tägliche Infusionen von 1000 bis 2000 ccm einer 10%igen Lävulose- oder Glucoselösung bei der Substitution der Verluste bevorzugen.

5. Die *portokavale Anastomose* ist zur Behandlung der akuten und bedrohlichen Blutung ungeeignet. Sie ist nur im blutungsfreien Intervall nach Darstellung der Pfortader durch translienale Portographie und sorgfältiger Vorbereitung des Patienten zur anhaltenden Erniedrigung der portalen Hypertension indiziert, wenn eine ausreichend gute Leberfunktion den großen Eingriff gestattet (Abb. 88). Im akuten Stadium der Blutung haben wir nie eine portokavale Anastomosierung gewagt, obwohl das HOFFMEISTER in einem Fall gelungen ist.

Zu diskutieren bleiben *chirurgische Notmaßnahmen* bei Versagen von Tamponade und Pitressinbehandlung. Diese chirurgischen Möglichkeiten können im Notfall auch bei Kindern in Erwägung gezogen werden, denen man bei wiederholten Blutungen wegen der Enge der zu anastomosierenden Lumina noch keine portokavale Anastomose zumuten wird, die durch Thrombose gefährdet ist.

Bei anhaltender profuser und nicht beherrschbarer Blutung oder wiederholten Blutungen hat sich uns mehrfach die *transoesophageale Varicenumstechung* nach BOEREMA und CRILE und die *quere Magendurchtrennung* nach TANNER bewährt (Abb. 89, 90).

Die quere Durchtrennung des Magens zwischen Fundus und Korpus unterbricht den Einfluß des portalen Blutes in die Oesophagusvaricen und die V. azygos infolge der Durchschneidung der Vasa brevia, zahlreicher Kollateralgefäße und der Unterbrechung der A. gastrica sinistra. Zusätzliche Maßnahmen sind die Unterbindung der A. lienalis und die Milzexstirpation.

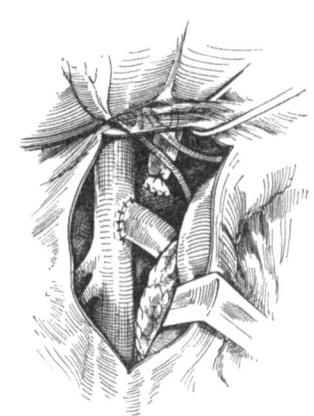

Abb. 88. Portokavale End-zu-Seit-Anastomose

Zur transoesophagealen Varicenumstechung wird linksseitig anterolateral durch das Bett der 7. bis 8. Rippe thorakotomiert, die Speiseröhre nach Schlitzung des Lig. pulmonale angeschlungen und aufgeschnitten. Umstechungen stillen die Blutung

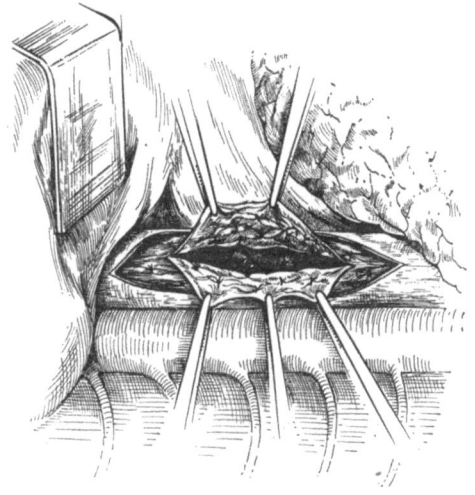

Abb. 89. Transoesophageale Varicenumstechung

aus den Varicen. Soweit die geschlängelten Varicen sichtbar sind, werden sie im Abstand von 1 cm umstochen. Verödende Substanzen haben wir nicht injiziert.

Eine andere Möglichkeit mit lebensbedrohlichen Blutungen fertig zu werden, bietet die *Dissektionsligatur* von VOSSSCHULTE. Die Ligatur hat zum Ziel, den Einstrom des Pfortaderblutes in die Varicen der Speiseröhre zu verhindern (Abb. 91).

In rechtsseitiger Halbseitenlagerung wird die Milz nach linksseitigem Rippenbogenrandschnitt exstirpiert und durch eine Gastrotomie eine metallische, aus fünf Segmenten bestehende Endoprothese, die durch Catgutfäden zusammengehalten wird, in die Speiseröhre eingeschoben. Über der Metallprothese verknüpft der Operateur

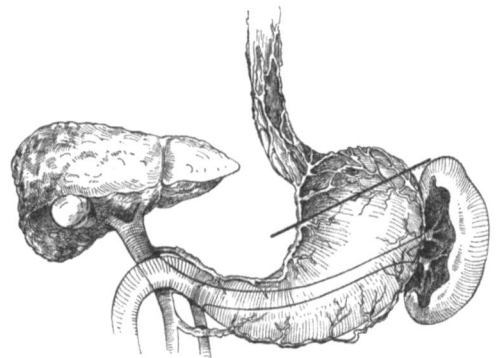

Abb. 90. Quere Magendurchtrennung

einen dicken, um den Oesophagus gelegten Faden aus Chromcatgut. Der Faden soll alle Schichten der Speiseröhre zur Verödung der Varicen allmählich durchschneiden. Zur Vermeidung von Oesophagusfisteln deckt Magenserosa, die darübergenäht wird, den Ligaturfaden. Die Wunde wird nicht ohne Einlegung einer Drainage verschlossen.

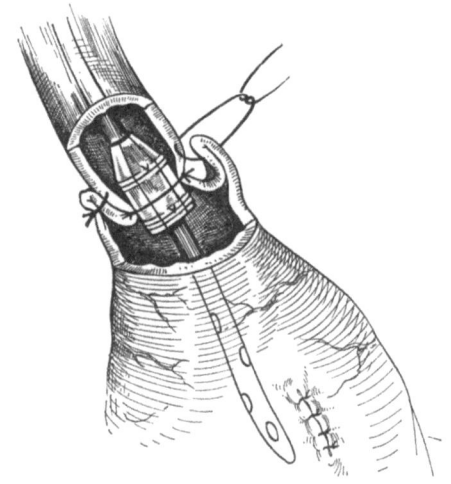

Abb. 91. Dissektionsligatur

Wenn sich die Chromcatgutfäden aufgelöst haben, zerfällt die Prothese in ihre Segmente, die auf natürlichem Wege ausgeschieden werden.

Bis Ende 1962 hat VOSSSCHULTE im Verlauf von 8 Jahren 68 Dissektionsligaturen durchgeführt und 21 Operierte hauptsächlich an fortschreitender Pfortaderthrombose verloren. Wie GÜTGEMANN mitteilt, ist die Entstehung von Strikturen möglich.

Sämtliche Verfahren sind palliativ und nur indiziert, den Verblutungstod zu verhindern, wenn die Ballontamponade und Pitressin-Behandlung die Blutung nicht stillen.

Literatur

ALFORD, B. R., R. L. JOHNSON, and H. H. HARRIS: Penetrating and perforating injuries of the oesophagus. Ann. Otol. (St. Louis) 72, 995 (1963).
BARRET, N. R.: Spontaneous perforation of the oesophagus. J. thorac. Surg. 24, 369 (1952).
— Report of a case of spontaneous perforation of the oesophagus successfully treated by operation. Brit. J. Surg. 35, 216 (1947).
BILL, A. H., W. K. MEBUST, and L. R. SAUVAGE: Evaluations of techniques of oesophageal dilatation in relation to the danger of perforation. J. thorac. Surg. 45, 510 (1963).
BOEREMA, J.: Bleeding varices of the oesophagus in cirrhosis of the liver and Banti's syndrome. Arch. chir. merl. 1, 253 (1949).
CLARK, G. A.: A comparison of the effects of adrenaline and pituitrin on the portal circulation. J. Physiol. (Lond.) 66, 274 (1928).
CRILE, G., jr.: Transesophageal ligation of bleeding esophageal varices. Arch. Surg. 61, 654 (1950).
DAWES, J. D. K.: Traumatic perforations of the pharynx and oesophagus. J. Laryng. 78, 18 (1961).
FRANKEN, F. H.: Die Behandlung des Coma hepaticum. Münch. med. Wschr. 107, 223 (1965).
GÜTGEMANN, A.: Diskussionsbemerkung. Thoraxchirurgie 11, 70 (1963/64).
—, u. H. W. SCHREIBER: Lebercirrhose-Varizenblutung und chirurgische Therapie. Med. Klin. 55, 635 (1960).
—, G. HENNRICH und W. NAGEL: Zur chirurgischen Behandlung des Pfortaderhochdrucks unter dem Gesichtspunkt der Varizenblutung. Dtsch. med. Wschr. 80, 595 (1955).
GUYNN, L. V., J. T. REYNOLDS, R. J. OVERSTREET, and W. SCHMIDTKE: The surgical problems in peptic esophageal stenosis. Arch. Surg. 86, 700 (1963).
HOFFMEISTER, H. E.: Oesophagusvarizenblutung. Thoraxchirurgie 11, 74 (1963/64).
IRMER, W., u. N. C. PATHAK: Bericht über 360 operierte Aortenisthmusstenosen und die Begleitfehler, Früh- und Spätkomplikationen sowie Zweitoperationen. Ergebn. Chir. Orthop. 46, 167 (1964).
JUZBAŠIĆ, D.: Oesophagus. Klinische Chirurgie für die Praxis. Stuttgart: Thieme 1961.
KNUDSON, R. J., and J. T. BUTLER: Death from rupture of periesophageal varices. Amer. J. Surg. 108, 100 (1964).
KONCZ, J.: Porto-cavale Anastomosen. Langenbecks Arch. klin. Chir. 289, 598 (1958).
LEIGH, T. F., and J. L. ACHORD: Pharyngeal and esophageal perforations during instrumentation. Amer. J. Roentgenol. 91, 757 (1964).
MC MICHAEL, J.: Portal circulation. I. The action of adrenaline and pituitary pressor extract. J. Physiol. (Lond.) 75, 241 (1932).
MARX, E.: Ungewöhnliche Schluckverletzung der Speiseröhre mit tödlicher Verblutung aus der Aorta. Med. Welt 1964, 1591.
MERENDINO, K. A., and D. DILLARD: The concept of sphincter constitution by an interposed jejunal segment for anatomic and physiologic abnormalities at the esophagogastric junction. Ann. Surg. 142, 486 (1955).
MEYER, J.: Preussische Medicinal-Zeitung. Berlin 1859.
NISSEN, R.: Speiseröhre. Handbuch der Thoraxchirurgie von E. DERRA. Berlin-Göttingen-Heidelberg: Springer 1958.
— Fragen der Ösophaguschirurgie einschließlich Hiatushernie und Refluxoesophagitis. Thoraxchirurgie 11, 28 (1963/64).
PALMER, E. D., and C. W. WIRT: Surgery of gastroscopic and esophagoscopic accidents. J. Amer. med. Ass. 164, 2012 (1957).
RICHARDSON, J. R.: A new treatment for esophageal obstruction due to meat impaction. Ann. Otol. (St. Louis) 54, 328 (1945).
ROSANOV: Zit. nach D. JUZBAŠIĆ.
SAEGESSER, M.: Spezielle chirurgische Therapie. Bern u. Stuttgart: Huber 1955.

Schager, N., and T. Wiklund: Spontaneous rupture of the oesophagus. Acta chir. scand. **127**, 515 (1964).

Schreiber, H. W.: Zur Pathologie und Chirurgie des Pfortaderhochdrucks. Langenbecks Arch. klin. Chir. **300**, 187 (1962).

Schwartz, S. I., H. W. Bales, G. L. Emerson, and E. B. Mahoney: The use of intravenous pituitrin in treatment of bleeding esophageal varices. Surgery **45**, 72 (1959).

Sengstaken, R. W., and A. H. Blakemore: Balloon tamponage for the control of hemorrhage from esophageal varices. Ann. Surg. **131**, 781 (1950).

Sheldon, S., and S. Sherlock: The use of vasopressin (pitressin) in the control of bleeding from oesophageal varices. Lancet **1960**, 2, 222.

Sherlock, S.: Diseases of the liver and biliary system. Oxford: Blackwell 1963.

Smeja, Z.: Otolaryng. pol. **9**, 337 (1955). Ref. Zbl. Hals-, Nas.- u. Ohrenheilk. **55**, 334 (1956).

Tanner, N. C.: Gastroduodenal haemorrhage as a surgical emergency. Proc. roy. Soc. Med. **43**, 147 (1950).

Ungeheuer, E.: Porto-cavale Anastomosen zur Behandlung der Oesophagusvarizen. Langenbecks Arch. klin. Chir. **295**, 160 (1960).

Vossschulte, K.: Die Dissektionsligatur des Oesophagus. Langenbecks Arch. klin. Chir. **304**, 325 (1963).

— Erfahrungen mit der Dissektionsligatur des Oesophagus bei Pfortaderhypertonie. Thoraxchirurgie **11**, 70 (1963/64).

— Dissektionsligatur des Oesophagus bei Varizen der Speiseröhre infolge Pfortaderhypertonie. Chirurg **28**, 186 (1957).

Wisser, F.: Arrosionsblutung aus der Aorta als tödliche Komplikation eines zuerst nicht erkannten Speiseröhrenfremdkörpers. Münch. med. Wschr. **104**, 2222 (1962).

VI. Zwerchfell

A. Verletzungen

Zu unterscheiden sind die direkten, offenen oder percutanen Verletzungen des Zwerchfells und die indirekten, subcutanen, durch stumpfe Gewalt hervorgerufenen Rupturen. Sie weisen hinsichtlich ihrer spontanen Heilungstendenz, ihrer Entwicklung von Organverlagerungen und der Früh- und Spätkomplikationen Unterschiede auf.

1. Die percutanen, direkten Verletzungen

Um die Jahrhundertwende (REPETTO, MAGULA) und in den Kriegsjahren wurde eine Häufung von percutanen Verletzungen des Zwerchfells durch Schuß-, Granatsplitter- oder Stichverletzungen festgestellt. Außerdem kommen ursächlich Pfählungen, Anspießungen durch Rippenbrüche und auch postoperative durch Drainagen vor, die intrapleural oder subphrenisch eingelegt werden. Bei allen penetrierenden Verletzungen des Brustkorbs bis in die Höhe des 4. Intercostalraums kann das Zwerchfell bei extremer Exspiration mitverletzt werden. CONNERS stellte bei 64 Thoraxverletzungen 17,7% Läsionen des Zwerchfells fest. Zu den penetrierenden Verletzungen des Brustkorbs, insbesondere den thorakoabdominalen, ist schon Stellung genommen worden (s. S. 175).

Seit den Untersuchungen von REPETTO und ISELIN ist bekannt, daß kleine Zwerchfellwunden, sofern keine anderen Organe mitverletzt wurden, eine gute Heilungstendenz besitzen, wenn die Interposition von Netz oder Organen ausbleibt. Die Organverlagerung folgt dem Leitband des Netzes (WIETING). Die Leber verhindert auf der rechten Seite meist den Prolaps von Organen, obwohl auch dort Teile der Leber, besonders der linke Leberlappen, prolabieren können. Die Tatsache, daß die Spätfolgen der Zwerchfellverletzung, nämlich traumatische Zwerchfellprolapse, hauptsächlich links angetroffen werden, liegt, wenn man von der besonderen Disposition der linken Seite bei allen mit der Absicht der Tötung verbundenen Verletzungen absieht, an dem linksseitig fehlenden Schutz der Leber vor Prolapsen der Eingeweide. Bei Operationen, die sofort nach penetrierenden Verletzungen durchgeführt werden, findet man wesentlich häufiger rechtsseitige Läsionen, als das bei Operationen nach Jahren der Fall ist (KONRAD u. TARBIAT). Nach HARRINGTON verhält sich die Häufigkeit links- und rechtsseitiger Verletzungen wie 7:1. Bei direkter Durchdringung des Diaphragma ist, der Topographie entsprechend, relativ oft die Mitverletzung benachbarter Organe zu erwarten. Im Schrifttum werden Ziffern bis zu 66% genannt (MAGULA).

Im eigenen Krankengut weisen von zehn Patienten neun zusätzliche Organverletzungen auf. Von 61 Beobachtungen von MAGULA waren 36 mit Verletzungen innerer Organe kombiniert. Am häufigsten sind Magen, Milz, Leber mitverletzt, dann Lunge, Darm, Niere, Speiseröhre und Herz. Die Mitbeteiligung mehrerer Organe ist keine Seltenheit. Aus der Gruppe von zehn Eigenbeobachtungen erwähnen wir einmal fünf mitbeteiligte Organe, nämlich Milz, Magen, V. cava caudalis, Leber, rechten Unterlappen, nochmals fünf gleichzeitige Verletzungen an Lunge, Milz, linker Colonflexur, Magen und Leber, dann vier mitbetroffene Organe (Magen, Milz, Lunge, Speiseröhre) und noch die Mitverletzung von Lunge und Milz in einem anderen Fall.

Diagnostik und Indikation zur Operation der Zweihöhlenverletzung ist an anderer Stelle abgehandelt (s. S. 175). Nach erfolgter Schockbehandlung muß die Operation befürwortet werden. Wenn nicht die thorakale Verletzung wegen Atemstörung, Gasverlustes oder Lungen- und Bronchialfisteln oder nicht sistierender Blutung in den Pleuraraum im Vordergrund steht, ist die Laparotomie vorrangig. Wird zuerst thorakotomiert, so muß der Bauchraum jedenfalls durch das genügend erweiterte Zwerchfell sorgfältig inspiziert werden.

2. Traumatische Zwerchfellrupturen und -hernien

Zunehmende Motorisierung und Industrialisierung setzen eine immer größer werdende Zahl von Menschen stumpfen Gewalteinwirkungen aus, die zu Rupturen des Zwerchfells führen. Das eigene Krankengut erstreckt sich auf 52 Patienten mit Zwerchfellrupturen, von denen 20 sofort nach dem Unfall in die Klinik gelangten. Der Rest wurde wegen traumatischer Zwerchfellhernien und anhaltender Beschwerden durch Organprolapse später operiert, nachdem die Begleitverletzungen wie Knochenfrakturen, Rippenbrüche, Milzrupturen und Beckenfrakturen sowie Schädelverletzungen längst geheilt waren. Ein Urteil über die Häufigkeit traumatischer Zwerchfellbrüche vermittelt die Angabe, daß wir auf 52 traumatische Hernien 275 Hiatushernien und 27 durch andere Lücken durchgetretene Brüche beobachteten. Die Zwerchfellruptur tritt überwiegend linksseitig auf, und Rupturen beider Zwerchfelle sind sehr selten. Verkehrsunfälle waren bei 69% und Arbeitsverletzungen bei 21% der Rupturen verantwortlich zu machen.

Die *Berstungsrupturen* des Zwerchfells finden sich in der Regel im sehnigen Anteil des Muskels. Der Hiatus oesophagicus bleibt intakt. Seitliche Abrisse an den Rippen der Thoraxwand kommen vor. Die intraabdominelle Druckerhöhung ist die wesentliche Ursache für die Zerreißung. Der Organprolaps wird durch den Unterdruck im Thorax begünstigt. Spontanrupturen sind absolute Seltenheiten. Die in 80 bis 85%iger Häufigkeit links auftretenden Prolapse von Colon, Magen, Milz und Dünndarm folgen dem Netz. Rechtsseitig schützt die Leber vor der Organverlagerung (EPPINGER; GRILL; HARRINGTON; HAUBRICH; HEDBLOM; KOSS u. REITTER; KÜMMERLE; ZENKER).

Nach stumpfen Bauchtraumen werden bis zu 8% Zwerchfellrupturen beobachtet (FITZGERALD; IRMER u. ROTTHOFF; KONRAD u. v. MALLINCKRODT; KÜMMERLE; WATKINS). Stumpfe Thoraxverletzungen bedingen bis zu 0,8% Rupturen des Zwerchfells (STRUG u. Mitarb.; BUCHNER u. KRONBERGER). Hierin ist die große Zahl harmloser Rippenbrüche einbegriffen. Schwerwiegende stumpfe Thoraxtraumen (SOLHEIM) oder sogar tödliche (AHRER) berücksichtigend, steigt die Quote der Zwerchfellzerreißungen auf 3,5 bis 3,7% an. Häufig sind gleichzeitige Beckenfrakturen (DESFORGES, CARLSON).

Die Zwerchfellverletzung als solche ist nicht so gefährlich, weil größere Blutverluste nicht zu erwarten sind. Die Verletzung anderer Organe entscheidet über die Prognose: Milz-, Leber-, Mesenterial-, Nierenverletzungen, rupturierte Hohlorgane des Abdomens, Rippenserienfrakturen, Schädeltraumen, Fettembolien und insbesondere massive Eventerationen der Baucheingeweide in die linke Pleurahöhle mit Lungenkompression, Mediastinalverdrängung und Atembehinderung.

Die Risse im Zwerchfell sind bei Rupturen größer als nach direkten percutanen Traumen. Der Prolaps der Baucheingeweide durch die Ruptur erfolgt schnell. Dazu genügen wenige Hustenstöße. Alle 20 Patienten, die innerhalb der ersten 2 Wochen nach dem Trauma operiert wurden, hatten eine Organverlagerung.

Die *Diagnose* ist infolge der meist auffallenderen Begleitverletzungen nicht einfach. Eingeschränkte Atemexkursionen, abgeschwächtes oder aufgehobenes Atemgeräusch, Verlagerung des Herzspitzenstoßes und im Thoraxraum hörbare Darmgeräusche sind verdächtig. Auf den Röntgenaufnahmen wird man nach der in den Thoraxraum verlagerten Luftblase des Magens oder haustrierten, lufthaltigen Teilen des Dickdarms fahnden. Erfahrungsgemäß stellt sich röntgenologisch häufig nur eine Verschattung des linken Sinus phrenicocostalis durch Blut- und Ergußansammlungen dar, die kleinere Prolapse überlagert. Bei vorhandenem Verdacht auf eine Zwerchfellruptur klärt die Magen-Darmpassage und ein Pneumoperitoneum, wenn der Zustand des Kranken das erlaubt.

Die Diagnose wird im ersten Schockzustand nur in einer Häufigkeit von 30 bis 50% gestellt. MOREAUX überblickt 349 Zweihöhlenverletzungen bis 1958. Insgesamt 91 Zwerchfellverletzungen wurden wegen drei doppelseitiger, neun rechtsseitiger und 79 linksseitiger Rupturen mit einer Sterblichkeitsquote von 36% sofort operiert. DOR u. Mitarb. sammelten von 1958 bis 1963 weitere 190 Zwerchfellrupturen. Davon wurden 65 sofort operiert. Die Mortalität betrug 19%. Die anderen Patienten sind wegen anhaltender intestinaler und pulmonaler Beschwerden zu einem späteren Zeitpunkt operiert worden.

Der Themastellung entsprechend greifen wir die *akuten Komplikationen* der Zwerchfellrupturen heraus.

Der *massive Prolaps* von Baucheingeweiden in den Brustraum mit Mediastinalverdrängung, der durch schwere Atemnot, Cyanose und Kreislaufkollaps gekennzeichnet ist, verlangt unverzügliche Intubation, Beatmung und Thorakotomie. Der thorakale Zugang durch einen anterolateralen Schnitt im 8. bis 9. Intercostalraum ist am geeignetesten. Die prolabierten Organe werden reponiert. Die Lunge kann dann ausgedehnt und beatmet werden, damit die Cyanose verschwindet. Die sorgsame Inspektion des Bauchraums ist vor Verschluß des Zwerchfells unerläßlich. Verletzte Bauchorgane können vom Thoraxschnitt aus versorgt werden. Wir vernähen den Riß im Zwerchfell zweischichtig mit einzelnen Seidennähten. Nach Anlegung der ersten Nahtreihe mit einfachen Einzelnähten wird das Zwerchfell mittels Matratzennähten über der ersten Nahtreihe vernäht.

Enorme *Magendilationen* entwickeln sich gar nicht so selten im Brustkorb sofort nach der Berstung des Zwerchfells oder zu einem Stunden oder wenige Tage späteren Zeitpunkt. Dieses Krankheitsbild möchten wir von der Incarceration und dem Volvulus des Magens um seine Längsachse abgrenzen, weil wir bei drei Eigenbeobachtungen, die genügend große Risse aufwiesen, weder eine eigentliche Einklemmung noch einen regulären Volvulus feststellten. Gleiche Beobachtungen machten DESFORGES, GRAGE, CARLSON, BAUMANN u. a. Der Volvulus mit sofortigem Erbrechen nach dem Trinken, den Zeichen des hohen Ileus und der Unmöglichkeit, eine Magensonde einführen zu können, ist nicht nur bei der Ruptur des Zwerchfells vereinzelt beobachtet worden, sondern auch bei Lähmungen und Relaxationen (HAENISCH). Die Dilatationen entstehen durch Störungen der Zirkulation und Innervation des Magens. Durch Verlagerung und Überdehnung kann eine Ischämie zu Nekrosen und

Perforationen führen. Verlagerung, Abknickung oder Verdrehung des Magenausgangs verhindern den Abfluß des Magensaftes aus dem dilatierten, atonischen Magen, so daß es zu erheblichen Ansammlungen von Flüssigkeit kommt. Wir haben bis zu 3 l Flüssigkeit im Magen, der die linke Thoraxhälfte ausfüllte und das Mediastinum verdrängte, gefunden (Abb. 92). Bei Spiegelbildungen im Magen unter einer großen Luftblase sind Fehldiagnosen und Verwechslungen mit einem Hämo- oder Seropneumothorax möglich (Abb. 93). Die Literatur bietet Einzelbeschreibungen von Fehldiagnosen, die zu falschen Punktions- und Drainageversuchen Anlaß gaben (JEHN u. NAEGELI; RAMSTRÖM u. ALSEN; REICHEL).

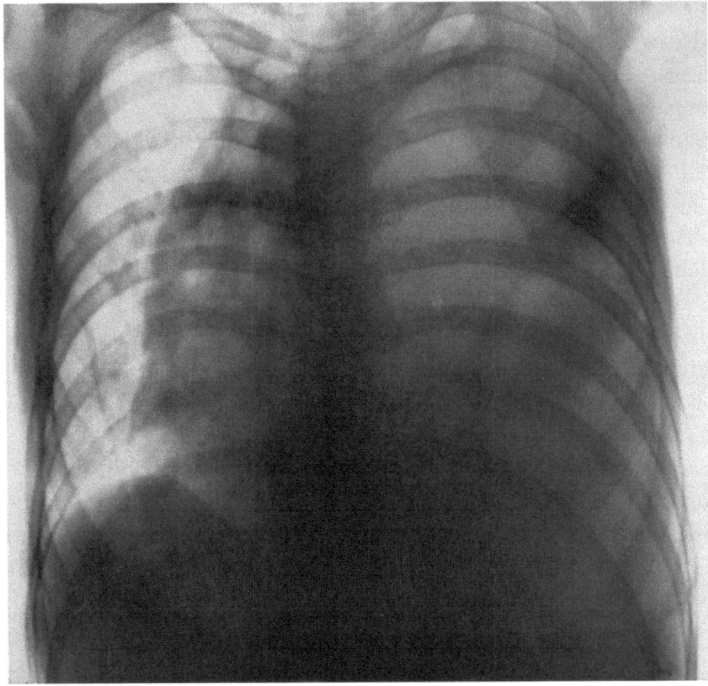

Abb. 92. Magendilatation mit Flüssigkeitsansammlung und Prolaps in den Thorax bei traumatischer Zwerchfellhernie

Wir punktierten einen Patienten unter der Annahme eines Spannungspneumothorax und zwei wegen eines vermuteten Ergusses. Bei einem anderen wurde zweimal versucht, einen Schleifenkatheter intrapleural einzuführen, da ein Hämothorax angenommen wurde.

Als Kuriosum vermerken wir, daß der prallgefüllte Magen einmal als Pleuraerguß leerpunktiert wurde. Hinterher zeigte die Röntgenaufnahme, daß die Mediastinalverdrängung verschwunden und die Lunge wieder ausgedehnt war. Der vollaufende Magen wurde ein zweites Mal wegen zunehmender Dyspnoe unter der Annahme eines Pleuraergusses punktiert. Jetzt erst bemerkte man, daß es sich um Magensaft handelte. Bei der Operation enthielt der dilatierte Magen 3200 ccm Flüssigkeit. Reposition des Magens und Verschluß des Zwerchfellrisses führten zur Heilung.

Die akut auftretende Incarceration ist eine weitere ernste Komplikation bei posttraumatischen Zwerchfellhernien, die sich bei genügend langem Bestehen des Risses in einer Häufigkeit von 90% einstellt (CARTER u. GIUSEFFI; GRAFF). Oft ist die Einklemmung eines dystopen Hohlorgans aus dem Bauchraum das erste Zeichen für eine früher übersehene Zwerchfellruptur. Der Zeitraum zwischen Trauma und den ersten Zeichen der Incarceration schwankt zwischen wenigen Tagen bis zu 20 und mehr Jahren. Die Zwerchfellprolapse nach penetrierenden Verletzungen neigen eher zur Einklemmung als diejenigen im Gefolge stumpfer Traumen (3:1). Am seltensten incarcerieren Hiatushernien.

Bei der Einklemmung entstehen erhebliche Schmerzen im Brustkorb, die in die linke Schulter ausstrahlen. Unter allmählicher Verschlechterung der Kreislaufverhältnisse entwickeln sich bei der Dickdarmincarceration die Symptome eines tiefen Ileus und bei der selteneren Dünndarmeinklemmung die Symptome eines hohen Ileus mit Erbrechen und Sistieren von Stuhl und Wind. Je nach Ausmaß des Prolapses und der Lungenkompression wird der Kranke dyspnoisch und cyanotisch.

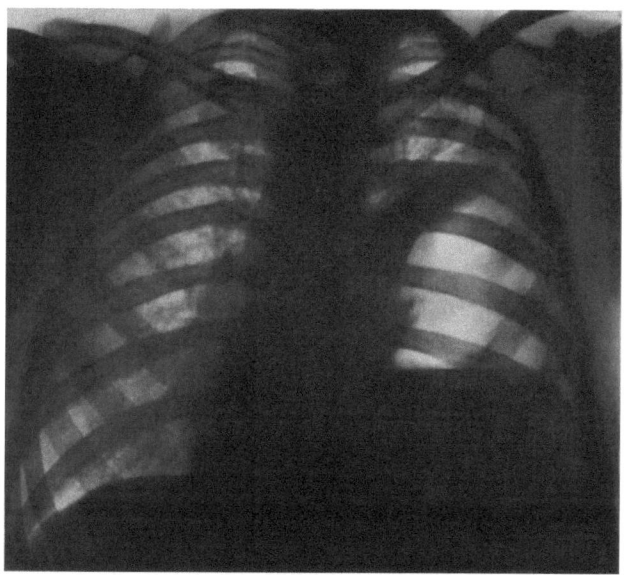

Abb. 93. Magenprolaps mit Flüssigkeitsspiegel unter Luftblase bei traumatischem Zwerchfellbruch

Die Zeichen der peritonealen Reizung sind beim Abtasten des Bauches oft spärlich und stimmen mit der Gefährlichkeit der Situation nicht überein. Darm- und Magenperforationen in den Pleuraraum mit der Entstehung eines infizierten Seropneumothorax bzw. eines Empyems kommen vor.

Die Mortalität der Incarceration betrug früher 50%. Sie bewegt sich heute noch zwischen 10 und 25% (CARTER u. GIUSEFFI; DOR u. Mitarb.; HEDBLOM, ISELIN). Wir verloren von 14 Incarcerationen drei, wobei allerdings schon Perforationen vorlagen.

Therapie: Jede Zwerchfellverletzung mit Eingeweideprolaps sollte nach erfolgter Schockbekämpfung schnellstens operiert werden. Wir wählten prinzipiell den thorakalen Zugang wegen seiner größeren Übersichtlichkeit. Eventuell notwendige Milzexstirpationen, Übernähungen von Leberrissen oder Magen-Darmperforationen können durch den notfalls erweiterten Zwerchfellriß ohne technische Schwierigkeiten vorgenommen werden. Nur bei multiplen Knochenbrüchen oder alten und vorgeschädigten Patienten rechtfertigt sich eine abwartende Haltung, wenn eine absolute Operationsindikation fehlt. Wenn wegen einer intraabdominellen Blutung laparotomiert worden ist, darf die Reposition eines frischen Prolapses auch vom Bauchraum aus versucht werden. Vom Abdomen aus ist die exakte Vernähung eines Zwerchfellrisses schwierig, zeitraubend und unzuverlässig. Es bedarf keiner Diskussion, daß Spätoperationen wegen Incarcerationen vom Thoraxschnitt aus durchgeführt werden, da die Bruchpforte mit ihren Verwachsungen besser überblickbar ist.

Bei seitlichen Abrissen des Zwerchfells ist möglichst tief zu thorakotomieren, damit das Diaphragma an der Thoraxwand zuverlässig angenäht werden kann. Kräftige U-Nähte, die um die Rippe herumgeführt werden, fixieren das Zwerchfell an der Wand des Thorax.

B. Akute Komplikationen bei Hiatushernien

Die kongenitalen Zwerchfellhernien verursachten früher bei Neugeborenen eine Sterblichkeit von 70% (HEDBLOM). Heute können etwa 90% geheilt werden (GROSS). Wir verweisen diesbezüglich auf das spezielle Kapitel (s. S. 314). Es ist nicht unsere Aufgabe, auf sämtliche Formen der angeborenen Zwerchfellhernien einzugehen. Wegen der Häufigkeit der Hiatushernien erscheint es jedoch nötig, die durch sie bedingten Notsituationen zu berücksichtigen.

Die Hiatushernien machen 60 bis 70% aller Zwerchfellhernien und -prolapse aus. Die Gleithernien waren im eigenen Krankengut mit 84% vertreten. In einer Häufigkeit von 14% beobachteten wir paraoesophageale Hernien bei 275 Hiatushernien. Der Brachyoesophagus war mit 2% selten (IRMER u. HÖHMANN). Bei den hiatalen Brüchen finden sich folgende Komplikationen: Blutungen, Incarcerationen und Oesophagusstenosen. Die höchste Komplikationsquote kommt den paraoesophagealen Hernien zu (ROSSETTI).

Blutungen entstehen bei 20 bis 30% der Hiatushernien. Einerseits sind hierfür Erosionen und Ulcerationen in der Speiseröhre bei Refluxoesophagitis und andererseits große Ulcera an der kleinen Kurvatur, die meist hoch gelegen und durch Zirkulationsstörungen im herniierten Magenteil entstanden sind, verantwortlich zu machen. Wir sahen im eigenen Krankengut 4% Magengeschwüre. Die Blutungen können gefährlich sein. Unter 275 Hiatushernien hatten wir immerhin 50 Patienten mit massiven Blutungen, die unverzüglich zur Substitutionsbehandlung ins Krankenhaus mußten. 23 Patienten mit okkulten Blutungen wiesen lediglich eine hochgradige sekundäre Anämie auf.

Es wurde schon betont, daß die Geschwüre nach Reposition des Magens eine gute Tendenz zum Heilen zeigen, so daß man mit der Resektion zurückhaltend sein soll. Ein Ulcus ist jedoch wegen seiner Größe vom Thoraxschnitt aus excidiert worden und ein anderes Geschwür, das infolge seines callösen Randes nicht unverdächtig für eine carcinomatöse Entartung war, wurde ebenfalls vom Thoraxschnitt aus in gleicher Sitzung durch eine Magenresektion nach Billroth II entfernt. Bei einer 59jährigen perforierte nach Beseitigung der Hernie ein Geschwür in den Bauchraum Dasselbe wurde übernäht. Zwei weitere linsengroße Perforationen, die wahrscheinlich übersehen worden waren, verursachten später eine tödliche Abszedierung.

Incarcerationen sind bei Hiatushernien wesentlich seltener als bei traumatischen Brüchen. Von den 43 Incarcerationen, die CARTER und GIUSEFFI erfaßten, waren vier kongenital und 34 traumatisch. BAKKER und WOLFF sahen unter den Einklemmungen 25% kongenitale und 61% traumatische Hernien. Bei 240 operierten Hiatushernien hatten wir 3% Incarcerationen zu verzeichnen. Nur ein 71jähriger, bei dem das eingeklemmte Colon bereits perforiert war, überstand die Operation nicht.

Eine Beobachtung, die eine höchst dramatische Symptomatik zeigte, sei mitgeteilt. Eine 71jährige wurde auswärts in einem Erstickungsanfall tracheotomiert. Die Kanüle haben wir entfernt. Die große paraoesophageale Hernie wurde auf thorakalem Wege beseitigt. Im postoperativen Verlauf traten nach dem Essen und nach Füllung der erweiterten und geschlängelten Speiseröhre lebensbedrohliche Erstickungsanfälle ohne Aspiration auf. Diese Anfälle ließen sich zweifellos durch Nahrungsaufnahme provozieren und durch Leersaugen der am Hiatus stenosierten Speiseröhre beheben. Uns war nicht bekannt, daß die angefüllte und erweiterte Speiseröhre den Atemweg durch Druck von außen mechanisch verlegen kann. Erstickungsanfälle durch Aspiration konnten sicher ausgeschlossen werden. Eine Oesophagogastrostomie zur Umgehung der Stenose, die durch Reflußoesophagitis entstanden war, führte zur nachhaltigen Heilung.

Als seltene Komplikation erwähnen wir noch eine tief lokalisierte Ulceration der Speiseröhre infolge Refluxoesophagitis bei einer Gleithernie, die in den Herzbeutel penetriert war. Die Luft im Herzbeutel stellte sich röntgenologisch dar. LEINER beschreibt die Perforation eines in den Thorax penetrierten Geschwürs mit folgendem Spannungspneumothorax, Hauptemphysem und tödlichem Ausgang.

Literatur

AHRER, E.: Verletzungen des Brustkorbes im Frieden. Hefte Unfallheilk. **77**, (1964).

BAKKER, H. J., and J. WOLFF: Incarcerated diaphragmatic hernia. Arch. chir. neerl. **9**, 109 (1957).

BAUMANN, M.: Beitrag zur Chirurgie der indirekten Zwerchfellruptur. Zbl. Chir. **82**, 1937 (1957).

BUCHNER, H., u. D. KRONBERGER: Erfahrungen mit stumpfen Thoraxverletzungen. Chirurg **30**, 483 (1953).

CARLSON, R. J., W. L. DIVELEY, W. G. GOBBEL, and R. A. DANIEL: Dehiscence of the diaphragma associated with fractures of the pelvis or lumber spine due to nonpenetrating wounds of the chest and abdomen. J. thorac. Surg. **36**, 254 (1958).

CARTER, B. N., and J. GIUSEFFI: Strangulated diaphragmatic hernia. Ann. Surg. **128**, 210 (1948).

— —, and B. FELSON: Traumatic diaphragmatic hernia. Ann. J. Roentgenol. **65**, 56 (1951).

CONNERS, J. F.: Stab-wounds of the chest involving the diaphragma. Ann. Surg. **98**, 453 (1933).

DESFORGES, G., J. W. STRIEDER, J. P. LYNCH, and J. M. MADOFF: Traumatic rupture of the diaphragma. J. thorac. cardiovasc. Surg. **34**, 779 (1957).

DOR, J., V. DOR, G. GUERINEL, J. M. RODDE et J. J. PESCHARD: Les Traumatismes thoracoabdominaux. C. R. Soc. intern. Chir. **20**, 217 (1963).

EPPINGER, H.: Allgemeine und spezielle Zwerchfellpathologie. In Handbuch der inneren Medizin, Bd. II, Berlin: Springer 1928.

FITZGERALD, J. B., E. ST. CRAWFORD, and M. E. DE BAKEY: Surgical considerations of non-penetrating abdominal injuries. Amer. J. Surg. **100**, 22 (1960).

GRAFF, U.: Zwerchfellerkrankungen als Ursache akuter Oberbauchsyndrome. Brun's Beitr. klin. Chir. **182**, 440 (1951).

GRAGE, T. B., L. D. MAC LEAN, and G. S. CAMPBELL: Traumatic rupture of the diaphragm. Surgery **46**, 669 (1959).

GRILL, W.: Zur Klinik und Therapie traumatischer Zwerchfellhernien. Brun's Beitr. klin. Chir. **195**, 68 (1957).

GROSS, R. E.: The surgery of infancy and childhood. Congenital hernia of the diaphragm, **428**. W. B. Sounders Comp. 1953.

HAENISCH, G.: Das Zwerchfell. In Klinische Chirurgie für die Praxis. Bd. II, Stuttgart: Thieme 1961.
HARRINGTON, S. W.: Esophageal hiatus diaphragmatic hernia. J. thoracic. Surg. **8**, 127 (1938).
HAUBRICH, R.: Über die Röntgendiagnose des Zweihöhlenschusses. Acta radiol. (Stockh.) **35**, 165 (1951).
HEDBLOM, E. C.: Diaphragmatic hernia. A study of 378 cases in which operation was performed. J. Amer. med. Ass. **85**, 947 (1925).
HUGHES, F., E. B. KAY, R. H. MEADE, T. R. HUDSON, and J. JOHNSON: Traumatic diaphragmatic hernia. J. thorac. Surg. **17**, 99 (1948).
IRMER, W., u. H. HÖHMANN: Komplikationen, Todesfälle und Rezidive nach der Operation von 240 Hiatushernien. Langenbecks Arch. klin. Chir. **308**, 123 (1964).
—, u. F. ROTTHOFF: Stumpfe und geschlossene Bauchverletzungen. Landarzt **35**, 1211 (1960).
ISELIN, H.: Von den Verletzungen des Zwerchfells und ihren Folgen, den Zwerchfellhernien. Dtsch. Z. Chir. **88**, 150 (1907).
JEHN, W., u. TH. NAEGELI: Über traumatische Eventration des Magens in die linke Brusthöhle unter dem klinischen Bild des Spannungspneumothorax. Münch. med. Wschr. **65**, 1429 (1918).
KONRAD, R. M., u. H. v. MALLINCKRODT: Die Zwerchfellruptur durch stumpfe Gewalteinwirkung. Zbl. Chir. **88**, 602 (1963).
—, u. S. TARBIAT: Perforierende Zwerchfellverletzungen und ihre Folgen. Mschr. Unfallheilk. **64**, 41 (1961).
Koss, F. H., u. H. REITTER: Erkrankungen des Zwerchfells. Handbuch der Thoraxchirurgie. E. DERRA: Berlin-Göttingen-Heidelberg: Springer 1959.
KÜMMERLE, F.: Inkarzeration von Magen und Darm nach traumatischen Zwerchfellrupturen. Dtsch. med. Wschr. **83**, 1544 (1958).
LEINER, M.: Über die Hernien des Hiatus oesophagicus und eine seltene Komplikation. Inaug. Diss., Mainz 1956.
MAGULA, M.: Die operative Behandlung der Stichverletzungen des Zwerchfells. Arch. klin. Chir. **93**, 581 (1910).
MOREAUX: Zit. nach DOR, J., u. V. DOR.
RAMSTRÖM, S., u. S. ALSEN: Diaphragmatic rupture follwing abdominal injuries. Acta chir. scand. **107**, 304 (1954).
REICHEL: Zur Diagnose und Therapie der Zwerchfellhernien. X. Tagung der Ver. mitteldeutscher Chirurgen in Halle a. S. am 28. 11. 1926. Zbl. Chir. **54**, 1069 (1927).
REPETTO: Zit. nach A. SCHUKOW: Über die Stichverletzung des Diaphragmas von der Thoraxhöhle aus, insbesondere ihre Kasuistik. Inaug. Diss. Basel 1901/1902.
ROSSETTI, M.: Therapie der Hiatushernien. Langenbecks Arch. klin. Chir. **308**, 116 (1964).
SOLHEIM, K.: Closed thoracic injuries. Acta chir. scand. **126**, 549 (1963).
SPATH, F.: Die Chirurgie des Zwerchfells. Langenbecks Arch. klin. Chir. **282**, 341 (1955).
STRUG, L. H., B. GLASS, W. LEON, and M. SALATICH: Severe crushing injuries of the chest J. thorac. cardiovasc. Surg. **39**, 166 (1960).
WATKINS, G. L.: Blunt trauma to the abdomen. Arch. Surg. **80**, 187 (1960).
WIETING: Über Zwerchfellscheinverletzungen mit Ileus. Dtsch. Z. Chir. **134**, 553 (1915).
ZENKER, R.: Die Eingriffe bei den Bauchbrüchen einschließlich der Zwerchfellbrüche. In Allgemeine und spezielle Operationslehre von M. KIRSCHNER, Bd. VII, Teil II. Berlin-Göttingen-Heidelberg: Springer 1957.

VII. Herz und thorakale Gefäße
A. Stumpfe Verletzungen des Herzens

Die Annahme, daß auf den Brustkorb einwirkende stumpfe Gewalten in der Lage sind, das Herz zu schädigen, ist jetzt 200 Jahre alt. Sie geht auf AKENSIDE zurück, der 1764 über einen 14jährigen Jungen berichtete, welcher 6 Monate nach

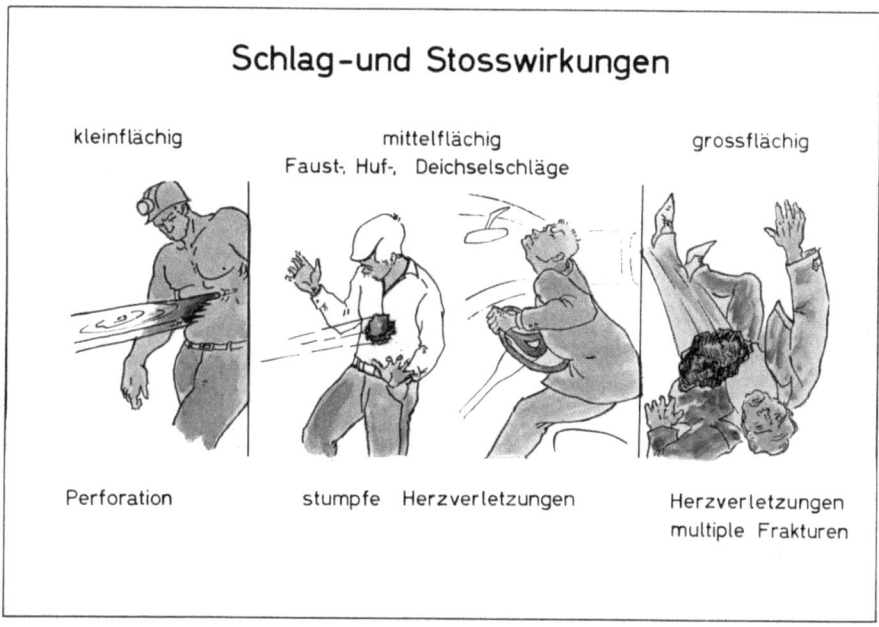

Abb. 94. Stumpfe Herzverletzungen durch Schlag- und Stoßwirkungen

einem stumpfen, auf den Brustkorb einwirkenden Trauma verstarb. Die Autopsie deckte die Folgen einer Nekrose in der Muskulatur des linken Ventrikels auf. Das bedeckende Perikard war an dieser Stelle adhärent. Nach Ausschluß anderer ätiologischer Momente für die Nekrose des Herzmuskels war die Annahme naheliegend, die Myokardveränderungen auf das zurückliegende Trauma zu beziehen.

Obwohl in den folgenden Jahren zahlreiche Mitteilungen über Einzelbeobachtungen, mehrere Übersichtsreferate (ARENBERG, BARBER, BRIGHT und BECK, HADORN, KAPP, OSBORN, STERN, WARBURG) und die erste große zusammenfassende Darstellung der traumatisch bedingten Schädigungen des Herzmuskels erschienen, blieben die pathophysiologischen Vorgänge bei solchen Herzschädigungen unklar.

Umfangreiche tierexperimentelle Untersuchungen waren nötig, um die verschiedenartigen Schädigungsfolgen am Herzen bezüglich ihrer pathologisch-physiologischen Grundlagen zu klären (KASTERT; KISSANE, KOONS und FIDLER; KÜLBS; KÜLBS und STRAUSS; MÜLLER; SCHLOMKA; SCHLOMKA und SCHMITZ). KÜLBS bewies, daß auch anscheinend geringfügige Traumen auf den Brustkorb in der Lage sind, Blutungen in Myokard oder Klappenapparat zu erzeugen. SCHLOMKA differenzierte die entstandenen Herzschäden unter Berücksichtigung klinischer und autoptischer Befunde in Commotio, Contusio und Compressio cordis.

Daß durch stumpfe Gewalteinwirkungen Schädigungen des Herzens verursacht werden können, ist durch tierexperimentelle Untersuchungen und durch pathologischanatomische Befunde beim Menschen bewiesen. Solche Schädigungen treten als Folge von Schlag- und Stoßwirkungen, hydraulischen Sprengwirkungen und als Folge sog. Druckstoßverletzungen bei Explosionen und Decelerationen auf.

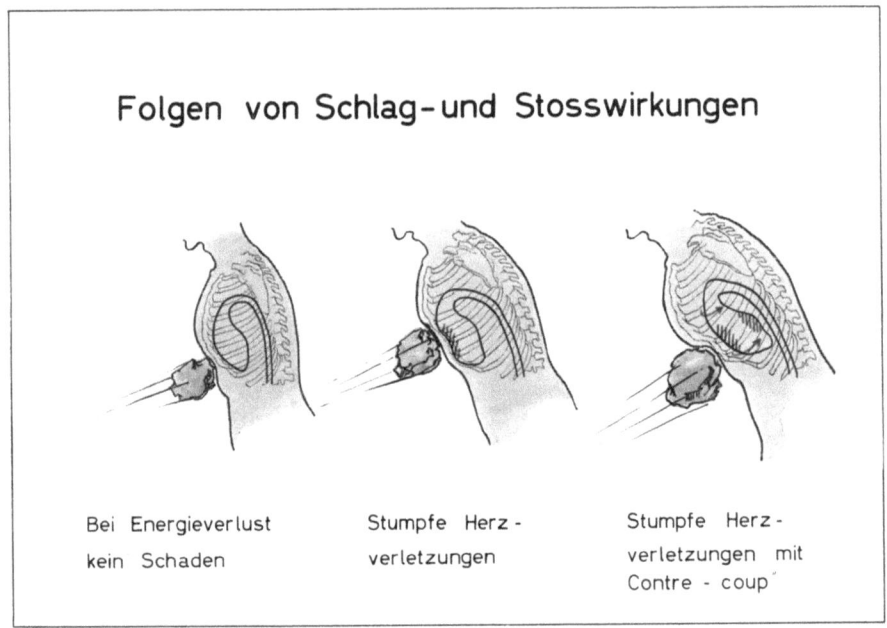

Abb. 95. Folgen von Schlag- und Stoßwirkungen

Von *Schlag- und Stoßwirkungen* erzeugen besonders die mittelflächigen Traumen bei kräftigen Faust-Huf-Deichselschlägen und beim Aufprall gegen Lenkräder, als Folge von Auffahrunfällen stumpftraumatisch bedingte Herzverletzungen (Abb. 94). Kleinflächige Schlag- und Stoßwirkungen dagegen führen in der Regel zu perforierenden Wunden, und großflächige Traumen verursachen meist multiple Brüche des Thoraxskeletes, welche wegen der dadurch bedingten Dämpfung der Gewalteinwirkung das darunterliegende Herz bis zu einem gewissen Grade vor stumpftraumatischen Schädigungen bewahren sollen.

Mittelflächige Schlag- und Stoßwirkungen deformieren den Thorax, prellen die anliegenden Herzabschnitte und schleudern das Herz in Stoßrichtung. Ihre auf das Herz einwirkende Kraft hängt ab von der primären Stoßenergie und ihrer Dämpfung durch Weichteilpolster, Thoraxdeformierung und eventuell auftretende Rippenbrüche. Das Ausmaß der resultierenden Herzverletzung wechselt (Abb. 95):

1. Wird die primäre Stoßenergie genügend gedämpft, bleibt das Herz unverletzt.
2. Energiereiche, durch die Brustkorbwand nicht ausreichend dämpfbare Stöße

schädigen die dem Stoß zugewandten Herzabschnitte im Sinne von stumpfen Herzverletzungen.

3. Hinzukommende Schleuderbewegungen verursachen Prellungen an den der primären Stoßeinwirkung gegenüberliegenden Herzabschnitten (Contre-Coup-Wirkung). Schleuderbewegungen mit hoher Energie können sogar zu Abrissen der großen Gefäße führen.

Hydraulische Sprengwirkungen sind die Folge eines plötzlichen Druckanstieges im Herzen bei energiereichen Stößen ohne nennenswerte Dämpfung und bei Thoraxkompressionen durch Verschüttung oder Überrollung (Abb. 96). Der Druckausgleich

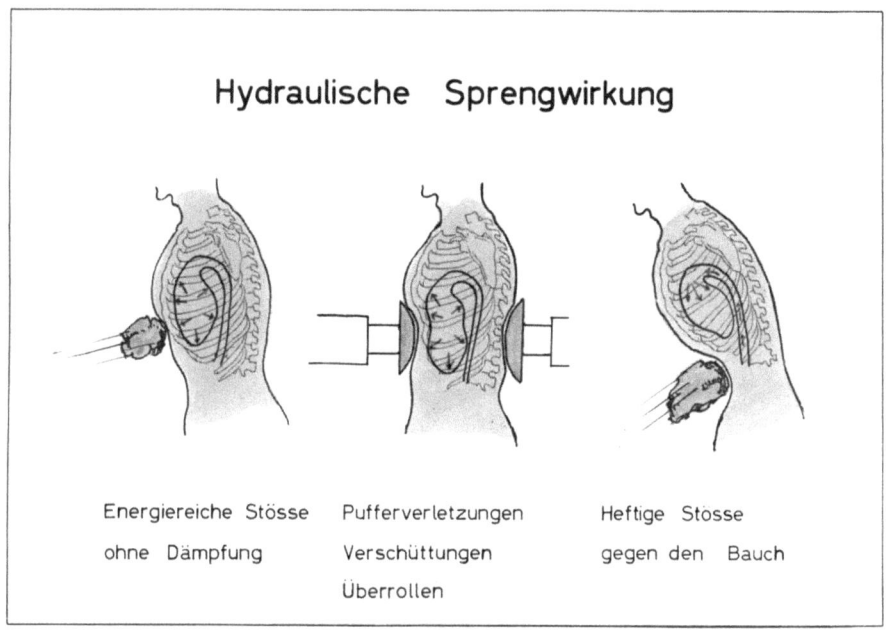

Abb. 96. Stumpfe Herzverletzungen durch hydraulische Sprengwirkung

zwischen den inkompressiblen und unter hohem Druck stehenden Blutanteilen im Herzen und der Umgebung erfolgt durch Zerreißungen von Herzwandbezirken, Septen oder Klappenabschnitten. Die hydraulische Sprengwirkung erreicht am Ende der Diastole wegen der größten Blutfüllung des Herzens ihr Maximum. Hydraulische Sprengwirkungen, welche in der Systole auftreten, schädigen hauptsächlich die Atrioventrikularklappen, solche während der Diastole dagegen die Klappen von Aorta und Pulmonalis. Hydraulische Sprengwirkungen am Herzen können auch dann entstehen, wenn heftige Stöße gegen den Leib eine rückläufige Druckwelle in der Aorta erzeugen. Diese rückläufige Druckwelle wirkt sich in erster Linie an der Aortenklappe aus. Die Größe der Klappenläsion hängt ab von Stoßenergie, Blutdruck und Strömungsgeschwindigkeit in der Aorta sowie von der Elastizität, bzw. Rigidität des Aortenrohres.

Druckstoßverletzungen (s. S. 176) des Herzens bei Explosionen und Detonationen entstehen als Folge der auf den Körper auftreffenden Druckstoßwelle hoher Energie (Abb. 97). Dabei prellen einerseits die benachbarten Lungenabschnitte, der Druckwelle folgend, gegen das Herz, andererseits schlägt das Zwerchfell, durch Druckeinwirkung auf den Leib nach cranial geschleudert, heftig gegen die caudalen Herzabschnitte. Es entstehen dadurch Commotio cordis, Contusio cordis mit Hämorrhagien, besonders in den äußeren Wandschichten, Gefäßabrisse oder auch Luftembolien (s. S. 286) in den Coronargefäßen nach Zerreißung von Lungengefäßen.

Decelerationsverletzungen des Herzens: Bei abrupten Geschwindigkeitsänderungen werden Blutanteile im Herzen oder das Herz in seiner Gesamtheit, dem Trägheitsgesetz folgend, geschleudert. Während die im Herzen befindlichen und bei der

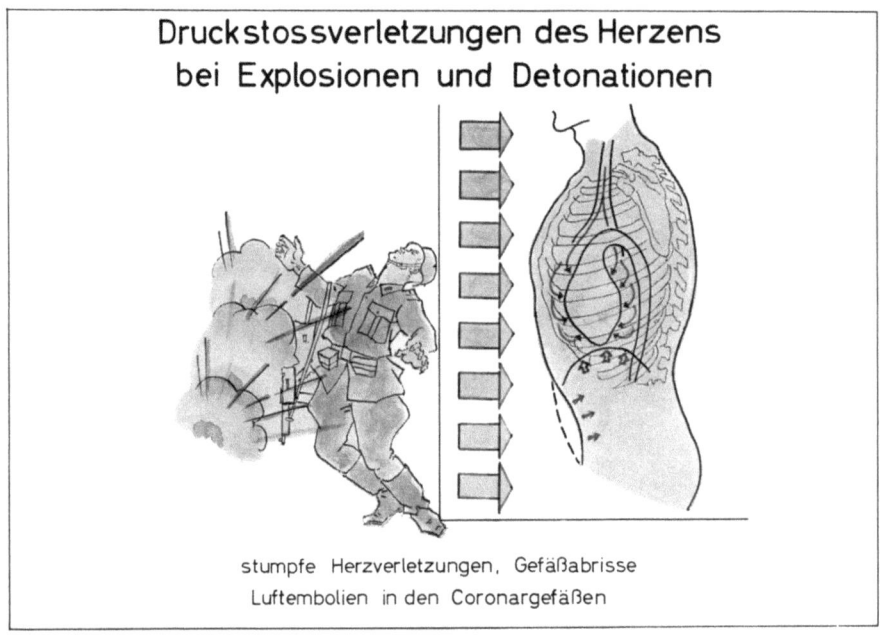

Abb. 97. Stumpfe Herzverletzungen bei Explosionen und Detonationen

Geschwindigkeitsänderung in ihrer bisherigen Geschwindigkeit beharrenden Blutanteile Herzwandkontusionen, Wandrupturen oder Verletzungen an Klappen und Sehnenfäden verursachen, kommt es durch Schleuderbewegungen des ganzen Herzens hauptsächlich zu Abrissen der großen Gefäße und zu Herzbeutelzerreißungen mit oder ohne Luxation des Herzens (s. S. 104 u. 224).

1. Die Veränderungen am Herzen nach Einwirkung stumpfer Gewalten

Stumpfe Traumen schädigen das Herz entweder in Form einer primär reinen Funktionsstörung oder in Form einer primären Substanzverletzung. In Analogie zu traumatischen Hirnschädigungen wurde auch bei solchen Herzverletzungen eine Unterteilung in Commotio, Contusio und Compressio vorgeschlagen. Dabei werden die Grenzen zwischen Commotio und Contusio cordis von den einzelnen Autoren unterschiedlich gezogen. Obwohl eine solche Einteilung von theoretischem und praktischem Interesse ist, wies HEDINGER schon 1944 mit Recht darauf hin, daß es bei entsprechenden Verletzungen während der akuten Situation in der Regel unmöglich ist, auf Grund des klinischen Bildes Commotio und Contusio gegeneinander abzugrenzen. Manchmal gelingt eine Differenzierung in der Folgezeit bei Berücksichtigung des weiteren klinischen Verlaufes, oft aber kann eine eindeutige Diagnose erst vom Pathologen gestellt werden.

Die Funktionsstörung des Herzens, auch als *Commotio cordis* bezeichnet, ist trotz zahlreicher tierexperimenteller Untersuchungen (KÜLBS, SCHLOMKA u. a.) und einiger Beobachtungen am Menschen (CSEH, RANDERATH u. a.) kein eindeutig abgegrenztes Verletzungsbild. Es sollen damit jene Verletzungen bezeichnet werden, bei denen es nach stumpfen, umschriebenen, zum Teil sogar harmlos anmutenden Traumen auf den Brustkorb oder auf benachbarte Körperpartien sofort oder erst nach einem Intervall zu schwersten Funktionsstörungen des Herzens kommt, ohne daß primär makroskopische oder mikroskopische Veränderungen nachweisbar wären (DEUTSCH, SCHLOMKA).

Die Betroffenen sinken wie leblos zusammen, der Puls ist klein oder kaum fühlbar, brady- oder tachykard und oft auch arrhythmisch. Im Vordergrund der klinischen Erscheinungen steht die Insuffizienz des großen und kleinen Kreislaufs mit Einflußstauung und Vergrößerung des Herzens, wobei die rechte Herzhälfte meist stärker betroffen ist als die linke. Mitunter sind als Folge der Einflußstauung auch die Hohlvenen erweitert (BRUNNER). Die Insuffizienz des großen Kreislaufs bedingt eine Mangeldurchblutung aller Organe. Von den Symptomen der ungenügend durchbluteten Organe sind jene, welche durch die Mangeldurchblutung des Gehirns ausgelöst werden, am auffallendsten: Bewußtlosigkeit, Amnesie, Benommenheit, Schwindelgefühl, Kopfschmerzen und Störungen der Atmung. Als Ursachen der Funktionsstörungen des Herzens werden heute nicht mehr örtlich-mechanische Wirkungen oder über den Vagus laufende Reflexe diskutiert, sondern durch das Trauma bedingte Coronarspasmen im Sinne von SCHLOMKA. Obwohl letzte Beweise für diese Hypothese fehlen, gelingt es, mit ihr all die mannigfaltigen akuten Zustandsbilder und Verletzungsfolgen aus einem Blickwinkel zu betrachten (Abb. 98). Nach dieser Hypothese verursachen kurzfristige Coronarspasmen flüchtige und folgenlos abklingende Erscheinungen. Längerdauernde Coronarspasmen dagegen führen über Ischämie und Anoxybiose zu diapedetischen Herdblutungen, Coronargefäßschäden oder sogar zur Myomalacie. So entstandene Muskelerweichungen können vernarben und erwecken dann bei oberflächlicher Betrachtung den Eindruck von Infarkten. Infarkte lassen sich von Myomalacien nach traumatisch bedingten und langdauernden Coronarspasmen meist dadurch abgrenzen, daß bei den letzteren das Coronargefäßsystem unverändert ist. Schwierig ist die Entscheidung, wenn traumatisch bedingte Myomalacie und erhebliche arteriosklerotische Coronarveränderungen zusammentreffen.

Über manchen traumatisch bedingten Muskelerweichungen lagern sich intrakardiale Thromben auf, welche, je nach Lokalisation der Thromben, in die Lunge, in die Coronararterien oder in periphere Gefäßabschnitte verschleppt werden können. Aneurysmenbildungen auf dem Boden von traumatisch bedingten Myomalacien, welche 1 bis 2 Wochen nach dem Unfall auch rupturieren können, sind selten.

MEGUSCHER und NORDMANN nehmen an, daß es bei langdauernden Coronarspasmen zu Thrombenbildungen in den Coronargefäßen kommen kann. Dabei spielt die regionale Änderung des Blutchemismus eine hervorragende Rolle (MEESSEN).

Unregelmäßigkeiten der Herztätigkeit bei Commotio cordis, als direkte Traumawirkung interpretiert, sind Folgen von ventrikulären Extrasystolen, schwersten

Bradykardien, Tachykardien bis zum Herzflimmern, totalen oder Schenkelblockbildungen und Deformierungen der Kammerendteile. Obwohl die elektrokardiographischen Befunde bei traumatisch bedingten Funktionsstörungen des Herzens den Befunden bei Infarkten ähnlich sind, berechtigen sie während des akuten Zustandes nicht, einen solchen anzunehmen. Todesfälle nach Commotio cordis sind meist auf Kammerflimmern, auf totale Blockbildungen oder auf die Ruptur eines Aneurysma zurückzuführen.

Die *Substanzverletzungen des Herzens,* auch *Contusio* oder *Compressio cordis* genannt, sind durch sofort nach dem Unfall nachweisbare Zerreißungen charakterisiert (Abb. 99). Sofern es sich um größere oder kleinere Zerreißungen in der Muskulatur

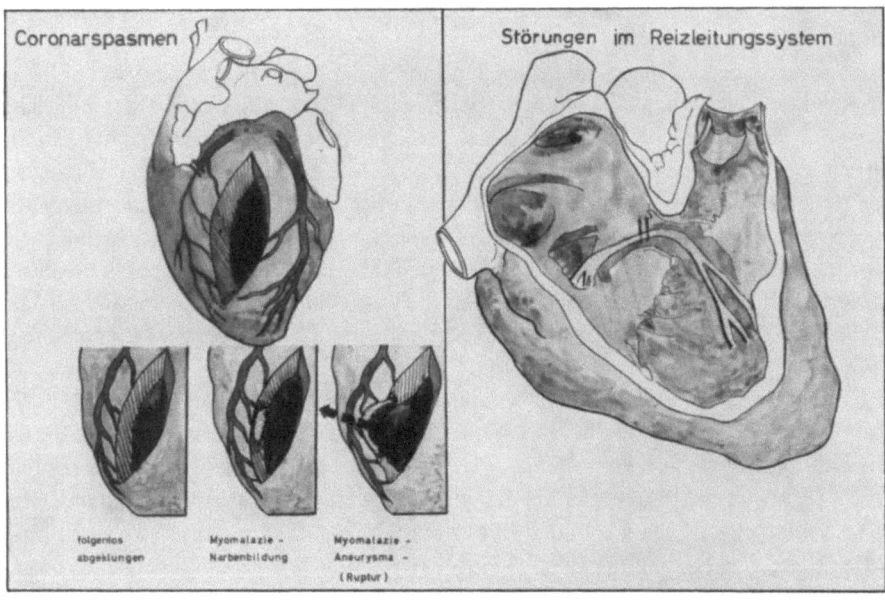

Abb. 98. Funktionelle Schäden bei stumpfen Herzverletzungen durch Coronarspasmen

handelt, ist die Contusio cordis eindeutig bestimmbar. Schwierigkeiten bei der Abgrenzung gegenüber der Commotio cordis treten bei kleinen umschriebenen Blutungen im Herzmuskel auf, bei denen kleinste Verletzungen an den Muskelfasern oder an den Gefäßen nicht nachgewiesen werden können.

Ursachen von Substanzverletzungen des Herzens durch stumpfe Gewalten sind energiereiche mittel- und großflächige Schlag- oder Stoßwirkungen, hydrodynamische Sprengwirkungen, Druckstoßverletzungen bei Explosionen oder Detonationen, Brustkorbprellschüsse (AMELUNG) und Geburtstraumen. (Durch letztere verursachte Coronargefäßzerreißungen beschrieb SCHOENMACKERS; eine gleichermaßen entstandene Ruptur des Vorhofes beobachtete HUNT.)

Substanzverletzungen des Herzens sind lokalisiert in Kammer- und Vorhofwänden, Septen, Herzklappen, Coronargefäßen, im Reizleitungssystem und Perikard (Abb. 99). Die großen herznahen Gefäße können rupturieren.

Herzwandverletzungen durch hydraulische Sprengwirkung, direkte Quetschung oder durch Zerrung im Moment der Gewalteinwirkung wurden in allen Abschnitten der Herzwand beobachtet. Mehrere Sammelstatistiken überblickend (BRIGHT u. BECK, HEDINGER, SAMSON), gewinnt man den Eindruck, daß alle Abschnitte der Herzwandung annähernd gleich häufig verletzt werden. Daß Mitteilungen über große Rupturen häufiger sind als Beobachtungen kleinerer und mittelgroßer Zusammenhangstrennungen ist verständlich, da die letzteren bei einem günstigen Heilverlauf autoptisch nicht erfaßt werden.

Die Wandzerreißung ist total oder partiell. Die partielle Zusammenhangstrennung kann durch Degeneration, Erweichung oder Nekrose der primär unverletzten Schichten während der dem Unfall folgenden Tage und Wochen zur totalen werden

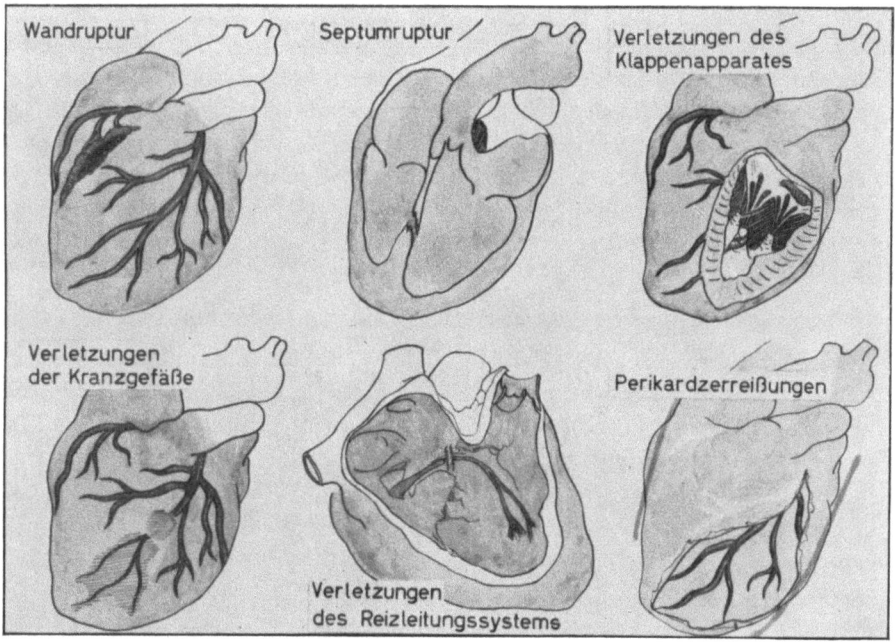

Abb. 99. Substanzverletzungen des Herzens bei stumpfen Herzverletzungen

(EBBINGHAUS, KISSINGER, SAUERBRUCH). Partielle Wandzerreißungen sind seltener in den Außenschichten, häufiger in den Innenschichten. Von den inneren Schichten ist das Endokard am häufigsten betroffen (BABA u. RYU). Einrisse im linken Vorhof können mit Ausrissen der Atrioventrikularklappen kombiniert sein (BABA u. RYU).

Zerreißungen in den Scheidewänden des Herzens sind nichts Außergewöhnliches. Bei 168 Substanzverletzungen des Herzens notierten BRIGHT und BECK (1953) 13 Rupturen der intraventrikulären oder intraatrialen Scheidewände, WARBURG (1938) dagegen bei 51 einschlägigen Herzverletzungen nur eine Ruptur des Ventrikelseptum. Darüber hinaus wurden viele Einzelbeobachtungen mitgeteilt (ANDERSON, BAYRD und GIBSON, EAST, GUILFOIL und DOYLE, MEESSEN). Septumrupturen sind wegen der plötzlich einsetzenden Änderung der Kreislaufverhältnisse sehr gefährlich. Sie werden nur selten überlebt (BRUGNOLI). Rupturen im Bereich des Vorhof-Cava-Winkels können das Reizleitungssystem mitverletzen oder durch nachfolgende Narbenbildungen stören.

2. Verletzungen von Herzklappen

Bei jeder zehnten tödlichen Substanzverletzung des Herzens sind Zerreißungen am Klappenapparat zu finden (SCHWEITZER). Von den 100 Klappenverletzungen, über die LIVIERATO berichtete, waren 62 in Aortenklappen, 34 in Mitralklappen, 3 in Tricuspidalklappen und 1 in einer Pulmonalklappe lokalisiert. Die Ursachen solcher Klappenläsionen sind mittelflächige heftige Stöße (Hufschläge, Pufferverletzungen), Abstürze, Stöße gegen den Bauch mit hydrodynamischer Sprengwirkung und Prellschüsse.

Die Schädigungen manifestieren sich als umschriebene Blutungen, kleine oder größere Einrisse oder auch als Klappenausrisse. Verschieden lange, meist von der Wand ausgehende Risse, Durchlöcherungen unterschiedlicher Größe, breite Abrisse und Schäden an Papillarmuskeln oder Sehnenfäden sind bekannt. Ob kleine Klappenrisse verheilen können, wie BRIEL annimmt, ist noch nicht bewiesen. Daß sich auf geschädigten Klappen eine Endocarditis entwickeln kann, nimmt MEESSEN an. Gleichzeitig betont er aber, daß bei entsprechenden Zusammenhangsbeurteilungen eine strenge Kritik am Platze sei. Der Meinung, daß Klappenveränderungen nach Infektionskrankheiten Klappenzerreißungen begünstigen, widerspricht DERRA unter Hinweis auf seine Erfahrungen bei Commissurotomien stark verschwielter Mitralklappen.

3. Quetschungen und Zerreißungen von Coronargefäßen

Relativ harmlos sind Blutungen in die Media oder in die Adventitia von Coronararterien. Zerreißungen der Intima und Media dagegen sind gefährlich (HADORN, HEDINGER, STAEMMLER, VEITH), weil sie zu Aneurysmen werden können (HEDINGER, CAVAZZUTI und FORATTINI, DERRA), deren Ruptur möglich ist. Andererseits können sich über den geschädigten Intimabezirken Thromben auflagern und die Lichtung teilweise oder vollkommen verschließen. Obwohl solche Vorgänge häufig über atheromatösen Veränderungen gefunden werden, sind die letzteren nicht notwendige Voraussetzung für die Thrombusentstehung.

Neben den Arterien können auch die Venen des Coronarsystems gequetscht oder zerrissen sein. Während geschädigte Venen in der Regel durch Thrombenbildungen verschlossen werden, sind unverletzte Venen bei benachbarten Arterienverletzungen auffallend weit und mit Blut angeschoppt.

Die Capillaren des Coronarsystems sind in traumatisierten Herzmuskelabschnitten (mit oder ohne Blutaustritte) stets stark und „seeartig" erweitert. Ihre Thromboseneigung ist besonders hervorzuheben.

Schäden am Reizleitungssystem, autoptisch nachgewiesen, sind Raritäten. ASCHOFF beschrieb eine Durchtrennung des linken Schenkels vom Reizleitungssystem und GIERKE eine solche des Hisschen Bündels.

4. Verletzungen des Herzbeutels

Herzbeutelverletzungen nach stumpfen, auf den Brustkorb einwirkenden Traumen sind gar nicht so selten (BAUMGARTL u. TARBIAT; DERRA). Über die Häufigkeit von Perikardzerreißungen nach stumpfen Brustkorbtraumen mit tödlichem Ausgang gibt die Zusammenstellung von AHRER Hinweise. Bei 939 Obduktionen von Unfalltoten in den Jahren 1955 bis 1960 stellte er 317 Brustkorbverletzungen fest, die 303mal durch stumpfe Brustkorbtraumen, 10mal durch Schüsse und 4mal durch Stiche hervorgerufen worden waren. Bei diesen 317 Unfalltoten wurden 12 Perikardverletzungen beobachtet; davon 3 mit Aortenabtrennungen, 2 mit Einrissen in der V. cava inferior und 1 mit einer Verletzung der V. cava superior.

Der Zusammenstellung über 46 Fälle aus der Weltliteratur von MOREAUX und RIZZO folgend, war das Perikard bei der Hälfte der Fälle auf der linken Seite parallel zum N. phrenicus zerrissen. Bei einem Viertel der Fälle war der dem Zwerchfell zugekehrte Herzbeutelabschnitt rupturiert, und bei den restlichen Beobachtungen fanden sich die Verletzungen in den rechtsgelegenen Herzbeutelabschnitten.

Ursachen solcher Verletzungen sind schwere, kurz oder langdauernde Thoraxkompressionen bei Überrollungen oder Verschüttungen, heftige Schläge gegen den Brustkorb bei Auffahrunfällen, Huf- oder Deichselschläge und Stürze aus größerer Höhe. Dabei zerreißt der Herzbeutel in der Regel als Folge der beim Schleudern des Herzens auftretenden Kräfte, seltener als Folge von Anspießungen durch Rippenfragmente.

Kleine Wunden im Herzbeutel können symptomlos bleiben und abheilen, ohne daß die Funktion des Herzens zu irgendeinem Zeitpunkt des Heilverlaufs beeinträchtigt wird. Komplikationen bei umschriebenen Herzbeutelverletzungen treten dann auf, wenn Blutungen aus Perikardgefäßen oder seröse Flüssigkeitsansammlungen zur sog. Tamponade des Herzens führen (s. S. 152). Solche Ereignisse werden durch Verklebungen kleinerer Risse (DERRA) oder durch Tamponade mit benachbarten Geweben (NISSEN) begünstigt. Der bedrohliche Zustand einer Herztamponade kann durch einmalige oder wiederholte Punktionen des Herzbeutels vom linken Epigastrium her behoben werden (ELKIN u. CAMPBELL, FARRINGER u. CARR, MUSSGNUG, RAVITCH u. BLALOCK). Bleibt diese Behandlungsart ohne den gewünschten Erfolg, so soll die Freilegung des Herzens durch den 4. oder 5. linken Intercostalraum möglichst bald ausgeführt werden, um ursächliche und begleitende Verletzungen erkennen und nach Möglichkeit bereinigen zu können.

Obwohl auch kleinere Verletzungen des Herzbeutels mit umschriebenen oder vollständigen Obliterationen der Herzbeutelhöhle auszuheilen pflegen, lösen diese Narben nur ausnahmsweise Beschwerden aus. Panzerherzbildungen mit zunehmender Einflußstauung nach solchen Verletzungen sind Raritäten (GOETZE, HOCHREIN, KISSANE u. ROSE, LEDUC u. STANLEY).

Große Aufreißungen des Herzbeutels mit *Luxation des Herzens* (Abb. 46) ziehen fast ausnahmslos schwere Störungen des Kreislaufes nach sich, meist durch Einflußbehinderung infolge des Zuges an den großen Gefäßen, manchmal durch Einflußbehinderung bei Herzeinklemmung und seltener durch Gefäßabklemmung bei Torsion des luxierten Herzens.

Die führenden *Symptome* sind Luftnot, zur Schulter oder zum Epigastrium hin ausstrahlende Schmerzen, Beklemmungsgefühl und Benommenheit. Daneben kommen auch Bewußtseinstrübungen und Rhythmusstörungen vor. Ein erniedrigter arterieller Druck bei gestauten Halsvenen, als Zeichen der Einflußstauung, fehlt fast nie. Mit wiederholten Venendruckmessungen läßt sich die Einflußstauung leicht und sicher objektivieren. Die Auskultation gibt nur bei groben durch Hämothorax, Pneumothorax oder Pneumoperikard komplizierten Perikardrupturen und Perikardrupturen mit Luxation des Herzens charakteristische Hinweise in Form metallisch klingender, plätschernder oder polternder Geräusche.

5. Klinisches Bild der Herzverletzungen durch stumpfe Gewalten

Funktionsstörungen und Substanzverletzungen des Herzens sind während der Phase des akuten Zustandsbildes in vielen Fällen nicht zu differenzieren. Diese Schwierigkeiten bei der klinischen Diagnostik werden noch verständlicher, wenn man berücksichtigt, daß selbst der Pathologe Folgezustände von Funktionsstörungen und Substanzverletzungen in manchen Fällen nicht einwandfrei trennen kann, weil auch nach primär reinen funktionellen Schädigungen (z. B. Coronarspasmen) anatomisch faßbare Veränderungen (Myomalacie, Aneurysmenbildung, Coronarthrombose) folgen können. Diese Tatsachen waren für HADORN der Grund zur Forderung nach Ausbürgerung des Begriffes Commotio cordis. KARTAGENER ging noch weiter. Er warnte vor einer Differenzierung zwischen Commotio und Contusio cordis und schlug vor, beide Begriffe unter der Bezeichnung „traumatischer Herzschaden infolge stumpfer Gewalt" zusammenzufassen. GROSSE-BROCKHOFF und KAISER dagegen sind der Meinung, daß gegen eine Differenzierung von Commotio und Contusio cordis nichts einzuwenden ist, sofern die fließenden Übergänge zwischen beiden Schädigungsformen genügend gewürdigt werden. Sie bezeichnen als Commotio cordis jene Störungen, „die kurz dauernd und reversibel sind und bei denen funktionelle Störungen im Vordergrund stehen". Im übrigen erscheint ihnen die Differenzierung in reversible und verbleibende Schäden wesentlicher als die Unterscheidung zwischen Commotio und Contusio cordis.

Die Symptome von Substanzverletzungen des Herzens sind ganz allgemein gesehen schwerer und vor allem längerdauernder als bei Funktionsstörungen des Herzens, sofern die Substanzverletzungen primär nur geringen bis mäßigen Schädigungen von Coronargefäßen und Muskelabschnitten entsprechen. Gröbere Zerstörungen in Kammer- oder Vorhofwänden, Scheidewänden, Klappenapparaten, Coronargefäßen, Reizleitungssystemen und im Perikard haben charakteristische Symptome, die sich von primären Funktionsstörungen in der Regel gut abtrennen lassen.

Im Vordergrund der Symptome von Herzschädigungen durch stumpfe Traumen stehen Blässe, Bewußtseinsstörungen, Kreislaufinsuffizienz, Herzdilatation und Pulsveränderungen. Ansprechbare Verletzte klagen über Luftmangel, Schmerzen in der Herzgegend, Angst und Beklemmungsgefühl.

Die Pulsveränderungen, als direkte Traumafolge interpretiert, umfassen totalen Block, Schenkelblock, Kammerflimmern, Vorhofflimmern, Überleitungsstörungen, Veränderungen von Kammerkomplexen und Kammerendteilen oder Extrasystolien heterotopen Ursprungs. Trotz der infarktähnlichen Bilder sollen Infarkte vorerst nicht angenommen werden, da diese Veränderungen des EKGs bei stumpftraumatischen Herzschädigungen durch umschriebene Blutungen in der Umgebung des Reizleitungssystems hervorgerufen werden können. Wichtig ist, daß während des bedrohlichen Zustandes bei stumpftraumatischen Herzschädigungen wiederholte elektrokardiographische Kontrollen durchgeführt werden.

Wenn Rhythmusstörungen fehlen, ist die Differenzierung zwischen funktionellen Herzschädigungen nach stumpfen Brustkorbverletzungen und Schock schwierig. In solchen Fällen gibt eine einmalige oder eine wiederholte Venendruckmessung wertvolle Hinweise (s. S. 30). Ein erhöhter Venendruck bei erniedrigtem arteriellem Druck spricht für eine Dekompensation des Herzens. SCHLOMKA hält in solchen Situationen sogar schon einen normalen Venendruck, wiederum bei erniedrigtem arteriellen Druck für pathognomonisch.

Die regelmäßig zu beobachtende Kreislaufinsuffizienz hat verschiedene Ursachen. Sie kann einerseits durch den Ausfall von Teilen der Arbeitsmuskulatur infolge Mangeldurchblutung oder direkter Traumawirkung, andererseits aber auch durch eine Einflußstauung infolge Hämoperikard bedingt sein. Die kardial bedingte kritische Kreislaufsituation kann von einem Entblutungszustand bei etwaigen Nebenverletzungen überlagert werden. Während der Phase der kardialen Insuffizienz ist der Herzschatten vergrößert, und Röntgenbilder der Lunge zeigen alle Zeichen der Stauung im kleinen Kreislauf (Abb. 45).

Bluthusten während des akuten Zustandsbildes kann allein durch die Lungenstauung hervorgerufen sein. Lungenverletzungen können, aber müssen nicht Ursache der Hämoptoe sein. Nach Tagen auftretender Bluthusten ist auf einen Infarkt zu beziehen, der nach stumpftraumatischen Herzschäden auch von Thrombenbildungen über den geschädigten Wandbezirken des rechten Herzens verursacht sein kann (RIMBAUD, DIETRICH, Eigenbeobachtung). Fehlen während der Phase der kardialen Insuffizienz Stauungszeichen in der Lunge, dann ist der Verdacht auf eine Einflußstauung bei Hämoperikard naheliegend.

Verbreiterung des Mittelschattens und Verschattungen einer oder beider Pleurahöhlen wechselnden Umfanges in den ersten Stunden nach dem Unfall sind fast immer Ausdruck einer Blutung in diese Räume.

Nach der Verletzung auftretende anomale Herzgeräusche, wie Schwirren, systolische oder in manchen Fällen musikalische Geräusche, sind auf Verletzungen an Klappenapparaten oder Scheidewänden zu beziehen. Zur Differenzierung sind Phonokardiogramm und Sondenuntersuchungen zu empfehlen (GUIFOIL u. DOYLE).

6. Therapie bei stumpftraumatischen Herzschädigungen

Die Entscheidung, ob nach stumpftraumatisch bedingten Substanzschädigungen des Herzens konservative oder operative Maßnahmen angezeigt sind, ist in manchen Fällen schwierig.

1. Ist die Kreislaufinsuffizienz Folge eines Ausfalles der geschädigten Arbeitsmuskulatur (niedriger arterieller Druck, normaler oder erhöhter Venendruck, Pulsunregelmäßigkeiten, Stauungszeichen in der Lunge mit Rasselgeräuschen oder Lungenödem), sind Infusionen von Blut oder Lösungen wegen einer Überlastung des Herzens nicht angezeigt. Nur wenn der Blutdruck den kritischen Wert von 80 mm Hg unterschreitet, empfiehlt sich eine über Stunden prolongierte Blutinfusion, deren Wirkung durch Arterenol unterstützt werden kann (GROSSE-BROCKHOFF).

2. Entblutungszustände erfordern auch während der kardialen Insuffizienz eine sinnvoll abgestimmte Auffüllung des Gefäßsystems entsprechend dem Venendruck.

3. Blutansammlungen im Herzbeutel sind vom linken Epigastrium her zu punktieren. Füllt sich die Herzbeutelhöhle daraufhin binnen kurzer Zeit wieder mit Blut, so ist eine aktive Therapie empfehlenswert.

4. Durch stumpfe Traumen zerrissene Kammerwände sind ebenso erfolgreich genäht worden (SASSKO) wie rupturierte Vorhöfe (DESFORGES, RIDDER und LENOC).

5. Bei Kammerflimmern und Herzstillstand hilft nur die Herzmassage mit bzw. ohne elektrische Defibrillation (s. S. 9).

B. Offene Verletzungen des Herzens

Offene Herzverletzungen durch Stiche, Schnitte, Schüsse, durch häusliche, landwirtschaftliche oder ärztliche Geräte und durch Gegenstände, welche vom Oesophagus her einwandern, betreffen am häufigsten linke und rechte Kammer, seltener die übrigen Abschnitte, wie Vorhöfe, Septen, Herzohren oder isoliert das Perikard. Art, Form, Richtung und Energie des eindringenden Gegenstandes bestimmen über Sitz der Außenwunden und Ausdehnung der Herzläsion. Stiche dringen meist links vom Brustbein ein, Geschosse dagegen können die Haut an jeder Stelle des Brustkorbes, des Schultergürtels und des Bauches durchschlagen. Andere Organe sind häufig mitverletzt: Die Pleura in 70 bis 95%, die Lungen in 17 bis 42%, das Zwerchfell in 5 bis 10%, Leber, Magen, Darm, Milz, Nieren und Rückenmark zusammen in ungefähr 5% der Fälle (DERRA).

Schußverletzungen des Herzens ohne Perikardläsionen durch „matte Geschosse", welche den Herzbeutel in das Myokard nur einstülpen, aber nicht perforieren, sind bekannt, ebenso wie Perforationen durch Herzkatheter und Herzmassagen.

Die Mortalität ist hoch, weil die Entblutung oft in so kurzer Zeit eintritt, daß die Verletzten den Operationssaal nicht mehr erreichen. In anderen Fällen wird die offene Herzverletzung nicht erkannt. Besonders gefährlich sind Nahschüsse mit hoher Sprengwirkung, Durchschüsse wegen Eröffnung mehrerer Herzhöhlen, Septumperforationen mit ihren nur ausnahmsweise überlebten plötzlichen Shuntbildungen (BRUGNOLI, HUISMANS, SAMSON, DERRA), große Aufreißungen durch zackige Projektile, Verletzungen von Kranzgefäßstämmen und Durchtrennungen der großen herznahen Gefäße.

Überleben die Verletzten die ersten Stunden, dann drohen Komplikationen durch Herzkompression bei Hämoperikard (bei 40 bis 69% der Überlebenden — DSHANELIDSE, MAYNARD, NISSEN), Embolien nach Endokardthrombosen in Carotiden (SAUERBRUCH) oder Kranzgefäße (RANDERATH) und durch Infektionen, welche bei eingesprengten keimhaltigen Kleidungsstücken besonders häufig sind.

Günstiger zu beurteilen sind Rillen- oder Furchungsschüsse (GIERKE), oberflächliche Muskeldefekte, kleine Wunden durch energiearme Kleinkalibergeschosse oder schmale Messer, intramurale Steckschüsse, Verletzungen kleiner Coronaräste und Pneumoperikard.

Die *Symptome* offener Herzverletzungen sind so uncharakteristisch und vieldeutig, daß 50% solcher Läsionen nicht oder zu spät erkannt werden (DSHANELIDSE). Große Zerreißungen von Herzwänden, herznahen Gefäßen, Septen und Klappenapparaten ausgenommen, zeigen die kleineren offenen Herzverletzungen in der Regel nicht das dramatische Bild stumpftraumatischer Herzschäden, und oft sind die Zeichen der Herzverletzung von Symptomen mitverletzter Organe überdeckt.

Wichtig ist, daß bei allen, auch bei geringfügigen Außenwunden in näherer oder weiterer Umgebung des Herzens an die Möglichkeit einer Herzverletzung gedacht wird.

Das führende Symptom ist der Entblutungszustand, der gegen Schockzustände anderer Genese und Herzkompression durch Hämoperikard abgegrenzt werden muß. Ungefähr die Hälfte der Verletzten sind bewußtseinsgestört, die übrigen geben die Schmerzen in der Herzgegend, im Oberbauch oder in der Schulter an. Erbrechen und Bauchdeckenspannung sind nichts Außergewöhnliches. Röntgenuntersuchungen

Offene Verletzungen des Herzens

geben weitere Hinweise bezüglich Nebenverletzungen, Blut- und Luftansammlungen im Thorax oder im Perikard. Die Interpretation der Herzstromkurven ist sehr schwierig.

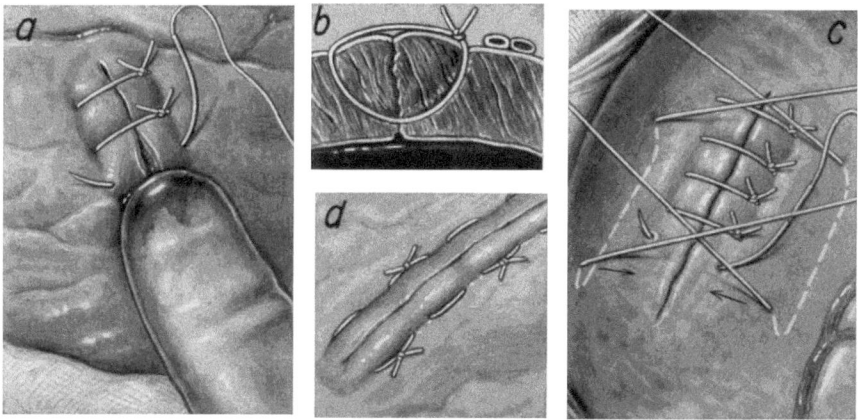

Abb. 100 a—d. Technik des Nahtverschlusses einer Ventrikelwunde mittels tiefgreifender Seideneinzelnähte: a) unter Fingerkompression; b) Vermeidung einer Endokarddurchstechung bei genügend weit vom Wundrand liegenden Stichstellen; c) bei Adaptation der Wundränder durch gekreuzte U-Haltenähte; d) Knotenwechsel bei einzelnen U-Nähten. (DERRA und FRANKE in Operationslehre von BREITNER. Wien-Innsbruck: Urban und Schwarzenberg 1957)

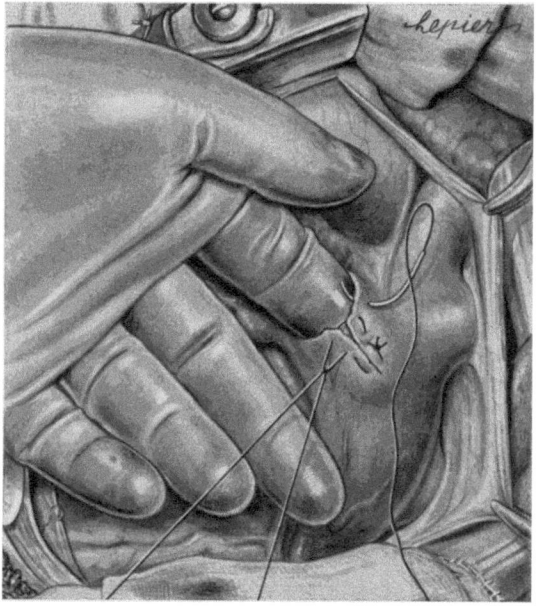

Abb. 101. Verschluß einer Wunde des linken Vorhofes durch einzelne Matratzennähte über dem in den Vorhof eingeführten linken Zeigefinger. (DERRA und FRANKE in Operationslehre von BREITNER. Wien-Innsbruck: Urban und Schwarzenberg 1957)

230 Offene Verletzungen des Herzens

Therapie

Der verantwortungsvolle Entschluß zur aktiven Therapie wird erleichtert durch die Erfahrung, daß die Mortalität bei frühzeitigen Operationen wesentlich geringer ist als bei Spätoperationen.

Die linksseitige Thorakotomie im 5. Intercostalraum in Intratrachealnarkose mit genügendem Blutersatz legt in wenigen Minuten die Verletzungen frei, welche in der

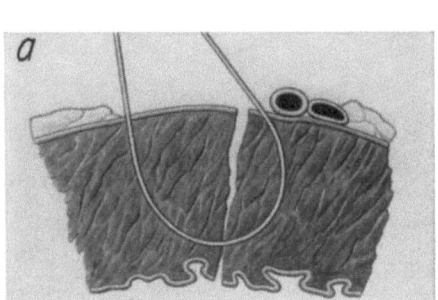 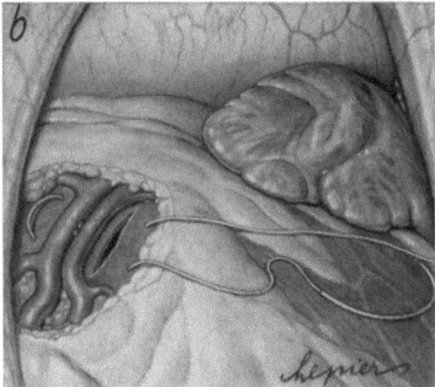

Abb. 102 a—b Myokardnaht in unmittelbarer Nähe von Kranzgefäßen: a) Unterstechung einer Coronararterie; b) Naht mittels die Gefäße unterlaufender Matratzennaht. (DERRA und FRANKE in Operationslehre von BREITNER. Wien-Innsbruck: Urban und Schwarzenberg 1957)

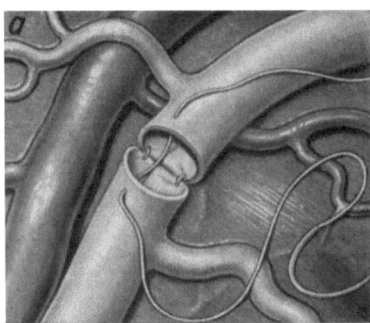 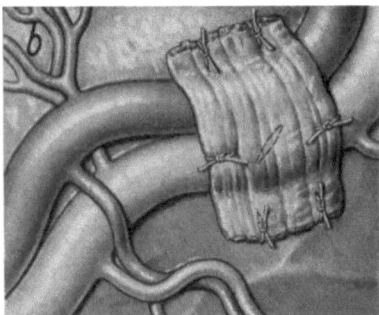

Abb. 103 a—b. Naht von verletzten Coronararterien: a) End-zu-End-Naht bei genügend großer Lichtung; b) Abdichtung eines Teileinrisses durch Aufsteppen eines frei übertragenen autoplastischen Muskelstreifens. (DERRA in Handbuch der Thoraxchirurgie von DERRA. Berlin-Göttingen-Heidelberg: Springer 1959)

Reihenfolge ihrer Dringlichkeit zu versorgen sind. Ventrikelwunden werden zwischen tiefgreifenden Haltefäden, eventuell auch ohne solche, mit atraumatischem Nahtmaterial durch Seideneinzelnähte versorgt (Abb. 100).

Bei Vorhofwunden sind Matratzennähte besser geeignet (Abb. 101). Das Aufsteppen von Muskelgewebe, Fascie, Perikard und Kunststoffen ist, von Ausnahmen abgesehen, unnötig; an die Deckung eines Vorhofdefektes durch das Herzohr sei erinnert.

Unterstechungen oder unterlaufende Matratzennähte schonen benachbarte Coronargefäße (Abb. 102).

Durchtrennte große Coronaräste sind zu nähen (Abb. 103). Fremdkörper, die ohne wesentliche Erweiterung der Operation erreichbar sind, sollen entfernt werden. Geboten ist die Eliminierung bei eingesprengten keimtragenden Kleider-, Holz- oder Lederstücken und von freien Körpern aus den Herzhöhlen wegen der Komplikationsmöglichkeiten, nämlich Infektion mit metastatischen Eiterungen, Endokardthrombosen mit Embolien, Schädigung des Allgemeinzustandes und Lungenaffektionen. Gleiches gilt für Kunststoffkatheter zur intravenösen Infusion, welche bei ungenügender Fixierung in Herzhöhlen oder Pulmonalarterien eingeschwemmt werden (s. S. 293).

Literatur

AHRER, E.: Verletzungen des Brustkorbs im Frieden. Hefte Unfallheilk. **77,** (1964).
AKENSIDE, M.: Traumatic heart disease, non penetrating injuries. Zit. nach R. W. KISSANE.
AMELUNG, W.: Krankheitsbild des Brustschußverletzten im Heimatkriegsgebiet und Vorschläge zu seiner Behandlung. Langenbecks Arch. klin. Chir. **206,** 144 (1944).
ANDERSON, R. G.: Non penetrating injuries of the heart. Brit. med. J. **1940 II,** 307.
ARENBERG, H.: Traumatic heart disease: A clinical study of 250 cases of non penetrating chest injuries and their relation to cardiac disability. Ann. intern. Med. **19,** 326 (1943).
ASCHOFF, L.: Zur Frage der subendocardialen Blutungen. Virchows Arch. path. Anat. **213,** 176 (1913).
BABA, N., and M. RYU: The rupture of heart due to violent action and its experimental studies. J. med. Ass. Formosa **34,** 1993 (1935).
BARBER, H.: Trauma of the heart. Brit. med. J. **1938, I** 433.
BAUMGARTL, F., u. S. TARBIAT: Zur traumatischen Ruptur des Herzbeutels mit Luxation des Herzens. Zbl. Chir. **90,** 1854 (1965).
BAYRD, E. D., and S. GIBSON: Traumatic cardiac injury in a child with probable rupture of interventricular septum. J. Pediat. **24,** 138 (1944).
BRIEL, R.: Über traumatische Herzklappenrupturen. Diss. Tübingen 1937.
BRIGHT, E. F., and C. S. BECK: Non penetrating wounds of the heart. Amer. Heart J. **10,** 293 (1935).
BRUGNOLI: Zit. nach F. SAUERBRUCH.
BRUNNER, E.: Zur Commotio cordis. Zbl. Chir. **66,** 2145 (1939).
CAVAZZUTI, F., e M. FORATTINI: Considerazioni cliniche e patogenetiche sull' aneurisma cardiaco post-contusionale. Arch. Pat. e Clin. med. **30,** 307 (1952).
CSEH, J.: Histologische Untersuchungen des Herzens eines an Commotio cordis Verstorbenen. Dtsch. Z. ges. gerichtl. Med. **24,** 322 (1935).
DERRA, E.: Verletzungen des Mediastinums und seiner Organe (einschließlich Oesophagus). In Handbuch der gesamten Unfallheilkunde, Bd. II. Stuttgart: Enke 1954.
— Die Traumatologie des Herzens im Gesichtswinkel der Chirurgie. Langenbecks Arch. klin. Chir. **282,** 313 (1955).
DESFORGES, G., W. P. RIDDER, and K. J. LENOC: Succeful suture of ruptured myocardium after nonpenetrating injury. New Engl. J. Med. **252,** 567 (1955).
DEUTSCH, F.: Sekundenherztod im Boxkampf durch Commotio cordis. Wien. Arch. inn. Med. **20,** 279 (1930).
DIETRICH, A.: Herzmuskelschädigungen durch mittelbare Verletzungen im Kriege. Virchows Arch. path. Anat. **237,** 373 (1922).
DSHANELIDSE, J.: Fernresultate der chirurgischen Behandlung von Herzwunden. Langenbecks Arch. klin. Chir. **132,** 528 (1924).
EAST, T.: Traumatic rupture of the interventricular septum. Brit. Heart J. **7,** 116 (1945).
EBBINGHAUS, F.: Ein Beitrag zur Lehre von den traumatischen Erkrankungen des Herzens. Dtsch. Z. Chir. **66,** 176 (1903).
ELKIN, D. C., and R. E. CAMPBELL: Cardiac tamponade. Treatment by aspiration. Ann. Surg. **133,** 623 (1951).

Farringer, J. L., and D. Carr: Penetrating wounds of the chest. Amer. J. Surg. 85, 747 (1953).
Gierke, H. W. v.: Die Kriegsverletzungen des Herzens. Veröff. Kriegs- und Konstit. Path. 2, 1 (1921).
Goetze, O.: Traumatische Herzbeutelschwielen. Zbl. Chir. 61, 2462 (1934).
Grosse-Brockhoff, F., u. K. Kaiser: Handbuch der Inneren Medizin, Bd. IX. Berlin-Göttingen-Heidelberg: Springer 1960.
Guilfoil, P. H., and J. T. Doyle: Traumatic cardiac septal defect. J. thorac. Surg. 25, 510 (1953).
Hadorn, W., u. A. Tillmann: Über Contusio cordis. Z. Kreisl.-Forsch. 28, 185 (1937).
Hedinger, Ch.: Contusio cordis mit Spätruptur der linken Herzkammer. Cardiologia (Basel) 12, 46 (1947).
Hochrein, M.: Herzschmerzen als Unfallfolge. Dtsch. med. Rdsch. 3, 1075 (1949).
Huismans, W.: Ein Fall von schwerem perforierenden Herzschuß. Münch. med. Wschr. 1916, 993.
Hunt, W. F.: Spontaneous rupture of the heart in the newborn infant. Arch. Dis. Child 27, 291 (1952).
Kapp, L. A.: Trauma in relation to coronary thromboses. A clinical study of 42 cases of coronary thromboses following trauma or unusual effort. Ann. intern. Med. 40, 327 (1954).
Kartagener, M.: Zur Frage des traumatischen Herzschadens infolge stumpfer Gewalt (Commotio und Contusio cordis). Cardiologia (Basel) 10, 289 (1946).
Kastert, J.: Pathologisch-anatomische Veränderungen am Herzmuskel bei experimenteller Commotio cordis. Virchows Arch. path. Anat. 305, 494 (1939).
Kissane, R. W.: Non penetrating injuries in traumatic heart disease. Circulation 6, 421 (1952).
—, and S. M. Rose: Traumatic pericarditis. Amer. J. Cardiol. 7, 97 (1961).
—, R. A. Koons, and R. S. Fidler: Traumatic rupture of normal aortic valve. Amer. Heart J. 12, 231 (1936).
Kissinger, J.: Herzrupturen nach Überfahren und Verschüttung. Mschr. Unfallheilk. 34, 283 (1927).
Külbs, F.: Experimentelle Untersuchungen über Herz und Trauma. Mitt. Grenzgeb. Med. Chir. 19, 678 (1909).
—, u. L. H. Strauss: Herz und Trauma. Klin. Wschr. 2, 1572 (1932).
Leduc, G., et P. Stanley: Pericardité chronique constrictive posttraumatique. Canad. med. Ass. J. 87, 613 (1962).
Livierato, S.: Sur les lésions traumatiques des valvules du coeur. Arch. Mal. Coeur 26, 298 (1933).
Maynard, F., M. Cordice, and J. Naclerio: Penetrating wounds of the heart. Surg. Gynec. Obstet. 94, 605 (1952).
Meessen, H.: Koronarthrombose nach Unfall. Zbl. allg. Path. path. Anat. 54, 307 (1940).
— Pathologisch-anatomische Befunde bei Herztrauma. Langenbecks Arch. klin. Chir. 282, 288 (1955).
Meguscher, A.: Über traumatische Herzschäden. Wien. klin. Wschr. 1952, 604.
Moreaux, J., et M. Rizzo: Les ruptures du péricarde et les luxations extrapericardiques du coeur dans les écrasements thoraciques. Ann. Chir. 14, 1395 (1960).
Müller, A. H.: Veränderungen des EKG bei Herzschußverletzung. Zbl. inn. Med. 62, 361 (1941).
Mussgnug, H.: Beobachtungen und Behandlung bei einem Riesenpericard. Chirurg 19, 78 (1948).
Nissen, R.: Herztrauma. Dtsch. med. J. 7, 265 (1956).
— Einige allgemein interessierende Fragen aus der Chirurgie des Herzens. Schweiz. med. Wschr. 1937, 861.
Nordmann, M.: Zur Praxis und Theorie der Commotio cordis. Z. Kreisl.-Forsch. 34, 361 (1942).
Osborn, G. R.: Findings in 262 fatal accidents. Lancet 1943, 277.
Randerath, E.: Frühveränderungen des Herzens nach Commotio cordis. Zbl. allg. Path., path. Anat. 68, 163 (1937).

RAVITCH, H., and A. BLALOCK: Aspiration of blood from pericardium in treatment of acute cardiac tamponade after injury. Arch. Surg. **58**, 463 (1949).
RIMBAUD, L.: Les endomyopéricardites traumatiques. Arch. gén. Méd. **1906, II**.
SAMSON, P. C.: Battle wounds and injuries of the heart and pericardium. Experiences in forward hospitals. Amer. J. Surg. **127**, 1127 (1948).
SASSKO: Zit. nach FREY, E. K.
SAUERBRUCH, F.: Chirurgie der Brustorgane, Bd. I/II. Berlin: Springer 1930.
SCHLOMKA, G.: Commotio cordis. Klin. Wschr. **1933**, 1677.
— Experimentelle Untersuchungen unter dem Einfluß stumpfer Brustkorbtraumen auf das Herz. II. Mitteilung. Z. ges. exp. Med. **92**, 552 (1934).
— Commotio cordis und ihre Folgen. Zbl. inn. Med. **57**, 225 (1936).
—, u. M. SCHMITZ: Experimentelle Untersuchungen über den Einfluß stumpfer Brusttraumen auf das Herz. II. Mitteilung. Z. ges. exp. Med. **83**, 779 (1932).
— — Experimentelle Untersuchungen über den Einfluß stumpfer Brusttraumen auf das Herz. III. Mitteilung. Z. ges. exp. Med. **85**, 171 (1932).
— — Die akute traumatische Herzdilatation. Z. ges. exp. Med. **90**, 301 (1933).
SCHOENMACKERS, J.: Koronarwandnekrose mit Blutungen bei einem Neugeborenen. Zbl. allg. Path. path. Anat. **94**, 91 (1955).
SCHWEITZER, H.: Isolierte Zerreißung gesunder Pulmonalklappen bei Verletzung des Brustkorbes. Mschr. Unfallheilk. **57**, 342 (1954).
STAEMMLER, M.: Die Bedeutung des Traumas für die Entstehung und Verschlimmerung von Herzkrankheiten und deren Begutachtung. Münch. med. Wschr. **1952**, 1793, 1963.
STERN, R. A.: Traumatisches Entstehen innerer Krankheiten. 3. Aufl. Jena 1930.
VEITH, G.: Anatomische Befunde bei Herzschädigung durch stumpfe Gewalt (Commotio cordis). Beitr. path. Anat. **108**, 315 (1943.)
WARBURG, E.: Traumatic heart lesions. Humphrey Milford. London and Oxford: University Press 1938.

C. Blutungen aus der Aorta

Blutungen aus Lücken des Aortenohres, *spontan, auf Grund von Medianekrosen und Aneurysmen* oder *traumatisch* entstanden, sind lebensbedrohlich. In den meisten Fällen führen sie in kurzer Zeit zum Tode. Nur wenige solcher Blutungen konnten bisher mit Erfolg behandelt werden.

1. Spontane Rupturen der Aorta

Sie entstehen auf dem Boden von degenerativen Veränderungen der Aortenmedia mit oder ohne das Zwischenstadium einer Aneurysmabildung.

Die häufigste Ursache *spontaner Aortenrupturen* ist die Medianekrose (GSELL, ERDHEIM). In der Regel fehlen gröbere, makroskopisch erkennbare Wandzerstörungen. Die degenerativen Veränderungen sind oft nur bei histologischen Untersuchungen zu sehen. Andere ätiologische Faktoren wie auf die Aorta übergreifende eitrige Entzündungen mit nachfolgender Mesaortitis en plaque (MÜLLER), rheumatische Mesaortitis (v. KAHLDEN u. WAGNER), Syphilis (GORDIN, ÜBERMUTH), Tuberkulose und Arteriosklerose (BAY, FURNO, GORDIN, KORNS, OPPENHEIMER, UEHLINGER u. a.) spielen eine untergeordnete Rolle.

Die Medianekrose der Aorta („Medianecrosis aortae idiopathica") im Sinne von GSELL und ERDHEIM ist histologisch charakterisiert durch eine Nekrose der Gefäßwandmuskulatur mit Fehlen von Zellkernen, gestrecktem Verlauf elastischer Fasern und fortschreitendem Verlust der normalen Zellform. In der Muskulatur offenbaren sich degenerative Veränderungen als Körnelung, Vacuolisierung und Zerfall der Kerne und Fasern. Die Medianekrose ist bandförmig und parallel zur Intima in den inneren und mittleren Schichten der Media lokalisiert.

Während Gsell eine primäre Degeneration von Muskelfasern als eigentliche Ursache diskutiert, meint Erdheim, daß der Vorgang durch eine Schädigung der Grundsubstanz ausgelöst wird, welche erst sekundär zur Nekrose der Muskelfasern führt.

Gore und Seiwert isolierten bei ihrem Beobachtungsgut drei Erscheinungsformen der Medianekrose:

1. Die erste Form, bei Personen unter 40 Jahren gehäuft auftretend, ist charakterisiert durch die primäre Zerstörung elastischer Wandelemente mit Anhäufung der basophilen Grundsubstanz.

2. Die zweite Form zeigt eine primäre Degeneration von Muskelfasern mit gestreckten und verdünnten elastischen Fasern.

3. Bei der dritten Art kommen Form 1 und 2 nebeneinander vor.

Eine unregelmäßig über die Aorta „disseminierte Form" ohne Abbau der Nekrosen faßt Cellina als eine Alterserscheinung auf, welche kaum jemals zu einer Spontanruptur führt.

Degenerative Wandveränderungen an der Aorta resultierten bei Untersuchungen am Tier nach Entfernung der Adventitia (Schilling), Applikation von ätzenden Substanzen und Glühdrahtcoagulation (Andriewitsch, Ssolowjew), Coagulation der Adventitia (Schlichter), orthostatischem Kollaps-, Histamin- und Serumschock (Meessen), Histamin- sowie Adrenalininjektionen (Hueper u. Ichniowski; Josue) und nach orthostatischem Kollaps (Lopes de Faria).

Beim Menschen werden als letzte Ursache neben Schock (Lopes de Faria; Thies) Infektionskrankheiten, rheumatische Affektionen, toxische Schädigungen, angeborene Schwäche des Mesenchyms, Hypertonie (Einhauser, McCloskey) und Arteriosklerose der Vasa vasorum (Amromin, Günther, McCloskey, Schlichter, Tyson, Wigand) diskutiert. Andere Untersucher (Gore, Gore u. Seiwert, Hoffmann, Lopes de Faria) dagegen konnten bei Medianekrosen wesentliche Veränderungen an den Vasa vasorum nicht finden. Der Ansicht, daß Medianekrosen letztlich auf Hypoxie und Ischämie der Media zurückgehen, stimmen viele Autoren zu (Amromin u. Solway, Hoffmann, Lopes de Faria, Meessen, Schlichter, Thies).

Lokalisation

Spontane Aortenrupturen sind am häufigsten oberhalb der Aortenklappen, wobei sie die rechtsseitige dorsale Aortencircumferenz quer durchtrennen. In der Reihenfolge der Häufigkeit folgen Rupturen des beginnenden Bogens, wobei die Ruptur gewöhnlich schräg zur Achse des Aortenrohres angeordnet und von winkeliger Form ist. Distal des Aortenbogens nimmt die Frequenz von spontanen Aortenrupturen schnell ab (Doerr, Müller, Strassmann, Wigand).

Literatur

Amromin, G. D., J. G. Schlichter, and A. J. L. Solway: Medionecrosis of the aorta. Arch. Path. **46**, 380 (1948).
Andriewitsch: Zit. nach Ssolowjew.
Bay, H.: Zur Lehre der spontanen Aortenruptur. Zbl. allg. Path. path. Anat. **6**, 70 (1911).
Cellina, M.: Medianecrosis disseminata aortae. Virch. Arch. **65**, 280 (1931).
Doerr, W.: Aneurysmen. In W. Bargmann und W. Doerr: Das Herz des Menschen, Bd. II, S. 959. Stuttgart: Thieme 1963.

EINHAUSER, G.: Über Spontanzerreißung der aufsteigenden Aorta bei Isthmusstenose. Z. Kreisl.-Forsch. 27, 619 (1935).
ERDHEIM, J.: Medianecrosis aortae idiopathica. Virchows Arch. path. Anat. 273, 454 (1929).
FURNO, A.: Spontanruptur der Aorta. Arch. Pat. Clin. med. 3, 1 (1924).
GORDIN, R.: Aortenruptur. Zbl. inn. Med. 105, 348 (1940).
GORE, I.: Pathogenesis of dissecting aneurysm of the aorta. Arch. Path. 53, 142 (1952).
—, and V. J. SEIWERT: Dissecting aneurysm of the aorta. Pathological aspects. An analysis of eighty-five fatal cases. Arch. Path. 53, 121 (1952).
GSELL, O.: Wandnekrose der Aorta als selbständige Erkrankung und ihre Beziehung zur Spontanruptur. Virchows Arch. path. Anat. 270, 1 (1928).
GÜNTHER, G. W.: Die unter dem Bilde des akuten bis protrahierten Kollaps verlaufende intravenöse Diphtherietoxinvergiftung des Kaninchens. Beitr. path. Anat. 105, 256 (1940/41).
HOFFMANN, E.: Die Folgen lokaler Ischämie auf die Gefäßwand. Habilitationsschrift, Düsseldorf 1964.
HUEPER, W. C., and C. T. ICHNIOWSKI: Experimental studies in cardiovascular pathology: Late vascular reactions of histamine shock in dogs. Amer. J. Path. 20, 211 (1944).
JOSUE, O.: Athérome aortique experimental par injections repetées d'Adrénaline dans les veines. Presse méd. XI (1903).
KAHLDEN, C., v.: Über eine seltene Form der Aortenruptur. Zbl. allg. Path. path. Anat. 12, 835 (1901).
KORNS, H. M.: Über das atherosklerotische und Kombinationsaneurysma. Virchows Arch. path. Anat. 279, 512 (1930).
LOPES DE FARIA, J.: Medianekrose der großen und mittelgroßen Arterien nach orthostatischem Kollaps des Kaninchens. Beitr. path. Anat. 115, 373 (1955).
— Beitrag zur Histopathogenese und Ätiologie der Medionecrosis aortae idiopathica mit der Berücksichtigung der Rolle der Aortitis syphilitica. Beitr. path. Anat. 121, 242 (1959).
MC CLOSKEY, J. F., and P. T. CHU: Lesions of the vasa vasorum and dissecting aneurysms of the aorta. Arch. Path. 52, 132 (1951).
MEESSEN, H.: Experimentelle Untersuchungen zum Kollapsproblem. Beitr. path. Anat. 102, 191 (1939).
MÜLLER, H.: Pathologisch-anatomische Untersuchungen über Aortenaneurysmen und Aortenrupturen. Med. Dissertation, Zürich 1952.
OPPENHEIMER, R.: Über Aortenruptur und Arteriosklerose im Kindesalter. Virchows Arch. path. Anat. 181, 382 (1905).
SCHILLING: Zit. nach SSOLOWJEW.
SCHLICHTER, J. G., G. D. AMROMIN, and A. J. L. SOLWAY: Dissecting aneurysms of the aorta. Arch. intern. Med. 84, 558 (1949).
SSOLOWJEW, A.: Experimentelle Untersuchungen über die Heilungsvorgänge in der Arterienwand. Beitr. path. Anat. 83, 485 (1929).
STRASSMANN, G.: Traumatic rupture of the aorta. Amer. Heart J. 33, 508 (1947).
THIES, W.: Veränderungen der Aortenmedia im akuten Kollaps. Beitr. path. Anat. 116, 461 (1956).
TYSON, D. M.: Dissecting aneurysms. Amer. J. Path. 7, 581 (1931).
ÜBERMUTH, H.: Schwangerschaft und Aortenruptur. Zbl. Gynäk. 28, 1633 (1933).
UEHLINGER, A.: Das Aneurysma der Bauchaorta. Schweiz. med. Wschr. 87, 911 (1957).
WAGNER, A.: Fall einer in Ausheilung begriffenen Ruptur der Aorta. Zbl. allg. Path. path. Anat. 66, 253 (1936/37).
WIGAND, H.: Über die Entstehung der spontanen Aortenruptur. Z. Kreisl.-Forsch. 33, 1 (1941).

2. Intrathorakale Aneurysmen

Aneurysmen der Aorta und großer Gefäße stellen eine ernste Komplikation eines Gefäßleidens, Trauma oder einer Allgemeinerkrankung dar. Akute lebensbedrohende Situationen sind bei der traumatischen Ruptur gegeben, die unbehandelt meist zum Tode oder selten zur Ausbildung eines falschen Aneurysma führt.

Auch echte Aneurysmen in Form des Aneurysma dissecans sind vor allem in der Entstehungsphase von der Ruptur bedroht. Bei allen anderen Formen von Aneurysmen steht die Gefäßzerreißung gewissermaßen am Ende der Entwicklung und stellt nur einen der potentiellen Letalfaktoren dar.

Unter diesem Gesichtspunkt betrachtet, sind akute Zustände bei Aneurysmen im wesentlichen bei Rupturblutungen und bei frischen dissezierenden Aneurysmen gegeben. Steht auch die Progredienz von Aneurysmen auf Grund hämodynamischer Gesetzmäßigkeiten außer Frage, so zeigt sich doch, daß vor allem Thrombosen der Aussackungen einen jahrelang bestehenden stationären Zustand herbeiführen können, der völlig unbemerkt bleibt und meist zufällig aufgedeckt wird.

Die Indikation zur Operation von Aneurysmen hat einen wesentlichen Wandel erfahren, wobei ätiologische Faktoren, die Größe und Lokalisation und der Funktionszustand wichtiger Organsysteme eine bedeutsame Rolle spielen.

a) Aneurysmen der Aorta

Unter Aneurysmen versteht man eine Ausweitung einer Arterie, verbunden mit einer pathologischen Veränderung der Gefäßwand. Die gewohnte Einteilung in echte und falsche Aneurysmen berücksichtigt, ob die Ausweitung von der Gefäßwand selbst oder durch umgebendes Bindegewebe begrenzt wird.

Das *echte* oder *Aneurysma verum* läßt histologisch wenigstens noch Reste von Gefäßwandstrukturen erkennen. Beim *Aneurysma falsum* oder *spurium* kommt es primär zum Austritt von Blut durch eine traumatisch oder spontan aufgetretene Ruptur der Gefäßwand. Das entstehende Hämatom wird durch umgebendes Bindegewebe und anliegende Strukturen abgekapselt. Der Aneurysmasack hat daher mit der Gefäßwand selbst nichts mehr zu tun. Diese Form der Aneurysmen kann als gefürchtete postoperative Komplikation an Gefäßanastomosen zur Ausbildung kommen oder sich im Anschluß an die Ligatur von Arterien, z. B. des Ductus arteriosus, ausbilden.

Die *Ektasie von Arterien* ist von den Aneurysmen abzugrenzen (JORES 1924). Nach DOERR gelten als grobe Differenzierungsmerkmale die symmetrische Erscheinungsform der Ektasie im Gegensatz zur asymmetrischen Ausbildung des Aneurysma. Histologisch haben Aneurysmen außerdem stets gröbere Kontinuitätsunterbrechungen der Media aufzuweisen (POMMER). Die Abgrenzung eines durch Dehnung entstehenden spindelförmigen Aneurysma von einer Ektasie kann schwierig sein (DOERR). Bei wahren Aneurysmen sind der Entstehung nach zu unterscheiden (STÄMMLER):

1. Aneurysma verum spontaneum,
2. Aneurysma dissecans,
3. Aneurysma embolicum, a) simplex, b) infectiosum oder mycoticum,
4. Aneurysma per arrosionem.

Die Minderwertigkeit der Arterienwand ist Voraussetzung für die Ausbildung von Aneurysmen. Ätiologisch spielen die Syphilis und die Arteriosklerose die Hauptrolle vor mykotischen, traumatischen und congenitalen Faktoren.

In großen Statistiken figuriert die Syphilis als ätiologische Grundlage in 54% der Aortenaneurysmen gegenüber 21% arteriosklerotisch bedingten Aussackungen (BRINDLEY u. STEMBRIDGE 1956).

HALPERT u. Mitarb. haben bei 249 Patienten mit Aortenaneurysmen 71% arteriosklerotisch und 19% syphilitisch bedingte angegeben.

Eine Gegenüberstellung von je 100 Fällen aus der Zeit zwischen 1892 bis 1928 und 1943 bis 1953 ergibt eine Verschiebung in der Beteiligung von Syphilis und Arteriosklerose. Die Syphilis sank von 77% auf 49%, die Arteriosklerose stieg von 9% auf 27% an (BRINDLEY u. STEMBRIDGE). Eine ähnliche Verschiebung der Ursächlichkeit von Syphilis und Arteriosklerose beobachtete LARSEN 1959.

Die syphilitischen Aneurysmen bevorzugen besonders die Aorta ascendens und den Aortenbogen, während die descendierende Aorta viel häufiger von arteriosklerotischen Aneurysmen eingenommen wird.

Eine mykotische Genese der Aortenaneurysmen ist selten (SHNIDER u. COTSONAS, 1954; BRINDLEY u. STEMBRIDGE, 1956).

Die bakterielle Affektion der Gefäßwand kann über die Vasa vasorum oder eine Endarteriitis eine Wandschwäche herbeiführen. Eine Hauptrolle für die Entwicklung solcher Aneurysmen spielt die Endocarditis lenta, die mykotische Arteriitiden (GERMER u. FISCHER u. a.) bedingen kann (Aneurysma embolicum infectiosum).

Die Wichtigkeit besonderer örtlicher Bedingungen (BARKER) wird durch die Lokalisation mykotischer Aneurysmen im poststenotischen Aortenabschnitt bei der Coarctation unterstrichen (KIEFER u. Mitarb.).

Die Rolle der Medianekrose für die Entstehung dissezierender Aneurysmen wurde bereits erwähnt.

Es verbleiben als ätiologische Faktoren für die Aneurysmenentstehung neben der Periarteriitis nodosa noch die Riesenzellarteriitis, die Tuberkulose und die rheumatische Genese sowie congenitale Mißbildungen der Gefäßwand zu erwähnen. Für kongenitale Aneurysmen verweisen wir auf das Kapitel Aneurysmen des Sinus Valsalvae.

Die Form der Aneurysmen an der Aorta thoracica beschränkt sich hauptsächlich auf das spindelförmige (A. fusiforme) und das sack- oder kahnförmige (A. sacciforme, naviculare) Aneurysma. BRINDLEY und STEMBRIDGE fanden in ihrem Material 59% sackförmige und 27% spindelförmige Aneurysmen.

Die Lokalisation im Bereiche der Brustaorta fand sich bei 241 von 369 Patienten (BRINDLEY u. STEMBRIDGE) und 96 von 249 Patienten (HALPERT u. WILLIAMS).

Literatur

BARKER, W. F.: Mycotic aneurysm. Ann. Surg. **139**, 84 (1954).
BRINDLEY, P., and V. A. STEMBRIDGE: Aneurysms of the aorta, a clinico-pathologic study of 369 necropsy cases. Amer. J. Path. **32**, 67 (1956).
DOERR, W.: Aneurysma. In BARGMANN, W., u. W. DOERR: Das Herz des Menschen, Bd. II, S. 955. Stuttgart: Thieme 1963.
GERMER, W. D., u. L. FISCHER: Das Aneurysma bei Endocarditis lenta. Z. ges. inn. Med. **6**, 269 (1951).
HALPERT, B., and R. K. WILLIAMS: Aneurysms of the aorta. Arch. Path. **74**, 163 (1962).
JORES, L.: Arterien. In Handbuch spez. path. Anatomie, von HENKE, F., u. O. LUBARSCH, Bd. 2, S. 608. Berlin: Springer 1924.
KIEFER, S. A., L. M. LINDE, S. M. KEGEL, and H. J. LATTA: Mycotic aneurysm distal to coarctation of the aorta; report of an unusual case and review of the literature. J. thorac. cardiovasc. Surg. **42**, 507 (1961).
LARSEN, K. A.: Atherosclerotic and syphilitic aneurysms of the aorta. Acta path. microbiol. scand. **46**, 125 (1959).
POMMER: Zit. nach M. STÄMMLER.
SHNIDER, B. I., and N. J. COTSONAS, jr.: Embolic mycotic aneurysms complications of bacteriel endocarditis. Amer. J. Med. **16**, 246 (1954).
STÄMMLER, M.: Lehrbuch der speziellen pathologischen Anatomie. Kapitel: Gefäße, S. 182. Berlin: W. de Gruyter & Co. 1954.

b) Aneurysmen der Arteria pulmonalis und ihrer großen Hauptäste

Während die Ausbildung von Aneurysmen in den peripheren Verzweigungen der Lungenschlagader, meist auf der Grundlage einer Arrosion, einen bekannten und relativ häufigen Befund beim zerfallenden Bronchuscarcinom, bei der kavernösen Tuberkulose und der Lungengangrän darstellt, sind Aneurysmen des Pulmonalarterienstammes und der großen Aufzweigung selten. Umschriebene Erweiterungen der zentralen Lungenarterienabschnitte betreffen hauptsächlich den Truncus arteriae pulmonalis (80% BOYD u. MCGAVACK, 85% COSTA), 89% DETERLING u. CLAGETT.

Klinisch wird die idiopathische Erweiterung der A. pulmonalis als eigenes Krankheitsbild abgegrenzt, ohne daß es vorerst möglich wäre, eine morphologische Charakterisierung durchzuführen.

Ätiologisch kommen für die Ausbildung pulmonaler Aneurysmen zahlreiche Faktoren in Betracht. GROSSE-BROCKHOFF, LOOGEN u. SCHAEDE unterscheiden:

1. angeborene Angiokardiopathien (Ductus arteriosus apertus, Ventrikelseptumdefekt usw.),

2. angeborene Mißbildung der Arterienwand,

3. erworbene zerstörende Prozesse der Arterienwand, z. B. Lues, Tuberkulose, Arteriosklerose, Mycose, Trauma,

4. pulmonaler Hochdruck infolge Erhöhung des Strömungswiderstandes im kleinen Kreislauf, z. B. Mitralstenose, Emphysem, multiple Embolien.

Die Rolle der Syphilis als ätiologischer Faktor wird wahrscheinlich überschätzt, da eine isolierte Lues der Lungenschlagader im Gegensatz zum gemeinsamen Befall von Aorta und A. pulmonalis sehr selten beobachtet wird und eine Abgrenzung zur rheumatischen Mesaortitis außergewöhnlich schwierig sein kann (FEISCHL).

Unter diesem Gesichtspunkt sind statistische Angaben über die Häufigkeit luischer Pulmonalisaneurysmen kritisch zu beurteilen, die immerhin mit 31,7% (BOYD u. MCGAVACK) oder 39% (DETERLING u. CLAGETT) beziffert werden.

Die rheumatische Genese wurde besonders von CHIARI, FEISCHL; ODINOKOVA, SPITZBARTH u. FASSBAENDER u. a. hervorgehoben.

Mykotische Aneurysmen der Pulmonalarterie entstehen durch Verschleppung infizierter Emboli bei ulcerophlegmonöser Endokarditis. Bevorzugter Sitz dieser Aneurysmen ist die Aufteilungsstelle des Pulmonalarterienstammes in die beiden Hauptäste. Dabei scheint die Persistenz des Ductus arteriosus, die etwa bei 20% von Pulmonalarterienaneurysmen gefunden wird (BJÖRK u. CRAFOORD, BOYD u. MC GAVACK, DETERLING u. CLAGETT), eine wesentliche Rolle zu spielen (KRÜCKEMEYER, 1953). Dies nicht allein wegen einer eventuellen Druckerhöhung, sondern wegen der Möglichkeit einer Einschleppung infizierter Emboli in den kleinen Kreislauf (BARKER, 1954; FEISCHL, 1959; LELLI, 1941; LISSAUER, 1905; OSCHOLD, 1952; PLENCZNER, 1939; STEINBERG, 1933; URBANEK, 1944).

Die subakute Thrombendarteriitis der A. pulmonalis (EDGREN, HÖRA u. WENDT) manifestiert sich wie ein schleichend septisches Krankheitsbild, das eventuell mit Milztumor, Aorteninsuffiizienz, auffälliger A. pulmonalis und möglichen Hinweisen auf eine Ductuspersistenz, Lungeninfarkten und meist hilusnahen Verschattungen bei der Röntgenuntersuchung einhergeht (WOLLHEIM u. ZISSLER).

Die Atherosklerose scheint seltener zu sein. Sie findet sich als Grundlage pulmonaler Aneurysmen in 30% der Fälle bei BOYD und McGAVACK und 23% bei DETERLING und CLAGETT verzeichnet.

Aneurysmen auf der Grundlage einer angeborenen Mißbildung im Sinne einer Gefäßwandhypoplasie sind von COSTA, ESSER u. a. beschrieben, und Pulmonalisektasien bei Arachnodaktylie beobachtet worden (BAER u. Mitarb., 1943; ANDERSON, 1951; KONSCHEGG, 1952; McKUSICK, 1959).

Als sehr selten ist die traumatische Genese von Pulmonalisaneurysmen anzusehen. Bisher sind nur wenige Fälle in der Weltliteratur beschrieben.

Als Ursachen sind Schuß- und Splitterverletzungen (HOHLWEG, MARBLE u. WHITE, SYMBAS u. SCOTT), stumpfe Thoraxtraumen (HORMAERSCHE, HEBERER) und eine Kriegsverletzung unklarer Art (KONJETZNY) angegeben. Zwei dieser Patienten konnten bei peripherem Sitz des Aneurysma (linke Unterlappenarterie und linke posterobasale Segmentarterie) durch Ektomie des linken Unterlappens geheilt werden. HEBERER gelang eine tangentiale Excision des Aneurysma am Stamm der linken Lungenarterie.

Literatur

ANDERSON, A., H. SPENCER, and J. S. STAFFURTH: Dissecting aneurysm and medial degeneration of aorta in Marfan's syndrome. St. Thom. Hosp. Rep. **7**, 146 (1951).
BAER, R. W., H. B. TAUSSIG, and E. H. OPPENHEIMER: Congenital aneurysmal dilatation of the aorta associated with arachnodactyly. Bull. Johns Hopk. Hosp. **72**, 309 (1943).
BARKER, W. F.: Micotic aneurysm. Ann. Surg. **139**, 84 (1954).
BJÖRK, V. O., and C. CRAFOORD: Arteriovenous aneurysm of the pulmonary artery, simulating patent Ductus arteriosus Botalli. Thorax **2**, 65 (1947).
BOYD, L. J., and T. H. Mc GAVACK: Aneurysm of the pulmonary artery; a review of the literature and report of two cases. Amer. Heart J. **18**, 562 (1939).
CHIARI, H.: Zur Kenntnis der Aneurysmen der großen Lungenschlagaderäste. Wien. klin. Wschr. **20**, 692 (1937).
COSTA, A.: Morfologiae patogenesi degli aneurismi dell'arteria pulmonare. (Sopea in caso di voluminose aneurismi multipli del tronce e dei grossi e medirami su base malformativa). Arch. Pat. Chir. med. **8**, 257 (1929) ref. Zbl. allg. Path. path. Anat. **52**, 8 (1931).
DETERLING, jr., R. A., and T. T. CLAGETT: Aneurysm of the pulmonary artery; review of the literature and report of a case. Amer. Heart J. **34**, 471 (1947).
EDGREN: Zit. nach WOLLHEIM und ZISSLER.
ESSER, A.: Seltene Formen von Aneurysmen. Z. Kreisl.-Forsch. **24**, 737 (1932).
FEISCHL, P.: Über Aneurysmen der Arteria pulmonalis. Thoraxchirurgie **7**, 279 (1959).
GROSSE-BROCKHOFF, F., F. LOOGEN und A. SCHAEDE: Angeborene Herz- und Gefäßmißbildungen. In Handbuch der Inneren Medizin, Bd. IX, III. Teil. Berlin-Göttingen-Heidelberg: Springer 1960.
HEBERER, G.: Intrathorakale Aneurysmen. Langenbecks Arch. klin. Chir. **289**, 534 (1958).
HOHLWEG, E.: Operativ geheiltes traumatisches Aneurysma einer Lungenarterie. Chirurg **19**, 373 (1948).
HOMAERSCHE, P.: Aneurysm of pulmonary artery. Rev. méd. Urug. **27**, 316 (1924).
HÖRA, J., u. H. WENDT: Thromboendarteriitis der Lungenschlagader mit multiplen mykotischen Aneurysmen. Wien. Arch. inn. Med. **35**, 249 (1941).
KONJETZNY, T.: Zit. nach SYMBAS u. Mitarb.
KONSCHEGG, TH.: Herz- und Gefäßerkrankungen bei Arachnodaktylie. Wien. klin. Wschr. **49**, 934 (1952).
KRÜCKEMEYER, K.: Über das Vorkommen seltener Aneurysmen der Aorta und ihrer großen Äste. Zbl. allg. Path. path. Anat. **90**, 363 (1953).
McKUSICK, V. A.: The cardiovascular aspects of Marfan's syndrome: a heritable disorder of connective tissue. Circulation **11**, 321 (1955).

Lelli, G.: Multiple mykotische Aneurysmen der Lungenarterien bei ulzeröser Endokarditis der Aortenklappen und offenem Ductus Botalli. Zbl. allg. Path. path. Anat. **77**, 342 (1941).

Lissauer, M.: Über das Aneurysma am Stamme der Pulmonalarterie. Virch. Arch. path. Anat. **180**, 462 (1905).

Marble, H. C., and P. D. White: A case of traumatic aneurysm of the pulmonary artery. J. Amer. med. Ass. **74**, 1778 (1920).

Odinokova, V. A.: A dissecting aneurysm of the pulmonary artery. Arch. path. **18**, 87 (1956).

Oschold, G.: Über einen Fall von Endarteriitis pulmonalis unter dem Bild eines offenen Ductus Botalli bei einem 7$^{1}/_{2}$jährigen Kind. Langenbecks Arch. klin. Chir. **271**, 17 (1952).

Plenczner, S.: Rare case of aneurysm of pulmonary artery. Magy. Röntgen Közl. **13**, 91 (1939).

Spitzbarth, H., u. H. G. Fassbaender: Über die Komplikation eines Falles von solitärem Aneurysma des rechten Hauptstammes der Arteria pulmonalis mit Lungentuberkulose. Z. Kreisl.-Forsch. **38**, 78 (1949).

Steinberg, W.: Zur Kenntnis des mykotischen Aneurysmas der Lungenschlagader. Virch. Arch. path. Anat. **290**, 430 (1933).

Symbas, P. N., and H. W. Scott jr.: Traumatic aneurysm of the pulmonary artery. J. thorac. cardiovasc. Surg. **45**, 645 (1963).

Urbanek, K.: Arch. Kreisl.-Forsch. **13**, 137 (1944).

Wollheim, E., u. J. Zissler: Krankheiten der Gefäße. In Handbuch der Inneren Medizin. Bd. IX/6. Berlin-Göttingen-Heidelberg: Springer 1960.

c) Aneurysmen des Ductus arteriosus Botalli

Das spontane Aneurysma des Ductus arteriosus Botalli zählt zu den großen Seltenheiten unter den Aneurysmen. Cruickshank u. Mitarb. haben 1958 aus der Literatur 60 Fälle zusammengestellt. Seither ist eine Reihe weiterer Beobachtungen bekannt geworden (Fossel, Karesztury u. Mitarb., Molz, Pozzi, Weisser u. a.). Die Unterscheidung in eine infantile und Erwachsenengruppe (Cruickshank) erweist sich wegen der Beziehung der ersteren zu normalen Involutionsvorgängen des Ductus arteriosus als wertvoll.

Die kindliche Form besteht hauptsächlich in kugeligen oder spindelförmigen Erweiterungen des Ductus, die als Zufallsbefund bei der Obduktion verbunden mit Wandblutungen und selten Rupturen zur Beobachtung kamen.

Bei Erwachsenen sind auch klinisch erfaßte Fälle beschrieben worden (Berger u. Mitarb., Cruickshank, Dvorak u. Mitarb., Graham, Scheef, Traum).

In beiden Gruppen kamen zum Teil tödliche Rupturen vor (Birrell, Cruickshank, Guggenheim, Roeder, Scheef, Traum u. a.).

Die für die Aneurysmaentstehung sonst so wesentlichen Mediaveränderungen müssen für den Ductus Botalli als physiologisch angesehen werden, da sie bei der Involution desselben regelmäßig auftreten (Hoffmann; Meyer u. Simon). Trotz der schweren Wandveränderungen der Ductusmedia werden bei der relativen Seltenheit von Aneurysmen des Ductus andere Faktoren für die Entstehung verantwortlich gemacht, die allerdings auf der Basis dieser Wandveränderungen eine Aneurysmabildung auslösen.

Rokitansky nahm an, daß sowohl das Aneurysma wie die Persistenz des Ductus arteriosus Botalli in einem anormalen Involutionsvorgang desselben begründet sind.

Der von den großen Gefäßen abweichende Bau der Ductuswand, verbunden mit Blutdrucksteigerung beim Geburtsakt (Roeder), oder postduktale Verengungen der Aorta im Isthmusbereich (Gruner, Rokitansky) wurden ebenfalls als unterstützendes oder ursächliches Moment bezeichnet.

Eine mykotische Genese der Aneurysmen des Ductus Botalli scheint selten zu sein, doch kommen vor allem bei der Nabelsepsis eitrige Embolien im Ductus vor, die zum Aneurysma führen können (BUHL, HAMMERSCHLAG, HUTCHINSON, LENNOX u. Mitarb., RAUCHFUSS, SCHEEF, THOMA). Selten spielen Traumen (GRAHAM; MACKLER u. GRAHAM) eine Rolle.

Die partielle Persistenz des Ductus arteriosus kommt sowohl am pulmonalen wie aortalen Ende vor (ALTSCHULE, HEBB, HOFFMANN, QUIROGA u. a.) und steht mit dem Obliterationsvorgang in enger Beziehung (CRUICKSHANK, HOFFMANN).

ROKITANSKY und CRUICKSHANK sehen in einem behinderten oder späten spontanen Verschluß des Ductus Botalli den wesentlichen Grund für die Ausbildung eines Aneurysma beim Erwachsenen. Auch die Infektion kann hier eine unterstützende Rolle spielen.

Die beschriebenen Aneurysmen des Ductus Botalli haben nichts mit aneurysmatischen Ausweitungen persistierender Gänge zu tun, die häufig am aortalen Ende zu finden sind.

Zu erwähnen sind postoperative Aneurysmabildungen des Ductus Botalli, die bei Zweitoperationen zum Teil erfolgreich behandelt wurden (EKSTRÖM, HALLMAN u. Mitarb., HOFFMANN u. IRMER, HOLMAN, ROSS, SERVELLE u. Mitarb.). Sie kommen selten nach der Durchtrennung, häufiger bei der Ligiertechnik vor und sind in der Mehrzahl der Fälle mit einer Rekanalisation nach Bildung eines falschen Aneurysma verbunden.

Literatur

ALTSCHULE, M. D.: Aneurysm of the arch of the aorta due to persistence of a portion of the ductus arteriosus in an adult. Amer. Heart J. **14**, 113 (1937).

BERGER, M., C. FERGUSON, and J. HENDRY: Paralysis of the left diaphragm, left vocal cord and aneurysm of the ductus arteriosus in a 7 week old infant. J. Pediat. **56**, 800 (1960).

BIRRELL, J. H. W.: Three aneurysms of the ductus arteriosus in the new-born. Aust. Ann. Med. **3**, 37 (1954).

BUHL: Zit. nach H. ROEDER.

CRUICKSHANK, B., and R. M. MARQUIS: Spontaneous aneurysm of the ductus arteriosus. A review and report of the tenth adult case. Amer. J. Med. **25**, 140 (1958).

DVÓRÁK, L., and M. SCHMITTOVÁ: Aneurysma arteriové dúceje. Klinicko-anatomická studie. Cas. Lék. ces. **92**, 1171 (1953).

EKSTRÖM, G.: Patent ductus arteriosus. In Handbuch der Thoraxchirurgie, Bd. II, S. 439. Berlin-Göttingen-Heidelberg: Springer 1959.

FOSSEL, M.: Mors subita neonatorum durch Ruptur des Ductus Botalli. Verh. dtsch. Ges. Path. **43**, 195 (1959).

GRAHAM, E. A.: Aneurysm of the ductus arteriosus with a consideration of its importance to the thoracic surgeon. Arch. Surg. **41**, 324 (1940).

GRUNER, E.: Über einen Fall von Aneurysma des Ductus arteriosus Botalli mit Parietalthrombus der Aorta. Med. Dissertation, Freiburg 1904.

GUGGENHEIM, A.: Aneurysma des Ductus arteriosus Botalli mit Ruptur. Frankf. Z. Path. **40**, 436 (1930).

HALLMAN, GL.: False aortic aneurysm following closure and suture of a patent ductus arteriosus: successful excision with hypothermia. J. cardiaovasc. Surg. (Torino) **5**, 23 (1964).

HAMMERSCHLAG, E.: Ein Fall von wahrem Aneurysma des Ductus arteriosus Botalli. Virchows Arch. path. Anat. **258**, 1 (1925).

HEBB, R. G.: Aneurysm of ductus arteriosus and atheroma of pulmonary artery. Trans. path. Soc. Lond. **44**, 45 (1893).

HOFFMANN, E.: Die Obliteration des Ductus arteriosus Botalli. Langenbecks Arch. klin. Chir. **306**, 289 (1964).

HOFFMANN, E.: Zur klinischen Bedeutung der partiellen Persistenz des Ductus arteriosus. Zbl. Chir. **89**, 1343 (1964).
— u. W. IRMER: Zweitoperationen am rekanalisierten oder noch offenen Ductus Botalli. Chirurg **35**, 484 (1964).
HOLMAN, E., F. GERBODE, and A. PURDY: The patent ductus: A review of 75 Cases with surgical treatment including an aneurysm of the ductus and one of the pulmonary artery. J. thorac. Surg. **25**, 111 (1953).
HUTCHINSON, R.: A case of aneurysm of the ductus arteriosus. Brit. J. Child Dis. **19**, 85 (1922).
KERESZTURY, S., u. S. SIMARSZKY: Aneurysmen des Ductus Botalli. Zbl. allg. Path. path. Anat. **99**, 68 (1959).
LENNOX, B., and D. MCCARTHY: Aneurysm of the ductus arteriosus and umbilical haemorrhage in the new-born. Arch. Dis. Child **26**, 169 (1951).
MACKLER, S., and E. A. GRAHAM: Aneurysm of the Ductus Botalli as a surgical problem, with a review of the literature and report of an additional case diagnosed before operation. J. thorac. Surg. **12**, 719 (1943).
MEYER, W. W., u. E. SIMON: Die präparatorische Angiomalazie des Ductus arteriosus Botalli als Voraussetzung seiner Engstellung und als Vorbild krankhafter Arterienveränderungen. Virchows Arch. path. Anat. **333**, 119 (1960).
MOLZ, G.: Ruptur des Ductus arteriosus beim Neugeborenen. Allg. Path. **102**, 566 (1961).
POZZI, L.: Aneurismi e dilatatione pseudoaneurismatiche dell dotto arterioso di Botallo. Arch. De Vecchi. Anat. pat. **10**, 145 (1947).
QUIROGA, C.: Partial persistence of the ductus arteriosus. Acta Radiol. (Stockh.) **55**, 103 (1961).
RAUCHFUSS, C.: Über Thrombose des Ductus arteriosus Botalli. Virchows Arch. path. Anat. **17**, 376 (1859).
ROEDER, H.: Die Histogenese des arteriellen Ganges. Arch. Kinderheilk. **33**, 147 (1902).
ROKITANSKY, K. v.: Über die Persistenz des Ductus arteriosus Botalli. Z. K. u. K. Ges. der Ärzte in Wien **20**, 137 (1864).
ROSS, R. S., F. P. FEDER, and F. C. SPENCER: Aneurysms of the previously ligated ductus arteriosus. Circulation **23**, 350 (1961).
SCHEEF, S.: Über die Ruptur eines mykotischen Aneurysma des Ductus Botalli und die röntgenologische Darstellung des erweiterten Ductus beim Säugling. Arch. Kinderheilk. **117**, 234 (1939).
SERVELLE, M. J., P. SOULIE, H. COUMEL, P. ISORNI, J. ROUGEULLE, G. DELAHYE, C. CHAMBATTE, J. GIRARD, H. JANEYU et H. BROWERS: Anéurisme du canal arterial. Poumon **10**, 647 (1954).
THOMA, R.: Über das Aneurysma. Dtsch. med. Wschr. **15**, 310 (1889).
TRAUM, E.: Beitrag zur Bedeutung des Aneurysma des Ductus arteriosus Botalli. Chirurg **2**, 618 (1930).
WEISSER, E.: Aneurysmen des Ductus Botalli und thrombotischer Verschluß der abdominellen Aorta. Frankf. Z. Path. **73**, 149 (1963).

d) Aneurysmen bei der Isthmusstenose

Als bedrohliche Komplikation der Aortenisthmusstenose muß das zusätzliche Auftreten von Aneurysmen gelten. Dabei kommt es bemerkenswerterweise nicht nur zu solchen Bildungen im Bereiche des prästenotischen Hochdruckgebietes, sondern auch in poststenotischen Gefäßabschnitten. EDWARDS u. Mitarb. haben auf Grund der Literatur 122 Aneurysmen bei 106 Patienten ausgewertet und die prozentuale Beteiligung einzelner Gefäßstrecken angegeben. Dabei entfallen auf den prästenotisch gelegenen Aortenabschnitt 32%, den poststenotischen 51% der an der Aorta lokalisierten Aneurysmen. In 17 % findet sich eine Beteiligung anderer Gefäße, besonders der Intercostalarterien.

Die Verteilung von 24 beobachteten Aneurysmen, davon 12 an der Aorta im

Düsseldorfer Krankengut (IRMER u. PATHAK), beteiligte die Aorta poststenotisch in 23,5%, die Aorta ascendens inklusive des Sinus valsalvae in 11,75%. Die restlichen Beobachtungen waren Aneurysmen der Intercostalarterien.

Die hohe Widerstandsfähigkeit der Aortenwand gegen den intravasalen Druck läßt eine pathogenetische Verwertung der Druckerhöhung nur dann zu, wenn man eine Schädigung der Media congenital (FAJERS) oder durch eine Hypertension bedingt in Betracht zieht. Der hohe Prozentsatz von Entwicklungsstörungen, die mit Mißbildungen der Aortenwand verknüpft sind (ABBOTT), würde auch eine Minderwertigkeit der Aortenwand erklären (BURMAN). Für die poststenotisch gelegenen Aneurysmen werden sekundäre Wandveränderungen auf dem Boden der Dilatation (EDWARDS) angenommen. Diese Ansicht gewinnt deswegen Gewicht, weil Aneurysmen vor der Adoleszenz kaum zu finden sind und daher dem Zeitfaktor für ihre Entstehung wesentliche Bedeutung zukommt.

Auch Ernährungsstörungen der Gefäßwand und die Auswirkung der poststenotischen Turbulenz sind als mögliche Ursache der Aneurysmenbildung bei der Isthmusstenose beachtet worden.

Unter Aneurysmen bei Isthmusstenose fanden SKANDALAKIS u. Mitarb. 63 poststenotische, von denen 45 operiert wurden. Bei 21 Fällen war eine End-zu-End-Anastomose möglich; 24 Fälle erforderten eine Transplantation. Bei 55 nicht operierten Patienten trat der Tod bei einem Durchschnittsalter von 28,7 Jahren, in 48 Fällen durch Ruptur des Aneurysma ein. Darunter fanden sich 30 sakkuläre und 18 dissezierende Aneurysmen. Bei den operierten Patienten betrug die primäre Mortalität 15,5%. Auch im Düsseldorfer Krankengut hat sich die Mortalität bei Vorliegen von Aneurysmen, gleich welcher Lokalisation, inklusive Spätmortalität auf 23,3% erhöht (IRMER u. PATHAK).

Erworbene Verengungen der Aorta sind im Erwachsenenalter äußerst selten. Bisher sind erworbene Stenosen der Brustaorta auf dem Boden einer lokalen Medianekrose mit sekundärer Thrombose (ULLAL u. BRAIMBRIDGE) und nach Stichverletzung und konsekutiver Thrombose (NEWBY u. Mitarb.) bekannt geworden. Restenosen nach Operationen von Aortenisthmusstenosen sind in unserem eigenen Krankengut sowohl nach End-zu-End-Anastomose wie alloplastischer Implantation aufgetreten und zum Großteil erfolgreich nachoperiert worden (IRMER u. PATHAK).

Ein akuter thrombotischer Verschluß der Brustaorta wurde bei Isthmusstenose beobachtet und führte zum akuten Linksversagen. Der Operierte überstand den Eingriff nach intensiver Vorbereitung. Er wurde geheilt.

e) Symptomatologie, Diagnose und Komplikationen bei Aortenaneurysmen

Die *Symptome* von Aortenaneurysmen sind leider sehr uncharakteristisch. BRINDLEY und STEMBRIDGE haben retrospektiv Atemnot und Schmerzen in etwa 50% ihrer Fälle gefunden. Husten, Mattigkeit, die Beobachtung eines pulsierenden Tumors, ein Zug an der Trachea im Sinne des Olliver Cardarellischen Symptoms, Schwirren oder gar ein durch das Aneurysma verursachtes Geräusch sind in einer praktisch kaum verwertbaren Häufigkeit vertreten. Bei postoperativen Aneurysmen war des öfteren eine Rekurrensparese hinweisend. Es ist nicht verwunderlich, daß die Diagnose vielfach zufällig oder erst bei der Obduktion gestellt wird. Die Schmerzen führen oft zu Verwechslungen mit Intercostalneuralgien, pleuritischen Beschwerden oder anginösen Schmerzen. Auch die Atemnot läßt beim Durchschnittsalter der Patienten andere harmlosere Erklärungen zu. Meist führt eine klinische Untersuchung über eine Verdachtsdiagnose nicht hinaus.

Die *Diagnose* eines Aneurysma und seine genaue Lokalisation erfordert in der Regel den Einsatz mehrerer röntgenologischer Untersuchungsmethoden (Abb. 67). Die Abgrenzung von Mediastinaltumoren, Bronchialcarcinomen oder pseudoaneurysmatischen Veränderungen großer Gefäße, die durch Elongation, Buckelbildung und Schlängelung zustande kommen, kann ohne Angiogramm meist nicht durchgeführt werden (STEVENS, 1958; CONNOLLY u. Mitarb., 1962).

Sieht man von Komplikationen durch das Grundleiden und Kompressionen benachbarter Strukturen ab, so stellt die *Ruptur* eines Aneurysma die *dramatischste Komplikation* dar. Die Ruptur thorakaler Aneurysmen erfolgt entweder in Körperhöhlen (Pleura, Perikard) oder in Hohlorgane, Oesophagus, Trachea, Bronchien oder Blutgefäße (A. pulmonalis, V. cava superior). Entsprechend der Syntopie des Aneurysma zu benachbarten Strukturen ist die Perforation in Herzbeutel, Pleurahöhlen, Trachea und linken Hauptbronchus besonders bei Aneurysmen im Bogenbereich häufig. Distaler gelegene Aneurysmen der Aorta descendens bevorzugen linke Pleurahöhle, Oesophagus und linken Hauptbronchus.

Die Ruptur löst in der Regel starke Schmerzen aus, die auf die Lokalisation derselben hinweisen. Meist sterben die Patienten in kurzer Zeit im Verblutungsschock. Manchmal kommt es aber nur zu dezenten Rupturblutungen in Lunge oder Oesophagus, die sogar Wochen oder Monate intermittierend anhalten. Die Ausbildung aortopulmonaler oder aortocavaler Fisteln kann für längere Zeit überlebt werden.

Auch postoperative Aneurysmen nach der Operation von Isthmusstenosen oder offenen Ductus arteriosi Botalli können durch solche dezenten Rupturblutungen in Erscheinung treten.

Während die kausale Verknüpfung rupturierter, postoperativer Aneurysmen mit Hämoptoe oder Hämatemesis leicht gelingt, können bei anderen Fällen diagnostische Schwierigkeiten entstehen.

f) Indikation zur Operation thorakaler Aneurysmen

Für die Indikation zur Operation thorakaler Aneurysmen scheint die Ätiologie der Aneurysmenbildung von grundlegender Bedeutung. Die Annahme, daß chirurgisch unbehandelte Aneurysmen innerhalb kurzer Zeit in der überwiegenden Mehrzahl rupturieren, beruht zum Teil auf statistischen Angaben vor der Antibioticaära und einer grundsätzlich durchgeführten antiluetischen Therapie.

Nach den Angaben von JOYCE u. Mitarb. bedürfen solche Vorstellungen einer kritischen Prüfung und Korrektur.

Es zeigt sich, daß Patienten mit degenerativen Gefäßerkrankungen häufiger ihren Grundleiden erliegen als einer Ruptur des Aneurysma. Die Resektion eines Aneurysma beseitigt aber nur die lokale Folgeerscheinung einer Gefäßerkrankung ohne die letztere selbst in ihrer Prognose beeinflussen zu können.

Bei Annahme einer praktisch absoluten Operationsindikation unter Einschluß von Patienten, die bereits mehr oder weniger generelle Auswirkungen des Gefäßleidens oder die Beeinträchtigung wichtiger Organfunktionen aufweisen, bewegt sich zwangsläufig die primäre Operationsmortalität in einer sehr belastenden Größenordnung. Allmählich vorliegende Berichte über das Schicksal operierter Patienten über längere Zeiträume (7 Jahre) zeigen, daß die Mortalität inklusive Spätmortalität bei Berücksichtigung aller Lokalisationen an der thorakalen Aorta 50% erreicht (VASKO u. Mitarb.).

Eine absolute Operationsnotwendigkeit besteht daher wohl nur bei der Aortenruptur.

Bisher an wenigen Fällen gemachte Erfahrungen zeigen, daß es gelingen kann, akute dissezierende Aneurysmen durch sedierende und blutdrucksenkende Pharmaka in das chronische Stadium überzuführen.

Diese konservative Möglichkeit zur Behandlung akuter dissezierender Aneurysmen sollte besonders dann in Betracht gezogen werden, wenn ausgedehnte, weit nach distal reichende Dissektionen vorliegen, die eine Radikaloperation nicht zulassen oder schwere Begleiterkrankungen die Prognose zusätzlich verschlechtern.

Für die Aneurysmen anderer Genese gilt es, Ätiologie und Lokalisation sinnvoll abzuwägen und den Zustand der wichtigsten Organsysteme zu beurteilen, um eine klare Einstellung zur Operationsindikation zu gewinnen. In den statistischen Ermittlungen von JOYCE u. Mitarb. bei 107 Patienten mit thorakalen Aneurysmen konnte das Schicksal bei 98 (91%) verfolgt werden.

In 59 von 71 Todesfällen konnte auf die Todesursachen Bezug genommen werden. 32% starben durch Ruptur des thorakalen Aneurysma, 22% erlagen einer Erkrankung der Hirngefäße, 17% einer solchen der Coronararterien, und bei 5% war es zur Ruptur eines zusätzlich bestehenden abdominellen Aneurysma gekommen. Nach 5 Jahren fanden sich noch 50% Überlebende. Bei einer Aufschlüsselung verschiedener Faktoren kommt vor allem der negative Einfluß begleitender cardiovasculärer Erkrankungen und einer diastolischen Blutdruckerhöhung zum Ausdruck.

Während Lokalisation und Form der Aneurysmen offenbar ohne Einfluß auf die Überlebenszeiten bleiben, ist die Größe eines Aneurysma über 6 cm Durchmesser und das Vorhandensein von Symptomen äußerst ungünstig zu beurteilen.

Die intravitale Diagnose und erfolgreiche chirurgische Behandlung von spontanen Aortenrupturen zählt bisher zu den großen Seltenheiten.

DE PROPHETIS (1959) konnte erstmalig über die erfolgreiche chirurgische Therapie eines tuberkulösen, in die Lunge rupturierten Aortenaneurysma berichten. Postoperative rupturierte falsche Aneurysmen nach Operationen von Isthmusstenosen sind von DAVEY (1962) und GARRETT (1965) erfolgreich operiert worden.

Auch bei Aneurysmen des Aortenbogens gelang in Einzelfällen im Stadium der Ruptur eine erfolgreiche Versorgung (DE BAKEY, 1962) oder sogar der totale alloplastische Bogenersatz (HEBERER, 1964). Über einen gelungenen Eingriff bei Ruptur eines thorakalen Aneurysma in Oesophagus und Bronchus berichtete JOHANSSON. Auch Perforationen von Aortenaneurysmen in die Pulmonalarterie (GIACOBINE u. COOLEY) und eines falschen Bogenaneurysma in die Vena brachiocephalica (BORST) konnten erfolgreich behandelt werden.

Die Resektionsbehandlung einer spontanen Ruptur der Aorta descendens auf atheromatöser Basis nach einem Thorax-Oberbauchtrauma gelang COSIO-PASCAL u. Mitarb.

Literatur

ABBOTT, M. E.: Coarctation of the aorta. II. Statistical study and historical retrospect of 200 recorded cases, with autopsy of stenosis or obliteration of the descending aorta. Amer. Heart J. **3**, 392 (1928).

BORST, H. G., A. SCHAUDIG, and W. RUDOLPH: Arteriovenous fistula of the aortic arch: repair during deep hypothermia and circulatory arrest. J. thorac. cardiovasc. Surg. **48**, 443 (1964).
BRINDLEY, P., and V. A. STEMBRIDGE: Aneurysms of the aorta, a clinico-pathologic study of 369 necropsy cases. Amer. J. path. **32**, 67 (1956).
BURMAN, S. O.: Medial degeneration and its relation to dessecting aneurysms. Surg. Gynec. Obster., int. Abstr. Surg. **110**, 1 (1960).
CONNOLLY, J. E.: Diagnosis and treatment of thoracic aneurysms. J. Amer. med. Ass. **179**, 615 (1962).
COSIO-PASCAL, M., and M. CARDOSO: Rupture of the aorta into the left lung. J. thorac. cardiovasc. Surg. **51**, 834 (1966).
DAVEY, M. G.: Aortopulmonary fistula due to failure of an Ivalon graft for coarctation of the aorta. Thorax **17**, 363 (1962).
DEBAKEY, M. E., W. S. HENLEY, D. A. COOLEY, E. S. CRAWFORD, G. L. MORRIS, and A. C. BELL: Aneurysms of the aortic arch: Factors influencing operative risk. Surg. Clin. N. Amer. **42**, 1543 (1962).
DE PROPHETIS, N., H. V. ARMITASE, and E. D. TRIBOLETTI: Rupture of tuberculous aortic aneurysm into lung. Ann. Surg. **150**, 1046 (1959).
EDWARDS, B. F., S. W. GRAY, W. A. HOPLINS, B. M. DAVIS, and J. E. SKANDALAKIS: Coarctation of the aorta complicated by the formation of an aneurysm. Surgery **52**, 444 (1962).
FAJERS, C. M.: Aortic coarctation with patchy aortic medianecrosis and a dissecting aneurysm in abdominal aorta. Acta path. microbiol. scand. **39**, 305 (1956).
GARRETT, H. E., R. K. RICKS, J. M. LEWIS, J. F. HOWELL, and M. E. DEBAKEY: Hemoptysis secondary to aortopulmonary fistula. A report of two cases of successful treatment by operation. J. thorac. cardiovasc. Surg. **49**, 588 (1965).
GIACOBINE, J. W., and D. A. COOLEY: Surgical treatment of aorticopulmonary fistula secundary to aortic arch aneurysm. Report of successful case. J. thorac. Surg. **39**, 131 (1960).
HEBERER, G.: Aneurysmen. In HEBERER, G., G. RAU und H. H. LÖHR: Aorta und große Arterien, S. 631. Berlin-Heidelberg-New York: Springer 1966.
IRMER, W., u. N. C. PATHAK: Bericht über 360 operierte Aortenisthmusstenosen und die Begleitfehler, Früh- und Spätkomplikationen sowie Zweitoperationen. Ergebn. Chir. Orthop. **46**, 167 (1964).
JOHANSSON, L.: Surgery of aortic aneurysms. Analysis of 36 operative cases. Acta chir. scand. **128**, 630 (1964).
JOYCE, J. W., J. F. FAIRBAIRN, II, O. W. KINCAID, and J. C. JÜRGENS: Aneurysms of the thoracic aorta. A clinical study with special reference to prognosis. Circulation **29**, 176 (1964).
NEWBY, J. P., M. H. GESINK, and M. M. NEWMAN: Posttraumatic acquired coarctation of the descending thoracic aorta. J. thorac. cardiovasc. Surg. **51**, 883 (1966).
SKANDALAKIS, J. E., B. F. EDWARDS, S. W. GRAY, B. M. DAVIS, and W. A. HOPKINS: Coarctation of aorta with aneurysm — collective review. Int. Abstr. Surg. **111**, 307 (1960).
STEVENS, G. M.: Buckling of aortic arch, pseudocoarctation, kinking: Roentgenographic entity. Radiology **70**, 67 (1958).
ULLAL, S. R., and M. V. BRAIMBRIDGE: Acquired coarctation of the thoracic aorta due to calcified thrombus. Ann. Surg. **162**, 246 (1965).
VASKO, J. S., F. C. SPENCER, and H. T. BAHNSON: Aneurysm of the aorta treated by excision. Review of 237 cases followed up to seven years. Amer. J. Surg. **105**, 793 (1963).

3. Traumatische Aortenruptur

Mit zunehmender Dichte des Schnellverkehrs häufen sich derartige Verletzungen. Sie sind Folgen von starken Decelerationswirkungen. Bei abrupten Geschwindigkeitsänderungen bewegen sich die unterschiedlich stark fixierten Gefäßabschnitte gegeneinander, die auftretenden Spannungen zerreißen die Gefäßwände. Für die

Aorta hat ZEHNDER verschiedene Unfallmechanismen kritisch untersucht. Er kam zu dem Schluß, daß das Aortenrohr durch sechs zu unterscheidende Unfallmechanismen zerreißen kann. Diese unfallmäßig auftretenden Vorgänge sind: Horizontale und vertikale Decelerationen mit Thoraxkontusion, die reine Form des Decelerationsunfalles (Sturz aus großer Höhe, Sturz auf den flachen Rücken), Verschüttung, Kompression, direkte Gewalt gegen den Thorax und Explosionsunfall. Neben diesen allgemein anerkannten Ursachen werden der sog. Peitschenhiebmechanismus, die kinetische Energie der Blutsäule und die Zerreißung durch plötzlichen Druckanstieg in der Aorta diskutiert.

Aortenrupturen bei stumpfen Thoraxtraumen sind nicht selten. STRASSMANN errechnete ihre Häufigkeit bei 7000 Obduktionen von Verkehrstoten in New York mit 1%. In der Chirurgischen Klinik Düsseldorf wurden seit 1954 vier frische Rupturen der Aorta und zwölf Aneurysmen der Aorta nach Ruptur beobachtet und behandelt (DERRA, BAUMGARTL, GREMMEL u. IRMER).

Während JACKSON und SLAVIN noch 1953 annahmen, daß Aortenzerreißungen bei stumpfen Gewalten ohne vorhergehende Mediaerkrankungen nicht vorkämen, besteht heute volle Klarheit darüber, daß jede gesunde Aorta bei einer entsprechenden stumpfen Gewalteinwirkung zerreißen kann.

Ursachen für Aortenrupturen bei stumpfen Gewalteinwirkungen sind, einer Sammelstatistik über 484 Fälle folgend (BINET u. LANGLOIS; DERRA, BAUMGARTL, GREMMEL u. IRMER; STRASSMANN), Verkehrsunfälle (68%), Stürze aus größerer Höhe (18,5%), Thoraxquetschungen durch Steinfall oder Verschüttung (2,9%) und andere Gewalteinwirkungen (8,7%).

Die Kontinuitätstrennung der Aorta ist, bezogen auf die Gefäßwand, komplett oder inkomplett, bezogen auf die Circumferenz total oder partiell.

Von 484 stumpftraumatischen Aortenzerreißungen waren 24% in der Aorta ascendens, 5% im Aortenbogen, 58% in der Isthmusgegend und 13% in der Aorta descendens. Multiple Rupturen der Aorta descendens beschrieben PARMLEY, BINET u. LANGLOIS, eine Zerreißung der A. anonyma FENZ. Während gesunde Aorten bei entsprechenden stumpfen Gewalteinwirkungen vornehmlich in der Isthmusgegend rupturieren, zerreißen stark degenerativ veränderte Aorten meist im aufsteigenden Abschnitt knapp oberhalb der Aortenklappen (DERRA, BAUMGARTL, GREMMEL u. IRMER; KLOTZ u. SIMPSON; STRASSMANN).

Komplette partielle oder totale Aortenrupturen sind wegen der plötzlichen großen Blutung ins Mediastinum oder in eine der Pleurahöhlen praktisch immer tödlich. Inkomplette partielle oder totale Rupturen können überlebt werden. Adventitia und Pleura decken vorerst noch den Wanddefekt. Ausdehnung des Aortenrisses, Ausmaß und Geschwindigkeit der Blutgerinnung im subpleuralen Hämatom sowie zusätzliche Schädigungen durch Nebenverletzungen, Umlagerungen, Hustenstöße und andere ruckartige Bewegungen entscheiden in den ersten Tagen darüber, ob das subadventitielle Hämatom die noch vorhandene Hülle sprengt oder ob sich durch Fibrinablagerung mit nachfolgender bindegewebiger Umwandlung ein Aneurysma spurium entwickelt. Die Bildung eines Aneurysma dissecans nach inkompletten Rupturen wurde ebenfalls beobachtet (ASCHOFF; OPPENHEIM; RICE u. WITTSTRUCK). ZEHNDER schätzt, daß 20 bis 50% der Verletzten mit Aortenrupturen die Verletzung überleben. STRASSMANN dagegen führt an, daß 82% der Verletzten in der ersten Stunde nach dem

Unfall, 8% während der folgenden Stunde sterben und nur 10% eine größere Zeitspanne überleben.

Die Erscheinungen nach Aortenrupturen bei stumpfen Gewalteinwirkungen sind in den ersten Stunden nach der Verletzung uncharakteristisch, und oft werden diese Symptome durch Zeichen überdeckt, welche auf Schock und Nebenverletzungen zu beziehen sind. Verdächtig auf eine Aortenverletzung nach adäquater Gewalteinwirkung sind intrascapulärer Rückenschmerz, Schmerzen im Brustkorb, Atemnot, Gefäßgeräusche, Puls- und Blutdruckdifferenzen an den Extremitäten und Schluckbeschwerden infolge Oesophaguskompression. Es gibt aber auch Fälle, bei denen die Aortenruptur keine einzige der genannten Erscheinungen auslöst.

Wertvolle Hinweise gibt die Röntgenuntersuchung. Sie deckt verdächtige Blutansammlungen im Mediastinum oder in den Pleurahöhlen auf und läßt die charakteristische unscharfe Verbreiterung des Aortenschattens durch das Rupturhämatom leicht erkennen. Der doppelt oder dreifach konturierte Aortenrand, als Ausdruck des paraaortalen Hämatoms interpretiert (GREMMEL u. VIETEN, GROSSE-BROCKHOFF u. KAISER, LAYERING, WYMAN), kann täuschen (DERRA, BAUMGARTL, GREMMEL u. IRMER). Die sicherste Methode zum Nachweis einer Aortenruptur ist die gezielte Angiokardiographie durch einen in der A. pulmonalis liegenden Herzkatheter (s. S. 128).

Wegen der uncharakteristischen Symptome und wegen der Schwierigkeiten des operativen Eingriffes sind Mitteilungen über erfolgreiche Operationen bei frischen Aortenrupturen selten (DSHANELIDSE; JAHNKE, FISHER u. JONES; KRAFT-KINZ, KRONBERGER u. TSCHERNE; PASSARO u. PACE; SPENCER; STELZNER).

Literatur

ASCHOFF, L.: Die plötzlichen Todesfälle vom Standpunkt der Dienstbeschädigung. Mil.-ärztl. Sachverständ.-Tätigkeit II, 297 (1917).
BINET, J. P., et J. LANGLOIS: Les ruptures traumatiques de l'aorte thoracique a paroi saine. J. Chir. (Paris) **82**, 667 (1961).
DERRA, E., F. BAUMGARTL, H. GREMMEL und W. IRMER: Stumpfe Verletzungen der Aorta thoracalis. Geburtstagsfestschrift f. BÜRKLE DE LA CAMP. Stuttgart: Enke Verlag 1965.
DSHANELIDSE, J.: Zit. nach DERRA, E., F. BAUMGARTL, H. GREMMEL und W. IRMER.
FENZ, H.: Ein Fall von traumatischer Ruptur der Arteria anonyma. Zbl. Chir. **56**, 3203 (1929).
GREMMEL, H., et H. VIETEN: Les aneurismes traumatiques de l'aorte thoracique. Roentgen Europ. **3**, 13 (1962).
GROSSE-BROCKHOFF, F., u. K. KAISER: Herzschädigung durch stumpfe Gewalteinwirkung. In MOHR u. STAEHELIN: Handbuch der Inneren Medizin, Bd. 9/II. Berlin-Göttingen-Heidelberg: Springer 1960.
JACKSON, A., and M. SLAVIN: Dissecting aneurysm of the aorta; report of six cases with etiopathologic and diagnostic considerations. Angiology **4**, 357 (1953).
JAHNKE, E. J., G. W. FISHER, and R. C. JONES: Acute traumatic rupture of the thoracic aorta. Report of six consecutive cases of successful early repair. J. thorac. cardiovasc. Surg. **1**, 63 (1964).
KLOTZ, O., and W. SIMPSON: Spontaneous rupture of the aorta. Amer. med. Sci. **184**, 455 (1932).
KRAFT-KINZ, J., L. KRONBERGER und H. TSCHERNE: Primäre operative Versorgung bei querem, traumatischem Abriß der Aorta thoracalis an typischer Stelle. Zbl. Chir. **28**, 1112 (1963).
LAYERING: Zit. nach BINET, J. P., et J. LANGLOIS.
OPPENHEIM, F.: Gibt es eine Spontanruptur der Aorta und wie kommt sie zustande? Münch. med. Wschr. **1918**, 1234.
PARMLEY, L. F., T. W. MATTINGLY, W. C. MANION, and E. J. JAHNKE: Non-penetrating traumatic injury of the aorta. Circulation **17**, 1086 (1958).
PASSARO, E., and W. G. PACE: Traumatic rupture of the aorta. Surgery **41**, 787 (1959).

RICE, W., and K. WITTSTRUCK: Acute hypertensive and delayed traumatic rupture of the aorta. J. Amer. med. Ass. **147**, 915 (1951).
SPENCER, F. C., P. F. GUARIN, M. A. BLAKE, and H. T. BAHNSON: Clinical experiences with 15 patients with traumatic rupture of the thoracic aorta. J. thorac. Surg. **41**, 25 (1961).
STELZNER, F., u. K. HORATZ: Erfolgreiche Naht einer Schußverletzung der extraperikardialen Aorta ascendens. Thoraxchirurgie **10**, 632 (1963).
STRASSMANN, G.: Traumatic rupture of aorta. Amer. Heart J. **33**, 508 (1947).
WYMAN, A. C.: Roentgenologic diagnosis of traumatic rupture of the thoracic aorta. Arch. Surg. **66**, 656 (1953).
ZEHNDER, M. A.: Zerreißfestigkeit und Elastizität der Aorta. Beitrag zur traumatischen Aortenruptur. Schweiz. med. Wschr. **85**, 203 (1955).
— Delayed posttraumatic rupture of the aorta in a young healthy individual after closed injury; mechanical-etiological considerations. Angiology **7** (3), 252 (1956).
— Zur Nahttechnik bei Rupturen und Resektion der thorakalen Aorta unter Erhaltung der Zirkulation; temporärer intravasaler Einschiebetubus; Aortengriffklemme für intraaortale Transfusionen; tierexperimentelle Untersuchungen. Schweiz. med. Wschr. **87**, 1017 (1957).
— Aortenruptur bei stumpfem Thoraxtrauma. Helv. chir. Acta **26**, 442 (1959).
— Zwei weitere Fälle von Aortenruptur bei stumpfem, geschlossenem Thoraxtrauma. Schweiz. med. Wschr. **90**, 1282 (1960).
— Symptomatologie und Verlauf der Aortenruptur bei geschlossener Thoraxverletzung anhand von 12 Fällen. Thoraxchirurgie **8**, 1, 47 (1960).

4. Die Therapie von Aortenrupturen und Aneurysmen

Bei der operativen Behandlung von Aneurysmen ist die Abklemmungszeit der Aorta von entscheidender Bedeutung, damit ischämische Schäden an Hirn und Rückenmark sowie Nieren vermieden werden.

Unter *normothermen Bedingungen* zu operieren, ist nur in Notsituationen vertretbar. Die Abklemmung distal der Arteria subclavia wird meist nicht länger als 20 min toleriert. Einzuflechten ist hier allerdings, daß COOLEY, DE BAKEY und BAHNSON offenbar unter günstigen Bedingungen sogar bis zu 60 min ohne nachteilige Folgen unterbrechen konnten. In Normothermie kann bedarfsweise eine Kunststoffröhre eingesetzt werden, die den zu resezierenden Teil umgeht. Vereinzelt wurde der Umgehungskreislauf nach der Resektion des Aneurysma belassen (Abb. 106).

In der Regel muß entweder in *Oberflächenhypothermie* oder mit *Hilfe eines extrakorporalen Umgehungskreislaufes* operiert werden.

Die Hypothermie (30° C) erweitert die Toleranzgrenze mit Sicherheit auf 45 min und unserer Erfahrung nach auf mehr als 45 min bis zu 90 min. In diesem Zeitraum haben wir bisher bei 16 resezierten traumatischen und 8 postoperativen Aortenaneurysmen bei einer Temperaturminderung auf 30° C keine Schäden neurologischer Art erlebt. Die Tatsache, daß das Blut nicht heparinisiert wird, ist vorteilhaft.

Die *atriofemorale extrakorporale Umleitung* des Blutes, wie sie in Abb. 104 dargestellt ist, wird von DOBELL, FLEISCHHAKER; FORESEE u. BLAKE; STONEY u. a. insbesondere bei Aussackungen der deszendierenden Aorta empfohlen, wobei selbstverständlich heparinisiert werden muß. HUME und PORTER empfehlen die Anwendung eines cavo-femoralen By-pass an Stelle des kardiofemoralen Verfahrens. Die Kanülierung der A. und V. femoralis für eine femorofemorale extrakorporale Zirkulation kann bei akuten Fällen rasch vorgenommen werden und bietet offenbar wesentliche Vorteile bei dringlicher Bekämpfung eines hämorrhagischen Schocks.

Bei Anwendung der *tiefen Hypothermie* (16° C) nach DREW, die nach Sistieren von Atem- und Herztätigkeit in vorteilhafter Weise ein völlig blutleeres Operationsgebiet liefert, ist daran zu erinnern, daß nach Ablauf von 35 bis 45 min Gefahren resultieren, die wesentlich längere Operationszeiten unzweckmäßig erscheinen lassen. Bei sehr schwierig gelagerten Fällen einer proximalen Lokalisation des Aneurysma bietet die tiefe Hypothermie die Möglichkeit, im Kreislaufstillstand zu operieren. Beim Sistieren der Perfusion für länger als 30 min ist zum Schutze von Gehirn und Myokard eine

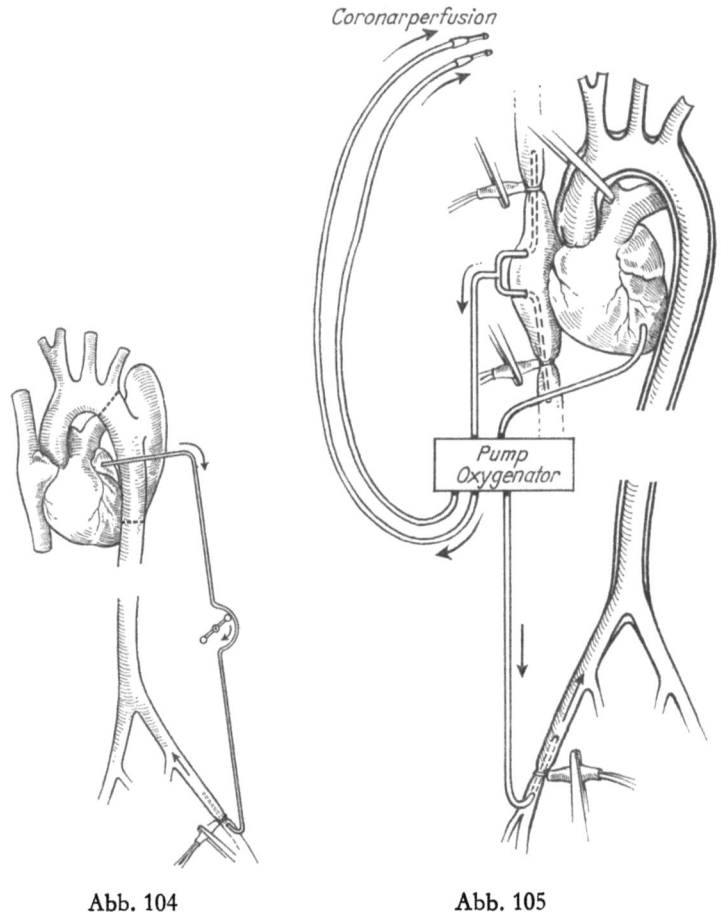

Abb. 104   Abb. 105

Abb. 104. Atriofemorale extrakorporale Blutumleitung
Abb. 105. Extrakorporale Zirkulation mit Coronarperfusion

Perfusion dieser Organe über eine zweite arterielle Linie zu empfehlen (BARNARD u. SCHRIRE).

Aneurysmen im ascendierenden Teil der Aorta verlangen die Anwendung der Herz-Lungenmaschine mit zeitweiliger Coronarperfusion. Abb. 105 gibt die Situation im Schema wieder.

In *Normothermie* oder in *Oberflächenunterkühlung* auf 30° C kann der zu resezierende Aortenteil ohne weitere extrakorporale Hilfsmittel durch temporäre Implantation einer proximal und distal umgehenden Kunststoffröhre aus der Zirkulation ausgeklemmt werden. Sind die Aa. carotides mitbefallen, so muß von der Überbrückungsprothese aus eine Verbindung zum Gehirn hergestellt werden. Unter Umständen kann die Umgehung aus Kunststoff nach Resektion des Aneurysma belassen werden (Abb. 106). KREMER hat auf diese Art in der Düsseldorfer Klinik zweimal einen totalen und einmal einen partiellen Ersatz des Aortenbogens vorgenommen. In Ermanglung ausreichender Empirik kann zur Zeit noch keine bestimmte Methodik mit genügender Überzeugung als eindeutig überlegen hingestellt werden.

Operationsziel ist die Excision des Aneurysma mit Wiederherstellung der Kontinuität. Palliative Eingriffe, wie Umwicklungen mit Fascie, Perikard oder Kunststoff gehören zu den Noteingriffen. Eventuell kann eine kleine Öffnung im Aortenrohr nach Abtragen des falschen Aneurysmasackes durch *Aufnähen eines Kunststoff-*

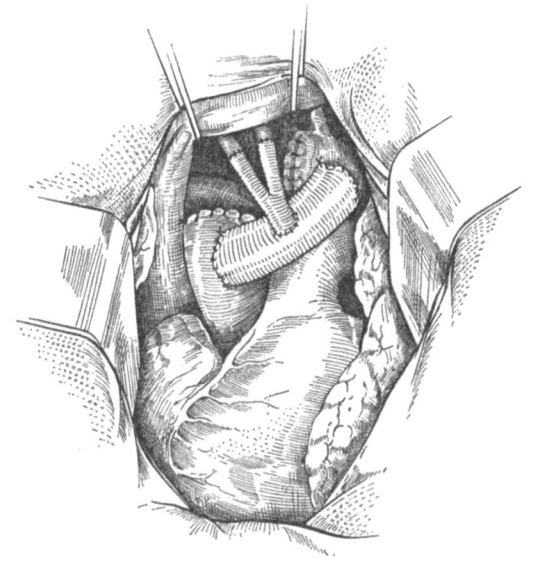

Abb. 106. Umgehungsprothesen nach Operation eines Aortenaneurysma

flickens aus Weavenit geschlossen werden, was uns zweimal gelang. Desgleichen haben wir zwei Perforationen nach Katheterung, die bluteten, mit Weavenit-Flicken geschlossen. Je nach Situation kommen auch heute noch *tangentiale Abtragungen* in Frage. Die konservativen Verfahren sollten nicht ganz in Vergessenheit geraten, denn dreimal gelangen im eigenen Erfahrungsgut *Endaneurysmorrhaphien* (IRMER u. HOFFMANN; IRMER u. PATHAK), bei denen überhaupt kein Fremdmaterial benötigt wurde.

Bei aneurysmatischen Aussackungen von Isthmusstenosen und auch bei kleineren falschen Aneurysmen infolge Nahtundichtigkeit ist an die Möglichkeit zu denken, ein Stück der erweiterten Arteria subclavia autoplastisch einzupflanzen, was wir dreimal erfolgreich praktizierten.

Im allgemeinen wird man nach der Resektion von Aneurysmen die Einpflanzung von alloplastischen Röhren nicht vermeiden können. Wir verwenden heute Weavenit-Prothesen. Dieselben werden durch hintere Blalock-Nähte und vordere überwendliche Vernähung mit den beiden Aortenenden vereinigt.

Literatur

Bahnson, H. T.: Resection of aortic aneurysms without the use of hypothermia or shunts. Trans. Amer. Coll. Cardiol. 5, 139 (1955).

Barnard, C. N., and V. Schrire: The surgical treatment of acquired aneurysm of the thoracic aorta. Thorax 18, 101 (1963).

Cooley, D. A., M. E. DeBakey, and G. C. Morris jr.: Controlled extracorporal circulation in surgical treatment of aortic aneurysm. Ann. Surg. 146, 473 (1957).

Dobell, A. R., E. A. Mc Naughton, and E. F. Crutchlow: Successful early treatment of subadventitial rupture of thoracic aorta. New Engl. J. Med. 270, 410 (1964).

Drew, C. E., G. Keen, and D. B. Benazon: Profound hypothermia. Lancet 1959 I, 745.

— — — Profound hypothermia in cardiac surgery. Brit. med. Bull. 17, 37 (1961).

Fleischhaker, R. J., J. H. Mazur, and B. F. Baisch: Surgical treatment of acute traumatic rupture of the thoracic aorta. J. thorac. cardiovasc. Surg. 47, 289 (1964).

Foresee, J. H., and H. A. Blake: The recognition and management of closed chest trauma. Surg. clin. N. Amer. 38, 1545 (1958).

Hume, D. M., and R. R. Porter: Acute dissecting aneurysms. Surgery 53, 122 (1963).

Irmer, W., u. N. C. Pathak: Bericht über 360 operierte Aortenisthmusstenosen und die Begleitfehler, Früh- und Spätkomplikationen sowie Zweitoperationen. Ergebn. Chir. Orthop. 46, 167 (1964).

—, u. E. Hoffmann: Rekonstruktive Eingriffe am arteriellen Gefäßsystem. Langenbecks Arch. klin. Chir. 313, 818 (1965).

Kremer, K.: Verletzungen der thorakalen Aorta. Klin. Med. (Wien) 17, 90 (1962).

Stoney, R. J., B. R. Benson, and J. V. Redington: Rupture of thoracic aorta due to closed chest trauma. Arch. Surg. 89, 840 (1964).

5. Aneurysma dissecans

Unter Aneurysma dissecans versteht man eine Aufspaltung des Aortenrohrs oder von Gefäßen des elastischen Typs in der Längsrichtung durch eine intramurale Hämatombildung. Dazu gesellt sich in der überwiegenden Mehrzahl der Beobachtungen ein Intimariß, der eine Verbindung zum eigentlichen Gefäßlumen vermittelt. Weit distal kann es schließlich zur Rückperforation des Hämatoms kommen, so daß die Zirkulation in zwei Rohren stattfindet.

Stämmler trennt das einfache Wandhämatom ab und spricht von Aneurysma dissecans nur dann, wenn es wirklich zur Bildung eines neuen Gefäßrohrs gekommen ist, das wenigstens eine Zeitlang der Fortleitung des Blutes dient. Die Trennung der Wandschichten kann in verschiedenen Tiefen erfolgen (Stämmler), liegt aber grundsätzlich mehr außen als innen (Doerr, Braunstein u. a.).

Die Erkrankung bevorzugt das höhere Lebensalter (Allen u. Mitarb., Gore u. Seiwert, Hirst u. Mitarb., Scherf u. Boyd u. a.,). Männer sind sehr viel häufiger betroffen als Frauen (Hirst u. Mitarb.; Schnitker u. Bayer u. a.).

Für die *Pathogenese* des dissezierenden Aneurysma stehen vorwiegend zwei Theorien zur Diskussion.

1. Die primäre Störung besteht in einem Riß der Intima, der dem Blut das Einwühlen in die Media gestattet. Diese ältere Vorstellung wurde neuerdings wieder von Braunstein gestützt.

2. Der primäre Vorgang ist in einer intramuralen Blutung aus den Vasa vasorum auf dem Boden einer Mediaerkrankung zu suchen. Der Intimariß entsteht erst sekundär und setzt das Hämatom mit dem Gefäßlumen in Verbindung (Krukenberg, Tyson, u. a.).

Die zweite Vorstellung gewinnt an Gewicht, zumal intramurale Dissektionen ohne Intimariß beobachtet werden konnten (Burchell; Gore u. Seiwert; Hamburger u. Ferris; Mote u. Carr; Reisinger; Tyson u. a.).

Der Form nach lassen sich sackartige, circumscripte und häufiger cylindrische, diffuse Aneurysmen unterscheiden. Am häufigsten findet sich der Riß im Bereiche der Aorta ascendens 1 bis 4 cm oberhalb des Klappenniveaus, so daß sich das Aneurysma zum Bogen hin ausbildet. Diese Lokalisation macht etwa 70 bis 80% der Fälle aus. Seltener sind Einrisse in Höhe des Isthmus oder an der Aorta descendens (GORE u. SEIWERT; HIRST; HUME u. PORTER; JOHNS u. KIME; NIELSEN; STÄMMLER u. a.). Die Risse sind bei der oberen Lokalisation meist quer oder schräg, bei der unteren meist längs ausgebildet.

Lokalisation der Intimaläsion beim Aneurysma dissecans (HIRST u. Mitarb., 394 Fälle):

Distal der Aortenklappe	173	44%
Aorta ascendens	71	18,1%
Arcus aortae	37	9,4%
Isthmus	93	23,5%
Aorta thoracalis et abdominalis	20	5%

Die Aufspaltung der Mediaschichten schreitet oft nach der Peripherie fort und kann die Becken und Beingefäße erreichen. Die abgehenden Seitenäste werden häufig abgetrennt. Sie können ebenfalls disseziert sein. Eine Zirkulation kann aber über die Dissektion erhalten bleiben. Dies gilt auch für die großen Äste des Aortenbogens.

Dieses Verhalten erklärt die möglichen Komplikationen an den Kranzarterien, Hirnarterien und Intercostalgefäßen durch deren Verlegung. Dabei spielt auch eine Inversion des inneren Cylinders eine Rolle, der eine plötzliche Okklusion herbeiführen kann (CHIARI, MARESCH u. a.). Der weitere Verlauf besteht meist in einer Ruptur der äußeren Aneurysmawand mit Blutung in Perikard, Pleura, Mediastinum, Lunge usw. Bei der proximalen Lokalisation ist die Herztamponade die regelmäßige Folge.

Die Rückperforation des Blutes durch einen weiteren, distal entstandenen Intimariß führt zur fälschlich so genannten Spontanheilung des Aneurysma dissecans (CONSTON, HARBITZ, SCHEDE, SCHMIDT u. a.). Dieses Ereignis soll in etwa 10% der Fälle eintreten (EVANS; HUKILL; KINNY u. MAKER; WEISS u. a.).

Bei erhaltener Intimaneubildung kommt es zur Zirkulation im intramuralen Spaltraum. Nur selten kann ein Aneurysma dissecans wirklich ausheilen (STÄMMLER). Dabei vernarbt die obere Rupturstelle, und der Spaltraum wird thrombotisch verschlossen.

Das Intervall zwischen Aneurysmenbildung und sekundärer Ruptur wird verschieden lang beurteilt.

Sofortiger Tod und jahrelanges Überleben sind möglich. KLOTZ u. SIMPSON fanden in etwa 33% ihrer Fälle ein Intervall von 1 bis 5 Tagen, bei 15% ein solches von 12 bis 35 Tagen. Etwa 50% der Patienten verstarben innerhalb der ersten 12 Std.

SHENNAN fand eine Überlebenszeit von 15 min bis 24 Std bei 30%, eine solche zwischen 24 Std und einer Woche bei 26% seiner 143 Fälle. 35% starben innerhalb der ersten 15 min, und nur 7% lebten eine Woche bis 35 Tage.

Nach HIRST u. Mitarb. starben innerhalb 24 Std 21% von 425 Fällen. Nach 2 Wochen lebten noch 26%, nach 1 Monat 20%. Etwa 10% der Fälle überlebten die Dissektion 3 bis 6 Monate.

Im Obduktionsmaterial findet sich im Hinblick auf Lokalisation und Ausdehnung dissezierender Aneurysmen eine Beschränkung derselben auf den Aortenbogen oder Teile desselben in 6 bis 16% der Fälle. Eine Ausdehnung bis auf die Aorta descendens ist häufig. Im einzelnen findet sich folgende Verteilung dissezierender Aneurysmen (HUME u. PORTER):

Aneurysma dissecans	Lokalisation in Prozenten:			
	SHENNAN	HIRST u. Mitarb.	HUME u. PORTER	DE BAKEY (Operierte Aneurysmen)
Typ 1: Nur Aorta ascendens	28	14,2	4,6	—
Typ 2: Aorta ascendens und Bogen oder Bogen allein	16	7,0	15,6	6
Typ 3 u. 4: Aorta ascendens et descendens	29,5	40,4	54,7	12
Typ 5: Bogen abwärts	2,5	11,4	6,3	—
Typ 6: A. subclavia u. abwärts	20,3	22,5	18,8	82
Nur abdominal	3,3	4,0	—	—

Medianekrose, unterminierte arteriosklerotische Ulcera und seltener syphilitische Veränderungen sind beim Aneurysma dissecans als Ursache gefunden worden. Die erstgenannte Veränderung ist bei weitem die häufigste (GORE, HUME u. PORTER). In großen kasuistischen Beiträgen finden sich meist erstaunlich hohe Prozentzahlen von Hypertonie im untersuchten Material. GORE u. SEIWERT 47 von 64 Fällen (73%), 25% unter dem 40. Lebensjahr, 75% bei Patienten über 40 Jahren. Bei SHENNAN in 80% bei 163 Patienten, McGEACHY u. PAULLIN 60% von 127 Fällen. Auch in der Schwangerschaft ist die Dissektion relativ häufig (MC GEACHY u. Mitarb.; SCHNITKER u. BAYER). Die Widerstandsfähigkeit gesunder Aorten gegen einen vielfach erhöhten Blutdruck konnte von OPPENHEIM, KLOTZ und SIMPSON sowie HIRST bei Studien post mortem gesichert werden. Eine Ruptur einer gesunden Aorta ist auch bei excessiver passagerer Blutdrucksteigerung nicht anzunehmen.

In einer Sammelstatistik von HAMILTON u. ABBOTT finden sich in einem Krankengut von 200 Patienten mit Isthmusstenose 16,5%, die an einem dissezierenden Aneurysma gestorben sind. SCHNITKER u. BAYER berichten, daß bei 141 Personen unter 40 Jahren mit dissezierenden Aneurysmen 31,9% eine echte Koarktation oder eine Verengung der Aorta aufwiesen. McCLOSKEY u. Mitarb. glauben an die Möglichkeit, daß ein entwicklungsgeschichtlich bedingter Defekt der Aorta ein prädisponierender Faktor sein könne. Dabei soll die Koarktation der Aorta mit einer Störung der Gefäßversorgung der Aortenwand assoziiert sein, der zur cystischen Nekrose der Media und über hämorrhagische Extravasate zur Dissektion führt.

Die Symptomatologie dissezierender Aneurysmen haben HIRST, JOHNS und KIME bei 349 Fällen aufgeschlüsselt. Dabei fanden sich der Häufigkeit nach Schmerzsymptome, gastrointestinale, neurologische, kardiale sowie pulmonale Zeichen.

Der Schmerz ist hauptsächlich im Thorax lokalisiert, bevorzugt die substernale und präkordiale Region, die hinteren Thoraxpartien oder wird diffus in der ganzen Brust angegeben. Auch Schmerzen im Epigastrium oder der Lumbalgegend sind häufig. Ausstrahlende Schmerzen in Extremitäten, Gesicht oder Nacken sind in etwa 10% zur Beobachtung gekommen. Ein Fehlen von Schmerzen findet sich bei 14%. Der Schmerzcharakter ist meist schneidend oder reißend, andauernd und außerordentlich heftig. Die Lokalisation der Schmerzen erklärt die hauptsächlichen Fehldiagnosen Myokardinfarkt, Pankreatitis, Ulcusperforation usw.

Die Einbeziehung der großen Gefäße am Aortenbogen macht das Auftreten zentraler Symptome wie Hemiplegien, vorübergehende Blindheit und komatöse Zustände verständlich.

Als charakteristisch für die Dissektion ist der Schmerzbeginn im Thorax mit Fortschreiten nach distal anzusehen (HUME u. PORTER).

Die Feststellung eines abdominellen, eventuell pulsierenden Tumors gelingt nur in 3% der Fälle (HIRST u. Mitarb.; HUME u. PORTER). Ungleiche oder fehlende periphere Pulse bieten einen wichtigen Hinweis.

Das Elektrokardiogramm läßt einen Myokardinfarkt in einem hohen Prozentsatz ausschließen. Veränderungen, die als Coronarverschluß interpretiert wurden, sind in 10 bis 23% beschrieben worden. Röntgenologisch kommt in klassischen Fällen eine Verbreiterung des Aortenbogens mit einer Doppelkontur zur Darstellung. Dazu gesellen sich linksseitiger Pleuraerguß und bei laufenden Kontrollen eine Zunahme der Aortenvergrößerung.

Dabei halten CONNOLLY u. Mitarb. die Diagnose eines Aneurysma dissecans bei Vorhandensein einer Doppelkontur des Aortenbogens bei frontalem Strahlengang für ausreichend gesichert. Im Zweifelsfalle und zur genauen Lokalisation des Aneurysma muß die Angiographie ergänzend herangezogen werden. Von den bestehenden Möglichkeiten wurde hauptsächlich die Angiokardiographie und die retrograde Aortographie benutzt. Das letztere Verfahren bringt zwar eine klare Diagnose, ist aber nicht ohne Risiko (HUME u. PORTER) (s. S. 121).

Labortechnische Untersuchungsmethoden inklusive Fermentdiagnostik bringen im Frühstadium der Dissektion kaum verwertbare Ergebnisse.

Chirurgische Klassifikation dissezierender Aneurysmen

Unabhängig von der erwähnten Einteilung der Lokalisation und Häufigkeit dissezierender Aneurysmen hat DE BAKEY eine chirurgische Typisierung derselben angegeben (Abb. 107).

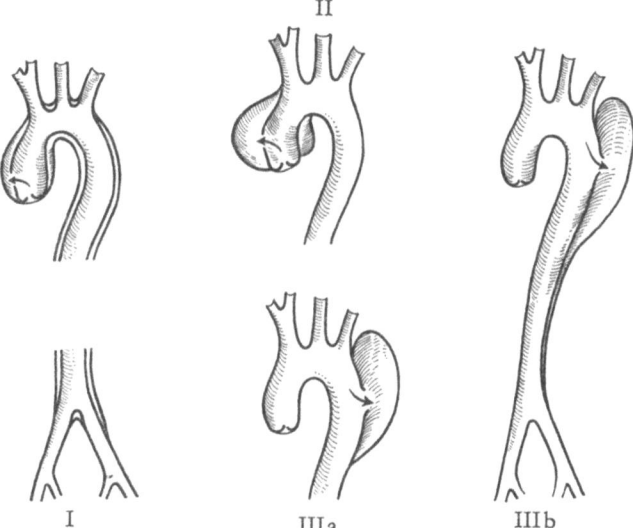

Abb. 107. Einteilung der dissezierenden Aneurysmen nach DE BAKEY (Typ I, Typ II, Typ III a u. b)

Typ I stellt eine meist ausgedehnte Dissektion dar, die im Bereiche der Aorta ascendens beginnt und hier einen Intimariß aufweist. Nicht selten erreicht die Aufspaltung die Aufteilung der Aorta descendens.

Typ II ist durch die Beschränkung der Dissektion auf die Aorta ascendens charakterisiert. Der quere Intimariß liegt knapp oberhalb der Aortenklappe.

Typ I und II sind häufig mit einer Aorteninsuffizienz verbunden.

Typ III bezeichnet dissezierende Aneurysmen, die im Bereiche der Aorta descendens gewöhnlich am oder knapp unterhalb des Ursprungs der A. subclavia beginnen und nur die Aorta descendens thoracica (Typ IIIa) oder auch distale Abschnitte der descendierenden Aorta umfassen (Typ IIIb).

Therapie

Geht man von den oben angeführten Entstehungsmöglichkeiten dissezierender Aneurysmen aus (primäres intramurales Hämatom oder primärer Intimaeinriß), so stellt nur die Excision des Aneurysma, wenn es nicht zu groß ist, alle Ansprüche auf Radikalität zufrieden. Andere Operationsverfahren imitieren den Vorgang der seltenen Spontanheilung dissezierender Aneurysmen, die in einer Vernarbung des Intimarisses und Organisation des intramuralen Hämatoms besteht, oder die Möglichkeit der Rückperforation eines Aneurysma dissecans im Verlauf oder am Ende der intramuralen Hämatombildung durch Fenestration des abgelösten inneren Mediacylinders samt Intima. Beim derzeitigen Stand der Erfahrungen in der operativen Behandlung dissezierender Aneurysmen läßt sich jedoch die Wertigkeit der angewandten Methoden noch nicht ausreichend übersehen, wohl aber wieder eine zunehmende Bevorzugung konservativer Wege absehen.

DE BAKEY u. Mitarb. (1964) berichteten über Erfahrungen bei der Behandlung dissezierender Aneurysmen in 179 Fällen. Die folgende Darstellung der Behandlungsmethoden entspricht im wesentlichen der Konzeption dieser Arbeitsgruppe.

Die *Fenestration* als ältestes Operationsverfahren wurde von DE BAKEY u. Mitarb. für den Typ I empfohlen und erfolgreich angewandt. Das Verfahren beginnt mit einer Durchtrennung der Aorta möglichst proximal an der Aorta descendens. Am distalen Aortenstumpf wird nun durch fortlaufende Naht eine Vereinigung der dissezierten Wandteile in der gesamten Circumferenz durchgeführt, proximal werden aber nur die Hälfte bis zwei Drittel der Circumferenz auf dieselbe Weise vereinigt. Am nicht vernähten Wandteil wird der dissezierte innere Abschnitt nach proximal fensterartig ausgeschnitten und die Operation durch End-zu-End-Anastomose des proximalen und distalen Aortenstumpfes beendigt. Dieser Eingriff ist nur als Palliativoperation anzusehen und kann eine spätere Ruptur nicht mit Sicherheit verhindern. Zweckmäßig erscheint in jedem Fall die medikamentöse Herabsetzung des Blutdrucks.

Bei ausgedehnten dissezierenden Aneurysmen, wie sie dem Typ I entsprechen, empfiehlt DE BAKEY auch die quere Durchtrennung der Aorta ascendens, Vernähung der dissezierten Wandanteile am proximalen und distalen Stumpf und End-zu-End-Anastomosierung.

Dieses Vorgehen ist aber nur dann anwendbar, wenn am Platze der Intimaläsion nur geringfügige Auswirkungen der Dissektion vorhanden sind. Besteht ein ausgeprägtes intramurales Hämatom, so kann eine partielle oder totale Excision des zerstörten Wandabschnittes notwendig werden und die Interposition alloplastischer Prothesen bedingen.

Bei lokalisierten dissezierenden Aneurysmen wie sie beim Typ II und IIIa vorliegen, läßt sich die Totalexstirpation durchführen und die Kontinuität des Aortenrohrs durch Kunststoffimplantate wiederherstellen.

Liegt die Dissektion im Bereiche der Aorta ascendens (Typ II), so ist der Einsatz einer Herz-Lungenmaschine mit Coronarperfusion nötig. HUFNAGEL und CONRAD haben für dissezierende Aneurysmen im Bereiche der Aorta ascendens vorgeschlagen, nur den Intimariß zu beseitigen. Bei allen dissezierenden Aneurysmen mit proximaler Lokalisation besteht die Gefahr einer zusätzlichen Aorteninsuffizienz durch Ablösung einer Taschenklappe, Einriß einer solchen oder Dilatation des Aortenringes.

Je nach Ursache der Aorteninsuffizienz kommen Reinsertionen, Bicuspidalisierung, Teil- oder Totalersatz der Aortenklappe und anuloplastische Maßnahmen in Betracht.

Für die Operation von dissezierenden Aneurysmen im Bereiche der Aorta descendens (Typ III) bewährte sich am besten die Verwendung einer atriofemoralen Blutumleitung (Abb. 104).

Literatur

ABBOTT, M., and W. F. HAMILTON: Coarctation of the aorta of the adult type. Amer. Heart J. **3**, 381 (1928).
ALLEN, P., R. ROBERTSON, W. G. TRAPP, and W. A. DODDS: Surgical experience in resection of aneurysm of the thoracic aorta. Canad. J. Surg. **4**, 516 (1961).
BRAUNSTEIN, H.: Pathogenesis of dissecting aneurysm. Circulation **28**, 1071 (1963).
BURCHELL, H. B.: Aortic dissecting hematoma; dissecting aneurysm of the aorta. Circulation **12**, 1068 (1955).
CHIARI, H.: Aneurysma dissecans aortae mit Inversion des inneren Zylinders. Verh. dtsch. Ges. Path. **XIII**, 207 (1909).
CONNOLLY, J. E.: Diagnosis and treatment of thoracic aneurysms. J. Amer. med. Ass. **179**, 615 (1962)
CONSTON, A. S.: Healed dissecting aneurysm. Arch. Path. **48**, 309 (1949).
DEBAKEY, M. E., W. S. HENLY, D. A. COOLEY, E. S. CRAWFORD, and G. C. MORRIS jr.: Surgical treatment of dissecting aneurysms of the aorta. Analysis of seventy-two cases. Circulation **24**, 290 (1961).
DOERR, W.: Aneurysma dissecans. In BARGMANN, W., u. W. DOERR: Das Herz des Menschen, Bd. II, S. 959. Stuttgart: Thieme 1963.
EVANS, B., and T. M. DAUNCEY: Case reports of dissecting aneurysms of the aorta associated with congenital pulmonary stenosis. Brit. Heart J. **21**, 139 (1959).
GORE, I., and V. J. SEIWERT: Dissecting aneurysm of the aorta. Pathological aspects — an analysis of eighty five fatal cases. Arch. Path. **53**, 121 (1952).
HAMBURGER, M., and E. B. FERRIS: Dissecting aneurysm; a study of six recent cases. Amer. Heart J. **16**, 1 (1938).
HAMILTON, W. F., and M. E. ABBOTT: Coarctation of the aorta of adult type. Amer. Heart J. **3**, 381 (1928).
HARBITZ: Zit. nach M. STÄMMLER.
HIRST, A. E. jr., V. J. JOHNS jr., and S. W. KIME jr.: Dissecting aneurysm of the aorta; A review of 505 cases. Medicine (Baltimore) **37**, 217 (1958).
HUFNAGEL, C. A., and P. W. CONRAD: Intimo-intimal intussusception of dissecting aneurysms. Amer. J. Surg. **103**, 727 (1962).
— — Dissecting aneurysms of the ascending aorta, direct aproach to repair. Surgery **51**, 84 (1962).
HUKILL, P. B.: Healed dissecting aneurysms in cystic medial necrosis of the aorta. Circulation **15**, 540 (1957).
HUME, D. M., and R. R. PORTER: Aortic dissecting aneurysms. Surgery **53**, 122 (1963).
JOHNS, and KIME: Zit. nach W. DOERR.
KLOTZ, O., and W. SIMPSON: Spontaneous rupture of the aorta. Amer. J. med. Sci. **184**, 455 (1932).

KRUKENBERG, E.: Beiträge zur Frage des Aneurysma dissecans. Beitr. path. Anat. **67**, 329 (1920).
MARESCH, R.: Aneurysma dissecans. Verh. dtsch. Ges. Path. **XIII**, 209 (1909).
MCCLOSKEY, J. F., and P. T. CHU: Lesions of the vasa vasorum and dissecting aneurysms of the aorta. Arch. Path. **52**, 132 (1951).
MCGEACHY, T. E., and J. E. PAULLIN: Dissecting aneurysm of the aorta. J. Amer. med. Ass. **108**, 1690 (1937).
MOTE, C. D., and J. L. CARR: Dissecting aneurysm of the aorta. Amer. Heart J. **24**, 69 (1942).
NIELSEN, N. C.: Dissecting aneurysm of the aorta. Acta med. scand. **170**, 117 (1961).
OPPENHEIM, F.: Gibt es eine Spontanruptur der Aorta und wie kommt sie zustande? Münch. med. Wschr. **1918**, 1234.
REISINGER, J. A.: Dissecting aneurysm of the aorta. Arch. intern. Med. **65**, 1097 (1940).
SCHEDE, F.: Beiträge zur Ätiologie, Verlauf und Heilung des Aneurysma dissecans der Aorta. Virchows Arch. path. Anat. **192**, 52 (1908).
SCHERF, D., u. L. J. v. BOYD: Klinik und Therapie der Herzkrankheiten und Gefäßerkrankungen. Wien: Springer 1955.
SCHMIDT, E.: Ein Fall von ausgeheiltem Aneurysma dissecans. Inaug.-Dissertation, München 1911.
SCHNITKER, M. A., and C. A. BAYER: Dissecting aneurysm of the aorta in young individuals, particularly in association with pregnancy with report of case. Ann. intern. Med. **20**, 486 (1944).
SHENNAN, T.: Dissecting aneurysms. Medical research council. Special report. Series Nr. 193, London. His Majesty's Stationery Office 1934, P. 138
STÄMMLER, M.: Lehrbuch der speziellen pathologischen Anatomie. Kapitel Gefäße, S. 182. Berlin: W. de Gruyter & Co. 1954.
TYSON, D. M.: Dissecting aneurysm. Amer. J. Path. **7**, 581 (1931).
WEISS, S., T. D. KINNEY, and M. M. MAKER: Dissecting aneurysm of the aorta with experimental atherosclerosis. Amer. J. med. Sci. **200**, 192 (1940).

D. Herzwandaneurysmen

Das Aneurysma der Herzwand stellt im allgemeinen keinen Zustand dar, der unter den Begriff der dringlichen Chirurgie des Thorax fällt. Allerdings kann — in extrem seltenen Fällen — die Perforation eines solchen Aneurysma eine dringliche Indikation für chirurgisches Vorgehen werden, ebenso eine mögliche Thromboembolie aus dem Aneurysmasack.

Als Ursachen für Aneurysmaentstehung sind zu nennen:

1. Aneurysmen auf dem Boden eines Infarktes. Der Vorderwandinfarkt des linken Ventrikels ist die häufigste Ursache der Aneurysmaentstehung. Etwa 10 bis 30% der Herzinfarkte führen zur Ausbildung eines Aneurysma. Anatomische Gründe sind verantwortlich dafür, daß nur die Vorderwandinfarkte des linken Ventrikels zur Aneurysmabildung neigen (EFFLER).

2. Aneurysmen, die im Bereich von Verletzungsnarben auftreten. Unter 254 Fällen von Herztraumen hat man Aneurysmabildung mit Perforation bei neun Patienten gesehen (SMIRNOV hat einen operierten Fall mitgeteilt). Die Reparation der Verletzung des Herzmuskels erfolgt über eine Narbenbildung. Bei exakter Vernähung des verletzten Myokards in ganzer Dicke sind diese Narben fest, und es besteht keine Gefahr der Aneurysmaentstehung. Bei nicht genähten Herzwunden erfolgt die Abheilung häufig nur in den äußeren Schichten (HOCHENEGG u. PAYR, BONOME), so daß sich ein Aneurysma ausbilden kann, insbesondere im Bereich des linken Ventrikels mit seinem hohen Druck. Aneurysmen des rechten Ventrikels dagegen wurden nach ausgedehnter longitudinaler (in der Richtung des Ausflußtraktes erfolgter) Ventrikulotomie, wie sie früher bei der Korrektur von Ventrikelseptumdefekten und Pulmonalstenosen

angewandt wurde, beobachtet (BIRCKS). Ausflußtraktprothesen des rechten Ventrikels aus Perikardlappen, Teflon oder Dacron können, besonders an den Insertionsstellen, zur aneurysmatischen Erweiterung führen. Rupturen so entstandener Aneurysmen sind möglich.

3. Als dritte Ursache der Aneurysmaentstehung ist das stumpfe Trauma des Herzens mit Zerstörung von Anteilen der Herzmuskulatur zu nennen (CAVAZZUTI u. FORATTINI). Vor dem Stadium der Narbenbildung und Narbendehnung kann hierbei die Ventrikelperforation schon wenige Stunden nach dem Trauma erfolgen. Eine solche Gewebszerstörung des Herzmuskels kann z. B. bei stark prominenter Ausflußbahn des rechten Ventrikels anläßlich der longitudinalen Durchtrennung des Sternum mit Hilfe der Vibrationssäge eintreten, ohne daß beim Sägen der Herzbeutel eröffnet wird. Wir haben dies einmal beobachtet. Der Herzmuskel war nach Eröffnung des Perikards unauffällig. Gegen Ende der Operation traten an mehreren Stellen des rechten Ventrikels, entsprechend der Sägerichtung, in blutig durchtränkten Arealen des Myokards Perforationen auf, die genäht werden mußten. Solche Kontusionsherde rupturieren rasch, wenn der Herzbeutel noch nicht verödet ist und der derbe Widerstand des elastischen Perikardmantels, welcher die Perforationsgefahr herabsetzt, fehlt.

4. Aneurysmen können auch entstehen, wenn der Verletzung eines größeren Coronarastes die Ausbildung eines Myokardinfarktes folgt (HEITZMAN u. HEITZMAN). Ähnliche Bedingungen liegen vor, wenn in der Umgebung der primären Herzwunde Herzmuskelnekrosen als Folge von Durchblutungsstörungen auftreten.

5. Aneurysmen entstehen, wenn umschriebene Bezirke des Herzmuskels durch einen Fremdkörper (Splitter) über längere Zeit geschädigt werden.

Herzwandaneurysmen werden heute im allgemeinen unter Anwendung der extrakorporalen Zirkulation operiert. Diese Möglichkeit hat COOLEY (1958) als erster aufgegriffen. Die früher in geringer Zahl versuchten sog. geschlossenen Operationsverfahren (BAILEY, DERRA, PETROVSKY) sind weniger empfehlenswert, weil es mit ihnen oft nicht gelingt, die thrombotischen Gebilde im Aneurysma, welche auch in die Herzkammern hineinreichen, ohne Embolie abgetrennter Teile restlos zu eliminieren.

Therapie

Der Nachweis eines Ventrikelaneurysma stellt die Indikation zur Operation dar. Eine präoperative Angiographie der Coronararterien wird von EFFLER empfohlen. Die Operation des Aneurysma sollte nicht früher als 3 Monate nach dem Infarkt durchgeführt werden (BIRCKS). Bei Dekompensation oder Verdacht auf Ruptur ist die Operation dringlich. Nach transsternaler, bilateraler Thorakotomie oder longitudinaler Sternotomie wird in extrakorporaler Zirkulation (Drainage im linken Vorhof ohne Aortenabklemmung — es handelt sich um Patienten mit gestörter Coronardurchblutung —) das Aneurysma freigelegt und eröffnet. Die Thrombenmassen werden ausgeräumt. Es folgen die Abtragung des Aneurysma bis an das blutende Myokard heran und der Nahtverschluß, wobei die Ränder durch Seideneinzelnähte direkt vereinigt werden. Kunststoffprothesen sollten nicht verwendet werden. Nach Entlüftung des Herzens wird der Kreislauf freigegeben. In den letzten Jahren wurden zahlreiche solcher Operationen mit guten Ergebnissen mitgeteilt. Die Mortalität liegt zwischen 10 bis 30% (BIRCKS, COOLEY, EFFLER, LAM, LILLEHEI).

Literatur

BAILEY, C. P., H. E. BOLTON, H. NICHOLS, and R. A. GILMAN: Ventriculoplasty for cardiac aneurysm. J. thorac. Surg. **35**, 37 (1958).

BIRCKS, W.: Aneurysmatische Veränderungen des Herzens und ihre operative Behandlung. Langenbecks Arch. klin. Chir. **308**, 652 (1964).

BONOME: Über die Heilung der aseptischen Herzwunden. Beitr. path. Anat. **5**, 265 (1889).

CAVAZZUTI, F., and C. FORATTINI: Clinical and pathogenetic considerations on postcontusional cardiac aneurysm. Arch. Path. Clin. med. **30**, 307 (1952).

COOLEY, D. A., H. A. COLLINS, G. C. MORRIS jr., and D. W. CHAPMAN: Ventricular aneurysm after myocardial infarctation; surgical excision with use of temporary cardiopulmonary bypass. J. Amer. med. Ass. **167**, 557 (1958).

DERRA, E.: Traumatische Schäden des Herzens und seines Beutels. In Handbuch der Thoraxchirurgie. Berlin-Göttingen-Heidelberg: Springer 1959.

— Traumatische Schäden des Herzens und seines Beutels. Langenbecks Arch. klin. Chir. **282**, 313 (1954).

EFFLER, D. B., R. N. WESTCOTT, and L. K. GROVES: Surgical treatment of ventricular aneurysm. Report of ten cases. Arch. Surg. **87**, 249 (1963).

FREY, E. K.: Die Chirurgie des Herzens und der großen Gefäße. Stuttgart: Enke 1956.

HEITZMAN, E. J., and G. C. HEITZMAN: Myocardial infarctation following penetrating wounds of the heart. Amer. J. Cardiol. **7**, 283 (1961).

HOCHENEGG, u. PAYR: Zit. nach E. K. FREY.

LAM, C. R., H. GALE, E. DRAKE et J. v. d. KERCKHOF: Traitement chirurgical des aneurismes du ventricule gauche. J. Chir. (Paris) **88**, 5 (1964).

LILLEHEI, C. W., M. J. LEVY, R. A. DE WALL, and H. E. WARDEN: Resection of myocardial aneurysms after infarctation during temporary cardiopulmonary bypass. Circulation **26**, 206, (1962).

PETROVSKY, B. V.: Surgery for aneurysms of the heart after myocardial infarctation. Arch. Surg. **84**, 397 (1962).

SMIRNOV, V. A.: Petrovski's operation in a case of cardiac aneurysm caused by a wound. Khirurgiya (Mosk.) **38**, 132 (1962).

E. Elektrische Schädigungen des Herzens

In der heutigen technisierten Welt hat der elektrische Unfall zunehmende Bedeutung. Es sollen in diesem Kapitel die elektrischen Schädigungen des Herzens besprochen werden, die eine sofortige Behandlung erfordern.

Vorbemerkung

Ein elektrischer Unfall entsteht, wenn jemand zwei Pole bzw. Phasen berührt, zwischen denen eine elektrische Spannung besteht. Es genügt auch die Berührung einer nicht geerdeten und unter Strom stehenden Phase, sofern der Berührende auf der Erde steht oder mit geerdeten Gegenständen wie einer Wasserleitung, Heizungsrohren oder ähnlichem in Verbindung ist. An Hoch- und Höchstspannungsanlagen kann ein Unfall auch ohne Berührung dann zustande kommen, wenn bei entsprechender Annäherung ein Stromüberschlag auf die betreffende Person stattfindet. Der Blitzschlag ist eine unipolare Gleichstromentladung. Unter dieser Voraussetzung kommt ein elektrischer Unfall dann zustande, wenn eine bestimmte Mindestspannung vorhanden ist. Die Auswirkungen hängen im wesentlichen von der Stromstärke, die durch den Körper fließt, sowie der Dauer ihrer Einwirkung und dem Stromweg im Körper ab. Bei Kontakt mit Wechselstrom spielt die Frequenz eine erhebliche Rolle. Ein weiterer Faktor ist der Körperwiderstand, im wesentlichen der Hautwiderstand (verschieden hoch je nach Dicke und Feuchtigkeit).

KOEPPEN hat zur besseren Beurteilung des Unfallgeschehens eine Einteilung in Stromstärkenbereiche vorgenommen, die nachfolgend zitiert werden:

Stromstärke Bereich I

1. Gleichstrom: Stromstärke unterhalb 80 mA, Spannungen 110, 220 bis 600 oder 800 V.
2. Wechselstrom: Stromstärke unterhalb 25 mA, Spannungen 110, 220, 380 V, Frequenz 50 Hz, Einwirkungsdauer unbegrenzt.

Wirkungen:

Geringgradige Blutdrucksteigerungen in Abhängigkeit von der Stromstärke, geringe Verkrampfung der Atemmuskulatur, keine nachfolgenden Schädigungen des Reizleitungssystems des Herzens.

Stromstärke Bereich II

1. Gleichstrom: Stromstärke zwischen 80 bis 300 mA, Spannungen 110, 220 bis 600 oder 800 V.
2. Wechselstrom: Stromstärke zwischen 25 bis 80 mA, Spannungen 110, 220, 380 V.

Folgen:

Reversibler Herzstillstand mit nachfolgender unregelmäßiger Herzschlagfolge, Blutdrucksteigerung, Atmungsverkrampfung; bei Einwirkungsdauer von 25 bis 30 sec geht der Herzstillstand bei Wechselstromeinwirkung in Kammerflimmern über.

Stromstärke Bereich III

1. Gleichstrom: Stromstärke zwischen 300 mA und 3 bis 8 A, Spannungen 110, 220 bis 600 V oder 800 V.
2. Wechselstrom: Stromstärke zwischen 80 bis 100 mA und 3 bis 8A, Spannungen 110, 220, 380 V.

Folgen:

Kammerflimmern (irreversibel), Ausnahme hierbei nur bei ganz kurzzeitiger Einwirkung des Stromes (etwas kürzer als 0,2 bzw. 0,3 sec). Bei Gleichstrom Kammerflimmern nur bei einem Stromweg Hände, Rumpf, Füße, Erde (Längsdurchströmung nach KILLINGER), während bei der Durchströmung Hand zur Hand unter der Einwirkung von Gleichstrom dieser Stärke kein Kammerflimmern beobachtet wurde. Bei Wechselstrom in dieser Stärke tritt irreversibles Kammerflimmern in der Regel unabhängig vom Stromweg auf.

Stromstärke Bereich IV

Stromstärken oberhalb 3 bis 8 A, beide Stromarten, Spannungen ab 3000 V aufwärts (Wechselstrom).

Folgen:

Reversibler Herzstillstand mit nachfolgender langanhaltender Herzunregelmäßigkeit. Blutdrucksteigerung während der Durchströmung und Verkrampfung der Atemmuskulatur. Bei einer Stromeinwirkungsdauer über einige Sekunden hinaus erfolgt Tod infolge schwerster Verbrennungen. Drehstrom wirkt wie Wechselstrom.

Wie in dieser Einleitung schon kurz erwähnt, ist der Stromverlauf innerhalb des Körpers von wesentlicher Bedeutung in bezug auf die Auswirkungen auf das Herz. Grundsätzlich sind Längsdurchströmungen des Körpers, also von Hand über Rumpf auf Bein oder von beiden Händen über den Rumpf auf die Beine besonders gefährlich. Nach LOEBL kann als gesicherter Wert einer tödlichen Stromstärke etwa 80 bis 100 mA eines Wechselstromes von 50 bis 60 Hz angesehen werden. Stromstärken von etwa 25 bis 80 mA verursachen erhebliche Rhythmusstörungen und manchmal auch Herzstillstand. Als geringste Stromstärke, die Kammerflimmern verursachen kann, wird von KOEPPEN eine solche von 3 mA angegeben, soweit diese 3 mA direkt auf das Herz einwirken. Die Gesamtstromstärke, die hierbei auf den Körper einwirken müßte, würde etwa 100 mA betragen.

Die subjektiven Empfindungen bei elektrischen Unfällen sind verschieden. Da Trübungen des Bewußtseins oder Bewußtlosigkeit fehlen können, erleben manche Betroffene den Unfallhergang bei klarem Verstand. Auf diese psychische Komponente im elektrischen Unfallgeschehen wird immer wieder hingewiesen. So waren JELLINEK, KOELSCH u. a. der Meinung, daß eine gewisse „Strombereitschaft" vor allem für die Erklärung von tödlich verlaufenden Elektrotraumen zu unterstellen sei. Ebenso seien meteorologische Einflüsse sowie somatische Faktoren (Feuchtigkeit der Haut), Besonderheiten der Schweißsekretion usw. von erheblicher Bedeutung. KOELSCH verwies in diesem Zusammenhang auf die bekannte Tatsache, daß Elektromonteure im Falle einer bewußten Stromberührung keinen Schaden erleiden, während Personen aus dem gleichen Berufskreis bei unerwartetem Kontakt bei gleicher Stromstärke an Herzversagen zu Tode kommen. KOEPPEN weist darauf hin, daß zwischen den vier Gruppen seiner Stromeinteilung fließende Übergänge herrschen, ist im übrigen jedoch der Auffassung, daß es eine tödlich wirkende Stromdosis gebe. Beim vorgeschädigten Herz kann die Reizschwelle gegenüber elektrischen Einwirkungen herabgesetzt sein. Es genügt dann eine geringere Stromdosis, um Schädigungen am Herzen zu erzeugen. Dies gilt insbesondere für das coronargeschädigte Herz (GROSSE-BROCKHOFF).

Während des Stromdurchganges haben bewußtseinsklare Patienten das Gefühl der Verkrampfung. Sie bleiben wegen einer krampfartigen Kontraktion der Armmuskulatur an der Leitung „kleben". Ohrensausen, Funkensehen, Verdunkelung des Gesichtsfeldes oder auch Lichterscheinungen werden häufig geschildert. Die subjektiven Beschwerden am Herzen sind ähnlich wie bei einem Anfall von Angina pectoris. Andere Patienten fühlten, „als habe das Herz ausgesetzt und dann unregelmäßig und sehr stark geschlagen". Auch Herzjagen und Herzfliegen werden angegeben. All die Fälle, in denen die Verletzten Angaben über ihre Empfindungen während des Unfalles geben können, gehören im wesentlichen in die Behandlung des Internisten.

Bei leichteren Stromunfällen sind nach dem Unfallgeschehen im EKG keinerlei Veränderungen nachzuweisen. In schweren Fällen sind Störungen der Reizbildung, Störungen der Überleitung vom Vorhof zum Kammerteil, Vorhofflattern, Vorhofflimmern, Störungen der intraventrikulären Erregungsausbreitung und der Erregungsrückbildung festzustellen. Je nach der Schwere der Stromeinwirkung ist die Dauer dieser Veränderungen und Störungen teils ganz kurzzeitig, teils von längerer Dauer. KOEPPEN unterscheidet zwischen einer organischen Angina-pectoris-electrica und einer funktionellen Angina pectoris electrica.

Bei Asystolie und Kammerflimmern sind die Verletzten verloren, wenn die Herzaktion nicht binnen weniger Minuten durch Herzmassage, gegebenenfalls nach Entflimmern, wieder in Gang gebracht wird (s. S. 9). In einer Statistik KOEPPENS über 1240 elektrische Unfälle sind 862 auf die vier Stromstärkenbereiche aufgeteilt. Es entfielen auf den Stromstärkenbereich I 305 Fälle (ohne Todesfolge), auf den Stromstärkenbereich II 273 Fälle (in einem Fall Tod durch Kammerflimmern), auf den Stromstärkenbereich III 126 Fälle (71 Todesfälle nach Kammerflimmern) und auf den Stromstärkenbereich IV 158 Fälle (hier stehen Verbrennungen im Vordergrund). Nach dieser Statistik kamen also 72 von 1240 Personen nach elektrischen Unfällen durch Herzversagen zu Tode. Nach neueren Veröffentlichungen wird das primäre Kammerflimmern nach Stromeinwirkung nur in Einzelfällen als zutreffend angesehen. Man sieht heute Kammerflimmern als Folge der thermischen Wirkung des Stromes an, die zu Nekrosenbildung an der Ventrikeloberfläche und zu ischämischen Herden führen soll (FISCHER u. NIEDNER).

Pathologisch-anatomische Veränderungen nach tödlich verlaufenen elektrischen Unfällen

BOEMKE u. PIROTH, KLEIN, KOEPPEN, ZEMAN u. a. sahen bei Obduktionen starke Erweiterungen des Herzens (Stillstand in der Diastole), flüssiges Blut in den Vorhöfen, maximale Hyperämie in Leber, Milz, Nieren und Gehirn, kleine Blutungen auf den serösen Häuten, flüssiges Blut in den Hirnblutleitern und pralle Blutfüllung der Herzkranzgefäße. Durch den Strom bedingte Veränderungen am Gefäßsystem des Herzens und der inneren Organe fehlen gewöhnlich. Der Tod ist die Folge eines akuten Herz- und Kreislaufversagens. Die erwähnten Veränderungen, das häufig beobachtete interstitielle Ödem des Myokards, die von JELLINEK beschriebene Drehung einzelner Muskelfasern, die großen kernnahen, mitunter perlschnurartig hintereinandergereihten Vacuolen in endokardnahen Fibrillen, hyaline Thromben, Myokardnekrosen, Kernverformungen, das unterschiedliche Verhalten der Kernfärbbarkeit und die kleinen herdförmigen Abblassungen der Muskelfasern sind nach Meinung dieser Autoren keine elektrospezifischen Schädigungen. Es gebe keinen charakteristischen pathologisch-anatomischen Herzbefund nach Einwirkung elektrischer Energie. Das gleiche gelte auch für elektrothermische Läsionen. Die Blutüberfüllung im venösen System sei Folge einer Blutdruckerhöhung in diesem System durch Herzinsuffizienz. Blutungen in Peri-, Myo- und Endokard werden als Stauungsblutungen gedeutet. Die mikroskopisch gefundenen Lockerungen, Zerreißungen und Fragmentationen des Myokards seien postmortale Veränderungen.

Maßnahmen bei elektrischen Unfällen

Erste Maßnahme beim elektrischen Unfall soll die Unterbrechung des Stromkreises sein, und zwar durch Abschalten des beteiligten Netzteiles, durch Kurzschlußbildung oder durch Entfernung des Betroffenen vom stromführenden Kontaktteil. Es ist darauf zu achten, daß der Helfer mit dem stromführenden Kabel oder mit dem unter Strom stehenden Körper des Unfallbeteiligten nicht direkt in Berührung kommt, um nicht selbst einen elektrischen Unfall zu erleiden. Bei der Unterbrechung des Stromkontaktes müssen bewußtlose oder benommene Unfallbeteiligte vor nachfolgenden Stürzen geschützt werden. Nach der Bergung von Verletzten mit Herzstillstand, Kammerflimmern oder Atemstillstand muß sofort mit der Behandlung begonnen werden, da ohne entsprechende Maßnahmen der Tod in wenigen Minuten eintritt (s. S. 9).

Literatur

BOEMKE, F., u. M. PIROTH: Zur Pathologie des elektrischen Stromtodes. Frankf. Z. Path. **70**, 1 (1959).

FISCHER, H.: Einige neue Erkenntnisse zur Pathologie und Therapie des elektrischen Unfalles. Ärztl. Dienst Dtsch. Bundesbahn **1951**, 12

—, u. R. FRÖHLICHER: Fortschritte in der Behandlung schwerer und schwerster Hochspannungsunfälle. Stuttgart: Thieme 1951.

GROSSE-BROCKHOFF, F.: Krankheiten aus äußeren physikalischen Ursachen. In Handbuch der inneren Medizin, Bd. VI/2. Berlin-Göttingen-Heidelberg: Springer 1954.

JELLINEK, ST.: Der elektrische Unfall. Leipzig: Deuticke 1931.

— Elektrische Verletzungen. Leipzig: Barth 1932.

KLEIN, H.: Die gerichtsmedizinische Diagnose des Stromtodes. Dtsch. Z. ges. gerichtl. Med. **47**, 29 (1958).

KOELSCH, F.: Handbuch der Berufskrankheiten. Jena: Fischer 1935.

KOEPPEN, S.: Gesundheitsschäden durch elektrischen Strom. In Handbuch der gesamten Arbeitsmedizin, Bd. II/2. Berlin-München-Wien: Urban & Schwarzenberg 1961.

— Elektrischer Unfall — Erkrankungen des Nervensystems und der inneren Organe. In Handbuch der gesamten Unfallheilkunde, Bd. I. Stuttgart: Enke 1963.

—, u. F. PANSE: Klinische Elektropathologie. Stuttgart: Thieme 1955.

LOEBL, O.: Erdung, Nullung, Schutzschalter. Berlin: Springer 1933.

NIEDNER, F. F.: Die Chirurgie des Herzens und der großen Gefäße. In Klinische Chirurgie für die Praxis, Bd. II von DIEBOLD-JUNGHANNS-ZUKSCHWERDT. Stuttgart: Thieme 1963.

ZEMAN, W.: Elektrische Schädigungen und Veränderungen durch ionisierende Strahlen. In Handbuch der speziellen pathologischen Anatomie und Histologie, Bd. 13/III. Berlin-Göttingen-Heidelberg: Springer 1955.

F. Der „chronische" Fremdkörper im Herzen

Die Symptomatik des „chronischen" Herzfremdkörpers ist hinlänglich bekannt. Noch viele Jahre nach der Verletzung kann sich das Krankheitsbild durch Auftreten einer paroxysmalen Tachykardie akut verändern und zum Tode führen. Man muß in solchen Fällen annehmen, daß vom Fremdkörper, wahrscheinlich über Beteiligung der Herznerven, Reize ausgehen, die zur Reizbildung der Ventrikel führen. Ein ähnlicher Mechanismus kann auch bei Fremdkörpern im Bereich der Lungenwurzel vorliegen, wobei nachweisbar (Schußkanal) eine direkte Beteiligung des Herzens beim Unfall nie vorlag (Beobachtung von AMELUNG; Unterscheidung zwischen „klinischem" und „anatomischem" Herzsteckschuß SAUERBRUCHS).

Eine Beobachtung aus unserem Krankengut soll als Beispiel einer solchen Beeinträchtigung der Herzfrequenz durch einen Stecksplitter mitgeteilt werden:

41jähriger Patient, Kr.-Bl. Nr. 01625494.

Im November 1943 Granatsplitterverletzung, wobei mehrere Splitter in den Rücken eingedrungen sind. Im März 1944 mußte der Patient wieder an die Front. 1946 wurde ein Herzsplitter festgestellt. Anfang 1950 erste Herzbeschwerden in Form von Schwindelanfällen, stechenden Herzschmerzen mit Ausstrahlung in den linken Arm. Am 8. 1. 1950 nach körperlicher Anstrengung Anfall von Herzjagen, verbunden mit Schmerzen in der Herzgegend mit Engegefühl in der Brust. Zunächst wiederholten sich solche Anfälle nur selten, wurden dann häufiger und traten 1962 mehrmals täglich, auch nachts auf. Die Untersuchung 1962 an unserer Klinik zeigte den erbsgroßen Splitter im Bereich des Sulcus coronarius am Ansatz des linken Herzohrs. Im EKG (während eines Tachykardieanfalls) fand sich eine ventrikuläre Extrasystolie von 180/min, ausgehend von einem monotopen Reizzentrum an der Hinterwand des linken Ventrikels (nicht Splittersitz). Die Tachyarrhythmie war durch Carotissinusdruck nicht beeinflußbar, sprach aber auf Gilurytmal i. v. an.

In Unterkühlungsnarkose konnte der Splitter, welcher knapp unter dem Epikard lag, ohne Verletzung von Coronarästen entfernt werden. Mehrere Stunden nach der Operation trat neuerlich eine ventrikuläre Tachykardie auf, die in Kammerflimmern überging. Nach Elektroschock und externer Herzmassage stellte sich zwar wieder Sinusrhythmus ein, aber infolge der hypoxischen Hirnschädigung verstarb der Patient 4 Tage später. Anfälle von Tachykardie haben sich in diesen 4 Tagen nicht mehr wiederholt.

Bei ähnlichen Fällen kann eine akute Indikation zur Fremdkörperentfernung gegeben sein. Allerdings beweist die angeführte Beobachtung, daß die Entfernung des Fremdkörpers nicht unbedingt der Ausschaltung des Reizzentrums gleichkommen muß.

Scharfkantige Fremdkörper (z. B. Granatsplitter), die ganz oder teilweise in einer Herzkammer liegen, können zu Schädigungen von Herzteilen führen, weil sie bei der Herzaktion die angrenzenden Gewebe verletzen. Klappenarrosionen, Klappenperforationen und Läsionen der Muskulatur mit Ausbildung von Herzwandaneurysmen sind möglich.

Die chronische Herzinsuffizienz durch Ausbildung von Herzwandaneurysmen gehört in der Regel nicht zu den dringlichen chirurgischen Problemen, wohl aber die Perforation eines solchen Aneurysma. Sie ist wegen der gewöhnlich als Verletzungsfolge bestehenden Herzbeutelverödung (SEBENING, STÖRMER, DERRA) selten. Über einschlägige Beobachtungen berichten LOISSON, HARKEN u. ZOLL, BLAND-SUTTON, u. DECKER.

Eine weitere akute Komplikation intrakavitärer Fremdkörper ist die Embolie von am Fremdkörper abgelagertem, thrombotischem Material. Bei solchen Fällen ist die Indikation zur Entfernung des Fremdkörpers gegeben.

In Herzhöhlen können Fremdkörper lange Zeit beweglich bleiben (HARKEN u. ZOLL) und als vom Herzen ausgehende Emboli fungieren. Derartige Beobachtungen — meist mit tödlichem Ausgang — wurden von BLAND-SUTTON, HARKEN, KIENBÖCK, KINMONTH u. Mitarb., SAUERBRUCH, STRAUSS, ZETTEL u. GIEBEL mitgeteilt.

Solche Embolien sind moderner chirurgischer Behandlung (bei Pulmonalembolien eventuell unter Anwendung von Unterkühlung oder extrakorporaler Zirkulation) zugänglich. Sie beweisen die Richtigkeit der Forderung nach primärer, sonst im freien Intervall durchzuführender Entfernung von Fremdkörpern aus den Herzhöhlen.

Die gleichen therapeutischen Konsequenzen sind bei septischen Komplikationen intrakavitärer Fremdkörper zu ziehen. Als akute Komplikation ist auch die rekurrierende, durch Fremdkörper ausgelöste septische Endokarditis zu werten. Experimentelle Untersuchungen (HARKEN u. ZOLL) bewiesen, daß in das Herz eingebrachte Fremdkörper zu bakterieller Endokarditis führen können.

Die Einschleppung von Fremdkörpern, die an verschiedenen Stellen in den Körper eingedrungen sind, auf dem Blutwege in das Herz ist möglich. Sie ist selten, aber sowohl für Geschosse als auch für Nähnadeln beschrieben. Die Entfernung solcher Fremdkörper aus dem Herzen ist dringlich.

Im Herzbeutel liegende Fremdkörper können ebenfalls relativ lange frei beweglich bleiben. Rezidivierende Perikardergüsse, die durch den Fremdkörper hervorgerufen werden, bedingen wohl das lange Offenbleiben der Herzbeutelhöhle. Erstaunlicherweise führen sie kaum je zur Ausbildung eines Panzerherzens (DERRA). Auch nach langjährigem freiem Intervall kann ein Fremdkörper im Herzbeutel zu schwerster, unter Umständen tödlicher Perikarditis führen (AMELUNG u. LUTHER 7 Jahre nach der Verletzung; STEFFENS beschreibt eine 11 Jahre nach der Verletzung in 4 Tagen tödlich verlaufende Perikarditis). Die Entfernung solcher Fremdkörper ist deshalb angezeigt.

Die Notwendigkeit der Entfernung von Fremdkörpern aus dem Herzen ist somit immer dann gegeben, wenn der Fremdkörper durch Lage, Größe und Form die Möglichkeit oder Wahrscheinlichkeit von Komplikationen in sich birgt. Sehr kleine Fremdkörper (Durchmesser unter 3 mm) können solange belassen werden, wie sie keine Symptome machen und völlig im Myokard liegen (SWAN u. Mitarb.). Spätkomplikationen bei kleinen Fremdkörpern werfen allerdings die Frage auf, ob nicht doch die Entfernung intrakardialer Fremdkörper immer angestrebt werden sollte. Dies soll durch eine Beobachtung aus unserem Krankengut beleuchtet werden:

Patient G. P., geb. 1910, Arch. Nr. 01 620 122.
November 1942 Granatsplitterverletzung am Brustkorb. 3 Monate später wurde ein Herzsplitter festgestellt. Bis 1957 beschwerdefrei. 1957 Pleuritis. Ende 1958 Auftreten einer Fistel im vorderen Thoraxbereich über dem Herzen. Röntgenologisch erbsgroßer Splitter in der Kammerscheidewand. Die Kontrastdarstellung des Fistelgangs mußte wegen Extrasystolien abgebrochen werden. Im EKG fand sich ein Wilsonblock. — 1962 Operation unter Anwendung der extrakorporalen Zirkulation. Der Fistelgang führte in das Kammerseptum, in dessen hinterem Anteil der Splitter in einer Abszeßhöhle lag und entfernt werden konnte. Der Patient verstarb am Abend des Operationstages an Herzversagen.

Eine in jüngerer Zeit häufige Fremdkörperverletzung des Herzens betrifft Komplikationen beim Herzkatheterismus. Perforationen des Herzkatheters durch die Wand des rechten Vorhofs können besonders beim Versuch auftreten, den Katheter transseptal in den linken Vorhof vorzuschieben. Wir haben mehrfach bei Herzoperationen, wenn kurze Zeit vorher eine Herzkatheterung vorgenommen worden war, blutige Ergüsse im Herzbeutel beobachten können und auch die Perforationsstellen gesehen. Die Perforationen waren symptomlos geblieben. Einmal haben wir bei der Implantation von Schrittmacherelektroden ins Herz eine durch die rechte Ventrikelwand in den Herzbeutel eingedrungene Elektrode gesehen, die wegen eines akuten Adams-Stokes-Anfalles einige Tage vorher auf transvenösem Weg eingeführt worden war. Teile von speziellen Herzsonden und Kathetern können im Herzen verloren gehen, in die Pulmonalarterien gelangen und bei offenem Foramen ovale sogar arterielle Embolien verursachen.

Insgesamt haben wir bisher drei zur intravenösen Infusionstherapie benutzte Kunststoffschläuche nach intravasaler Fortschwemmung mit Erfolg aus dem Stamm oder der Peripherie der Pulmonalarterie entfernt (s. S. 293). Auswärts waren bei allen Patienten die Armvenen bis zur Achselhöhle ergebnislos operativ revidiert worden.

Diagnose und *Lokalisation* dieser embolisch verschleppten Polyäthylenröhrchen gelingen weder durch Übersichtsaufnahmen noch durch Angiokardiographie. Nur die ausnahmsweise beobachtete Verkalkung der thrombotischen Auflagerung an einem Polyäthylenkatheter kann auf der Röntgenaufnahme sichtbar werden. Die Gewißheit der embolischen Fortschwemmung bis in den Brustkorb ist ausreichend für die Indikation zur Thorakotomie.

Die *Vermeidung* solcher Embolien wäre möglich, wenn die Polyäthylenkanülen an ihrem extravasalen Ende mit einer olivenartigen Verdickung versehen oder fest mit einer Flügelkanüle oder einem Verbindungshahn zum Infusionssystem verbunden würden. Kontrastgebende Kunststoffschläuche, die eine Lokalisation ermöglichen würden, existieren, sind aber für den alltäglichen Gebrauch zu teuer. Wir lassen den extravasalen Katheterteil lang und bilden mit ihm einen lockeren Knoten, durch dessen Schlinge wir ihn mit Pflaster an der Haut fixieren.

Für *Fremdkörperentfernungen* aus dem Herzbeutel und aus dem Myokard, insbesondere aus den vorne liegenden Herzabschnitten, ist die Operation in Intubationsnarkose bei Normothermie ausreichend. Auch intrakavitäre Fremdkörper können unter Umständen so entfernt werden. Es ist aber ratsam, die durch Hypothermie gegebene Möglichkeit kurzzeitiger Kreislaufunterbrechung auszunutzen und eine entsprechende Narkose- und Operationstechnik anzuwenden. Für die Entfernung eingeschwemmter Infusionskatheter hat sich uns die Operation in Hypothermie bewährt (s. S. 294). In ungünstigen Fällen, bei denen unter Umständen eine längere Kreislaufunterbrechung erforderlich ist (z. B. bei Entfernung eines Splitters aus dem Ventrikelseptum mit anschließender Naht des Defektes), ist primär die Anwendung der extrakorporalen Zirkulation indiziert. Das Risiko einer primären Entfernung von Fremdkörpern aus dem Herzen oder aus den großen herznahen Gefäßen ist gering im Verhältnis zu den Komplikationen, welche ein nichtentfernter Fremdkörper verursachen kann. Aus diesem Grund sollten Fremdkörper des Herzens nach Möglichkeit primär entfernt werden.

Literatur

AMELUNG, N., H. LUTHER und H. H. WESTERMANN: Interne Klinik der Herzsteckschüsse. Ergebn. inn. Med. Kinderheilk. N. F. 3, 67 (1952).
BLAND-SUTTON, J.: A lecture on missiles as emboli. Lancet 1919, 1, 773.
DECKER, H. R.: Foreign bodies in heart and pericardium should they removed? J. thorac. Surg. 9, 62 (1940).
DERRA, E.: Traumatische Schäden des Herzens und seines Beutels. In Handbuch der Thoraxchirurgie, Bd. II, 1043 ff. Berlin-Göttingen-Heidelberg: Springer 1959.
HARKEN, D. E., and P. M. ZOLL: Foreign bodies in relation to thoracic blood vessels and heart, indications for removal of intracardiac foreign bodies and behavior of heart during manipulation. Amer. Heart J. 32, 1 (1946).
IRMER, W.: Entfernung eines embolisch von der linken Kubitalvene eingeschwemmten Polyaethylenkatheters aus dem Pulmonalisstamm. Zbl. Chir. 89, 1078 (1964).
KIENBÖCK, R.: Geschosse im Herzen bei Soldaten. Lokalisation, Bewegungserscheinungen, Schicksal, Einheilung, embolische Verschleppung. Dtsch. Arch. klin. Med. 124, 419 (1918).
KINMONTH, J. B., J. D. BURTON, D. B. LONGMOORE, and W. A. COOK: Gunshot wounds of the heart with embolism. Removal of missiles from cardiac chambers with aid of extracorporal circulation. Brit. med. J. 5268, 1666 (1961).
LOISSON, M. L.: Zit. nach DECKER, H. R. J. thorac. Surg. 9, 62 (1940).
SAUERBRUCH, F.: Steckgeschosse in Herz und Lunge. Dtsch. Z. Chir. 255, 152 (1942).
SEBENING, W.: Brustkorb und Brustorgane. In LINIGER-WEICHBRODT, FISCHERS Handbuch der ärztlichen Begutachtung. Leipzig: J. A. Barth 1931.
STEFFENS, W.: Herzsteckschüsse, Beobachtungen durch fast zwei Jahrzehnte an 109 Schußverletzten des Weltkrieges. Arbeit und Gesundheit, Heft 27. Leipzig: Thieme 1936.
STÖRMER, A.: Unfall und Herz. In KÖNIG-MAGNUS: Handbuch der gesamten Unfallheilkunde, Bd. IV, S. 396. Stuttgart: Enke 1934.
STRAUSS, R.: Pulmonary embolism caused by lead bullet following gunshot wound of abdomen. Arch. Path. 33, 63 (1942).
SWAN, H., J. H. FORESEE, and E. M. GOYETTE: Foreign bodies in the heart; indications for and technic of removal with temporary interruption of cardiac blood flow. Ann. Surg. 135, 314 (1952).
WEBER, W.: Verletzungen des Mediastinums. Langenbecks Arch. klin. Chir. 293, 167 (1959).
ZETTEL, H., u. M. G. GIEBEL: Operative Spätbehandlung von Herzsteckschüssen, gleichzeitig ein Beitrag zur Frage der Geschoßembolie. Zbl. Chir. 77, 481 (1952).

G. Zur Behandlung akuter Herzstillstände bei atrioventrikulärem Block

Die Behandlung von akuten Herzstillständen in Zusammenhang mit Adams-Stokes-Anfällen ist durch die Anwendung elektrischer Schrittmacher in ein neues Stadium getreten (ABRAMS, CHARDACK, DERRA u. Mitarb., EFFERT u. Mitarb., SYKOSCH, ZOLL u. Mitarb.). Es hat sich gezeigt, daß diese Methode äußerst effektiv ist und der konservativen, also medikamentösen Therapie einschließlich der Anwendung von sympathicomimetischen Aminen (Isopropylnoradrenalin oder Isoprenalin (Aludrin) und Oxyprenalin (Alupent) überlegen ist (CHARDACK u. Mitarb., EFFERT u. Mitarb., FRIEDBERG u. Mitarb., ZOLL u. Mitarb.).

Hauptanwendungsgebiet der Schrittmacher ist vornehmlich das Adams-Stokes-Syndrom. Unter diesem Begriff fassen wir heute alle Reizleitungsstörungen zusammen, die mit anfallsweiser Bewußtlosigkeit infolge eines plötzlichen und kritischen Absinkens des Herzzeitvolumens einhergehen. Die häufigste Ursache solcher Synkopen sind Störungen der a-v-Überleitung im Sinne eines kompletten permanenten oder intermittierenden a-v-Blocks, die entweder mit einer hochgradigen Bradykardie, einem Kammerstillstand oder -flimmern einhergehen können. Die sinuauriculären Blockierungen treten wegen ihrer Seltenheit im Hinblick auf eine Therapie mit Schrittmachern zurück. In Frage kämen noch andere bradykarde Formen von Herzrhythmusstörungen, wie vereinzelte Fälle von absoluter Arrhythmie.

Die Diskussion über die Ursache der Reizleitungsstörungen ist noch im Fluß. Sofern es sich nicht um eindeutige Krankheitsbilder handelt, wird als häufigste Ursache ein arteriosklerotischer Gefäßprozeß mit Unterbrechung der das Reizleitungssystem versorgenden Gefäße angenommen (ROWE u. WHITE, PENTON u. Mitarb.). Myokarditiden, insbesondere die rheumatische Karditis, ferner traumatische Läsionen des Reizleitungssystems durch intrakardiale Eingriffe, Herzkontusion, Metastasen und seltene kongenitale Mißbildungen des septalen Gewebes können pathogenetisch in Frage kommen.

Die früher angenommene Bedeutung der Ischämie als Ursache der Reizleitungsstörungen wird neuerdings bestritten. LENÈGRE vertritt die Ansicht, daß es sich überwiegend um eine Erkrankung sui generis handele, bei der es zu einer progredienten Degeneration des spezifischen Reizleitungssystems durch eine isolierte Fibrose komme. Überleitungsstörungen infolge von toxischen Einwirkungen auf das Herz durch Überdosierung von Digitoxin, Chinidin oder durch eine Hyperkaliämie seien nur am Rande erwähnt. Sie interessieren nur im Hinblick auf eine temporäre Stimulierung und scheiden wegen ihrer vorübergehenden Natur für eine permanente Stimulierung des Herzens aus.

Bei den *Schrittmachern* handelt es sich um Impulsgeneratoren, die einen kurzen Impuls von 1,5 bis 2,0 m/sec Dauer liefern. Elektronische Bauelemente steuern ihre Funktion, die darin besteht, die Impulse in rhythmischer Folge mittels Elektroden auf den Herzmuskel zu übertragen. Während die großen stationären Geräte durch den Netzanschluß mit Strom versorgt werden, erhalten die implantierbaren Apparate ihre Energie von kleinen Quecksilberbatterien, deren Gesamtspannung sich je nach Schrittmachertyp auf 5 bis 8 Volt beläuft. Batterien und elektronische Bauelemente sind in einem gewebefreundlichen Kunstharz eingebettet. Ihr Gewicht liegt etwa bei 150 g. Beim Nachlassen der Batterieenergie steigt oder fällt die Frequenz als

Warnsignal, so daß der zum täglichen Pulszählen angehaltene Patient selbst und rechtzeitig genug feststellen kann, wann der Schrittmacher erlischt. Eine ausreichende Zeitspanne erlaubt ihm frühzeitig genug, zum Schrittmacheraustausch eine Klinik aufzusuchen.

Seit CHARDACK u. Mitarb. die ersten klinischen Berichte über die Behandlung mit implantierbaren Schrittmachern vorlegten, ist eine Anzahl von verschiedenen Schrittmachertypen in den Handel gekommen. Es gibt Schrittmacher mit mechanisch, magnetisch oder induktiv verstellbarer Frequenz. Optimal erscheint eine Konstruktion, bei der die unterbrochene Reizleitung auf elektronischem Wege überbrückt wird. Dabei erfolgt die Stimulierung der Kammern mit Hilfe der P-Welle in synchroner Folge durch den Impulsgenerator (NATHAN u. Mitarb.). Beim intermittierend auftretenden a-v-Block scheint eine permanente Stimulierung nicht sinnvoll. In diesen Fällen kann der Impulsgenerator durch die Ventrikelaktion gesteuert werden und setzt erst bei einem Kammerstillstand ein (SYKOSCH u. Mitarb.).

Grundsätzlich unterscheiden wir bei der künstlichen Herzstimulierung die externe bzw. indirekte Reizung von der direkten Stimulierung des Herzens mittels Elektroden, die dem Herzen auf operativem Wege zugeführt werden.

Es ist ferner zweckmäßig, jene Fälle, bei denen eine Notfallsituation mit temporärem Herzstillstand überbrückt werden soll, von solchen zu unterscheiden, bei denen die automatische Reizbildung wegen rezidivierender Adams-Stokes-Anfälle des Herzens für immer durch einen elektrischen Schrittmacher ersetzt werden muß.

Für *Notfallsituationen* bleibt die *externe Reizung* die Methode der Wahl. Dabei wird das Herz mit außen an den Thorax angelegten Elektroden transthorakal stimuliert. Der Nachteil dieses Verfahrens besteht in einer schmerzhaften Mitkontraktion der Brustmuskulatur durch die elektrischen Impulse, in Hautverbrennungen an der Applikationsstelle der Elektroden bei längerem Gebrauch und einem möglichen Kontaktverlust durch Verlagerung der Elektrodenköpfe. Die dabei erforderlichen Spannungen sind abhängig von verschiedenen Faktoren, wie von der darunterliegenden Gewebsschicht und dem Übergangswiderstand Elektrode/Haut bzw. Gewebe/Herz. Sie liegen zwischen 25 und 150 Volt oder auch höher.

Im Falle eines akuten Kammerstillstandes mit Synkope genügen in der Regel einige Impulse, um die Kammern wieder in Gang zu setzen. Danach setzt für gewöhnlich die automatische Reizbildung wieder ein. Man kann dabei das Herz nach dem oben erwähnten Vorgehen von ZOLL mit der transthorakalen Methode stimulieren oder nach CHANDLER und ROSENBAUM den Thorax mit einem Troikart parasternal penetrieren und eine Elektrode entweder intramyokardial oder an das Perikard anlegen. Hierbei ist natürlich die Möglichkeit eines Kontaktverlustes durch Verlagerung der Stimulationselektrode sehr groß und eine Langzeitstimulierung unmöglich (CHANDLER u. Mitarb., EFFERT u. Mitarb., ROSS, SUNDER-PLASSMANN u. Mitarb.).

Man sollte nie außer acht lassen, daß allein schon eine mechanische Irritation des Herzens die Kammerautomatie wieder anregen kann, sei es durch einen kräftigen Schlag auf den Thorax in der Herzgegend oder bei freigelegtem Herzen durch einen mechanischen Reiz der Herzoberfläche.

Als *Überbrückungsmaßnahme für kritische Situationen* hat sich das Vorgehen von RIENMÜLLER am besten bewährt und ist inzwischen allgemein eingebürgert (FURMAN u. SCHWEDEL). Auf dem bei der Herzkatheteruntersuchung üblichen Wege wird eine Katheterelektrode über eine Arm- oder Beinvene in die rechte Kammer geleitet.

Der Kontakt der Elektrodenspitze mit dem Endokard übermittelt die elektrischen Impulse. Im Notfall ist dieses Verfahren wegen des erforderlichen Zeitaufwandes zur Kathetereinlagerung nicht geeignet. Es wird jedoch dann zur Anwendung kommen, wenn der Patient vor einer Schrittmacherimplantation durch häufig rezidivierende Adams-Stokes-Anfälle gefährdet ist oder die Behandlung einer Herzinsuffizienz erforderlich ist, die durch einen bradykarden Kammerrhythmus unterhalten wird (EFFERT).

Für die *langfristige Stimulierung des Herzens* ist die Implantation sowohl der Elektroden als auch des Schrittmachers die Methode der Wahl. Aus einer Reihe von Vorschlägen zur Elektrodenapplikation für die permanente Stimulierung haben sich im wesentlichen zwei Methoden durchgesetzt, einmal die Implantation von Myokardelektroden durch den thorakalen Zugang (CHARDACK u. Mitarb., ZOLL u. Mitarb.), zum anderen die endovasale Methode mit Einlagerung einer Katheterelektrode in das rechte Herz und gleichzeitiger Implantation des Schrittmachers, die von LAGERGREEN inauguriert wurde. Die geringere operative Belastung, verbunden mit dem geringen Risiko, sind bestimmend dafür, daß letzterem Verfahren mehr und mehr der Vorzug gegeben wird.

Der Vollständigkeit halber sei noch erwähnt die Applikation von Epikard- oder Myokardelektroden durch eine Pericardiotomia inferior (LILLEHEI), durch den parasternalen Zugang (LILLEHEI), die mediane Sternotomie (SYKOSCH) und mit Hilfe der Mediastinoskopie (LAGERGREEN u. Mitarb.).

Beim *thorakalen Vorgehen* zur Elektrodenimplantation erfolgt der Zugang zum Herzen durch eine linksseitige anterolaterale Incision. In Rückenlage des Patienten und mit leicht angehobener linker Thoraxseite wird zunächst die Pleura im 5. Intercostalraum eröffnet und das Perikard durch Längsschnitt vor dem Nervus phrenicus gespalten. Für einen Eventualfall werden zwei Elektroden an die Perikardränder fixiert, um das Herz bei Bedarf mit Hilfe eines externen Schrittmachers stimulieren zu können. Die Schrittmacherimplantation erfolgt in die linke Thoraxgegend zwischen beiden Pectoralismuskeln oder im linken Oberbauch, entweder subcutan oder in eine Tasche zwischen den schrägen Bauchwandmuskeln. Von hier werden die Elektroden subcutan in den Thorax geleitet. Als Implantationsstelle der Elektroden wählen wir einen gefäßarmen Bereich des linken Ventrikels, tunlichst septumnahe. Durch Aufsteppen eines freien Perikardtransplantates über die Elektrodenköpfe wird ihre Lage im Herzen gesichert.

Durch die notwendige Thorakotomie zur Myokardelektrodenimplantation sind bei einem Teil der Patienten gewisse Grenzen gesetzt. Nämlich dann, wenn das Operationsrisiko durch hohes Alter, Begleiterkrankungen oder schlechten Allgemeinzustand zu groß erscheint.

Die endovasale Elektrodenapplikation stellt dagegen nur ein minimales Operationstrauma dar und kann ohne weiteres in Lokalanästhesie vorgenommen werden. Nach Freilegen der oberflächlichen rechten Jugularvene legen wir unter Durchleuchtungskontrolle die Katheterelektrode in den rechten Ventrikel. Der Schrittmacher wird in eine Tasche zwischen beide Pectoralismuskeln implantiert. Die Elektrode verläuft subcutan, wenn möglich subclaviculär.

Es stehen heute bipolare oder unipolare Elektroden zur Verfügung. Bei der unipolaren Stimulation muß der 2. Pol positiv ausgelegt und subcutan eingelagert werden. Das Verbleiben der Katheterelektrode im venösen Gefäßsystem erfordert keine Anticoagulantientherapie. Thromboembolische Komplikationen zählen zu den Seltenheiten und wurden bisher nur in Verbindung mit Infektionen beschrieben.

Eigene Erfahrungen

Am 6. Oktober 1961 wurde an der Düsseldorfer Chirurgischen Klinik und damit erstmals in Deutschland ein Schrittmacher implantiert. Bis Juni 1966 sind bei 200 Patienten Schrittmacher eingepflanzt worden, jeweils 100 mit Myokardelektroden und 100 mit endovasalen Katheterelektroden.

Die Indikation zur Schrittmacherimplantation, die in Zusammenarbeit mit der I. Medizinischen Klinik gestellt wird, halten wir dann für gegeben, wenn unter konservativen Maßnahmen keine Anfallsfreiheit zu erzielen oder die Kammerfrequenz nicht auf Werte von mehr als 40 min zu steigern ist.

Eine obere Altersgrenze ist nicht gesetzt, und eine Kontraindikation besteht nur bei prognostisch infausten Grundleiden oder terminalen Zuständen.

In unserem Krankengut war der älteste Patient 83 und der jüngste 10 Jahre alt. In der Mehrzahl wurden männliche Patienten behandelt, und zwar 130 Männer und 70 Frauen. Das Durchschnittsalter betrug 62 Jahre. 26% der Patienten hatten das 70. Lebensjahr überschritten. Zur Anwendung kamen sechs verschiedene Schrittmachertypen: Medtronic, Cordis, Elema, Cotelec, St. Georg, Vitatron.

Unsere heutige Tendenz geht eindeutig in Richtung der endovasalen Methode. Veranlassung dazu war das geringere operative Risiko, das beim Vergleich der postoperativen Mortalität deutlich wird. Von 100 Patienten, bei denen Myokardelektroden nach Thorakotomie implantiert wurden, verstarben neun post operationem, keiner infolge Versagens der Stimulierung. Bei 100 endovasal eingeführten Katheterelektroden verloren wir eine 79jährige Patientin einen Tag später infolge eines cerebralen Insultes und eine 71jährige nach 9 Tagen wegen Herzversagens.

Komplikationen

Bei den Komplikationen ist zu unterscheiden, ob es sich um solche chirurgischer oder technischer Art handelt. Von chirurgischer Seite ist die Wundinfektion die gefürchtetste Komplikation, weil sie unweigerlich zur Ausbreitung sowohl in der Schrittmachertasche als auch im Elektrodenkanal führt. Fast ausnahmslos zwingt sie zur Entfernung des ganzen Systems. Auch intensivste antibiotische Maßnahmen vermochten in keinem unserer Fälle eine Heilung zu erreichen, auch nicht in den beiden Fällen, bei denen die Infektion sekundär nach Hautperforation durch Drucknekrose des Schrittmachers bzw. der Elektrode eintrat.

Unerläßlich ist eine hohe antibiotische Therapie aus prophylaktischen Gründen für 3 bis 5 Tage. Wir verloren eine 22jährige Patientin 8 Tage nach Implantation von Myokardelektroden an den Folgen von thromboembolischen Abscessen in der Lunge. Sie waren von einer bis in den Vorhof reichenden Thrombenbildung ausgegangen. Als Ausgangsort stellte sich ein infizierter Kunststoffschlauch heraus, der an einer Armvene zur Dauertropfinfusion angelegt worden war.

Verlagerungen des Schrittmachers sind vereinzelt unvermeidbar, vornehmlich bei älteren Patienten, bei denen das erschlaffte Gewebe dem Schrittmacher keinen ausreichenden Halt bietet. Er sinkt dann durch sein Gewicht allmählich ab und zieht die im Herzen nicht fixierte endovasale Elektrode heraus.

Insgesamt mußte bei den endovasalen Elektroden 15mal ein Zweiteingriff vorgenommen werden, um die Elektrodenlage zu korrigieren, bei acht Patienten wegen Ausfalls der Stimulierung durch Verlagerung, bei drei Patienten zwang eine pulssynchrone Zwerchfellreizung mit Zwerchfellkontraktionen dazu und in vier Fällen Ventrikelperforationen. Das Zurückziehen der Elektrode aus dem Perikard blieb folgenlos. Isolierungsdefekte forderten zweimal einen Katheterelektrodenaustausch.

Bei den Myokardelektroden ist die mechanische Beanspruchung größer. Elektrodenbruch bei 20 Patienten forderte eine Freilegung und die Umwandlung von bipolarer in monopolare Stimulierung. Dazu ist lediglich notwendig, daß die gebrochene Elektrode von der Isolierung befreit und in das subcutane Gewebe gelagert wird.

Komplikationen technischer Art sind durch Schrittmacherdefekte wie Transistor-, Potentiometerausfall, Batterieversagen, Isolierungsdefekte im Schrittmachergehäuse gegeben. Funktionell führen sie zu einem Ausfall der Stimulierung, einem Abfall, Wechsel oder Anstieg der Impulsfrequenz. Sie forderten bei 58 Patienten die Vorlagerung des Schrittmachers und seinen Austausch. Unter diesen Patienten befinden sich auch die, bei denen zwei und mehr Eingriffe vorgenommen werden mußten.

Ergebnisse der Nachuntersuchungen

Aus dem eigenen Krankengut wurden 100 Patienten mit mehr als 12monatiger Schrittmacherbehandlung nachuntersucht, um Vergleichsmöglichkeiten mit einem gleich großen Kollektiv konservativ Behandelter zu erhalten (Tab. 4). Demnach sind die Überlebenschancen von Patienten mit Adams-Stokes-Syndrom von 50% auf 87%

Tabelle 4. *Überlebenszeit nach Adams-Stokes-Syndrom nach konservativer und operativer Behandlung*

Therapieform	Krankengut	Patientenanzahl	überlebend nach 1 Jahr	überlebend nach 2 Jahren
medikamentös	FRIEDBERG u. Mitarb.	100	50,0%	42,0%
medikamentös	CURD u. Mitarb.	47	58,7%	46,2%
Schrittmacher	CHARDACK u. Mitarb.	50	80,0%	72,0%
Schrittmacher (myokardiale und endokardiale Stimulierung)	Chirurgische Klinik Düsseldorf	100	87,0%	—
		68	—	77,0%

für das 1. Behandlungsjahr angestiegen. In keinem Fall waren mit Einsetzen der Stimulationsbehandlung wieder Adams-Stokes-Anfälle aufgetreten; es sei denn, die Stimulierung wurde durch einen Defekt unterbrochen. Das Herz schlägt dann im idioventrikulären Rhythmus weiter. Ausnahmslos konnten die Fälle von Herzinsuffizienz infolge Kammerbradykardie nach der Implantation rekompensiert werden. Bis auf wenige Einzelfälle wurde eine wesentliche Besserung der Belastungsfähigkeit angegeben, und nicht unwichtig ist die Beobachtung, daß die psychische Belastung durch die stete Angst vor erneuten Anfällen bei den Patienten fortfällt.

Diskussion

Es besteht heute kein Zweifel mehr, daß mit der Einführung der Schrittmachertherapie ein großer therapeutischer Fortschritt erzielt wurde. Ausreichende Erfahrungen lassen eine Beurteilung der verschiedenen Stimulationsmethoden zu. Im wesentlichen haben sich zwei Zugänge zur Anbringung der Elektroden als praktikabel erwiesen. Bei der Myokardelektrodenimplantation durch Thorakotomie sind die älteren Patienten durch den großen Eingriff gefährdet. Die Methode der endovasalen Elektrodeneinlagerung für eine kontinuierliche Stimulierung hat das operative Vorgehen vereinfacht. Die postoperative Mortalität konnte damit wesentlich gesenkt werden, im eigenen Krankengut auf 2%. Das Verfahren erlaubt, die Indikationsstellung zum Einpflanzen eines Schrittmachers weit zu stecken, so daß auch gefährdete Patienten operiert werden können.

Problematisch erscheint noch die hohe Komplikationsquote, die überwiegend auf technische Versager zurückzuführen ist. Es sei auf die mangelhafte mechanische Stabilität der Elektroden, auf Isolierungsdefekte und die große Anzahl vorzeitiger Schrittmacherausfälle hingewiesen sowie auf die Beobachtungen von plötzlich ungeklärten Todesfällen mit schwerwiegenden Schrittmacherdefekten, bei denen ein elektrisch induzierter Herztod diskutiert wird. Auch wenn die neuesten Versuche der Umwandlung körpereigener, mechanischer bzw. biologischer Energie in elektrische Energie zum Ziele führen, wird nach wie vor die technische Zuverlässigkeit auch dieser neuen Konstruktionen entscheidend sein für eine einwandfreie Stimulierung. Vorerst liegt das Problem darin, Schrittmacher herzustellen, die entsprechend ihrer Garantiezeit tatsächlich 3 bzw. 5 Jahre störungsfrei funktionieren.

Literatur

ABRAMS, L. D., and W. A. HUDSON: The treatment of complete heart block. Postgrad. med. J. **37**, 240 (1961).

CHANDLER, D., and J. ROSENBAUM: Severe Adams-Stokes syndrome treated with isuprel and an artificial pacemaker. Amer. Heart J. **49**, 295 (1955).

CHARDACK, W. M., A. A. GAGE, and W. GREATBATCH: A transistorized, self-contained, implantable pacemaker for the long-term correction of complete heart block. Surgery **48**, 643 (1960).

— — — Treatment of complete heart block with an implantable and self-contained pacemaker. Bull. Soc. intern. Chir. **21**, 411 (1962).

— —, and M. S. GREATBATCH: Correction of complete block by a self-contained and subcutaneously implanted pacemaker. Clinical experience with 15 patients. J. thorac. cardiovasc. Surg. **42**, 814 (1961).

— —, G. SCHIMERT, N. B. THOMSON, C. F. SANFORD, and W. GREATBATCH: Two years clinical experience with the implantable pacemaker for complete heart block. Dis. Chest. **43**, 225 (1963).

CURD, G. W., E. W. DENNIS, J. JORDAN, D. MCNAMARA, A. L. MONTERO, P. K. PETERSON, R. D. PRUITT, and S. SCHUT: Etiology of atrioventricular heart block: A study of its relevance to prognosis and pacemaker therapy. Cardiovasc. Research Center Bull. (Baylor University) **1**, (1963).

DERRA, E., S. EFFERT und J. SYKOSCH: Erfahrungen mit der Implantation von Schrittmachern beim Herzblock. Zbl. Chir. **88**, 586 (1963).

EFFERT, S.: Herzstillstand und Wiederbelebung. Dtsch. med. Wschr. **86**, 638 (1961).

— Automatische Überwachungsgeräte und Indikation zur Implantation von elektrischen Schrittmachern. Thoraxchirurgie **11**, 158 (1963).

—, H. GREUEL, F. GROSSE-BROCKHOFF und J. SYKOSCH: Die Therapie mit elektrischen Schrittmachern beim Adams-Stokes-Syndrom. Dtsch. med. Wschr. **87**, 473 (1962).

—, u. F. GROSSE-BROCKHOFF: Elektrotherapie der Herzrhythmusstörungen. Dtsch. med. Wschr. **45**, 2165 (1963).

—, J. Sykosch und K. G. Pulver: Ergebnisse der langfristigen elektrischen Stimulierung des Herzens bei einem größeren Krankengut. Dtsch. med. Wschr. (Im Druck).

Friedberg, C. K., M. Kahn, J. Scheuer, S. Bleifer, and S. Dack: Adams-Stokes syndrome associated with chronic heart block. J. Amer. med. Ass. **172**, 1146 (1960).

Furman, S., and J. B. Schwedel: An intracardiac pacemaker for Adams-Stokes seizures. New Engl. J. Med. **261**, 943 (1958).

Lagergreen, H., L. Johannsson, I. Karlöf, and H. Thornander: Intracardiac stimulation for complete heart block. Acta chir. scand. **125**, 562 (1963).

Lenègre, J., et Ph. Moreau: Le bloc auriculo ventriculaire chronique. Etude anatomique, clinique et histologique. Soc. franc. Cardiol. 16. 12. 1962.

Lillehei, C. W., A. M. Bilgutay, R. L. Varco, D. M. Long, E. E. Bakken, and R. D. Sellers: The implantable cardiac pacemaker. Present status in the treatment of complete heart block with Adams-Stokes syndrome. Lancet **82**, 68 (1962).

Penton, G. B., H. Miller, and S. A. Levine: Some clinical features of complete heart block. Circulation **13**, 801 (1956).

Rienmüller, J.: Praktische Erfahrungen in der Prophylaxe des akuten Herzstillstandes. Medizinische **11**, 1659 (1957).

Ringler, W., u. J. Sykosch: Reaktionsformen des menschlichen Organismus auf das durch die Schrittmacherimplantation eingebrachte Fremdmaterial. Zbl. Chir. **91**, 414 (1966).

Ross, J. M., and B. F. Hoffmann: A bipolar pacemaker for immediate treatment of cardiac arrest. J. appl. Physiol. **15**, 974 (1960).

Rowe, J. C., and P. D. White: Complete heart block: A follow-up Study. Ann. intern. Med. **49**, 260 (1958).

Sunder-Plassmann, P., H. Portheine und G. Menges: Künstliche Schrittmacher des Herzens zur Behandlung von Adams-Stokes-Anfällen. Med. Klin. **58**, 581 (1963).

Sykosch, J.: Implantierbare Schrittmacher beim atrioventrikulären Block. Chirurg. **34**, 11 (1963).

— Erfahrungen mit der Implantation von Schrittmachern. Thoraxchirurgie **11**, 176 (1963).

— Implantierbare Schrittmacher zur permanenten und intermittierenden Stimulierung des Herzens. Langenbecks Arch. klin. Chir. **308**, 288 (1964).

—, u. S. Effert: Spätkomplikationen bei Schrittmacherimplantationen. Réanimation et Organes Artificiels **2**, 187 (1965).

— —, K. G. Pulver und F. Zacouto: Zur Therapie mit elektrischen Schrittmachern. Ein implantierbarer, induktiv ausschaltbarer elektrischer Schrittmacher. Elektromedizin **8**, 139 (1963).

Zoll, P. M., and A. J. Linenthal: External and internal electric cardiac pacemakers. Circulation **28**, 455 (1963).

1. Die Anästhesie bei der Implantation von Schrittmachern

Die Probleme der Narkose ergeben sich aus der besonderen Kreislaufsituation und der Gefährdung durch Narkosemittel und Narkosemaßnahmen.

Das sehr langsam mit fixierter Frequenz schlagende Herz hat keine Reserven, um die Kreislaufwirkungen von Narkosemitteln, Intubation und künstlicher Beatmung zu kompensieren. Das Schlagvolumen ist ohnehin meist maximal groß, um ein genügendes Herzzeitvolumen zu erreichen, und kann kaum gesteigert werden.

Nach van Dam u. Mitarb. ist das Narkoserisiko sehr hoch.

Die Patienten sind meist in höherem Alter, haben oft eine generalisierte Atherosklerose, Coronarinsuffizienz und unter Umständen eine kardiale Insuffizienz.

Narkosemittel können schon in geringer Konzentration zu weiterer Pulsverlangsamung, zu kritischer Reduktion des Herzzeitvolumens mit folgender Asystolie oder Kammerflimmern führen.

Besonders wichtig ist deshalb, neben der Auswahl der Narkosemittel und deren vorsichtiger Anwendung, eine fortlaufende sorgfältige Überwachung des Patienten sowie die Bereitstellung von Pharmaka und Apparaten, die einen eventuellen Herzstillstand möglichst schnell und sicher beheben.

Vorbereitung zur Narkose

Die Narkosevorbereitung zielt neben der Dämpfung der Psyche auf die Abschwächung des Vagotonus sowie die Steigerung des Sympathicotonus hin. Um psychische Alterationen zu vermeiden, geben wir zur *Prämedikation* am Abend vor der Operation ein leichtes Schlafmittel, das Atmung und Kreislauf wenig beeinflußt, z. B. Adalin (Bromdiäthylacetylcarbamin) oder Doroma (Adalin + N-(2-Dimethyl-amino-propyl)-phenothiazin).

Zwei Stunden vor der Operation erhalten die Patienten Promethazin oder Promazin in einer Dosierung von 0,5 bis 1 mg/kg Körpergewicht. Eine Stunde vor der Operation wird Pethidin gegeben (1 mg/kg Körpergewicht). Außerdem wird noch 0,5 mg Atropin verabreicht, hauptsächlich zur Verminderung der Salivation und Abschwächung von bei der Narkose auftretenden Vagusreflexen. Aludrin bzw. Alupent wird in der jeweils notwendigen Dosierung wie vorher weiter verabreicht, zwei- bis dreimal stündlich eine Tablette, zum Teil aber auch schon im intravenösen Dauertropf.

Die Erfahrung hat gezeigt, daß die meisten Medikamente, die zur Narkose verwendet werden, aber auch jede Veränderung der psychischen oder vegetativen Reaktionslage, einen Adams-Stokes'schen Anfall auslösen können.

Da jeder dieser Anfälle durch Asystolie tödlich verlaufen kann, müssen *vor* Beginn der Narkose alle Maßnahmen getroffen sein, um jederzeit einem akuten Kreislaufstillstand begegnen zu können.

Die kritische Zeit für diese Patienten ist die Zeit vom Beginn der Narkoseeinleitung bis zur direkten Stimulation durch den Schrittmacher.

Um während der kritischen Zeit dem Herzstillstand begegnen zu können, hat sich folgende Vorbereitung als zweckmäßig erwiesen:

1. Anlegen einer *Venae sectio* vor Einleitung der Narkose.
2. Bereitstellung folgender *Medikamente*: Aludrin bzw. Alupent, Adrenalin, Calcium, Novocamid, Natriumbicarbonat, Digitoxin bzw. Strophanthin.
3. Zur *Überwachung*: laufende Kontrolle von Blutdruck, Puls und EKG.
4. Bereitstellung eines *Schrittmachers* sowie eines *Defibrillators* zur externen und internen Anwendung.
5. Einsatzbereite Operationsgruppe zur sofortigen *Thorakotomie*.

Über die Venae sectio wird eine Infusion mit 5%iger Laevulose verabreicht, die auf jeweils 200 ccm 2,0 mg Aludrin bzw. 5,0 mg Alupent enthält.

Vor Beginn der Narkose wird die Tropfenfolge der Alupentinfusion langsam so weit gesteigert, bis eine deutliche Beschleunigung der Pulsfrequenz erreicht wird. Außerdem wird Sauerstoff mit der Maske gegeben, so daß die Verhältnisse bezüglich der Sauerstoffversorgung verbessert werden.

Narkoseführung

Zur *Narkoseeinleitung* geben wir im allgemeinen 100 bis 200 mg Hexobarbital als Einschlafdosis. Die Injektion erfolgt in das Alupentinfusionssystem; dadurch wird eine gewisse Menge Alupent zusätzlich gegeben. Das hat den Vorteil, daß so die sympathicolytische Wirkung des Hexobarbitals abgeschwächt wird (PULVER u. SCHMITZ).

Zur Kurzzeitrelaxierung für die Intubation werden 50 bis 75 mg Suxamethonium intravenös gegeben. Zur Relaxierung für die Dauer der Operation empfehlen sich kleine Dosen von Gallamin (Flaxedil®), d. h. etwa 1 mg/kg Körpergewicht. Es wird dem d-Tubocurarin vorgezogen wegen der geringeren Histaminfreisetzung und seiner atropinartigen Wirkung mit Steigerung der Pulsfrequenz.

Die Narkose wird nach der Intubation weitergeführt durch Beatmung des Patienten mit einem Sauerstoff-Lachgasgemisch (1:1 oder 1:2) im halbgeschlossenen System unter Zusatz von geringen Konzentrationen von Halothane, etwa 0,3 bis 0,7 Vol.-% je nach Bedarf. Sinkt der Blutdruck ab, wird Halothane sofort abgestellt und bei zunehmender Bradykardie die Alupentmedikation erhöht.

Wir halten eine flache Narkose mit Curarisierung für ungefährlicher als eine tiefe Narkose ohne Muskelrelaxantien.

Während der schon erwähnten kritischen Zeit kann selbst bei größter Vorsicht in jedem Augenblick Herzstillstand oder Kammerflimmern auftreten.

Bei Patienten mit einem a-v-Block kommt es eher zum Auftreten einer Asystolie, es muß aber trotzdem auch mit der Möglichkeit eines primären oder sekundären Kammerflimmerns gerechnet werden. Durch den bereits vor der Narkosevorbereitung angeschlossenen Elektrokardiographen ist die sichere Diagnose sofort möglich. Die entsprechende Therapie mit einem Defibrillator kann somit unverzüglich einsetzen.

Die *elektrische Defibrillation ist beim Kammerflimmern* ist sicher und im Operationssaal einfach durchzuführen. Sie erfolgt extern am besten mit einer Gleichstromkondensatorentladung von 1 500 V (s. S. 18). Eine elektrische Defibrillation ist nur bei ausreichendem Herztonus möglich. Man kann den Tonus durch intrakardiale Injektion von Adrenalin und Calcium steigern. Immer hat jeder Defibrillation eine Herzmassage vorauszugehen. Nach erfolgreicher Defibrillation schlägt das Herz im allgemeinen im Sinus- oder a-v-Rhythmus.

Wenn eine *Asystolie* eintritt, sind alle Maßnahmen zur Behebung dieser Asystolie einzuleiten. Bei einer Asystolie mit funktionstüchtigem Myokard ist die externe Stimulation heute als das sicherste Vorgehen anzusehen (EFFERT). Die positive Elektrode wird dabei über der Herzspitze, die negative über dem linken Sternalrand in gleicher Höhe angelegt. Die Stimulation erfolgt im Gleichstrom von 25 bis 150 V, die Dauer der Reizung beträgt 0,001 bis 0,003 sec.

Die Erfahrung hat gezeigt, daß die äußere Herzmassage auch bei einer Asystolie einen gewissen Erfolg verspricht. Das Verfahren hat den Vorteil, daß es sofort ohne technische Hilfsmittel angewendet werden kann. Tritt nach den beschriebenen Maßnahmen innerhalb von 3 min kein Erfolg ein, so hat die Thorakotomie zur internen Herzmassage zu erfolgen.

Von 1961 bis Mai 1965 wurden 100 intrathorakale Schrittmacherelektroden bei internistisch vorbehandelten Patienten, die Aludrin, Alupent und Herzglykoside erhalten hatten, eingepflanzt. Hierbei sind die aufgetretenen Komplikationen, die den Narkotiseur interessieren, ermittelt worden.

Während der kritischen Zeit vom Beginn der Narkose bis zur Stimulation durch den Schrittmacher kam es bei 30 Patienten mit einem intermittierenden-kompletten Block 4mal und bei 70 mit einem permanent-kompletten Block 12mal zu einem Herzstillstand. Dem ist die besondere Gefährdung der intermittierenden Blockierungen zu entnehmen. Zweimal trat bei Kranken mit einem permanent-kompletten Block

Kammerflimmern ein, das sofort durch Elektroschock behoben wurde. Bei den 19 Stillständen setzte die Herztätigkeit in zwei Fällen spontan nach etwa 30 sec wieder ein. In allen anderen Fällen wurde eine Wiederbelebung notwendig, deren Art und Dauer aus Tab. 5 ersichtlich ist.

Tabelle 5. *Wiederbelebung bei Herzstillstand und Kammerflimmern*

Reversion	Dauer des Kreislaufstillstandes					
	1 min	2 min	3 min	4 min	5 min	10 min
spontan	2					
ext. elektr. Reizung	6	3	1		2	
direkte Herzmassage	2				1	
Perikardelektroden	2				1	1

Seit zur Relaxation Gallamin (Flaxedil®) an Stelle von Curare gegeben wird, sind keine Herzstillstände mehr vorgekommen. Auch zur Intubation sollte man Gallamin injizieren. Die Überlegenheit des Gallamins dürfte in seiner atropinartigen Wirkung liegen.

81 *Nachoperationen* wurden bei 45 von 100 Patienten vorgenommen. Zwischenfälle waren hierbei wesentlich seltener, weil die Reizung des Herzens meist noch über den liegenden Schrittmacher erfolgte. Zu tödlichen Zwischenfällen intra operationem ist es nicht gekommen.

Literatur

CHARDAK, W. M., A. A. GAGE, G. SCHIMERT, N. B. THOMSON, C. E. SANFORD, and W. GREATBATCH: Two years clinical experience with the implantable pacemaker for complete heart block. Dis. Chest **43**, 225 (1963).
VAN DAM, L. D., and G. A. MC LEMORE: Circulatory arrest in patients with complete heart block during anesthesia and surgery. Ann. intern. Med. **47**, 518 (1957).
DERRA, E., S. EFFERT und J. SYKOSCH: Erfahrungen mit der Implantation von Schrittmachern beim Herzblock. Zbl. Chir. **88**, 585 (1963).
EFFERT, S.: Herzstillstand und Wiederbelebung. Dtsch. med. Wschr. **86**, 638 (1961).
PULVER, K. G., u. TH. SCHMITZ: Anaesthesieprobleme bei Operationen zur Behandlung von -av-Überleitungsstörungen durch Implantation eines künstlichen Schrittmachers. Anaesthesist **14**, 65 (1965).

H. Synkopale Anfälle bei intrakavitären Herztumoren

Plötzliche Herzanfälle, Rhythmusstörungen, Lungenödeme und auch Schockzustände mit Abfall des Blutdrucks können durch Tumoren im Herzen und Vorhofthromben ausgelöst werden. Sowohl primäre Neubildungen als auch große Vorhofthromben, die unter den Begriff der Pseudotumoren fallen, sind selten. Über vier derartige Beobachtungen berichteten DERRA, LOOGEN und FAHMY. Ihre Zahl hat sich mittlerweile auf sieben erhöht. PRICHARD fand unter 915 Herztumoren 303 gutartige, unter denen das Myxom mit 50% am häufigsten vertreten war. Es folgen Sarkome, Rhabdomyome, Myxosarkome und Rhabdomyxosarkome. Die Ansicht von LANDING und FARBER aus dem Jahre 1956, daß Diagnose und Heilung der Myxome unmöglich sei, ist durch die Entwicklung der Herzchirurgie überholt.

Die Myxome und Sarkome kommen in jedem Lebensalter vor. Zwischen dem 30. und 40. Lebensjahr sind sie ohne Bevorzugung eines Geschlechts am häufigsten. Die Mehrzahl der Rhabdomyome tritt im 1. Lebensjahr auf, und 86% der Patienten sterben vor der Pubertät. Die Myxome, vom Vorhofseptum ausgehend, sind vorwiegend im linken Vorhof lokalisiert, Rhabdomyome und Hamartome im Ventrikel und die sehr seltenen Fibrome an den Klappen der Atrioventrikularebene mit überwiegender funktioneller Beeinträchtigung der Aortenklappen (LANDING u. FARBER).

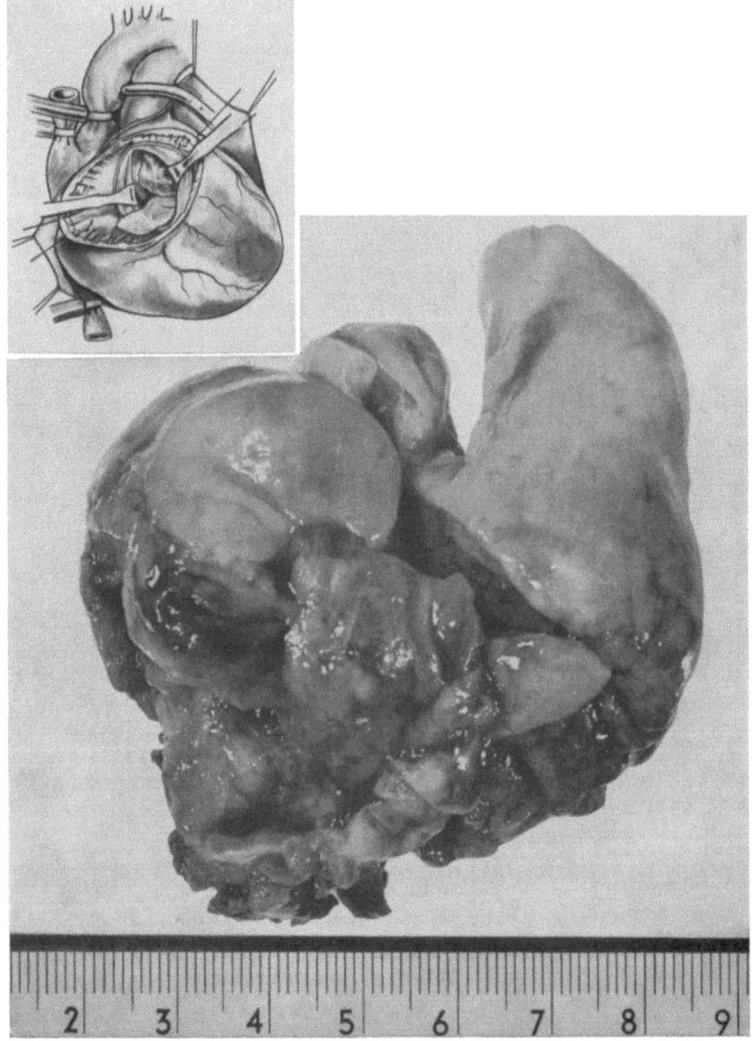

Abb. 108. Transseptal entferntes Myxom des linken Vorhofs

Vom klinischen Standpunkt aus interessieren im wesentlichen Myxome und thrombotische Pseudotumoren bei Mitralstenosen. Die Myxome wachsen in der Einzahl vom Septum des Vorhofs aus gestielt, meist polypös und seltener kugelig in den linken Vorhof hinein (Abb. 108). Die Größe variiert zwischen kirsch- und apfelgroß. Durch den polypösen Bau der Myxome können sich Teile lösen und arterielle Embolien verursachen.

Klinik

Die beweglichen Myxome verursachen durch Verlegung der Lungenvenen akute Lungenödeme und durch intermittierenden Verschluß der Mitralklappe die Symptomatik einer Mitralstenose. Die Plötzlichkeit einer sich entwickelnden Mitralstenose mit Lungenstauung und Dyspnoe lenkt den Verdacht auf eine intrakavitäre Geschwulst. Normalerweise entsteht das Krankheitsbild einer stenosierten Mitralklappe im Lauf von 10 bis 15 Jahren. Typisch ist der Wechsel zwischen Wohlbefinden und krisenhafter Verschlechterung, wenn Anteile des lappigen Myxoms den Fluß durch die Mitralöffnung behindern. Bezeichnend ist auch die Beobachtung, daß in einem Anfall von Atemnot und Blutdruckabfall die Rückenlage Erleichterung bringt. Die halbsitzende Position bessert den Zustand nicht, wie das in der Regel bei einer Mitralstenose der Fall sein würde. DERRA weist darauf hin, daß die synkopalen Verschlechterungen des Allgemeinbefindens nicht nach körperlichen Anstrengungen, sondern nach Lagewechsel eintreten. Ein Kardinalsymptom ist der lageabhängige Wechsel des Auskultationsbefundes. Bei der seltenen Ausbreitung des Myxoms im rechten Vorhof, wie wir es bei einem 10jährigen Mädchen erlebten, wurde ein Tricuspidalfehler vorgetäuscht, und der Streit, ob es sich um eine Stenose oder Insuffizienz handele, war abhängig vom Wechsel der Symptomatik. Die Tatsache, daß die übliche Therapie in einem akuten Anfall restlos versagt, ist pathognomonisch.

Diagnose

Die akuten Anfälle, die in einem Drittel der Fälle tödlich enden, werden von Phasen des Wohlbefindens gefolgt, obwohl die Symptomatik eines hämodynamischen Hindernisses bleibt. Die diagnostische Klärung erfolgt mittels der Angiokardiographie und insbesondere durch das Echolotverfahren.

Therapie

Die Exstirpation von Myxomen und Pseudotumoren ist in Normothermie durch das linke Herzohr hindurch nur vereinzelt gelungen. Die Gefahr der Embolie ist groß.

In Hypothermie bietet sich nach Incision des rechten Vorhofs der transseptale Weg an (Abb. 108). Das abgebildete Myxom ist so aus dem linken Vorhof entfernt worden (IRMER; IRMER u. ROTTHOFF). Selbstverständlich wird man heute die Operation in extrakorporaler Zirkulation durchführen.

Literatur

DERRA, E., F. LOOGEN und A. R. FAHMY: Über Tumoren des linken Herzvorhofes und ihre Exstirpation. Dtsch. med. Wschr. **84**, 308 (1959).

IRMER, W.: Wandel der operativen Technik unter besonderer Berücksichtigung der Zweitoperationen bei Mitralstenosen. Thoraxchirurgie **10**, 188 (1962).

—, u. F. ROTTHOFF: Erfahrungsbericht über 1000 operierte Mitralstenosen. Z. Tuberk. **117**, 214 (1961).

LANDING, B. H., and S. FARBER: Tumors of the cardiovascular system. Washington 25, D. C.: Armed Forces Institute of Pathology 1956.

PRICHARD, R. W.: Tumors of the heart. Arch. Path. **51**, 98 (1951).

VIII. Embolien

1. Lungenembolie

Es ist schwer, sich auf Grund des Schrifttums und persönlicher Erfahrungen ein klares Bild über Ätiologie, Pathophysiologie, Häufigkeit, Verlaufsform und Behandlung der Lungenembolie zu machen. Wir erlauben uns weder eine Stellungnahme zu der jüngst von DICK als wirksam bezeichneten Heparin-Dicumarinprophylaxe noch zur Therapie mit den Mitteln, die das Weiterwachsen eines Thrombus verhindern sollen. Die Erfahrung ist noch zu gering, um auf die fibrinolytische Behandlung einzugehen. Die folgenden Ausführungen halten wir für berechtigt, weil sich ein aktives Verhalten in der Therapie der Lungenembolie anbahnt. Wir verweisen bezüglich der Problematik auf die Arbeiten von DIETRICH, FREY, GEISSENDÖRFER und in neuerer Zeit von DICK, NAEGELI u. Mitarb. sowie VOSSSCHULTE.

Über die *Häufigkeit* liegen keine verbindlichen Angaben vor. Die Thromboembolien waren während beider Weltkriege selten. Das Vorkommen nimmt zu. Nicht nur die Überalterung der Bevölkerung, ansteigende Morbiditätsziffern des Krebses und Übergewichtigkeit spielen eine Rolle. Dem Gedankengang von KUNZ ist beizupflichten, daß auch der langdauernden Infusionstherapie, die bei Großeingriffen nicht zu umgehen ist, hier ursächliche Bedeutung zukommt.

Die Unsicherheit der Diagnose kann nicht bestritten werden. Jedem ist bekannt, daß einerseits sicher in der Klinik angenommene Embolien autoptisch nicht bestätigt wurden, und andererseits schubweise Einschwemmungen von Emboli in die Lungenschlagadern, die sich der klinischen Diagnose entzogen, durch die Sektion als sichere Todesursache nachgewiesen worden sind. DICK gibt an, daß ein Drittel tödlicher Embolien nicht diagnostiziert wird.

Die *Symptomatologie* der Lungenembolie ergibt sich aus der Verstopfung der Lungenschlagader mit Thrombusbrocken. Proportional zum Ausmaß der Gefäßverlegung fällt atmendes Lungengewebe aus, und eine Druckerhöhung im kleinen Kreislauf entwickelt sich. Die mechanische Verstopfung allein als Ursache des Krankheitsbildes anzunehmen, ist nicht vertretbar, denn öfters verlaufen Embolien tödlich, bei denen nur ein kleiner Ast der Pulmonalarterie undurchgängig ist, so daß weder die behinderte Hämodynamik noch der Ausfall atmender Lungenfläche für den Tod allein verantwortlich gemacht werden können. Zwangsweise ist gleichzeitig an ein reflektorisch-vasoconstrictorisches Geschehen zu denken, weil beispielsweise die Unterbindung einer Pulmonalarterie in Narkose ohne die Symptome einer Embolie möglich ist.

Die überwiegende Mehrzahl der Embolien tritt plötzlich auf. Nur selten gehen sonst nicht geklärte Temperaturen und schnell schwindende Anfälle von Atemnot und Angst voraus. Todesangst, unbestimmbare Schmerzen in der Brust, Luftnot, Brechreiz und angestrengte Atmung sind bei Beginn der Embolie feststellbar. In wenigen Minuten bricht die Regulation des Kreislaufes zusammen, der Blutdruck fällt ab, und die Pulsfrequenz steigt an. Angstverzerrtem Gesichtsausdruck, Schweiß und Blässe folgt eine zunehmende Cyanose mit Stauung der Halsvenen. Die Atemzüge werden oberflächlich. Bewußtlosigkeit tritt ein. Die Pupillen erweitern sich.

Dreiviertel der Patienten sind in 15 min tot (DICK, SPOHN). Die Relation zwischen der Häufigkeit schlagartig zum Tode führender Embolien und protrahierter Verläufe ist nicht klar zu ermitteln. Ebensowenig vermögen wir anzugeben, wieviele Embolien bei konservativem Verhalten überstanden werden. DE TAKATS u. Mitarb. gliedern 70 tödliche Embolien auf. Bis zum Tode dauert es bei 8,3% nur 10 min, bei 31% weniger als 1 Std und bei 60,5% länger als 1 Std. ROSENBERG u. Mitarb. ermittelten bei 100 Embolien mit Todesfolge, daß 29% länger als 2 Std und 10% länger als 10 Std am Leben blieben.

Bei denjenigen, die die ersten dramatischen Symptome überleben, muß *differentialdiagnostisch* ein akutes Herz- und Kreislaufversagen ausgeschlossen werden, denn bei zahlreichen Herz- und Lungenerkrankungen ist auch ohne Lungenembolie ein akutes oder subakutes Cor pulmonale denkbar. Das Elektrokardiogramm läßt einen Herzinfarkt mit großer Zuverlässigkeit erkennen. Desgleichen stellen sich aber auch elektrokardiographische Veränderungen durch eine akute Rechtsinsuffizienz dar. Wir glauben nicht, daß der Herzstromkurve bezüglich der Indikation zur Embolektomie eine sichere Bedeutung beigemessen werden kann.

Der großen Zahl tödlicher Embolien auf der ganzen Welt stehen bis heute nur wenige geglückte Embolektomien gegenüber. Nach den ersten drei unglücklichen Operationen von TRENDELENBURG (1908) operierte KIRSCHNER erstmals 1924 erfolgreich. STEENBURG erfaßte bis 1958 insgesamt zwölf erfolgreiche Embolektomien. VOSSSCHULTE stellte bis zum 30. 12. 1960 eine Tabelle mit 29 geglückten Operationen zusammen. Seitdem sind in wesentlich kürzerer Zeit noch 16 Erfolge veröffentlicht worden (ALLISON, COOLEY, COUVES, GROSS u. MOWLEM, DONALDSON, PANNETH, PATON, SHARP und SOUTTER). Dies zeigt, daß die Einstellung zur Embolektomie eine aktivere geworden ist.

Wieviele Patienten erfolglos oder sogar fehldiagnostiziert in den Operationssaal gefahren worden sind, läßt sich nicht eruieren. HUME teilt mit, daß bis 1930 insgesamt 300 Versuche zu zwölf Erfolgen geführt hätten. Bei DUBOST kommt auf fünf Versuche ein Erfolg. VOSSSCHULTE hatte unter 22 Versuchen zwei geglückte Operationen zu verzeichnen.

Eine klare *Indikation zur Embolektomie* grenzt sich nicht ab. Einmal sind Stimmen vorhanden, die bei jeder diagnostizierten Embolie die sofortige Operation verlangen, und andererseits auch solche, die grundsätzlich die protrahierte Embolieform für die Operation geeignet halten. Der Einstellung der Chirurgen bleibt ein weiter Spielraum. Zukünftiger Erfahrung wird es überlassen bleiben, diese Frage eindeutig zu klären. Sicher sollte die Operation dann gewagt werden, wenn der Thorax zur Herzmassage geöffnet worden ist und das Herz wieder Aktionen aufgenommen hat.

Die ursprünglich von TRENDELENBURG angegebene Methode beschreiben wir nicht. Zur Verhütung des Blutverlustes während der Embolektomie und zur möglichst schnellen Entlastung des rechten Herzens ist bei dem heutigen Stand der Thoraxchirurgie die Drosselung des venösen Einstroms aus den Hohlvenen zu befürworten (ALLISON u. Mitarb., VOSSSCHULTE). Zur Verfügung stehende Herz-Lungenmaschinen beseitigen den Kollaps durch die Perfusion und die Druckerhöhung im rechten Herzen durch die Kanülierung des Vorhofes schnell. Die Gefahren der Hypoxie werden durch sie am wirkungsvollsten bekämpft. Die Vorbereitung größerer

Herz-Lungenmaschinen und ihre Füllung mit heparinisiertem Frischblut nimmt jedoch längere Zeit in Anspruch. Unter Umständen wird der Operateur schon zur Embolektomie gezwungen, bevor die extrakorporale Zirkulation in Gang gebracht werden kann. Mittlerweile existieren kleine, transportable Pump-Oxygenatoren, die mit 5%iger Dextroselösung und Dextran gefüllt in kurzer Zeit einsatzbereit sind (COOLEY u. BEALL). Bis zum Beginn der Embolektomie ändert sich an der konventionellen Therapie mit Eupaverin, Atropin, Novocaininjektionen und der Anreicherung der Atemluft mit Sauerstoff nichts. Schnellste Intubation und künstliche Beatmung mit reinem Sauerstoff sollten sofort vorgenommen werden.

Wir beschreiben die *Embolektomie mit venöser Einflußsperre*, die *unter normo- und hypothermen Bedingungen* durchführbar ist, zuerst. Überall wo die Endotrachealnarkose

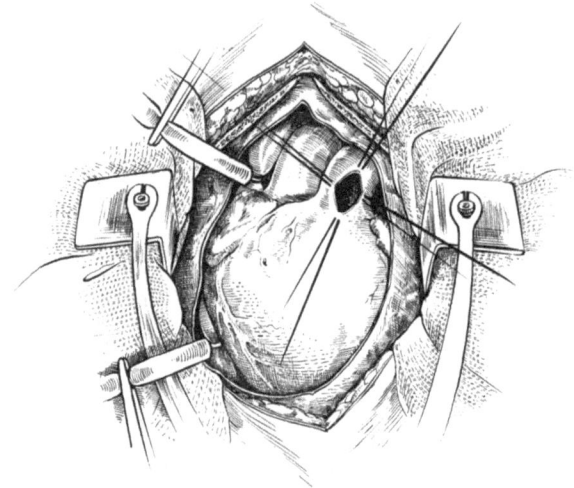

Abb. 109. Embolektomie mit venöser Einflußdrosselung

geübt wird, kann dieses Verfahren ohne nennenswerten technischen Aufwand angewandt werden.

Die mediane Sternotomie in Rückenlagerung bietet einen guten Zugang, desgleichen aber auch die bilaterale-transsternale Thorakotomie mit Eingehen durch den 4. rechten und 3. linken Intercostalraum. Das Perikard wird rechtwinklig, türflügelartig mit linksseitiger Drehachse eröffnet. Hiernach präpariert man die obere und untere Hohlvene in den Umschlagfalten des Perikards frei und schlingt sie mit Gummizügeln an. Mittels Röhren aus Gummi, die über die Gummizügel geschoben werden, läßt sich der venöse Einstrom aus den Hohlvenen unterbrechen.

Die möglichst nahe an der Pulmonalklappe befindliche Incision der A. pulmonalis, in einer Ausdehnung von 4 bis 5 cm, wird vorteilhaft zwischen vier Haltefäden angelegt (Abb. 109), damit die Faßklemme nach der Embolektomie ohne Zeitverlust das Gefäß tangential abklemmen kann. Mit Metallsaugern, speziellen Greifzangen oder Saugsonden entfernt man das Thrombenmaterial aus der Lungenschlagader, wobei die Lungen gleichzeitig von der Peripherie her mit der Hand ausgemolken werden müssen. Erst wenn Blut retrograd aus der Incision austritt, kann man mit zureichender Sicherheit annehmen, daß auch die peripheren Thromben entfernt sind.

Nach bilateraler transsternaler Eröffnung des Brustkorbs sind die Pleuraräume offen, nach medianer Sternotomie müssen sie aber eröffnet werden, damit die Lungen von der Peripherie her zentralwärts ausgedrückt werden können. Sobald die Embolektomie beendet ist, löst man die Einflußdrosselung, um die Luft auszutreiben. Zum Verschluß der Incision wird die Pulmonalarterie tangential zugeklemmt. Wenn das Herz jetzt nicht spontan schlägt, ist seine Aktion wieder in Gang zu bringen (s. S. 13). Zwei fortlaufende, überwendliche Seidennähte mit atraumatischer Nadel schließen die Incisionsstelle. Einige Einzelnähte heften die Perikardränder aneinander. Die sorgfältige Versorgung noch vorhandener Blutungsstellen darf nicht vergessen werden. Ist der Brustkorb bilateral-transsternal aufgemacht worden, so werden die Pleuraräume durch zwei seitliche, untere Drains im 8. oder 9. Intercostalraum drainiert. Bei medianen Sternotomien bewährten sich zwei vordere Drains. Dieselben sollen auf dem Boden des Herzbeutels verlaufend links und rechts durch Stichincisionen im Perikard bis in die Pleuraräume reichen. Sie werden in der Medianlinie unter dem Schwertfortsatz durch eine Stichincision zum Anschluß an Saugflaschen (s. S. 86) nach außen geleitet. Drahtnähte durch das Brustbein und schichtweiser Thoraxverschluß beenden den Eingriff.

Zu der Operation in *extrakorporaler Zirkulation*, erstmals von SHARP (1962) erfolgreich vorgenommen, wird das Herz durch mediane Sternotomie und Herzbeutelincision freigelegt. Ist das rechte Herz gefährlich dilatiert, so besteht die nächste Aktion darin, eine venöse Kanüle möglichst schnell durchs Herzohr zur Entlastung in den rechten Vorhof einzuführen. Steht genügend Zeit zur Verfügung, so sollen zwei Kanülen das venöse Blut, jeweils aus unterer und oberer Hohlvene in die Herz-Lungenmaschine ableiten. Jetzt wird die A. femoralis kanüliert. Danach präpariert man die Aorta praevia in ihrer Circumferenz frei, um während der Perfusion intermittierend abklemmen zu können (COOLEY u. BEALL). Für die Embolektomie durch einen Einschnitt in die Pulmonalarterie steht nun genügend Zeit zur Verfügung. Wiederum ist es empfehlenswert, beide Pleuraräume zu öffnen, um die Lungen zur sicheren Entfernung aller Thrombenreste von der Peripherie her auszudrücken (Abb. 110).

Nach der Embolektomie tritt hellrotes Blut aus der Pulmonalarterie als Zeichen für die restlose Eliminierung der Gerinnsel aus. Zuklemmen der Incision in der Pulmonalarterie, Vernähung der Incision, Wiederbelebung der Herztätigkeit, Beendigung der Perfusion, Drainierung und schichtweiser Wundverschluß beenden das Vorgehen.

Die *retrograde Embolektomie* in Normothermie und Intubationsnarkose, die MARION (1952) zweimal erfolgreich praktizierte, bleibt noch zu erwähnen. Uns gelang auf diesem Wege, der eine völlige Kreislaufunterbrechung vermeidet, beinahe eine Embolektomie. Der Patient erlag nach restituierten Kreislaufverhältnissen leider 48 Stunden später seiner cerebralen Hypoxie, ohne das Bewußtsein wiedererlangt zu haben.

In diesem Falle war der Thorax nach Intubation und Beatmung mit reinem Sauerstoff durch linksseitige anterolaterale Incision im 4. Intercostalraum zur Herzmassage auf der Station geöffnet worden. Das dilatierte Herz nahm seine Aktionen nach Herzmassage wieder auf. Im Operationssaal wurde in der Pars interlobaris der linken Pulmonalarterie eine 1 cm lange Incision angelegt, die zwischen den folgenden Operationsakten abgeklemmt oder durch Fingerdruck abgedichtet wurde. Das thrombotische Material ließ sich sowohl aus dem Stamm der Pulmonalarterie als auch von der Peripherie her aus der Incision herausdrücken und wegsaugen. Um kleine Reste zu entfernen, ist in beiden Richtungen mit einem Cournand-Katheter abgesaugt worden, bis die freie Blutung vorhanden war. Hiernach wurde die Incisionsstelle mit einer Derra-Klemme tangential ausgeklemmt und mit feinster Seide und atraumatischer Nadel verschlossen.

Zweifellos läßt sich der Stamm der linken Pulmonalarterie mit wenigen Scherenschlägen und stumpfer Präparation vom Perikard befreien. Die linke Lungenschlagader ist immer lang genug, um nach Abschieben des Perikards dort zwischen Drosselungszügeln oder Crafoord-Klemmen incidieren zu können. Ohne Schwierigkeiten gelangt man auch von dieser Incisionsstelle mit Greifzangen in den Stamm der rechten Pulmonalarterie und mit Saugkathetern sogar in ihre Peripherie. Zur Verhütung von

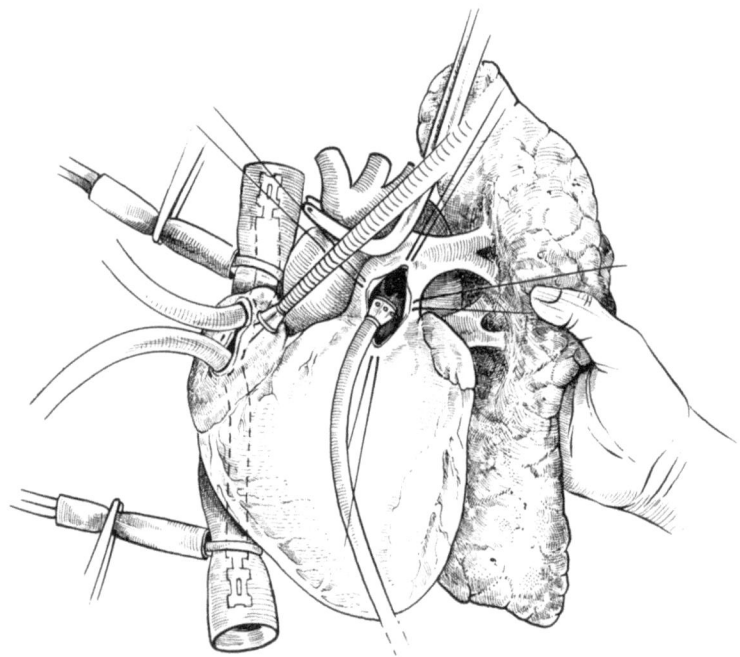

Abb. 110. Embolektomie in extrakorporaler Zirkulation

Rezidivembolien diskutierte TRENDELENBURG schon die Unterbindung der unteren Hohlvene oberhalb der Bifurkation. Wenn eine Embolektomie erfolgreich war, dann sollte auch die V. cava inferior von einem rechtsseitigen Unterbauchschnitt aus extraperitoneal ligiert werden. Die letzte Konsequenz des aktiven Vorgehens wäre die Thrombenentfernung aus der unteren Hohlvene.

Als Folge überstandener Lungenembolien sind zahlreiche *chronisch-thrombotische Verstopfungen von Ästen der Pulmonalarterie* beschrieben worden. Andererseits haben ALLISON u. Mitarb. im Hundeversuch durch Angiographie und Bronchospirometrie nachweisen können, daß sich Emboli, die durch Kontrastmittel sichtbar gemacht worden waren, nach 1 bis 2 Wochen wieder auflösen und keinen Funktionsverlust hinterlassen. Alte thrombotische Verschlüsse der Pulmonalarterie sind bei 250 Fällen beschrieben worden. Nur sechs dieser Okklusionen wurden vor dem Tode diagnostiziert.

Zweimal sind peripher vom Verschluß gelegene Lungenabschnitte wegen intrapulmonaler krankhafter Prozesse reseziert worden (ALLISON u. Mitarb.). Einmal ist bisher die Thrombendarteriektomie nach bilateraler transsternaler Thorakotomie aus der Mittel- und Unterlappenarterie und aus der apikalen Segmentarterie des linken Unterlappens in normothermer Intubationsnarkose bei chronischen Verschlüssen geglückt (HOUK, HUFNAGEL, MCCENATHAN u. MOSER).

Die Pulmangiographie beweist einen größeren chronischen thrombotischen Verschluß eines Astes der Pulmonalarterie. Überstandene Lungenembolien in der Anamnese, Herzschwächen im Sinne des Cor pulmonale und Belastungsdyspnoen geben diagnostische Hinweise.

Literatur

ALLISON, P. R., M. S. DUNHILL, and R. MARSHALL: Pulmonary embolism. Thorax **15**, 273 (1960).
COOLEY, D. A., and A. C. BEALL jr.: A technic of pulmonary embolectomy using temporary cardiopulmonary bypass. Bull. Soc. int. Chir. **21**, 278 (1962).
— — A technic of pulmonary embolectomy using temporary cardiopulmonary bypass. J. cardiovasc. Surg. (Torino) **2**, 469 (1961).
COUVES, C. M., B. J. SPROULE, and R. S. FRASER: Acute pulmonary embolism. Successful embolectomy using cardiopulmonary bypass. Canad. med. Ass. J. **86**, 1056 (1962).
DICK, W.: Über den wahren Wert der Antikoagulantienprophylaxe. Chirurg **33**, 337 (1962).
— Über den wahren Wert der Antikoagulantienprophylaxe. Wien. klin. Wschr. **73**, 259 (1961).
DIETRICH, A.: Thrombose, ihre Grundlage und Bedeutung. Berlin 1932.
DONALDSON, G. A., C. WILLIAMS., J. G. SCANNELL, and R. S. SHAW: A reappraisal of the application of the Trendelenburg operation to massive total embolism. New Engl. J. Med. **268**, 171 (1963).
DUBOST, C., et D. JOUASSET: Opération de Trendelenburg. Documents sur l'embolie pulmonaire massive. Ann. Chir. **14**, 1067 (1960).
FREY, S.: Die Embolie. Leipzig 1933.
GEISSENDÖRFER, R.: Thrombose und Embolie. Leipzig 1935.
GROSS, F. S., and A. MOWLEM: Pulmonary embolectomy using cardiopulmonary bypass. Surg. Gynec. Obstet. **117**, 71 (1963).
HOUK, V. N., CH. A. HUFNAGEL, J. E. MC CENATHAN, and K. M. MOSER: Chronic thrombotic obstruction of major pulmonary arteries. Amer. J. Med. **35**, 269 (1965).
HUME, M.: Pulmonary embolism. Arch. Surg. **87**, 709 (1963).
KIRSCHNER, M.: Ein durch die Trendelenburgsche Operation geheilter Fall von Embolie der Arteria pulmonalis. Arch. klin. Chir. **133**, 312 (1924).
KUNZ, H., u. W. WENZEL: Plastik und Ersatz der großen Luftwege. Thoraxchirurgie **11**, 376 (1964).
MARION, P.: Coeur pulmonaire aigu. Artériotomie pulmonaire gauche. Embolectomie rétrograde partielle. Guérison. Mém. Acad. Chir. **79**, 239 (1953).
NAEGELI, TH., P. MATIS, R. GROSS, H. RUNGE und H. SACHS: Die thromboembolischen Erkrankungen und ihre Behandlung. Stuttgart: Schattauer 1955.
PANNETH: Pers. Mitteilung.
PATON, B.: Diskussion. J. thorac. cardiovasc. Surg. **47**, 15 (1964).
ROSENBERG, D. L. M., CH. PEARCE, and J. MC NULTY: Surgical treatment of pulmonary embolism. J. thorac. cardiovasc. Surg. **47**, 1 (1964).
SHARP, E. H.: Pulmonary embolectomy: Successful removal of a massive pulmonary embolus with the support of cardiopulmonary bypass. Case report. Ann. Surg. **156**, 1 (1962).
SOUTTER: Diskussionsbemerkung. J. thorac. cardiovasc. Surg. **47**, 15 (1964).
SPOHN, K.: Die tödlichen Lungenembolien an den Heidelberger Kliniken. Langenbecks Arch. klin. Chir. **269**, 518 (1951).
STEENBURG, R. W., R. E. WARREN, WILSON, and L. E. RUDOLF: A new look at pulmonary embolectomy. Surg. Gynec. Obstet. **107**, 214 (1958).

Takats, G., De: Antikoagulant therapy. Surgery 34, 985 1(953).
—, and J. H. Jesser: Pulmonary embolism. J. Amer. med. Ass. 114, 1415 (1940).
Trendelenburg, F.: Über die operative Behandlung der Embolie der Lungenarterie. Langenbecks Arch. klin. Chir. 86, 686 (1908).
— Über die operative Behandlung der Embolie der Lungenarterie. Dtsch. med. Wschr. 34, 1172 (1908).
— Über die operative Behandlung der Embolie der Lungenarterie. Zbl. Chir. 35, 92 (1908).
Vossschulte, K.: Aussichten der Trendelenburgschen Operation. Dtsch. med. Wschr. 83, 1 (1958).
— Lungenembolie, Lungeninfarkt. In Diebold, O., H. Junghanns und L. Zukschwerdt: Klinische Chirurgie für die Praxis, Bd. II. Stuttgart: Thieme 1961.

2. Luftembolie

Durch die Intubationsnarkose mit intermittierender Überdruckbeatmung ist die Luftembolie durch herznahe Venenverletzungen bei Operationen im Hals- oder Thoraxgebiet selten geworden. Dornette und Orth veranschlagen eine tödliche Luftembolie auf 100 Todesfälle im Operationssaal.

Ursachen für das intravasale Eindringen von Luft oder Gas sind Lungenrupturen, Druckstoßverletzungen, lungenchirurgische Eingriffe und offene Herzoperationen. Diagnostische Ventrikelpunktionen, perirenale Luftfüllungen, Lungenpunktionen, Handhabungen des Pneumothoraxapparates, unsachgemäßes Anstechen von Lungengefäßen bei Pleurapunktionen sowie intravenöse Infusionen, bei welchen Druck angewandt wurde, waren Ursachen für Luftembolien. Desgleichen waren Angiographien, Placentalösungen und Milz- oder Leberpunktionen verantwortlich. Die Verhütung der Luftembolie ist immer noch einfacher als ihre Behandlung.

Venöse und arterielle Embolien müssen unterschieden werden.

Die venöse Luftembolie

Von den Venen aus gelangt die Luft ins rechte Herz. Die Schaumbildung im rechten Ventrikel und das embolisch-verstopfende Eindringen der Luftbläschen in Pulmonalarterie und Capillaren der Lunge bedingen eine erhebliche Erhöhung des Strömungswiderstandes im kleinen Kreislauf und einen Druckanstieg im rechten Herzen bis zur relativen Tricuspidalinsuffizienz. Pathologisch-anatomisch erscheinen die Lungen ischämisch, da der Blutzufluß blockiert und der Abfluß unbehindert ist. Der folgende Blutdruckabfall im großen Kreislauf führt zu einer allgemeinen Hypoxie. Der Tod tritt durch innere Erstickung und Rechtsversagen des Herzens ein.

Von der venösen Seite her kann Luft ins arterielle System übertreten. Die arteriovenösen Verbindungen in der Lunge und die Capillaren genügen, den Luftübertritt ins arterielle System auch ohne offenes Foramen ovale zu erklären (Bierhaus u. Hintze; Felix; Sigwart).

Die Frage nach der tödlichen Luftmenge läßt sich nicht exakt beantworten, da sie von vielen Faktoren abhängt. Venendruck, Atemtätigkeit, Lagerung und vor allem die Schnelligkeit des Eindringens der Luft spielen eine Rolle. Wenige Kubikzentimeter im venösen Schenkel des Gefäßsystems können harmlos sein (Simpson). Etwa 10 bis 15 ccm wirken sich unter Umständen schon gefährlich aus. Mengen von 50 bis 100 ccm sind in der Regel gefährlich. Bei langsamer Injektion ohne Druck werden im Hundeversuch bis zu 1000 ccm Luft toleriert.

Symptome

Die Symptome einer venösen Luftembolie entwickeln sich plötzlich und unerwartet. Wir beobachteten, daß die ersten hinweisenden Krankheitszeichen öfter durch Umlagerung des Patienten ausgelöst worden sind. Die Änderung der Atemtätigkeit mit einigen tiefen Inspirationen und hustenden Exspirationen bis zur Cyanose mit Schnappatmung tritt schnell ein. Bewußtlosigkeit und Atemstillstand mit Herzversagen folgen. Das klassische Symptom ist das Mühlengeräusch über dem Herzen. Allein die luftembolische Behinderung der Strömung im kleinen Kreislauf ist in der Lage, den Druck im großen Kreislauf absinken zu lassen.

Krämpfe, Lähmungen und Blickabwendungen kennzeichnen die embolische Verschleppung der Luft ins Gehirn. In den Coronarästen verursachen die Emboli Kammerflimmern und Herzstillstand. Die Luftembolie entzieht sich dem röntgenologischen Nachweis.

Behandlung der venösen Luftembolie

1. Zuerst wird der Kranke auf die linke Seite gelagert, wobei der Körper 15 bis 20 Grad kopfwärts zu senken ist. Hierdurch soll sich die Luft in der Kammerspitze ansammeln und das Blut an den Luftblasen vorbei ausgeworfen werden.

2. Künstliche Beatmung mit Sauerstoff mittels Maske oder nach Intubation ist die nächst dringliche Maßnahme. Notfalls ist die Mund-zu-Mund-Beatmung durchzuführen.

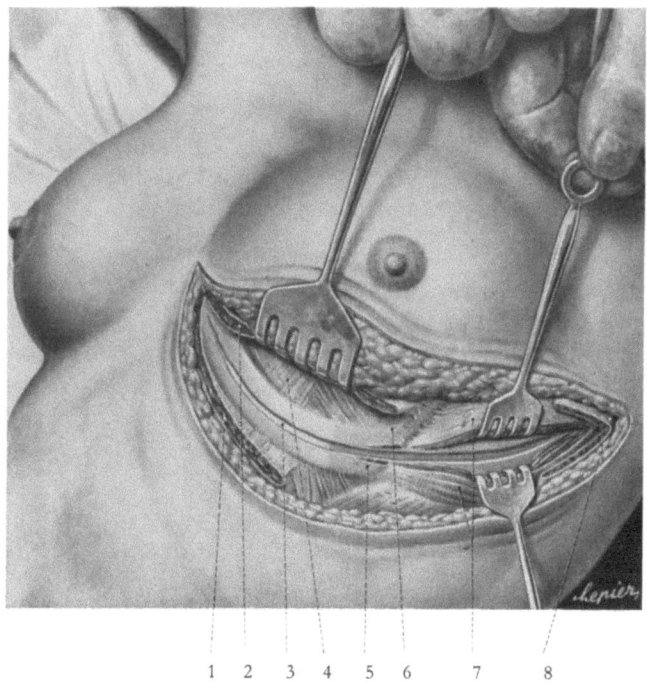

Abb. 111. Anterolaterale Thorakotomie in Rückenlagerung. 1 und 2 M. pectoralis major, 3 gespaltenes Rippenperiost, 4 Intercostalmuskulatur, 5 und 6 M. pectoralis minor, 7 M. serratus anterior, 8 M. latissimus dorsi

3. Bei kleineren Embolien mit erhaltenem Bewußtsein, noch vorhandener Atemtätigkeit und stabil bleibenden Blutdruckwerten kann ein Katheter von der V. jugularis aus ins rechte Herz zum Absaugen der Luft eingeführt werden. Die Luft läßt sich auch mittels eines Herzkatheters, der von der Armvene aus in die rechte Kammer vorgeschoben wird, absaugen. Durch direkte Punktion des rechten Ventrikels kann die Luft ebenfalls aspiriert werden.

4. Bei Verlust des Bewußtseins und Schwinden des tastbaren Pulses ist die sofortige linksseitige, anterolaterale Thorakotomie im 4. oder 5. Intercostalraum nötig. Bedarfsweise läßt sich der Zugang zum Herzen durch die Durchtrennung des Brustbeins erweitern (Abb. 111).

Ziel des weiteren Vorgehens ist zuerst die Beseitigung der Luft aus der rechten Kammer und der Pulmonalarterie. Am wirkungsvollsten ist hierzu die Punktion mit einer weitlumigen Subcutankanüle, die seitliche Öffnungen besitzt. Zweckmäßig verbindet man sie mit dem Sog eines schwach eingestellten Motorsaugers. Außerdem soll das rechte Herzohr schnell eröffnet werden, um Vorhof und Ventrikel zur Austreibung der Luft mit Kochsalzlösung aufzufüllen. Bezüglich einer nötigen Herzmassage bricht die Dringlichkeit alle Regeln. Solange aber noch eine ausreichend erscheinende Herztätigkeit vorliegt, ist die Entfernung der Luft vorrangig. Durch sofortige externe Herzmassage konnten ERICSSON u. Mitarb. Erfolge erzielen.

Wir haben einen Patienten nach massiver Luftembolie infolge eines Transfusionszwischenfalls, bei welchem Luft mit Überdruck bei Beendigung der Operation in die V. saphena eingeblasen worden war, retten können, ohne Hirnschäden zu hinterlassen. Die untere Hohlvene, die nur Luft enthielt, konnte glücklicherweise am Vorhof rechtzeitig abgedrückt werden. Die Luft wurde abgesaugt und dann die Herztätigkeit durch direkte Herzmassage wieder in Gang gebracht.

Die arterielle Luftembolie

Bei der arteriellen Luftembolie stehen cerebrale und kardiale Zeichen im Vordergrund, wenn Luft vom linken Ventrikel aus in die Carotiden und Coronargefäße getrieben wird. Im linken Herzen und in der Aorta wirken schon kleine Luftmengen von weniger als 1 ccm gefährlich.

Symptome

Die schnell eintretenden Zeichen der arteriellen Embolie sind Desorientiertheit bis zur Bewußtlosigkeit, lokalisierte oder generalisierte Krämpfe, Hemiparesen und Blickabwendungen infolge des Eindringens der Luft ins Gehirn und Pulsirregularitäten bis zur Pulslosigkeit durch Luftembolie in den Coronargefäßen. Störungen der Atmung, Cyanose und weitwerdende Pupillen charakterisieren die Gefährlichkeit der Situation.

Als pathognomonische Zeichen werden gewertet:
1. Marmorierung der Haut der oberen Körperhälfte durch Embolien in den Hautgefäßen,
2. Partielle, ischämische Bezirke der Zunge,
3. Embolien in der Retina.

Behandlung der arteriellen Luftembolie

Obwohl wegen des dramatischen Verlaufs eine kausale Therapie fast aussichtslos erscheint, sollten folgende Maßnahmen unverzüglich durchgeführt werden:

1. Sofortige Beatmung mit reinem Sauerstoff.

2. Gleichzeitig linksseitige, anterolaterale Thorakotomie im 4. oder 5. Intercostalraum und Entfernung der Luft aus dem linken Ventrikel durch Aspiration von der Herzspitze aus, wobei das Herz angehoben wird, um die Spitze zum höchsten Punkt zu erheben. Bei ungenügenden Herzaktionen und bei Kammerflimmern beginnt man sofort mit der Herzmassage. Die Luftperlen in den Coronargefäßen sind sichtbar. Durch effektive Herzmassage gelingt es, die Luft aus den Coronargefäßen auszutreiben. Die elektrische Defibrillierung ist erst erfolgreich, wenn keine Luft mehr in den Kranzgefäßen sichtbar ist.

Bei sieben Patienten traten Luftembolien der Coronargefäße nach Verschluß von Vorhofseptumdefekten während der Operation in Oberflächenhypothermie im eigenen Erfahrungsgut auf, weil die linke Herzseite auf Grund ungünstiger anatomischer Verhältnisse nicht vollständig entlüftet worden war.

Zweimal trat kein Kammerflimmern auf. Im Elektrokardiogramm waren typische Kurvenabläufe zu beobachten, die dem Bild eines frischen Hinterwandinfarktes entsprachen. Unter dem Entstehen von Verletzungsströmen kommt es zu hochgradigen Anhebungen der ST-Strecken in der II. und III. Ableitung, wobei Werte bis zu 2 mV an den Extremitäten abgegriffen werden können. Nahezu gleichzeitig erscheinen deutliche Q-Zacken in den gleichen Ableitungen. Diese EKG-Veränderungen sind typisch für die coronare Luftembolie. Meist folgt nach einigen Minuten Kammerflimmern.

Das Kammerflimmern konnte bei den fünf anderen Patienten, nachdem die Herzmassage die Luft durch die Kranzarterien hindurch gedrückt hatte, durch Elektroschock behoben werden. Die Veränderungen im EKG schwinden nach erfolgreicher Behandlung vollständig. Dabei werden die als Restzustände nach einem echten Herzinfarkt bekannten negativen T-Wellen in der Regel nicht oder nur kurzfristig beobachtet, es sei denn, daß sie als Ausdruck einer abgelaufenen Außenschichtirritation nach Herzmassage auftreten.

Anläßlich einer Punktion des linken Ventrikels erlebten wir eine arterielle Luftembolie mit Herzstillstand im Röntgenzimmer. Sofortige Intubation, künstliche Beatmung, Thorakotomie und Herzmassage überwanden die Situation. Der Patient ist später erfolgreich an einer Aortenstenose operiert worden.

Die venös-arterielle Luftembolie

Bei einem offenen Foramen ovale und durch arterio-venöse Anastomosen besteht die Möglichkeit eines Luftübertritts auf die arterielle Seite des Gefäßsystems. Auf diese Weise kann gleichzeitig die Symptomatik einer venösen und arteriellen Luftembolie hervorgerufen werden. Die Behandlung richtet sich nach den vorherrschenden Ausfallserscheinungen und umfaßt alle Maßnahmen, die für die venöse und arterielle Luftembolie getrennt angegeben wurden.

Als Sonderform der venös-arteriellen Gasembolie könnte man die sog. Caisson- oder Dekompressionskrankheit betrachten. Hier wird durch plötzlichen Abfall des atmosphärischen Druckes gelöster Stickstoff im Gefäßsystem frei, der zu multilokulären Mikroembolien führt. Die Behandlung der Wahl ist die Rekompression in einer Überdruckkammer.

Literatur

BIERHAUS, H., u. H. E. HINTZE: Über die Todesursache bei venöser Luftembolie: Experimentelle Untersuchungen des großen Kreislaufes und der Atmung. Arch. klin. Chir. **201**, 1 (1902).

DERRA, E.: Der operative Verschluß des Vorhofseptumdefektes. In Handbuch der Thoraxchirurgie, Bd. II, 333, 1119. Berlin-Göttingen-Heidelberg: Springer 1959.

DORNETTE, W. H. L., and O. S. ORTH: Death in the operating room. Anesth. Analg. Curr. Res. **35**, 545 (1956).

EMERY, E. R. J.: Air embolism. A report of two cases, one treated successfully. Anaesthesia **17**, 455 (1962).
ERICSSON, J. A., J. D. GOTTLIEB, and R. B. SWEET: Closed chest cardiac massage in the treatment of venous air embolism. New Engl. J. Med. **270**, 1353 (1964).
FAHMY, A. R., E. FERBERS und M. ZINDLER: Luftembolie der Coronar-Arterien bei Operationen eines Vorhofseptumdefektes am offenen Herzen in Hypothermie. Thoraxchirurgie **7**, 365 (1959).
FELIX, W.: Luftembolie. Langenbecks Arch. klin. Chir. **284**, 298 (1956).
GRÜNING, W.: Tierexperimentelle Untersuchungen zur Behandlungsmöglichkeit der Luftembolie. Langenbecks Arch. klin. Chir. **284**, 310 (1956).
HUBER, P.: Erfahrungen über Luftembolien bei 15000 Strumaoperationen. Langenbecks Arch. klin. Chir. **284**, 321 (1956).
JUDMAIER, H.: Arterielle Gasembolie des peripheren Körperkreislaufs. Langenbecks Arch. klin. Chir. **284**, 313 (1956).
SIGWART, H.: Experimenteller Beitrag zur Luftembolie. Langenbecks Arch. klin. Chir. **284**, 317 (1956).
SIMPSON, C. K.: Air accidents during transfusion. Lancet **1942 I**, 697.
STALLWORTH, J. M., J. B. MARTIN, and R. W. POSTLETHWAIT: Aspiration of the heart in air embolism. J. Amer. med. Ass. **143**, 1250 (1950).

3. Fettembolie

Zu den akuten Zustandsbildern der Erkrankungen im Brustraum gehört auch die Fettembolie, obwohl es Stimmen gibt, die die Fettembolie in der Lunge für wenig gefährlich halten und die tödlichen Gefahren im wesentlichen in der Hirnschädigung arterieller Embolien erblicken. Nachdem MÜLLER erstmals die Fettembolie im Augenhintergrund (1860) beschrieben hatte, nahm ZENKER (1862) schon zur pathologischen Anatomie Stellung. Da wir hauptsächlich beabsichtigen, die Therapie des akuten Krankheitsbildes zu besprechenden, fassen wir uns bezüglich der Ätiologie kurz.

Sicher kommt die Fettembolie am häufigsten nach Frakturen vor, bei denen die Fetttropfen ja schon im Bruchhämatom sichtbar sind. Das gleiche gilt für sämtliche stumpfen Gewalteinwirkungen (BÖHMER). Gerade bei Rippenserien- und Stückbrüchen, Lungenrupturen und Explosionsverletzungen wird man an die Symptome der Fettembolie zu denken haben. Sie kommt auch nach Gewebsnekrosen infolge von Verbrennungen und Erfrierungen (HARDMEIER) vor. GOUGH u. Mitarb. wiesen auf ähnliche Erscheinungen nach Lymphographien hin. Der Schock spielt beim Zustandekommen der Fettembolie eine wesentliche Rolle (BRÜCKE, FUCHSIG).

Die mechanische Erklärung der Fettembolie wird am häufigsten akzeptiert. Daneben bleibt aber die physiochemische Theorie in Geltung, die annimmt, daß durch eine Änderung der Emulsionsstabilität und eine Lipaseentgleisung der zirkulierenden Blutlipoide die Verstopfung der Capillaren in Lunge, Hirn, Herz und Niere zustande komme. Hierfür läßt sich anführen, daß die Fettembolie auch bei Alkoholismus, Caissonscher Krankheit und Nephritis beobachtet worden ist (KRÖNKE, KÜHNE, PELTIER, REHN, SEVITT, STICH und SZABO u. Mitarb.).

Nach MEESSEN wird die Blutdurchströmung ganz oder teilweise unterbrochen, wenn die Capillaren der Lunge mit Fett verstopft sind. Auf Grund tierexperimenteller und elektronenmikroskopischer Untersuchungen vermutet SCHULZ eine Zerstörung der Zellmembranen, intracelluläre Ödembildungen, Blutungen und sogar Fetteinlagerungen bis in das interstitielle Gewebe der Lunge. Die Hauptgefahr ist die Einschwemmung des Fetts ins arterielle System und ins Gehirn. KAULBACH wies auch großtropfige Blockierungen der Capillaren in den Glomeruli der Niere mit ischämischen Bezirken und feintropfige Verfettungen der distalen Tubulusabschnitte mit Epithelentartungen nach.

Verbindliche Angaben über die Häufigkeit der Fettembolie fehlen, da man, von den Sektionsbefunden ausgehend, die klinische Bedeutung der Fettembolie als Todesursache nicht zuverlässig beurteilen kann. SEVITT zufolge hat die klinisch diagnostizierte Fettembolie eine Sterblichkeit von 10 bis 20%. Beim Koma erhebt sich die Mortalitätsquote auf 50 bis 85%. Bei 10000 Todesfällen durch Gewalteinwirkung fand BÖHMER immer eine Fettembolie. Von 557 tödlichen Verkehrsunfällen hatten 80% Knochenbrüche. Fettembolien in den Lungen wurden stets nachgewiesen, darüber hinaus 26mal tödliche im Gehirn (KÜHNE). Bei posttraumatischen Todesfällen bestätigt SEVITT 80% Fettembolien in den Lungen und 24% Hirnembolien.

Die *Diagnose* ist nicht schwierig. Man muß nur an die Fettembolie nach jeder Gewalteinwirkung denken. Wenn nach einem Intervall von 48 bis 72 Std oder schon früher Unruhe, deliröse Zustände, Bewußtseinstrübung und Koma auftreten oder jemand nach Versorgung seiner Traumen aus der Narkose nicht erwacht, liegt die Verpflichtung vor, an eine Fettembolie zu denken.

Petechien an Halsansatz, Brust und Conjunctivae kommen vor. Die Spiegelung des Augenhintergrundes zum Nachweis von Fettembolien ist wichtig. Fetttropfen lassen sich im Urin und auch im Sputum, das noch blutig gefärbt sein kann, nachweisen. Die histologische Untersuchung eines petechial veränderten Hautstückchens ist beweisend. Diffuse, fleckförmige, isolierte Schatten sieht man auf der Übersichtsaufnahme des Thorax (TRAUTMANN u. WETZELS). Das Röntgenbild hat im Zusammenhang mit den anderen Symptomen beinahe Beweiskraft. Die Serumlipasen sind erheblich erhöht. Der Calciumgehalt des Blutes ist erniedrigt. Im allgemeinen liegt durch den Blutverlust ins traumatisierte Gewebe und auch in die Lungen eine Anämie vor.

Erschwerte Atmung und Cyanose gehören zu den klassischen Symptomen der Fettembolie in der Lunge. Die Temperatur ist nur anfangs erniedrigt. Bei Hirnbeteiligung steigt sie stark an.

Hervorgehoben wurden die Befunde von SZABO u. Mitarb., die gasanalytisch infolge von Diffusionsstörungen in der Lunge ganz erhebliche arterielle Sauerstoffuntersättigungen ohne Kohlendioxydakkumulationen nachgewiesen haben. Abgesehen von dem schwer gestörten Gasaustausch ist nach KAULBACH daran zu denken, daß durch fettembolisch bedingte Niereninsuffizienz oft auch eine Erhöhung des Rest-N anzutreffen ist.

Die *Therapie* ist heute nicht mehr so machtlos wie früher. Die Schockbekämpfung steht im Vordergrund. Der Wert von Heparininfusionen (FREEMAN) und von Decholinverabreichungen (RAPPERT) ist bis heute nicht bewiesen. Ätherinhalationen und intravenöse Äthergaben sind längst aufgegeben worden. Ob das Lipostabil in einer Dosierung von 1 bis 1,5 g in 24 Std etwas leisten wird, bleibt abzuwarten.

Neue therapeutische Gesichtspunkte sind dadurch vorhanden, daß man mit Erfolg die pulmonalen Komplikationen mit ihren Diffusionsstörungen und der Cyanose überwunden hat (ALADJEMOFF, WEINBERG u. ALKALAY; BERGENTZ, GELIN, RUDENSTAM u. ZEDERFELDT; DENMAN u. Mitarb.; SPROULE, BRADY u. GILBERT).

Bei stark gestörter Respiration (s. S. 39) haben sich die Tracheotomie mit spontaner Einatmung von Sauerstoff und die intermittierende Überdruckbeatmung als lebensrettend bewährt. Die Dauer der Beatmung beläuft sich je nach Situation auf 6 bis 8 Tage. Bei Hyperthermien ist die Senkung der Temperatur auf normale Werte oder auf 34°C zu empfehlen (s. S. 69). Zur Bekämpfung des Schocks und zur Erhaltung des Filtrationsdruckes der Nieren werden vasopressorische Substanzen und Dextran und Rheomacrodex infundiert. Bei der Retention harnpflichtiger Substanzen und Anurie ist Mannitol als sog. Starter für die Nierenfunktion zu empfehlen.

Literatur

ADKINS, R. B., and J. H. FOSTER: Experimental study of the genesis of fat embolism. Ann. Surg. **156**, 515 (1962).

ALADJEMOFF, L., H. WEINBERG, and I. ALKALAY: Fat-embolism. Treatment with lytic cocktail and surface cooling. Lancet **1963 II**, 13.

BERGENTZ, S. E., L. E. GELIN, C. M. RUDENSTAM, and B. ZEDERFELDT: Genesis of fat embolism. Indications for the use of low viscous dextran in surgery. Acta chir. scand. **122**, 343 (1961); **124**, 377 (1962).

BÖHMER, K.: Pers. Mitteilung.

BRÜCKE, P., G. BLUMEL und R. GOTTLOB: Über die Fettresorption bei Volumenmangel. Langenbecks Arch. klin. Chir. **313**, 1049 (1965).

DENMAN, E. E., C. S. CAIRNS, and C. MC HOLMES: Case of severe fat embolism. Treated by intermittant positive-pressure respiration. Brit. med. J. **1964**, 101.

FREEMAN, M. A. R.: Heparin in the treatment of fat embolism. Lancet **1962, I**, 1302.

FUCHSIG, P.: Fettembolie. Kongreß dtsch. Ges. Chir. 1966 in München.

GOUGH, J. H., M. H. GOUGH, and M. L. THOMAS: Pulmonary complications following lymphography. Brit. J. Radiol. **37**, 416 (1964).

HARDMEIER, TH.: Schwere Fettembolie bei Erfrierungen an beiden unteren Extremitäten. Schweiz. med. Wschr. **93**, 465 (1963).

KAULBACH, W.: Nierenversagen bei Fettembolie. Bruns Beitr. klin. Chir. **207**, 486 (1963).

KRÖNKE, E.: Zur Pathophysiologie der Fettembolie. Langenbecks Arch. klin. Chir. **287**, 681 (1957).

KÜHNE, H.: Die klinische Bedeutung der traumatischen Fettembolie. Bruns Beitr. klin. Chir. **195**, 385 (1957).

MEESSEN, H.: Die Pathomorphologie der Diffusion und Perfusion. Dtsch. Ges. Path. **44**, 98 (1960).

MÜLLER, H.: Erkrankung von Chorioidea, Glaskörper und Retina bei Morbus Brighti mit einer eigentümlichen Form von Emboli. Würz. med. Z. **1**, 45 (1860).

PELTIER, L. F., and J. C. SCOTT: Fat embolism: Changes in the level of blood lipase following the intravenous injection of neutral fat, fatty acids and other substances in dogs. Surgery **42**, 541 (1957).

RAPPERT, E.: Fettembolie und ihre Behandlung. Dtsch. Z. Chir. **250**, 276 (1938).

REHN, J.: Experimentelle Untersuchungen zur Entstehung der Fettembolie bei Knochenbrüchen. Langenbecks Arch. klin. Chir. **285**, 230 (1957).

SCHULZ, H.: Some new observations on the submicroscopic pathology of the lung. Pulmonary adenomatosis and fat embolism. Lab. Invest. **12**, 616 (1962).

SEVITT, S.: Fat embolism. London: Butterworth 1962.

SPROULE, B. J., J. L. BRADY, and J. A. L. GILBERT: Studies on the syndrome of fat embolism. Canad. med. Ass. J. **90**, 1243 (1964).

STICH, R.: Die klinische Fettembolie. Langenbecks Arch. klin. Chir. **287**, 669 (1957).

SZABO, G., P. SERÉNIY, and L. KOCSÁR: Fat embolism: Fat absorption from the side of injury. Surgery **54**, 756 (1963).

TRAUTMANN, K. J., u. U. WETZELS: Röntgenologische Lungenveränderungen bei Fettembolie. Med. Klin. **57**, 2098 (1962).

ZENKER, F. A.: Beiträge zur normalen und pathologischen Anatomie der Lunge. Dresden: Braunsdorf 1862.

4. Fremdkörperembolien

Fremdkörper im rechten Herzen sind relativ häufig beobachtet worden. Sie können direkt eindringen. Außerdem ist ihre zentripetale Einschwemmung aus allen Bereichen des Venensystems vorgekommen. Geschosse, Knochensplitter, Zähne, Teile von Zahnprothesen, abgebrochene Injektionskanülen, röntgenologisch unsichtbare Kork-, Leder-, Kleidungsstücke, Pflanzendornen sowie Quecksilber und Radiumstifte sind beschrieben worden (BAUMGARTL u. DERRA; DERRA; GANZ; JANKER).

In neuerer Zeit haben sich infolge der modernen intrakardialen Untersuchungstechnik vereinzelte Herzkatheter, Spezialsonden mit aufblasbaren Ballons und Registrierköpfe von Phonokardiographen oder Elektrokardiographen so im Trabekelnetz der rechten Kammer verfangen, daß reguläre Notsituationen entstanden sind. Die sofortige Operation ist dann nicht zu umgehen.

Polyäthylen- oder andere Katheter aus Kunststoff, die heute allenthalben zur Infusionstechnik benutzt werden, gehören zu den iatrogen eingeschwemmten Fremdkörpern. Diese Infusionskatheter können bei mangelhafter Befestigung leicht, eventuell sogar unbemerkt in der Vene verschwinden und ins Herz verschleppt werden. Die Mitteilungen über derartige Ereignisse sind bisher spärlich und entsprechen der Häufigkeit nicht (BEAULIEU u. GRAVEL; IRMER; LAMPRECHT; MONCRIEF; TAYLOR u. RUTHERFORD; TRUSLER u. MUSTARD; TURNER u. SOMMERS).

Die *Symptomatologie* der Fremdkörperembolie kann selbstverständlich derjenigen einer akuten Lungenembolie oder einer schubweisen Lungenembolie mit tödlichem Ausgang entsprechen. Genügend Beobachtungen sprechen dafür, daß sich zuerst und unter Umständen auch für längere Zeit gar nichts Dramatisches zu ereignen braucht. Nur vereinzelt verursachen die ins Herz eingedrungenen Fremdkörper Unregelmäßigkeiten der Schlagfolge durch heterotope Reizbildung und Tachykardien. Die Lungenembolien drohen weniger durch die Fremdkörper selbst, als vielmehr durch die Anlagerung von Fibrin und Thromben am Fremdkörper oder an der mechanisch irritierten Innenhaut des Herzens, wenn sich diese Abscheidungen lösen und in die Lungenschlagader geraten. Gelangt nur ein kleiner Fremdkörper in die peripheren Verzweigungen der Lungenschlagader, so ist das relativ selten mit der Symptomatologie einer schwerwiegenden Lungenembolie verbunden, obwohl auch einzelne Todesfälle beschrieben worden sind (DERRA).

Wir überblicken zur Zeit 22 Fremdkörperembolien durch ins Venensystem verlorengegangene Kunststoffröhrchen. Dieselben lassen sich röntgenologisch nicht darstellen. Auch Angiokardiographien sind wertlos. Insgesamt achtmal wurden die Kunststoffröhrchen aus oberer Hohlvene, rechtem Herzen und Pulmonalarterie entfernt. Nach unterschiedlich langem Zeitintervall sind acht Patienten außerhalb des Krankenhauses plötzlich einer Lungenembolie erlegen. Der asymptomatische Verbleib von fünf Polyäthylenkathetern von 1 Monat bis zu 2 Jahren ist bekannt. LAMPRECHT veröffentlichte, daß ein 40 cm langer Venoflexschlauch $6^{1}/_{2}$ Jahre nach seinem Verlust bei der Sektion in der V. subclavia, V. cava superior und, in zwei Windungen aufgerollt, im rechten Herzen gefunden wurde. An mehreren Stellen war das Röhrchen von fibrösem Gewebe überzogen und an Gefäßwand und Tricuspidalklappe fixiert. Dieser Katheter hatte keine Beschwerden und auch nicht den Tod verursacht.

Wie soll man sich verhalten, wenn ein Katheter aus Kunststoff ins Venensystem und mit höchster Wahrscheinlichkeit ins rechte Herz verlorengegangen ist? Die

Erfahrung gibt keine Regel. Wir sind der Ansicht, daß die operative Entfernung angezeigt ist. Wenn die Symptome auch nicht sofort auftreten, so berechtigt die Gefahr tödlicher, plötzlicher Lungenembolie oder rezidivierender embolischer Schübe beim heutigen Stand der Thoraxchirurgie zur Operation, zumal deren Risiko gering einzuschätzen ist.

Die *Operation* kann in Normothermie und in Intubationsnarkose durchgeführt werden. Wir bevorzugen die bilaterale-transsternale Thorakotomie. Den getasteten Kunststoffschlauch manövriert man so in Hohlvene, Vorhof oder Pulmonalarterie, daß man ihn tangential mit der jeweiligen Wandung ausklemmen und durch eine kleine Incision entfernen kann. An der Incisionsstelle Haltefäden anzulegen, ist ratsam, damit die Klemme zuverlässig angelegt werden kann (Abb. 112). Die Sicherheit des

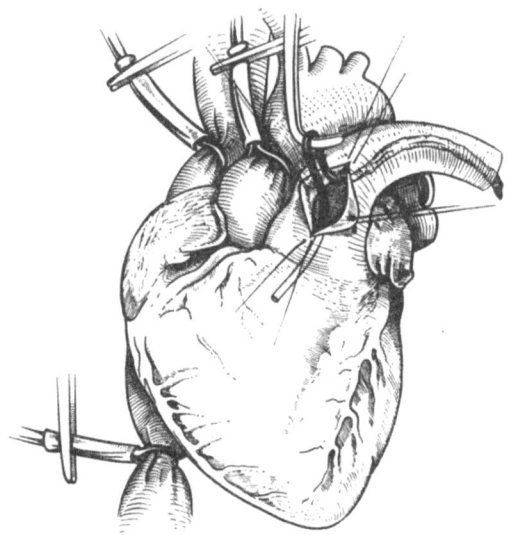

Abb. 112. Entfernung eines embolisch eingeschwemmten Katheters aus Kunststoff durch die Arteria pulmonalis

Vorgehens wird bei Lokalisationen im rechten Vorhof und in der Pulmonalarterie erhöht, wenn der venöse Einfluß ins Herz nach Anschlingen der Hohlvenen notfalls gedrosselt werden kann. Liegt der Katheter in V. anonyma oder Hohlvene, so wird man die Incisionsstelle durch das Anlegen von Klemmen absichern.

Vorteilhafter läßt sich in Hypothermie bis zu 30°C operieren, weil das Herz bedarfsweise bis zu 8 min aus der Zirkulation ausgeschlossen werden darf und die Exstirpation unter Sicht ermöglicht wird. Der Fremdkörper wird, wenn er sich in oberer Hohlvene und rechtem Vorhof befindet, durch eine Atriotomie entfernt. Durch die Tricuspidalklappe hindurch läßt sich Fremdmaterial aus der rechten Kammer herausholen. Ist ein Kunststoffschlauch bis in die Pulmonalarterie vorgedrungen, so bietet die Incision der Pulmonalarterie in ihrem intraperikardialen Verlauf den gehörigen Zugang.

Wir hatten einen dickeren und gut palpabeln Polyäthylen-Kunststoffkatheter aus rechter Kammer und Pulmonalarterie zu entfernen, was in Hypothermie und venöser Einflußsperre durch die incidierte Pulmonalarterie unschwer gelang. Bei der zweiten in Düsseldorf durchgeführten Operation handelte es sich um ein 40 cm langes, dünnes (∅ 1 mm) und kaum zu tastendes Polyäthylenröhrchen, das sich in der rechten A. pulmonalis befand. Die zuführenden Venen und das Herz selbst sind lange Zeit abgesucht worden, ohne das Katheterchen zu finden. Dann glaubte man, das Schläuchlein im intra- und extraperikardialen Verlauf der rechten A. pulmonalis zu fühlen. Die rechte Pulmonalarterie wurde intraperikardial zwischen V. cava superior und Aorta zum Abdrosseln angeschlungen und ebenfalls extraperikardial vor ihrem Verschwinden in der Lungenwurzel. Nach Ausschluß dieses Gefäßstückes aus der Zirkulation wurde das Blut in ihm durch Punktion entfernt. Jetzt erst ließ sich der dünne Kunststoffkatheter sicher fühlen. Ihn aus einer kleinen Incision herauszuziehen, war leicht. Eine dritte Venoflex-Kanüle wurde ebenfalls aus dem Stamm der rechten Pulmonalarterie entfernt.

Am ersten Polyäthylenschlauch fanden wir fibröse und thrombotische Auflagerungen. Die beiden anderen Kunststoffschläuche waren noch frei von Abscheidungen (s. S. 264).

Literatur

BAUMGARTL, F., u. E. DERRA: Verletzungen des Mittelfells und seiner Organe ausschließlich des Oesophagus. In Handbuch der gesamten Unfallheilkunde. Stuttgart: Enke 1964.

BEAULIEU, M., and J. A. GRAVEL: Cardiotomy for removal of an intravenous catheter. Laval. méd. 31, 458 (1961).

BROWN, C. A., and A. KENT: Perforation of right ventricle by polyethylene catheter. Sth. med. J. (Bgham, Ala.) 49, 466 (1956).

DERRA, E.: Die Traumatologie des Herzens im Gesichtswinkel der Chirurgie. Langenbecks Arch. klin. Chir. 282, 313 (1955).

— Freie Körper in Herzhöhlen. In Handbuch der Thoraxchirurgie, Bd. II. Berlin-Göttingen-Heidelberg: Springer 1959.

DYKES, E. R.: Technique for holding indwelling percutaneous tubes and catheters in place. Surg. Gynec. Obstet. 118, 847 (1964).

GANZ, P.: Über intravitale Fremdkörperwanderung im venösen Kreislauf. Zbl. Chir. 79, 1560 (1954).

IRMER, W.: Entfernung eines embolisch von der linken Kubitalvene eingeschwemmten Polyaethylen-Katheters aus dem Pulmonalisstamm. Zbl. Chir. 89, 1078 (1964).

JANKER, R.: Zit. nach E. DERRA.

—, u. TH. NAEGELI: Tierexperimentelle röntgenkinematographische Versuche über die Lungenembolie. Dtsch. Z. Chir. 235, 123 (1932).

LAMPRECHT, W.: Zur Kasuistik iatrogener intrakardialer Fremdkörper. Chirurg 36, 182 (1965).

MONCRIEF, J. A.: Femoral catheters. Ann. Surg. 147, 166 (1958).

TAYLOR, F. W., and C. E. RUTHERFORD: Accidental loss of plastic tube into venous system. Arch. Surg. 86, 177 (1963).

TRUSLER, G. A., and W. T. MUSTARD: Intravenous polyethylene catheter successfully removed from the heart. Canad. med. Ass. J. 79, 558 (1958).

TURNER, D. D., and S. C. SOMMERS: Accidental passage of a polyethylene catheter from cubital vein to right atrium. Report of a fatal case. New Engl. J. Med. 251, 744 (1954).

IX. Dringliche Thoraxchirurgie in der Schwangerschaft

Thoraxchirurgische Eingriffe bringen bei wichtiger Indikationsstellung und guter Vor- und Nachbehandlung in geübten Händen keine besonderen Gefahren für eine Gravide und den Fortbestand der Schwangerschaft. Die modernen Narkoseverfahren regeln den Gasaustausch so zuverlässig, daß auch für den Feten keine besonderen Gefahren durch Sauerstoffmangel oder Hypotonie gegeben sind. In der Schwangerschaft dürfen selbstverständlich nur dringliche und keine aufschiebbaren thoraxchirurgischen Eingriffe vorgenommen werden.

Auf Grund mehrerer ungünstiger Erfahrungen sind wir mit der Anwendung der Hypothermie bei Schwangeren zurückhaltend, obwohl kein sicheres Urteil über die Schädlichkeit der Unterkühlung abgegeben werden kann. Die Erfahrung ist noch zu gering, um sich ein zuverlässiges Urteil erlauben zu können, wie Schwangere und Fetus auf die extrakorporale Zirkulation reagieren. Vereinzelte günstige Mitteilungen vermögen die Bedenken zur Zeit noch nicht zu zerstreuen.

1. Akuter Thorax

Bei allen Erkrankungen, die durch akute Störung der intrathorakalen Druckverhältnisse zu lebensbedrohlichen Zuständen führen, ist die Indikation zu dringlichen thoraxchirurgischen Eingriffen ohne jede weitere Diskussion gegeben, wobei sogar das Stadium der Gravidität unberücksichtigt bleiben kann. Als Ursachen für Notfalloperationen, die keinen Aufschub gestatten, sind zu nennen: *Spannungspneumothorax, Pyopneumothorax, Hämothorax, unstillbare Hämoptoen, Mediastinalverdrängung, Mediastinalemphysem, eingeklemmte Zwerchfellbrüche, Luftembolie* und *Herzstillstand*.

2. Lungenkrankheiten

Bei *bösartigen Geschwülsten* im Brustkorb ist das Leben von Mutter und Kind bedroht. Unter Erhaltung der Schwangerschaft empfiehlt sich bei operablen Erkrankungen die Operation. Mit der gesicherten Diagnose ist die Anzeige zur Lungenresektion um so mehr gegeben, als Strahlenbehandlung und cytostatische Therapieversuche wegen der Wahrscheinlichkeit der Keimschädigung die Unterbrechung der Schwangerschaft verlangen. Nur bei fortgeschrittenen malignen Erkrankungen, die inoperabel sind, ist die Interruptio angezeigt.

Daß sogar Pneumonektomierte nach diesem schwerwiegenden Eingriff eine oder mehrere Schwangerschaften ohne Komplikationen austragen können, kennen wir auf Grund zahlreicher eigener Beobachtungen. Wegen eines Bronchialcarcinoms haben wir bisher jedoch noch nie bei einer Schwangeren eine Resektion durchführen müssen. HASCHE und DIPPMANN fanden in der Literatur nur vereinzelte Fälle. STEGMANN rechnet bei 2000 Schwangerschaften nur einmal mit dem Vorkommen eines Carcinoms, vorwiegend eines Uterus- oder Mammacarcinoms. Bronchialcarcinome, die überwiegend im vorgerückten Lebensalter in Erscheinung treten, sind in dieser statistischen Zusammenstellung nicht enthalten.

Bei den seltenen gutartigen Tumoren der Lunge, Mediastinaltumoren gutartiger Provenienz und den nur semimalignen Carcinoiden wird im allgemeinen kein dringlicher Eingriff nötig sein, es sei denn, daß die bereits erwähnten akuten Komplikationen zu einer dringlichen Aktion zwingen.

Bei der *Tuberkulose*, die früher eine häufige Ursache der Schwangerschaftsunterbrechung war, gibt es unbestrittene Resektionsanzeigen, nämlich therapieresistente Kavernen, infizierte Bronchiektasen und Atelektasen. Die anerkannten Gründe für eine Resektion behalten auch während der Schwangerschaft ihre Geltung. Die Gravidität ist kein Hindernis, Operationen in den Behandlungsplan aufzunehmen.

Bezüglich der Röntgendiagnostik ist größte Zurückhaltung erforderlich. Eine unbedingt notwendige, erweiterte Diagnostik (Tomographie, Bronchographie) darf nur nach Ablauf der ersten beiden Monate der Schwangerschaft durchgeführt werden, wenn optimale röntgentechnische Voraussetzungen existieren.

HASCHE und DIPPMANN haben 139 Lungenresektionen während der Gravidität mit nur einem mütterlichen Todesfall zusammengestellt. Die Letalität der Kinder betrug 4%.

3. Herzkrankheiten

Die Fortschritte der Herzchirurgie haben die früher notwendigen Unterbrechungen der Schwangerschaften erheblich eingeschränkt. Im Vordergrund dringlich werdender Verschlimmerungen stehen die Herzgebrechen, bei denen das Herzminutenvolumen durch Stenosen herabgemindert ist. Ihnen fehlt die Anpassung an die schwangerschaftsbedingte, hämodynamische Mehrbelastung im 6. bis 8. Monat infolge Zunahme der zirkulierenden Blutmenge und des Herzzeitvolumens.

Die Sterblichkeit herzkranker Mütter liegt mit 2 bis 7 % wesentlich höher als bei gesunden Schwangeren (0,05 bis 0,17%). Die tödlichen Komplikationen ereignen sich in einer Häufigkeit von 60% unmittelbar nach der Geburt.

Als besonders gefährdete Herzerkrankungen sind in der Reihenfolge ihrer Bedeutung und Häufigkeit folgende zu nennen: Mitralstenose, Panzerherz, Aortenklappenstenose, Isthmusstenose und Ductus Botalli apertus.

Bei *Mitralstenosen* droht in den kritischen Phasen ein Lungenödem. Wir vertreten den Standpunkt, daß die Stadien I und II der Erkrankung die Entbindung mit geburtshilflicher und kardiologischer Hilfe und Leitung überstehen. Für das Stadium III raten wir zwischen dem 4. und 6. Monat zu einer vorsorglichen Commissurotomie, die als unumgängliche Notwendigkeit nur vorverlegt wird, weil bei den Angehörigen dieses Schweregrades die Sprengung der Mitralstenose auch post partum durchgeführt werden müßte. Die Müttersterblichkeit mit 3,7 bis 6,0% entspricht dem Hundertsatz, der als Durchschnittswert auch bei nicht schwangeren Patientinnen anzunehmen ist (FRANKE u. BIRCKS; HASCHE u. DIPPMANN; IRMER, KONRAD u. ROTTHOFF). Die kindliche Letalität, insbesondere durch Aborte bedingt, beläuft sich auf 8,7 bis 10,4%. Bei der Klasse IV der Erkrankung muß die Gefährlichkeit der Commissurotomie mit 20 bis 30% wesentlich höher eingeschätzt werden. Die frühzeitige Interruptio im Beginn der Schwangerschaft ist eine durchaus zu diskutierende Maßnahme.

Notfallcommissurotomien bei sich einstellender Dekompensation und bei Lungenödemen in den kritischen Phasen sind zweifellos vereinzelt mit Erfolg durchgeführt worden. Das Risiko ist aber sehr hoch. Einige günstige Berichte dürfen hierüber nicht wegtäuschen. Auch wir folgten früher der mechanischen Vorstellung, daß die Beseitigung der Stenose eine kausale Behandlung des Lungenödems darstelle. Ungünstige Erfahrungen berichtigten uns dahin, im Zustand des Lungenödems nicht zu operieren, sondern unter allen Umständen zuerst die gefährliche Situation mit konservativen Mitteln zu überbrücken, notfalls sogar mit Tracheotomie und künstlicher Beatmung (s. S. 39 u. 53).

Die *Pericarditis adhaesiva calcarea* mit Minderung des Schlagvolumens und Einflußstauung ist durch die hämodynamischen Anforderungen einer Schwangerschaft großen Gefahren ausgesetzt. Die Entrindung des Panzerherzens ist in frühen Stadien der Schwangerschaft erfolgversprechend.

Die *Isthmusstenose* besitzt im Zusammenhang mit der Schwangerschaft eine Letalität von 6 bis 7% (HASCHE u. DIPPMANN). Unter 580 operierten Isthmusstenosen hatten wir es nur zweimal mit einer gleichzeitigen Schwangerschaft zu tun. Operationen und Entbindungen verliefen trotz der Abklemmungszeit bei der Resektion ohne Komplikationen.

SCHNITKER und BAYER haben 49 Rupturen der Aorta bei Aneurysma dissecans zusammengestellt, von denen 24 während der Gravidität und 2 während der Austreibungsphase eingetreten waren. Trotz aller Bedenken wegen der Zirkulationsunterbrechung in der Aorta darf die Operation von Isthmusstenosen, insbesondere mit Aneurysmen, vor der 20. Schwangerschaftswoche angeraten werden.

Auch bei *Aortenklappenstenosen* sind mehrfach Eingriffe während der Schwangerschaft geglückt. Die Hinweise in der Literatur und die eigenen Erfahrungen sind so gering, daß eine verbindliche Beurteilung unmöglich ist.

Unter den anderen angeborenen Herzvitien ist die prognostische Beurteilung der Schwangerschaftsbelastung bei der *Pulmonalstenose* günstig und auch bei *Vorhofseptum-* und *Ventrikelseptumdefekten* relativ günstig. Nach HASCHE und DIPPMANN war unter 191 Entbindungen bei derartigen Fehlern nur ein Todesfall bei einem Vorhofseptumdefekt zu verzeichnen. Der *offene Ductus Botalli* war dagegen bei 167 Schwangerschaften mit einer Sterblichkeit von 4,8% und die Isthmusstenose bei 188 Graviden mit 6,9% Todesfällen belastet. Auch KAUFMANN und RUBLE geben für den Ductus apertus 5,6% und die Isthmusstenose 6,2% Sterblichkeit in der Gravidität an.

Den *offenen Ductus* wird man, sofern kein Druckangleich in Aorta und A. pulmonalis und keine Shuntumkehr bestehen, in jedem Stadium der Schwangerschaft, frühzeitig selbstverständlich am vorteilhaftesten, unterbinden können. Für die Koarktation der Aorta wurde die Wichtigkeit der frühzeitigen Operation schon hervorgehoben.

Die *Träger kongenitaler cyanotischer Vitien* konzipieren wegen ihrer geringen Lebenserwartung und seltenen Eheschlusses nur ausnahmsweise. Komplikationslos überstandene Schwangerschaften bei nicht Operierten, nach Anlegung von Blalock-Anastomosen und auch nach Radikaloperationen, sind uns bekannt. Größere Erfahrungen stehen nicht zur Verfügung.

Abschließend wird bemerkt, daß die ärztliche Beratung der Patienten zur Prophylaxe von Notfallsituationen in der Schwangerschaft nach der Diagnostizierung eines Herzleidens und auch nach Operationen, die nicht zur Restitution führten, offen und eindeutig in dem Sinne erfolgen sollte, zukünftige Konzeptionen zu vermeiden.

Literatur

FRANKE, H., u. W. BIRCKS: Mitralstenose in der Schwangerschaft. Langenbecks Arch. klin. Chir. **304**, 500 (1963).
HASCHE, E., u. G. DIPPMANN: Dringliche Thoraxchirurgie in der Schwangerschaft. In Klinik der Frauenheilkunde und Geburtshilfe von SCHWALM, H., u. G. DÖDERLEIN. München-Berlin: Urban & Schwarzenberg 1965.
IRMER, W., R. M. KONRAD und F. ROTTHOFF: Überblick über 1000 operierte Mitralstenosen. Langenbecks Arch. klin. Chir. **296**, 154 (1960).
KAUFMANN, J. M., and P. E. RUBLE: The current status of the pregnant cardiac. Ann. intern. Med. **48**, 1157 (1958).
SCHNITKER, M. A., and C. A. BAYER: Dissecting aneurysm of the aorta in young individuals, particularly in association with pregnancy. Ann. intern. Med. **20**, 486 (1944).
STEGMANN, H.: Schwangerschaft und Karzinom. Med. Klin. **58**, 1605 (1963).

X. Nachblutungen nach thoraxchirurgischen Operationen

Größere Blutungen nach einem thoraxchirurgischen Eingriff sind stets in der ersten postoperativen Phase ein dramatisches Ereignis, gleichgültig, ob sie aus dem Operationsgebiet oder infolge eines postoperativen Magengeschwürs erfolgen.

Intrathorakale Blutungen

In der Zeit von 1958 bis 1964 wurden bei 6041 Thoraxoperationen 61 Zweiteingriffe wegen Nachblutungen in einer Häufigkeit von 1,0% vorgenommen (TARBIAT). Die Tab. 6 informiert über die Häufigkeit dieser Komplikation bei den verschiedenen Arten von Operationen. Besonders häufig waren Nachblutungen bei Isthmusstenosen, Mediastinaltumoren — nämlich alliierten, endothorakalen Stru-

Tabelle 6. *Zahl der Thoraxeingriffe und der Rethorakotomien wegen Nachblutung*
Chirurgische Klinik der Universität Düsseldorf
(vom 1. 2. 1958 bis 1. 5. 1964)

Diagnose und Art der Operation	Zahl	Rethorako-tomie wegen Nachblutungen	Prozentzahl der Rethorakotomien
Operationen an der Mitralklappe			
(Mitralstenose + Mitralinsuffizienz)	1620	11	0,7
Lungenresektionen + Probethorakotomien	1115	7	0,6
Isthmusstenosen	313	20	6,0
Vorhofscheidewanddefekte	734	4	0,5
Mediastinaltumoren	143	4	3,0
Aorten- + Subklavia-Aneurysmen + Herzwand-			
Aneurysmen und sonstige Aortenanomalien	46	—	—
Elektrische Schrittmacher	46	—	—
Ventrikelseptumdefekte	305	3	1,0
Valvuläre und infundibuläre Pulmonalstenosen			
(isolierte)	195	—	—
Fallot'sche Trilogien + Tetralogien + Pentalogien +			
übrige cyanotische Herz- und Gefäßerkrankungen	311	5	1,6
Kardiacarcinom + Kardiospasmus	86	—	—
Hiatushernien + Zwerchfellrupturen + Zwerchfell-			
hernien + Parasternalhernien	222	—	—
Panzerherzen + Perikardcysten	97	—	—
Ductus Botalli	447	2	0,4
Aortenklappenstenosen + Insuffizienzen	110	5	4,5
Lungendekortikationen + Thorakoplastiken	56	—	—
Trichterbrust + Hühnerbrust	69	—	—
Oesophagusresektionen + Endoprothesen	114	—	—
Brustwandtumoren und Hernien	12	—	—
Gesamtzahl	6041	61	(1,0%)

men —, aus Aortotomien und bei cyanotischen kongenitalen Vitien und Ventrikelseptumdefekten. Die chirurgische Blutungsquelle (Stichkanäle, A. mammaria int., Intercostalarterie, Anastomoseninsuffizienz) konnte 40mal festgestellt und versorgt werden. Für fibrinolytische Blutungen haben wir keine beweisenden Befunde erheben können.

Bei größeren Blutverlusten von 1500 bis 2000 ccm, Pulsanstieg über 120, Druckabfall unter 80 mm Hg, schlechter Urinausscheidung, mangelnder Venenfüllung und insbesondere bei dem röntgenologischen Nachweis eines Hämothorax, hervorgerufen durch teils coaguliertes Blut, fällt der Entschluß zur Rethorakotomie nicht schwer.

Blutverluste nach Anwendung der extrakorporalen Zirkulation

Die durchschnittliche, postoperative Blutungsmenge nach Operationen, die in extrakorporaler Zirkulation durchgeführt worden sind, betrug bei 1000 Bestimmungen 694 ccm pro m² Körperfläche (FERBERS). Schwere Nachblutungen über 2000 ccm/m² Körperoberfläche wurden in einer Häufigkeit von 3,6% festgestellt. Die Quote der Rethorakotomien betrug 2,4%.

Der durchschnittliche Blutverlust bei cyanotischen Herzmißbildungen war mit 1035 ccm/m² Körperoberfläche höher als bei der nicht cyanotischen Gruppe. Zur Erklärung werden die pathologisch-anatomisch nachgewiesenen Gefäßanomalien der Peripherie mit einer Vergrößerung des Gesamtquerschnittes der Strombahn herangezogen (FERBERS; VIETEN und SCHOENMACKERS). Obwohl bei cyanotischen Mißbildungen proportional zur Höhe des O_2-Defizits Störungen im Prothrombinkomplex und Verminderungen der Faktoren II, VII, IX, X und manchmal auch des antihämophilen Globulins (VIII) nachgewiesen worden sind (GEHRMANN), ergaben sich keine Anhaltspunkte, daß Gerinnungsstörungen Ursache postoperativer Blutverluste waren.

Nach der Verabreichung von Vitamin K, Calcium, Frischblut, Epsilonaminocapronsäure (50 ccm), A C C 76 und Fibrinogen (2 bis 4 g) erlebte BIRCKS nach Anwendung der extrakorporalen Zirkulation keine Blutung mehr, die nicht eine chirurgische Ursache hatte.

Postoperative Magen-Darmblutungen nach Thoraxoperationen

Wir erwähnen diese nicht zum Thema gehörenden Blutungen aus Magen-Zwölffingerdarmgeschwüren oder Erosionen, weil sie vorwiegend nach thoraxchirurgischen Operationen, nämlich kardiovasculären Eingriffen, beobachtet worden sind. Im Gefolge von Operationen auf dem Gebiete der klassischen Chirurgie und auch nach Lungenresektionen waren die Magenblutungen so selten, daß die Häufigkeit in Promille angegeben werden kann.

Nach 5479 kardiovasculären Operationen sammelte KONRAD insgesamt 154 Blutungen, was einer Häufigkeit von annähernd 3,0% entspricht. Die Verteilung auf die Art der durchgeführten Operationen erhellt aus Tab. 7.

Die prozentuale Häufigkeit, bezogen auf die Operationsmethode, ist insofern interessant, als man hieraus zweifellos die ursächliche Bedeutung der Kreislaufunterbrechung oder Strömungsbehinderung für die Abscheidung und Wegschwemmung thrombotischen Materials und auch der Embolie corpusculärer Bestandteile von verkalkten Klappen in die funktionellen Endarterien des Magens ableiten kann. Die Untersuchungen von KONRAD und WEDELL ergaben intra operationem eine hochproteolytische und hyperacide Leersekretion des Magens, so daß bei nicht genau übersehbaren, lokalen Wandschäden des Magens (Ischämie, Kreislaufunterbrechung, Infarkte, Schock) eine zureichende Erklärung für peptische Ulcerationen und Erosionen gegeben ist. Den Modeausdruck Stress-Ulcerationen vermeiden wir, weil diese Ätiologie nicht genügend bewiesen ist.

Tabelle 7. *Gesamtzahl der kardiovasculären Eingriffe und postoperativen Ulcera des Magens und Duodenum*
(Chirurgische Klinik Düsseldorf 1947 bis 30. 6. 1963)

Anzahl der Patienten	Anzahl der Patienten mit postoperativen Ulcera und Erosionen	Prozent
5479	154	~ 3,0

Aufschlüsselung der Patienten mit postoperativen Ulcera des Magens und Duodenum auf die einzelnen operativen Eingriffe und Narkoseverfahren
(Chirurgische Klinik Düsseldorf 1947 bis 30. 6. 1963)

Art des operativen Eingriffes und Narkoseverfahren	Anzahl der Patienten	Anzahl der Patienten mit postoperativen Ulcera und Erosionen	Prozent
Operation der Aortenisthmusstenose in ITN	357	25	7,0
Eingriffe mit Hilfe der HLM	692	38	5,5
Eingriffe in Hypothermie	1030	46	4,5
Klappensprengung bei Mitralstenose in ITN	1870	31	1,7
Doppelligatur bei Ductus Botalli in ITN	589	9	1,5
Perikardektomie bei Panzerherz in ITN	154	1	0,6
anderweitige Eingriffe in ITN	787	4	0,5

Von den 154 Blutungen sistierten 114 spontan nach der Verabreichung von 1500 ccm Blut. 40mal mußten mehr als 2000 ccm Blut infundiert werden. Insgesamt 12mal handelte es sich um unstillbare Blutungen, die nur durch Magenresektionen beherrscht werden konnten. Wegen 14 Perforationen ist laparotomiert worden. Von den Operierten starben fünf, von den konservativ behandelten neun, davon drei plötzlich im Schock.

Literatur

Bircks, W.: Pers. Mitteilung.
Ferbers, E.: Hämolyse und Bluttrauma bei Operationen mit extrakorporalem Kreislauf. Habilitationsschrift, Düsseldorf 1966.
Gehrmann, H.: Pers. Mitteilung.
Konrad, R. M., u. J. Wedell: Das akute postoperative Magen-Duodenalgeschwür mit besonderer Berücksichtigung des Ulcus postoperativum nach kardiovaskulären Eingriffen. Dtsch. med. Wschr. 89, 616 (1964).
Tarbiat, S.: Pers. Mitteilung.
Vieten, H., u. J. Schoenmackers: Atlas postmortaler Angiogramme. Stuttgart: Thieme 1954.

XI. Neugeborene und Säuglinge
1. Stridor congenitus

Ein Stridor, leicht durch das hörbare Atemgeräusch zu erkennen, wird fast ausschließlich durch eine mechanische Behinderung der Atemwege verursacht. Er muß als bedrohliches Symptom gewertet werden, wobei neben einer symptomatischen Behandlung besonderes Augenmerk auf die Diagnostik der ursächlich verantwortlichen Erkrankung zu richten ist. Diese kann intralaryngeal und extralaryngeal lokalisiert sein (Abb. 113).

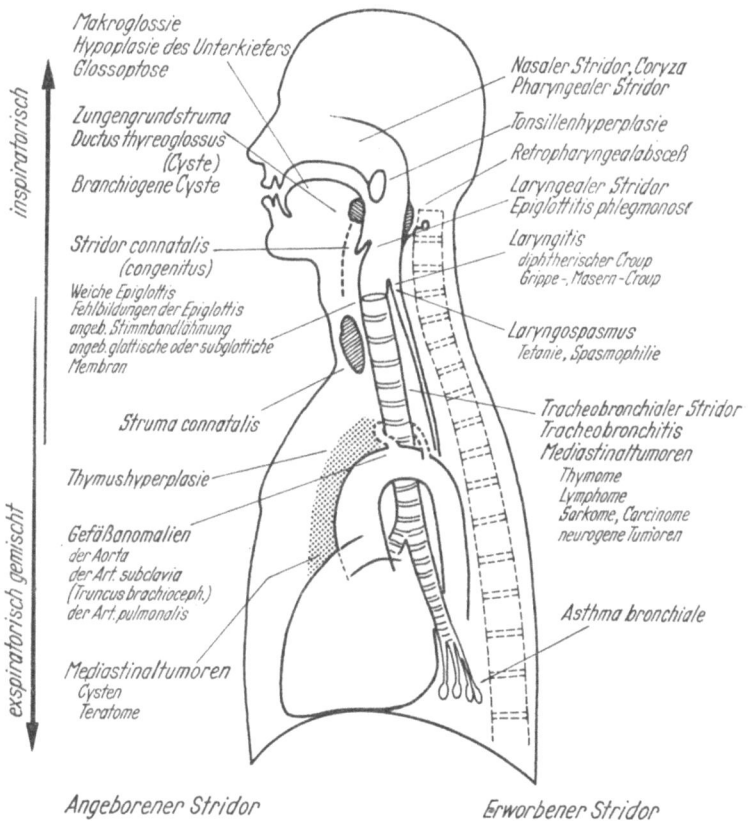

Abb. 113. Ursachen des angeborenen Stridor

Intralaryngeale Ursachen

Anomalien der Epiglottis, abnorme Weichheit des Kehlkopfgerüstes, Spaltbildung des Larynx, laryngeale Stenose, Verdoppelung oder Lähmung der Stimmbänder, Schwäche des Muskel- und Bandapparates, angeborene gutartige Tumoren kommen in Frage.

Extralaryngeale Ursachen

Struma congenita, Thymushyperplasie, angeborene Herz- und Gefäßanomalien, Glossoptosis bei Mikrognathie, Makroglossie, Laryngospasmus bei rachitogener Tetanie sind bekannt.

Die Therapie richtet sich nach der Grunderkrankung. Tritt eine Ateminsuffizienz ein, so muß künstlich beatmet werden. Für kürzere Zeit genügt eine Maskenbeatmung mit Sauerstoff, für längere Zeit wird nasotracheal mit einem Plastiktubus (ohne Ballon) intubiert und mit Respiratoren assistiert oder kontrolliert künstlich beatmet (s. S. 39).

Eine Tracheotomie soll bei Säuglingen wegen der Schwierigkeiten nach der Dekanülierung möglichst vermieden werden.

2. Atemnot durch Croup

Beim sog. „Croup" handelt es sich um ein klinisches Syndrom, das durch verschiedene Ursachen ausgelöst werden kann. Zugrunde liegt ein Schwellungszustand mit Stenose am Kehlkopf, der meist durch Entzündungen hervorgerufen wird. Am häufigsten sind Säuglinge und Kleinkinder betroffen. Seltener kommt ein Croup bei Schulkindern vor.

In der *Symptomatologie* werden vier Stadien unterschieden. In der ersten Phase ist ein bellender Husten auffällig, dem sich bald ein inspiratorischer Stridor anschließt. Bei deutlich ausgeprägter Atemnot wird der Stridor in der zweiten Phase inspiratorisch und exspiratorisch ausgeprägt. Infolge der Atemnot kommt es zu starker Unruhe, der eine Tachykardie und Blässe folgt. Ängstlicher Gesichtsausdruck, ständige Unruhe und Pulsbeschleunigung weisen auf das schwere Krankheitsbild hin. Akute Erstickungsanfälle sind der Ausdruck des vierten Stadiums. In derartigen Situationen ist eine Differentialdiagnose der Ursachen nicht mehr möglich. Nur ein sofortiges Handeln kann den lebensbedrohlichen Zustand beherrschen.

Als *erste Maßnahme* ist die Intubation zu nennen. Am häufigsten angewendet wird die Tracheotomie, die sofort eine freie Atmung ermöglicht. Bei Kleinkindern, insbesondere bei Säuglingen, wird man mit diesem Eingriff allerdings zurückhaltend sein, da oft die Extubation Schwierigkeiten bereitet. Als Noteingriff ist noch die Koniotomie zu erwähnen, die mit einem entsprechenden Besteck ausgeführt werden kann.

Nach Beseitigung des Notstandes ist eine *Differentialdiagnostik* für die erfolgreiche Behandlung der Grunderkrankung unerläßlich. Ein Croup wird durch Diphtherie, Grippe, Masern, Scharlach oder Keuchhusten ausgelöst. Darüber hinaus müssen alle Krankheiten, die zu einer mechanischen Verlegung der Atemwege führen, differentialdiagnostisch abgegrenzt werden.

Als *allgemeine Maßnahmen* sind zu empfehlen:

Freiluftbehandlung, antibiotische Therapie, Corticoide gegen die Schwellung, medikamentöse Beruhigung, Inhalationen und die Verabreichung von Diphtherieserum.

A. Thoraxverletzungen in der Neugeborenenperiode

Geburtsverletzungen, die häufiger nach geburtshilflichen Manipulationen auftreten als nach Normalgeburten, kommen etwa in 1% aller Geburten vor und bilden nach MARTIUS 20 bis 30% der perinatalen Sterblichkeit.

Unter diesen Verletzungen machen allerdings Traumatisierungen des Thorax und seiner Organe nur einen ganz geringen Teil aus. Weichteilquetschungen und auch Rippenfrakturen sind relativ selten zu beobachten. Häufiger dagegen finden sich Claviculafrakturen, die oftmals rein zufällig entdeckt werden.

Schwerwiegender dagegen sind *Verletzungen der thorakalen Wirbelsäule und Bandzerreißungen* zu werten. Diese können durch starken Zug an den unteren Extremitäten auftreten. Eine typische Verletzung kann bei der Sectio caesarea auftreten. Da die Säuglingswirbelsäule lateral flektiert ist, kann bei der Entwicklung des Kindes aus dem Uterus eine Biegungsüberbeanspruchung eintreten, die zu Zerreißungen des Bandapparates und Verletzungen der Meningen führt. Folge sind Blutungen in den Vertebral- und Subduralraum mit entsprechenden Lähmungen.

Die Therapie bei diesen Verletzungen richtet sich nach den Behandlungsrichtlinien für Wirbelsäulentraumen. Die Prognose ist sehr ernst zu stellen, da der größte Teil der Kinder an sekundären Verletzungsfolgen verstirbt.

B. Äußerlich sichtbare Fehlbildungen des Thorax
1. Sternumfissuren

Während die völlige *Aplasie des Sternum* nur sehr selten beobachtet wird, sind *Spaltbildungen* (Fissuren) häufiger anzutreffen. Sie können dabei auf einen bestimmten Anteil des Sternums beschränkt sein, zum anderen besteht auch die Möglichkeit, daß das Brustbein total gespalten ist. Nicht selten sind dabei Spaltbildungen des Sternum mit anderen Fehlbildungen kombiniert.

Bei Brustbeinfissuren ist der Defekt meistens von einer fibrösen Membran überbrückt. Die Haut in dem betroffenen Bezirk zeigt Veränderungen im Sinne einer Verdickung und Atrophie. Sie kann auch gänzlich fehlen. Manchmal wird eine eigenartige Falten- und Narbenbildung beobachtet, die vom Kinn bis zum Nabel reichen kann.

Liegt ein Defekt im parasternalen Rippenbereich vor, spricht man von einer *Fissura thoracalis lateralis transversa*. Klinisch kann diese Anomalie verwechselt werden mit einem Zustand, bei dem die Rippenansätze lediglich auseinandergedrängt sind und einen Defekt vortäuschen. Dieses Bild wird als *Pseudofissura thoracalis lateralis transversa* bezeichnet.

Sind die knorpeligen Anteile einer oder mehrerer Rippen nicht angelegt, handelt es sich um eine *Fissura thoracalis parasternalis*.

Auch bei diesen Fehlbildungsformen ist der vorliegende Defekt meist mit fibrösem Gewebe überzogen. Die Haut in dem Bereich weist ähnliche Veränderungen auf wie bei der Brustbeinfissur.

Die klinischen Erscheinungen richten sich weitgehend nach der Größe des knöchernen oder knorpeligen Defektes und den dadurch möglichen anatomischen Veränderungen. Durch die Lückenbildungen kann es zum Austritt von Lungenteilen in das subcutane Gewebe kommen. Dieser Zustand wird dann als *Lungenhernie* bezeichnet.

Eine paradoxe Atembeweglichkeit wird nur durch ausgedehnte Defekte verursacht. Bei kleinen Spaltbildungen, insbesondere wenn sie von Bindegewebe überzogen sind, treten klinische Erscheinungen nicht auf. Sie werden meist zufällig entdeckt. Bei Neugeborenen und Säuglingen ist der Versuch einer konservativen Therapie gegeben, zumal im Laufe der Entwicklung noch ein spontaner Schluß bzw. eine Festigung des Bindegewebes im Defekt eintreten kann. Unterstützt wird die Berechtigung zu einer abwartenden Haltung durch Erfolge, die manchmal durch Druckverbände erzielt werden.

Bei *totalen Sternumfissuren* (Abb. 114) besteht die Gefahr einer sekundären Schädigung des noch von Weichteilen bedeckten Herzens. Infolge der instabilen knöchernen Verhältnisse des Thorax entwickelt sich frühzeitig eine Ateminsuffizienz.

Therapie der Wahl ist deshalb die Frühoperation, die in Intubationsnarkose durchgeführt wird. Operativ muß der Defekt nach Excision der Haut sorgfältig präparatorisch dargestellt werden. Liegen zwei knöcherne Sternalleisten vor, werden sie vorsichtig aneinandergebracht und mit starken Chrom-Catgutfäden vereinigt. Bereitet die anatomische Rekonstruktion Schwierigkeiten, kann die Beweglichkeit des Sternums durch doppelseitige subperichondrale Durchtrennung einiger Rippen vergrößert und die Reposition dadurch erleichtert werden. Ein nicht rekonstruierbarer Knochen-

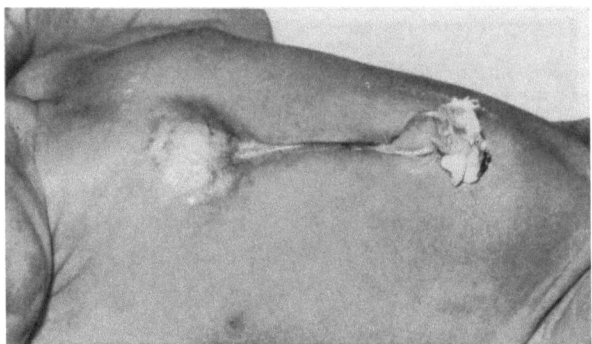

Abb. 114. Totale Sternumfissur

defekt ist nach Möglichkeit plastisch zu verschließen. Hierbei ist einer freien Knochentransplantation der Vorzug zu geben.

Beim Vorliegen einer größeren Lungenhernie genügt es, den Bruchsack uneröffnet zu reponieren und das Brustbein zu verschließen.

Ob nach Beendigung des Eingriffes eine Drainage der Thoraxhöhlen erforderlich ist, hängt weitgehend davon ab, ob die Pleuraräume eröffnet wurden. Im Zweifelsfalle wird man eine bilaterale Thoraxdrainage für 24 Std legen, damit die vollständige Ausdehnung der Lungen gewährleistet ist.

Das vollständige Fehlen des Sternum mit extrathorakaler Verlagerung des Herzens bezeichnet man als *Ektopia cordis thoracalis*. Die vollständige extrathorakale Verlagerung des Herzens verursacht den schwersten klinischen Zustand (Ektopia cordis thoracalis totalis). Infolge zusätzlicher Spaltbildung des Zwerchfelles kann das Herz auch in die Bauchhöhle verlagert sein (Ektopia cordis abdominalis aut subdiaphragmatica). Beim Vorliegen einer oberen Sternumspalte ist eine Herzverlagerung auch in den Cervicalbereich möglich (Ektopia cordis suprathoracica aut cervicalis). Die Bedeckung des Herzens durch Weichteile kann bei allen angeführten Fehlbildungen fehlen (Ektopia nuda). Ist ein Weichteilüberzug vorhanden, spricht man von einer Ektopia tecta.

Eine exakte Trennung der angegebenen Fehlbildungsformen ist oft nicht möglich, da die Übergänge von einer in die andere Form fließend sind.

Die *Diagnostik* bereitet bei freiliegendem Herzen keine Schwierigkeiten. Ist eine Weichteilbedeckung vorhanden, so läßt sich durch diese die abnorme Pulsation leicht fühlen.

Schwerwiegend ist das *klinische Bild*. Infolge der relativ freien Beweglichkeit des Herzens kommt es leicht zu Torquierungen am Gefäßstiel. Die mechanische Herzirritation führt zur Arrhythmie, Brady- oder Tachykardie. Zu den abnormen Kreislaufverhältnissen gesellen sich stärkste Atmungsstörungen. Schwerste Dyspnoe und Cyanose führen bei den meist frühgeborenen Kindern zum Exitus.

Oftmals werden Kinder mit einer derartigen Fehlbildung schon tot geboren. Lediglich bei gedeckten Formen sind Überlebenszeiten bis zum Erwachsenenalter bekannt.

Eine absolute *Indikation zur operativen Korrektur* liegt deshalb bei allen kompletten Ektopien vor. Ziel der Operation ist es, eine annähernd normale anatomische Situation herzustellen. Hierbei müssen gelegentlich Teile des Thymus, der Rippen und auch der Leber entfernt werden, um die Bruchlücke verschließen zu können. Weitgehende Mobilisierung der Haut und der Weichteile erleichtert den Verschluß. Eine knöcherne Überbrückung des Defektes ist meist nicht möglich. Lediglich bei inkompletten Ektopien kann der Verschluß der Thoraxwandlücke mittels subperiostaler Nahtvereinigung erfolgen. Hierbei werden die knöchernen Sternalleisten nach subperichondraler Mobilisierung vereinigt.

2. Angeborene Brustwandhernien

Angeborene Hernien der Brustwand können ohne Knochenbeteiligung als sog. Intercostalbrüche oder mit Beteiligung der knöchernen Anteile vorkommen.

Infolge eines gesteigerten intrathorakalen Druckes nach Einsetzen der Spontanatmung kommt es zum Austreten des Bruchsackes. Als Inhalt werden vornehmlich Lungenteile angetroffen. Die Thoraxübersichtsaufnahme ergibt, falls dies nicht durch klinische Untersuchung möglich ist, Klarheit, ob bei der Hernienbildung ein Defekt knöcherner Anteile vorliegt.

Als seltene Form ist die supraclaviculäre Lungenhernie zu nennen, die infolge Deviation der Musculi scaleni und sternocleidomastoideiscaleni auftritt. Der Bruchsack wird hierbei durch die Pleurakuppel gebildet.

Die sehr selten vorhandene Bauch-Brustwandhernie findet sich ausschließlich im Traubeschen Raum. Sie ist immer auf der linken Seite lokalisiert.

Die *klinischen Symptome* der Lungenhernie hängen weitgehend von der Größe der Bruchlücke und den prolabierten Anteilen der Thoraxorgane ab. Bei großen Hernien kann eine paradoxe Atembeweglichkeit vorhanden sein. Tachypnoe und Cyanose sind Folge der gestörten Atemtechnik.

Als Komplikationen sind in seltenen Fällen Incarcerationen von Lungenteilen beobachtet worden.

Die *Indikation zur Operation* wird man weitgehend nach dem anatomischen Befund sowie den verursachten klinischen Erscheinungen richten müssen. Bei kleineren Hernien ist eine dringliche Indikation nicht gegeben. Von den Operationsverfahren sind nur Methoden sinnvoll, mit denen eine Verstärkung der Brustwand erreicht werden kann. Hierunter fallen die Überbrückung des Defektes durch freie Fascientransplantate oder epidermislose Cutislappen. Die Transplantate werden mit Chrom-Catgutnähten an das Periost der die Bruchpforte bildenden knöchernen Anteile geheftet. Bei günstigen anatomischen Situationen wird man auch durch Spaltung der Rippen eine Vergitterung des Defektes erreichen können. Über die Implantation von Kunststoffnetzen liegen bislang noch keine Erfahrungen vor.

Literatur

ADA, A. E. W., and E. P. HEVENOR: Reconstruction of defects of the thoracic wall with tantalum mesh gauze. J. thorac. Surg. **21**, 125 (1951).

ARNDT, C.: Nabelschnurbruch mit Herzhernie. Zbl. Gynäk. **20**, 632 (1896).

BECKER, T.: Über die Ectopia cordis. Zbl. Chir. **77**, 1446 (1952).

BENSON, C. O., W. T. MUSTARD, W. H. SNYDER, and K. J. WELCH: Pediatric Surgery. Chicago: Year Book Medical Publishers 1962.

BLATT, M. L., and M. CELDES: Ectopia cordis. Amer. J. Dis. Child. **63**, 515 (1942).

BURTON, J.: Method of correction of ectopia cordis. Arch. Surg. **54**, 79 (1947).

CAMPELL, D. A., and A. ARBOR: Reconstruction of the anterior thoracic wall. J. thorac. Surg. **19**, 456 (1950).

CHANG, C. H., and W. C. DAVIS: Congenital bifid sternum with partial ectopia cordis. Amer. J. Roentgenol. **86**, 513 (1961).

DOMINOK, G. W.: Die Formen der Ektopie des Herzens. Z. ärztl. Fortbild. **57**, 721 (1963).

GROB, M.: Lehrbuch der Kinderheilkunde. Stuttgart: Thieme 1957.

GROSS, R. E.: Surgery of infancy and childhood. Philadelphia: W. B. Sounders and Comp. 1963.

HEIDENHEIM, E.: Über die Deckung von großen Defekten der Brustwand. Dtsch. Z. Chir. **108**, (1911).

HEINEMANN, G.: Hemmungsmißbildung der Körpervorderwand mit Ectopia cordis abdominalis. Dtsch. med. J. **8**, 408 (1957).

HOFMANN, E.: Thorakale Spaltbildungen. Mschr. Kinderheilk. **76**, 40 (1938).

LUMSDEN, J. W.: A case of ectopia cordis diagnosed clinically in utero. J. Obstet. Gynaec. Brit. Emp. **67**, 299 (1960).

MARTIUS, H., u. W. BICKENBACH: Geburtsverletzungen. In Lehrbuch der Geburtshilfe. Stuttgart: Thieme 1956.

MILLHOUSE, R. F., and H. A. JOOS: Extrathoracic ectopia cordis. Amer. Heart J. **57**, 470 (1959).

MEITNER, E. R.: Über Ectopia cordis. Anat. Anz. **107**, 222 (1959).

OBERNIEDERMAYR, A.: Lehrbuch der Chirurgie und Orthopädie des Kindesalters. Berlin-Göttingen-Heidelberg: Springer 1959.

OPITZ-SCHMID: Handbuch der Kinderheilkunde, Band 7. Berlin-Heidelberg-New York: Springer 1966.

POTTER, E. L.: Pathology of the fetus and newborn. Chicago: Year Book Medical Publishers 1957.

PULVER, K. G.: Ectopia cordis congenita. In Die chirurgische Behandlung der angeborenen Fehlbildungen. Stuttgart: Thieme 1961.

REITER, A. D.: Frühentwicklung des Brustkorbes und des Brustbeines. Z. Anat. Entwickl. Gesch. **1942**, 111.

ROSCHLAU, G.: Über kongenitale Ektopie des Herzens. Zbl. allg. Path. path. Anat. **103**, 13 (1961).

RUCKES, J.: Ein Beitrag zur Genese der Ectopia cordis abdominalis. Zbl. allg. Path. path. Anat. **94**, 84 (1955).

SABISTON jr., D. C.: The surgical management of congenital bifid sternum with partial ectopia cordis. J. thorac. Surg. **35**, 118 (1958).

STEHR, L.: Variationen und Fehlbildungen im Bau des knöchernen Thorax. Röntgenstr. **62**, 67 (1940).

VOLKMANN, J.: Zur Entstehung der sogenannten Lungenhernien. Bruns Beitrag klin. Chir. **163**, 446 (1936).

WEICKARDT, H.: Ein Beitrag zur Pathogenese der Intercostalhernien und der Relaxatio diaphragmatica. Zbl. Chir. **75**, 455 (1950).

WERNER, R.: Hernia subdiaphragmatica intercostalis. Münch. med. Wschr. **1911**, 1777.
WERTHEMANN, A.: Allgemeine Teratologie mit besonderer Berücksichtigung der Verhältnisse beim Menschen. In Handbuch der allgemeinen Pathologie, Bd. VI/1. Berlin-Göttingen-Heidelberg: Springer 1955.
ZIMMER, E. A.: Das Brustbein und seine Gelenke. Leipzig: Thieme 1939.

C. Atemstörungen durch Atelektasen und Oesophaguserkrankungen

Atemstörungen und Cyanose im Neugeborenenalter sind immer Alarmzeichen, die ein unmittelbares und gezieltes Vorgehen zur Erhellung der Diagnose fordern. Oftmals sind sie auf Erkrankungen zurückzuführen, die bei frühzeitig vorgenommener Behandlung behoben werden können.

Die den Chirurgen interessierenden Erkrankungen werden im folgenden nach den diagnostisch faßbaren Veränderungen abgehandelt. Die Symptomatologie aller Zustände in der Neugeborenenperiode und im frühen Säuglingsalter ist sehr ähnlich.

1. Atelektase

Sie stellt das Hauptkontingent aller peripher bedingter respiratorisch-kardialer Erkrankungen dar. Unterschieden wird eine primäre von der sekundären Atelektase.

a) Primäre Atelektase

Unmittelbar nach der Geburt übernimmt die Lunge die Sauerstoffaufnahme. Die Entfaltung der bis dahin luftleeren Lunge kommt durch Zusammenwirken des beim ersten Schrei erzeugten positiven und durch Kontraktion des Zwerchfells ausgelösten negativen Druckes zustande. Die starken kohäsiven Kräfte, die die von einer Flüssigkeitsschicht bedeckten Alveolarwände zusammenhalten, müssen durch relativ hohe Drucke überwunden werden. Die komplette Lungenausdehnung vollzieht sich normalerweise zwischen 24 Std und den ersten 3 Lebenstagen. Die Belüftung ist unterschiedlich, wobei die vorderen Partien früher als die paravertebralen Abschnitte an der Atmung teilnehmen. Primäre Atelektasen sollen nach SMITH noch bei 18% aller Neugeborenen zwischen dem 6. und 10. Lebenstag vorhanden sein.

Bleiben Lungenpartien unbelüftet, handelt es sich um Primäratelektasen. Sie kommen bei Frühgeborenen häufiger vor, da sich zu der Unreife noch eine mangelnde Ausbildung der Alveolarräume gesellt. Als weitere Faktoren sind eine extreme Mobilisation des unteren Rippenrandes, der bei der Zwerchfellkontraktion zur Einziehung des Sternums führt, sowie ein knorpligknöcherner Thorax mit enger und flacher Ausbildung, der trotz positiven intrapulmonalen Druckes keine vollständige Ausdehnung der Lungen erlaubt, zu nennen.

Eine recht häufige Ursache der postnatalen Asphyxie sind die *hyalinen Membranen* (Abb. 115). Hierbei ist die Oberfläche der Bronchiolen und Alveolen von einem proteinhaltigen Schleim bedeckt, der die Wand wie eine Membran auskleidet. Frühgeborene, Kaiserschnittkinder und Kinder von diabetischen Müttern sind besonders gefährdet. Die Ursache ist noch nicht eindeutig geklärt.

Diskutiert werden Herzversagen oder Reizung der Alveolen durch aspirierte Amnionflüssigkeit. Eine weitere Ursache zur Bildung hyaliner Membranen soll eine zu hohe O_2-Zufuhr darstellen.

Die *klinischen Zeichen* stellen sich entweder sofort nach der Geburt oder in den ersten Lebensstunden ein. Im Vordergrund stehen Cyanose und Dyspnoe. Bei Inspiration wird das untere Ende des Sternum eingezogen. Ein abgeschwächtes Atemgeräusch ist bei Atelektasen zu hören. Die Röntgenaufnahme sichert die Diagnose.

In den ersten Lebensstunden atmen die Säuglinge noch ohne große Schwierigkeit spontan. Dann stellt sich nach und nach eine zunehmende Atemnot und Cyanose ein. Die Atembewegungen werden verstärkt mit deutlich inspiratorischen Einziehungen. Das Röntgenbild zeigt eine diffuse feine Trübung. Die Behandlung

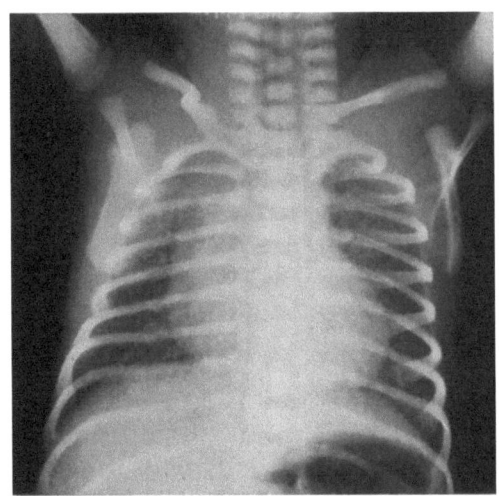

Abb. 115. Röntgendarstellung von hyalinen Membranen

ist symptomatisch mit Sauerstoffzufuhr, Absaugen des Tracheobronchialraumes nach laryngoskopischer Einstellung, eventuell Tracheotomie, Gabe von Antibiotica und Lagern des Kindes in eine feuchte Atmosphäre, eventuell Sauerstoffüberdruckkammer. Eine ätiotrope Behandlung ist bisher nicht bekannt. Die Prognose ist ernst. Etwa 50% der Kinder sterben in den ersten 2 Lebenstagen.

Bei sehr mobilem Thorax und Retraktion des caudalen Sternumanteiles im Inspirium kann eine leichte, mehrere Tage andauernde Fixation mit Hilfe eines Drahtes, der durch das bedeckende Bindegewebe des unteren Brustbeinendes geführt wird, die Lungenausdehnung bessern.

Bei jeder künstlichen Beatmung darf kein höherer Druck als 30 cm Wassersäule angewendet werden. Die kindliche Lunge ist sehr vulnerabel und neigt leicht zur Ausbildung von Emphysemblasen, deren Ruptur von einem Pneumothorax gefolgt ist.

b) Sekundäre Atelektasen

Unter diesem Begriff wird ein Komplex von Atelektasenbildungen verschiedenster Genese zusammengefaßt. Das Hauptkontingent stellen Atelektasen infolge Resorption des Luftinhaltes nach Verschluß von Bronchien verschiedener Größenordnung durch Aspiration dar.

Der Ätiologie entsprechend kann man die sekundären Atelektasen folgendermaßen aufteilen:

Resorptionsatelektasen (Bronchusverschluß durch Aspiration, Bronchusokklusion durch Druck von außen, Verschluß durch neoplastische Obstruktion),
Kollapsatelektasen
(Durch Aufhebung des negativen Binnendrucks und durch Kompression des Lungenparenchyms — Tumor, Cyste, Erguß —),
Resorptionsatelektasen.

Beim Neugeborenen kommt es zur *Fruchtwasseraspiration,* wenn intrauterin oder während des Geburtsvorganges eine Hypoxie besteht. Nur eine massive Aspiration mit der durch hypoxische Schädigung verursachten Unfähigkeit, das Fruchtwasser abzuhusten, muß als Krankheitsbild in diesem Sinne angesprochen werden (AHLFELD). REIFFERSCHEID u. Mitarb. sowie DAVIS und POTTER bewiesen, daß intrauterine Atembewegungen mit Aufnahme von Fruchtwasser in die Lungen des Foeten bereits von der 15. Schwangerschaftswoche an bestehen.

Aspiration geringer Mengen von Fruchtwasser ist wegen Resorption aus den Lungen nicht bedrohlich. Die im Fruchtwasser enthaltenen Bestandteile (Haare, Zellen, Schleim und Vernix caseosa) können aber die Atemwege verlegen und zu konsekutiver Pneumonie mit atelektatischen Bezirken Anlaß geben.

Die häufigste Ursache unter den sekundären Atelektasen stellt die Nahrungsaspiration dar. Sie tritt als Komplikation aller Störungen des normalen Schluckaktes, der Physiologie der Kardia und als Folge von Anomalien des Oesophagus auf, die zu rezidivierendem Erbrechen oder zur Schluckunfähigkeit führen.

An solchen Störungen sind zu nennen:

Oesophagusatresie, Oesophagotrachealfistel ohne Atresie, sog. H-Form, Kardiochalasie, Hiatushernie, Oesophagusstenose-Megaoesophagus, Achalasie, andere Formen des Erbrechens.

Das Erbrechen, das bei diesen differenten Krankheitsbildern im Vordergrund steht, stellt eine dauernde Gefahr einer Aspiration mit Ausbildung von Obstruktionsatelektasen und ihren Folgen der Aspirationspneumonie dar. Die einzige kausale Therapie ist die endobronchiale Reinigung durch Absaugen.

2. Oesophagusatresie

Sie zählt zu den häufigsten Fehlbildungen der Speiseröhre und kommt, bezogen auf die Zahl der Geburten, nach Angaben verschiedener Autoren zwischen 1:800 und 1:4000 vor.

Obwohl das Krankheitsbild einheitlich ist, liegen ihm verschiedene *anatomische Variationen* zugrunde (Abb. 116). Bei fehlender Verbindung zum Tracheobronchialsystem finden sich mehr oder weniger lang ausgebildete, im hinteren Mediastinum blind endende Speiseröhrensegmente oder nur ein bindegewebiger Strang. Die weit häufigeren Formen mit einer Kommunikation zur Trachea oder seltener zum rechten Hauptbronchus (90 bis 95%) weisen Variationen auf. Sowohl das obere als auch das untere Oesophagusende der Speiseröhre können in die Luftröhre münden, ebenso wie beide Speiseröhrenabschnitte. Diese anatomischen Varianten führten zur Aufstellung mehrerer Einteilungsschemata. Wir halten uns an die erweiterte Einteilung von VOGT (1929), welche noch die sog. „H-Form", eine fistuläre Kommunikation zwischen regelrecht durchgängiger Speiseröhre und Trachea sowie die angeborenen Oesophagusstenosen berücksichtigt. Unter den Gesamtbeobachtungen machen die Formen I und II nur etwa 5 bis 8% und die H-Form nur 2 bis 3% aus. Unter den fistulären Anomalien überwiegt die Gruppe III b nach VOGT mit 85 bis 95%. Die Gruppe III c steht mit 2 bis 5% und die Gruppe III d mit 2% im Hintergrund.

Die *klinischen Erscheinungen* sind so typisch, daß die Diagnose bereits in den ersten Lebensstunden gestellt werden kann und muß. Verstärkte Speichel- und Schleimabsonderungen aus Mund und Nase sind solange auf das Vorliegen einer Oesophagusatresie verdächtig, bis diese durch entsprechende Untersuchung ausgeschlossen ist. Dies gilt auch für Fälle, die gleich nach der Geburt auffällige Symptome zeigen und mit einer Fruchtwasseraspiration verwechselt werden. Das geschluckte Fruchtwasser oder der Speichel füllen den oberen Oesophagusblindsack auf und laufen dann in die Trachea über. Durch Vermischung mit Atmungsluft bilden sich Blasen und schaumige

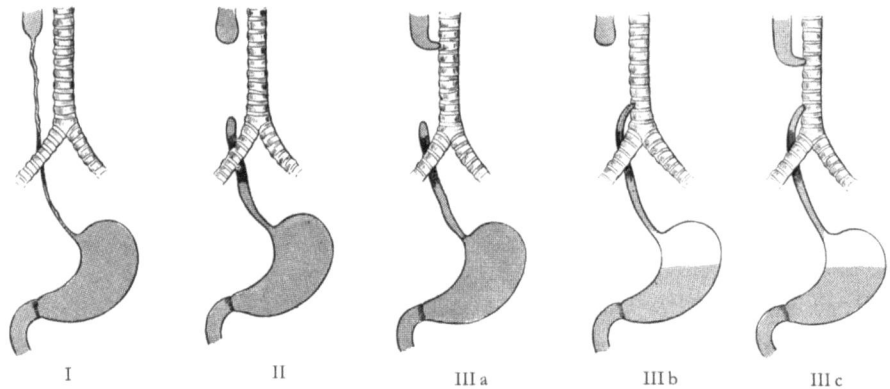

Abb. 116. Schematische Einteilung der Oesophagusatresien nach VOGT (I—III c)

Flüssigkeit vor Nase und Mund. Die Kinder weisen eine rasselnde und brodelnde verstärkte Atmung auf und werden rasch cyanotisch. Auch von kräftigen Kindern kann die aspirierte Flüssigkeit nur unzureichend abgehustet werden.

Diese Attacken rezidivieren. Schwerste Cyanose ist die Folge. Ein großer Teil der von uns nicht operierten Kinder hatte bereits schwerste Aspirationsatelektasen, die auch die Todesursache darstellten.

Ist die *Diagnose* bis zur ersten Nahrungsgabe noch nicht gestellt, so kommt es beim ersten Trinkversuch zu asphyktischen Zuständen mit allen Zeichen einer Aspiration.

Ein direktes Überlaufen von Speichel oder Nahrungsflüssigkeit über die Fistelverbindung in die Trachea tritt bei Kindern mit einem Typ III a und III c ein. Eine untere oesophagotracheale oder bronchiale Fistel (Typ III b und III c) kann ebenfall zu Erstickungs- oder cyanotischen Paroxysmen führen, sogar im Augenblick des Absaugens von Schleim. Ein Brechreflex führt zur Regurgitation von acider Magenflüssigkeit über die Fistel in die Trachea und in den Bronchialbaum. Diese Form der Aspiration gibt zu besonders schweren pneumonischen Verläufen Anlaß (GROB).

Auf die Bedeutung der Frühdiagnostik zur Verhinderung von sekundären Komplikationen kann nicht genug hingewiesen werden. Ein Sondierungsversuch ist in jedem Falle möglich. Stößt man bei nasaler oder oraler Sondierung, die bei ausländischen Hebammenschulen obligatorisch ist, auf einen Widerstand, ist die Diagnose wahrscheinlich. Die Distanz zwischen Kiefer und Blindsack liegt zwischen 8 und 14 cm. Sie ist aber nur zu verwerten, wenn ein Aufrollen des Katheters ausgeschlossen werden kann. Mittels Kontrastdarstellung des Oesophagus können die vorliegenden Verhältnisse genau geklärt werden (s. S. 113).

Die *Vorbehandlung zur Operation* ist für den weiteren Verlauf von ausschlaggebender Bedeutung. Hierzu gehören:

1. Regelmäßiges Absaugen des Nasopharyngealraumes und der Trachea mit Hilfe des Laryngoskops,
2. Einführung eines Katheters in den oberen Blindsack und fortlaufende Absaugung des Sekretes (GROB),
3. Zufuhr von Sauerstoff,
4. Antibioticabehandlung,
5. häufiger Lagewechsel nach 30 bis 45 min (HAIGHT) sowie
6. Venae sectio und parenterale Flüssigkeitszufuhr.

Röntgenologisch besteht häufig eine Atelektase des rechten Oberlappens. Außerdem liegen bronchopneumonische Herde in der gesamten Lunge vor. Solange sich auf die Atelektasen des rechten Oberlappens noch keine Entzündung aufgepropft hat, ist die Prognose günstig. Atelektase und Pneumonie bei der Oesophagusatresie erfordern ein sofortiges Handeln. Jede Nahrungszufuhr ist zu unterbinden. Regelmäßiges Absaugen der Trachea mit Hilfe des Laryngoskops ist notwendig.

Seit HAIGHT und TOWSLEY (1941) erstmals die direkte Vereinigung beider Oesophagusabschnitte durchführten, wird der Verschluß der Oesophagotrachealfistel und die direkte Anastomose in einer Sitzung allgemein bevorzugt. Auf andere Operationsverfahren und Modifikationen soll in diesem Rahmen nicht eingegangen werden.

Operationsmethodik

In Intubationsnarkose wird der Thorax mittels posterolateraler Schnittführung im 3. bis 5. ICR, je nach Höhe des oberen Oesophagusstumpfes transpleural eröffnet. Das extrapleurale Verfahren ist wegen der unvermeidbaren Pleuraeinrisse größtenteils aufgegeben. Nach der Thoraxeröffnung wird die mediastinale Pleura gespalten und die Vena azygos zwischen Ligaturen durchtrennt. Zunächst wird der untere Abschnitt aufgesucht und soweit eine Fistel vorhanden ist, diese unterbunden. Auf eine zusätzliche Sicherung des Fistelverschlusses mittels einzelner Seidennähte kann meist verzichtet werden. Je nach Dehiszenz der beiden Oesophagusstümpfe ist eine Mobilisierung notwendig. Ernährungsstörungen sind nicht zu befürchten, da die Hauptversorgung in der Längsrichtung über die Äste der A. thyreoidea inferior, A. gastrica sinistra und A. phrenica abdominalis erfolgt. Nach Mobilisierung des oberen Blindsackes, der mittels eines pernasalen Katheters relativ weit in den Thorax vorgeschoben werden kann, wird die Anastomosierung durchgeführt. Während früher verschiedene Techniken zur Anastomosierung benutzt wurden, haben wir in den letzten Jahren an dem uneröffneten oberen Blindsack und dem unteren Oesophagusende zunächst eine fortlaufende Hinterwandnaht mit Seide 3/0 gelegt. Nach Beendigung der Hinterwandnaht wurde der obere Blindsack eröffnet und über einem Katheter die Vorderwand mit Seidenknopfnähten hergestellt. Die Anastomose wurde mit Pleura mediastinalis gedeckt und der Thorax ohne Drainage mittels Pericostalnähten verschlossen.

Bei großer Dehiszenz zwischen beiden Oesophagusstümpfen kann der obere Magenpol nach den Angaben von GROSS in den Thorax verlagert werden. Hierzu ist die Unterbindung der A. gastrica sinistra erforderlich.

In Situationen, die eine primäre Anastomosierung nicht gestatten, wird zunächst eine collare Oesophagusfistel angelegt und zusätzlich eine Ernährungsmagenfistel. Besteht eine Verbindung zwischen Trachea und unterem Oesophagusstumpf, muß diese verschlossen werden.

Erst später kann eine Rekonstruktion des Oesophagus mit Hilfe einer Colonplastik in zwei Sitzungen erfolgen. Der Zeitpunkt für diesen plastischen Eingriff wird verschieden angegeben. Die Operation ist schon primär durchgeführt worden, jedoch ist das Operationsrisiko bedeutend geringer, wenn man den Zeitpunkt verschiebt. Wir haben zwei derartige Rekonstruktionen im Alter von 5 und 11 Monaten erfolgreich durchgeführt.

Für den Operationserfolg wesentlich ist eine zielgerechte Nachbehandlung. Hierzu gehören besonders das Absaugen der Trachea und das Freihalten der Atemwege. Mit der Nahrungszufuhr wird frühestens 24 Std nach der Operation begonnen. Zunächst werden in zweistündlichem Abstand 5 ccm (halb Tee, halb Frauenmilch) verabfolgt. Der Nahrungsaufbau vollzieht sich kontinuierlich dem Alter entsprechend.

3. Die Oesophagotrachealfistel

Die *Symptome* werden weitgehend von der Größe der Fistel und ihrer Verlaufsrichtung bestimmt. Eine direkte Fensterbildung läßt bei jedem Schluckakt Speise in die Trachea übertreten. Akute schwere Hustenanfälle, Atemnot und Cyanose sind Folgen. Auch bei breitlumigen Fisteln besteht die Gefahr einer retrograden Aspiration. Bei englumigen Fisteln dagegen ist die Aspirationsgefahr geringer.

Neben der Aspiration stehen die rezidivierenden Pneumonien. im Vordergrund des klinischen Verlaufes. Der ständige Luftübertritt durch die Fistel führt auch zu einer großen Magenblase, so daß Symptome einer Aerophagie vorliegen können.

Die *Therapie* kann nur operativ sein. Die Operation sollte frühzeitig nach der Diagnosestellung durchgeführt werden.

In Intubationsnarkose erfolgt bei transthorakalem Zugang das Aufsuchen der Fistel, die doppelte Ligatur und Durchtrennung. Die Nachbehandlung wird nach den Richtlinien der Oesophagusatresie vorgenommen.

4. Oesophagusstenose

Eine angeborene Verengung der Speiseröhre wird selten beobachtet. Anatomisch lassen sich drei Formen unterscheiden:
1. Eine sanduhrförmige Verengung der Speiseröhre auf einer kurzen Strecke,
2. ein membranartiger Verschluß,
3. eine fibromuskuläre Verdickung der Muskulatur mit Einengung des Lumens.

Der Ausdehnung der Stenose entsprechen auch die Symptome. Erbrechen tritt frühzeitig auf und kann zur Aspiration führen. Röntgenologisch ist die Stenose schon in den ersten Lebenstagen nachweisbar. Eine Dilatation besteht noch nicht.

Die *Behandlung* ist in der Neugeborenenperiode konservativ. Es gelingt fast immer, blind oder mittels oesophagoskopischer Einstellung die Stenose mit einer Ernährungssonde zu passieren. Nach einer Sondenernährung in den ersten Lebensmonaten wird, je nach Ursache und Ausdehnung der Stenose, eine Bougierungsbehandlung angeschlossen.

5. Die angeborene Hiatushernie

Sie stellt sich beim Neugeborenen vorwiegend als Gleitform dar. Die gleiche Erkrankung findet man unter dem Synonym des Brachyoesophagus, des Short-Oesophagus, der Ectopia gastrica (ROVIRALTA), Malposition cardiotuberositaire (DUHAMEL), Partial thoracic stomach (CARRÉ). Ein mehr oder weniger großer Anteil des Magens ist durch den Hiatus in das hintere Mediastinum getreten. Wesentlich dabei ist, daß auch die Kardia, die normalerweise 0,5 bis 1 cm unterhalb des Hiatus fixiert ist, mit in den Thorax gleitet und sich somit von ihrer Verankerung löst. Durch die Verlagerung der Kardia und die Abflachung des Hiss'schen Winkels kommt es regelmäßig zu einem gastro-oesophagealen Reflux.

Eine paraoesophageale Hernie kommt relativ selten vor. Der Prozentsatz liegt unter 10. Hierbei ist ein Teil des Fundus neben der an normaler Stelle haftenden Kardia in den Brustkorb getreten.

Der angeborene Brachyoesophagus dagegen ist eine Rarität.

Es besteht kein Zweifel, daß es sich bei der Hiatushernie vom Gleittyp um eine Mißbildung der Hiatus-Kardiaregion handelt, sei es in Form einer Störung des normalen Descensus von Oesophagus und seiner exakten Verankerung, sei es durch eine mangelhafte Ausbildung der Hiatusrandmuskulatur oder eine Störung der Innervation der lumbalen Zwerchfellanteile. Die Diskussion über die Ätiologie ist allerdings noch nicht beendet.

Entsprechend der Gleithernie im Erwachsenenalter kommt es auch hier infolge des gestörten Verschlußmechanismus der Kardia zu einem gastrooesophagealen Reflux. Die kindliche Speiseröhre ist gegenüber der korrosiven Wirkung des aciden und peptischen Magensaftes weitaus anfälliger. Die Folgen sind rasch auftretende Entzündungen der Oesophagusschleimhaut, Perioesophagitiden, Schrumpfungsvorgänge mit Strikturen und Längsverkürzung der Speiseröhre. Da dieser Prozeß bei Neonaten und Säuglingen rasch abläuft, treten mitunter Schwierigkeiten bei der diagnostischen Unterscheidung angeborener und erworbener Oesophagusverkürzungen auf.

Sicher dürfte es jedoch sein, daß die Hiatushernie schon in den ersten Lebensstunden und -tagen vorhanden sein kann, wenn sie nicht schon intrauterin existent ist. Wie sollte man sich sonst den Abgang von blutigem Meconium 12 Std nach der Geburt bei einem Neugeborenen mit Hiatushernie (FELSENREICH) erklären?

Das *Hauptsymptom* stellt das Erbrechen dar, das sich bereits in den ersten 8 bis 14 Lebenstagen bei einem großen Teil der Neugeborenen bemerkbar macht (80% bei WATERSTON, FILLER). Innerhalb des ersten Lebensmonats wird bereits bei 95% aller Kinder Erbrechen beobachtet.

Im Gegensatz zur Chalasie ist das Erbrechen kraftvoll. Häufig erfolgt es kurz nach der Nahrungsaufnahme, doch auch zwischenzeitlich wird erbrochen. Nächtliches Erbrechen führt häufig zu pulmonalen Komplikationen. Hämatinbeimengungen sind nicht selten. Mit zunehmender Oesophagitis und Ausbildung von Erosionen und Ulcera kann es auch zu schweren Blutungen kommen. Von GROSS wurden bei 53% der Kinder gastrointestinale Blutungen registriert. Der dauernde Blutverlust führt zur hypochromen Anämie. In einem Krankengut von 112 Fällen fand WATERSTON eine Anämie unter 65% Hgb., in 17% bei fehlender Oesophagitis, in 21% bei leichter Oesophagitis und in 49% bei schwerer Oesophagitis.

Die *Oesophagitis* selbst führt zur Dysphagie. Die Folgen sind Dehydration, Gewichtsverlust und Verstärkung der Anämie. FILLER beobachtete bei 16% seiner Kinder eine Fehlernährung. Die Ursache der gastrointestinalen Blutung bei Hiatushernie dürfte in einer venösen Stauung im herniierten Magenteil zu suchen sein.

Narbenstrikturen kommen in 16% vor (GROSS). Im Krankengut von REHBEIN wurden 20% erhebliche Stenosenbildungen registriert. Nur ein Drittel der Kinder zeigte keine oesophagitischen Veränderungen.

Die Angaben über begleitende *Aspirationspneumonien* schwanken. Sie fanden sich bei GROSS in 20% und bei CARRÉ nur in 7%. Neben dem klassischen Bild der Hiatushernie sind die sog. „Formes mineures", die sog. Cardia mobile (DUHAMEL), sehr häufig. Die Kardia zeigt eine wechselnde Lage mit passagerer Ausbildung einer kleinen epiphrenalen Magentasche. Die „Forme mineure" könnte man entstehungsmäßig als Bindeglied zwischen der manifesten Hiatushernie und den sog. funktionellen Kardiastörungen (Chalasie) auffassen (OBERNIEDERMEYER). Entsprechend der Kardiainsuffizienz steht hier auch das Erbrechen bei den Kindern im Vordergrund der Symptome. Der Anteil dieser Formen ist relativ groß und beträgt im Krankengut von WATERSTON etwa 70%.

Die Diskussion über die *optimale Therapie* der Hiatushernie ist noch nicht abgeschlossen. Chirurgische und auch konservative Verfahren weisen Mißerfolge auf.

Bei den kleinen Hiatushernien und den „Formes mineures" sollte zunächst eine strenge orthostatische Behandlung über 24 Std für die Dauer von Monaten erfolgen. Die Kinder werden dabei in einer Hochlage fixiert (ungefähr 60°). Sondenfütterung der eingedickten Nahrung sowie Sedierung führen auch noch nach längerer Behandlung zum Erfolg. Von GROSS werden 65% Heilungen angegeben.

Bei großen Hernien mit oesophagitischen Veränderungen ist die Operation angezeigt. Die Wahl des Zugangsweges, die oft von der persönlichen Einstellung des Operateurs abhängt, zeigt keinen wesentlichen Einfluß auf die postoperativen Ergebnisse. Wichtig ist, daß die Kardia nach Mobilisation des Oesophagus unterhalb des Zwerchfelles verlagert und die Zwerchfellschenkel vereinigt werden. Der Fundus kann unterhalb des Zwerchfelles fixiert oder mit dem Oesophagus zu Wiederherstellung eines Hiss'schen Winkels vereinigt werden. Oesophagitische Längsveränderungen können die Verlagerung erschweren, so daß oft eine weitgehende Mobilisierung des Oesophagus nötig ist, um die Reposition unter das Zwerchfell durchführen zu können. Von einigen Autoren wird eine zusätzliche Pyloroplastik empfohlen. Sie ist angezeigt bei einer Kombination mit einem Pylorospasmus.

Bestanden schon Oesophagusstrikturen vor der Operation, so muß derselben eine Bougierungsbehandlung angeschlossen werden. Diese ist oft über einen längeren Zeitraum fortzusetzen.

6. Cardiochalasie

Durch Klaffen der Kardia mit Kardiainsuffizienz bei normaler anatomischer Lage tritt bei Neugeborenen frühzeitig Erbrechen ein.

Die *Symptome* setzen meist zwischen dem 3. und 10. Lebenstag ein. Selten liegen sie schon bei der Geburt vor. Das Erbrechen erfolgt nicht explosionsartig wie beim Pylorospasmus, sondern macht sich beim Hinlegen der Kinder nach der Nahrungsaufnahme bemerkbar und geht mit sichtlichen Anstrengungen und Würgen einher. Im Gegensatz zum sog. spastischen wird es auch als schlaffes Erbrechen bezeichnet. Die häufige Regurgitation von acidem peptischem Mageninhalt führt zur Ausbildung einer Oesophagitis mit konsekutiver narbiger Schrumpfung des Oesophagus.

Ätiologisch ist nicht geklärt, ob dieses Krankheitsbild auf eine echte Mißbildung oder nur auf eine unvollständige Ausdifferenzierung der Oesophagus-Kardiaregion zurückzuführen ist. HUSFELDT faßt es als sog. „Forme mineure" des angeborenen Brachyoesophagus auf.

Die Kinder entwickeln sich wegen des häufigen Erbrechens schlecht. Komplizierend kann sich ein Gewichtsverlust mit Ausbildung einer Acidose bemerkbar machen. Röntgenologisch findet sich ein relativ schlaffer weiter Oesophagus mit verminderter

Peristaltik. Ein Kardiaschluß ist nicht nachweisbar. Bei den in der Inspirationsphase vorliegenden Druckverhältnissen im Thorax und im abdominellen Bereich wird es ermöglicht, daß schon im Stehen Mageninhalt in den Oesophagus zurückläuft. Die Oesophagusentzündung führt zu okkulten Blutungen mit Ausbildung von Anämien. Sie werden bis zu 40% beobachtet.

Die *Therapie* ist vorwiegend konservativ. Hochlagerung, Eindickung der Nahrung, die mittels Sonde zugeführt wird, und Sedierung des Kindes führen meist zu einem Erfolg. Die Behandlung muß manchmal über Monate fortgesetzt werden. Späte Rezidive sind nicht bekannt.

Bei rezidivierenden Aspirationspneumonien sollte man bei Säuglingen eine operative Therapie überlegen. Eine dringliche Indikation besteht allerdings nicht.

Zur Behebung des Refluxes eignet sich die Fundoplicatio. Die Technik dieser Operation ist gleich der im Erwachsenenalter.

7. Achalasie

Es handelt sich hierbei um eine Verengung des Oesophagus-Kardia-Bereiches. V. MIKULICZ nannte die Erkrankung 1882 Kardiospasmus. Im Schrifttum sind bislang nur wenige und dann auch nur einige Monate alte Säuglinge mit Achalasie beschrieben worden.

Als *Symptome* der Achalasie finden sich Dysphagie mit Regurgitation. Bedrohliche Zustände können auftreten, wenn es zur Aspiration mit entsprechenden sekundären Komplikationen kommt. Erbrechen oder Regurgitation verursachen keine Schmerzen. Infolge der gestörten Nahrungsaufnahme treten Fehlernährung und Exsiccose auf.

Die Dilatationsbehandlung ist die Methode der Wahl. Bei den von uns beobachteten Fällen hat eine konservative Therapie immer zum Erfolg geführt. Bei Versagen der Dilatationsbehandlung ist die Kardiomyotomie empfohlen worden.

Literatur

AHLFELD, F.: Die intrauterine Tätigkeit der Thorax- und Zwerchfellmuskulatur. Intrauterine Atmung. Mschr. Geburtsh. Gynäk. **21**, 143 (1905).

BETTEX, M.: Intrathorakale Oesophagusplastik unter Verwendung des Colon transversum bei angeborener Oesophagusatresie. Helv. chir. Acta **28**, 12 (1961).

—, u. T. CRIVELLI: Der heutige Stand der Chirurgie der Oesophagusatresie. Schweiz. med. Wschr. **90**, 671 (1960).

—, et H. STILLHART: Problèmes actuels de chirurgie oesophagienne chez l'enfant. Ann. paediat. **201**, 507 (1963).

— — Le traitement de la hernie hiatale du nourisson et de l'enfant par la fundoplicature de Nissen. Helv. chir. Acta **31**, 228 (1964).

— — und D. NUSSLÉ: Über peptische Oesophagusstenosen bei Hiatushernie im Kindesalter. Helv. chir. Acta **28**, 594 (1961).

BONILLA, K. B., and W. F. BOWERS: Congenital esophageal stenosis. Pathologic studies following resection. Amer. J. Surg. **97**, 772 (1959).

BRINKBOK, G. CH. F.: Hiatus hernia and disturbances of the function of the cardia in the practice of examining infants (with comments on the technique of examination). J. belge Radiol. **XLI**, 405 (1958).

CARRÉ, I. J.: Pulmonary infections in children with a partial thoracic stomach („Hiatus hernia'). Arch. Dis. Childh. **35**, 481 (1960).

— Postural treatment of children with a partial thoracic stomach („Hiatus hernia'). Arch. Dis. Childh. **35**, 569 (1960).

— The natural history of the partial thoracic stomach („Hiatus hernia') in children. Arch. Dis. Childh. **34**, 344 (1959).

CARRÉ, I., and R. ASTLEY: The fate of the partial thoracic stomach („Hiatus hernia') in children. Arch. Dis. Childh. **35**, 484 (1960).

DUHAMEL, B., J. SAUVEGRAIN, N. P. MASSE et J. DUPARC: Les formes mineures des malpositions cardiotuberositaire. Arch. franç. Pédiat. **10**, 1017 (1962).

FELSENREICH, G.: Gleitende Hiatushernie beim Neugeborenen. Öst. Z. Kinderheilk. **4**, 353 (1959).

FILLER, R. M., S. G. RANDOLPH, and R. E. GROSS: Esophageal hiatus hernia in infants and children. J. thorac. cardiovasc. Surg. **47**, 551 (1964).

GREWE, H. E.: Besonderheiten bei der Oesophagusatresie. Langenbecks Arch. klin. Chir. **298**, 582 (1961).

GROSS, R. E.: Treatment of short stricture of the esophagus by partial esophagectomy and end-to-end esophageal reconstruction. Surgery **23**, 735 (1948).

HAIGHT, C.: Some observations on esophageal atresias and tracheoesophageal fistulas of congenital origin. J. thorac. Surg. **34**, 141 (1957).

— Congenital esophageal atresia and tracheoesophageal fistula. In Pediatric Surgery, von BENSON, C. O., W. T. MUSTARD, M. M. RAVITCH, W. H. SNYDER, and K. J. WELCH. Chicago: Year Book Medical Publishers, Inc. 1962.

—, and H. A. TOWSLEY: Congenital atresia of the esophagus with tracheoesophageal fistula: and end-to-end anastomosis of esophageal segments. Surg. Gynec. Obstet. **76**, 672 (1943).

HOLINGER, P. H., K. C. JOHNSTON, and W. J. POTTS: Congenital anomalies of the esophagus. Ann. Otol. (St. Louis) **60**, 707 (1951).

HUSFELDT, E., G. THOMSEN, and E. WAMBERG: Hiatal hernia and short esophagus in children. Thorax **6**, 56 (1951).

JOHNSTON, J. H.: Hiatus hernia in childhood. Arch. Dis. Childh. **35**, 61 (1960).

KONRAD, R. M., u. F. ROTTHOFF: Kritische Gedanken zum Problem der Ösophagusatresie. Zbl. Chir. **83**, 1902 (1958).

LINDER, F.: Über die chirurgische Behandlung der Speiseröhrenmißbildungen. Ärztl. Wschr. **8**, 320 (1953).

NEWHAUSER, E. B. D., and W. BERENBERG: Cardio-esophageal relaxation as a cause of omiting in infants. Radiology **48**, 480 (1947).

— — Cardio-esophageal relaxation (chalesia) as a cause of omiting in infants. Pediatrics **5**, 414 (1950).

OBERNIEDERMAYR, A., u. K. DEVENS: Zwerchfellhernien und Hiatushernien im Kindesalter. Langenbecks Arch. klin. Chir. **298**, 587 (1961).

POTTER, E. L., and F. L. ADAIR: Clinical-pathological study of the infant and fetal mortality for a ten-year period at the Chicago lying — in hospital. Amer. J. Obstet. Gynec. **45**, 1054 (1943).

REHBEIN, F.: Ösophagusatresie mit oberer und unterer Ösophageo-Tracheal-Fistel. Thoraxchirurgie **12**, 1 (1964).

—, u. TH. RÖPKE: Abdomino-thorakale Operation der Hiatushernie beim Säugling und Kleinkind. Chir. Praxis **6**, 291 (1962).

—, u. G. FRITZE: Ergebnisse der Chirurgie der Oesophagusatresie. Mschr. Kinderheilk. **108**, 123 (1960).

—, u. W. HÜTHER: Hiatushernie beim Säugling und Kleinkind. Mschr. Kinderheilk. **107**, 467 (1959).

— Oesophagusatresie. Langenbecks Arch. klin. Chir. **298**, 564 (1961).

REIFFERSCHEID, W., u. R. SCHMIEMANN: Röntgenographischer Nachweis der intrauterinen Atembewegung des Fetus. Zbl. Gynäk. **63**, 146 (1939).

ROGERS, F. A.: Atypical congenital atresia of the esophagus. Arch. Surg. **82**, 515 (1961).

ROVIRALTA, E.: Les vomissements du nourisson. Editions méd. Paris: Flammarion 1952.

SANDBLOM, P.: Plastic repair of congenital esophageal stenosis. Acta chir. scand. **97**, 35 (1948).

SCHMITT, W.: Zum Krankheitsbild der angeborenen Ösophagusstenose. Zbl. Chir. **86**, 3 (1961).

SCHNEIDER, K. M., and J. M. BECKER: The "H-Type" tracheoesophageal fistula in infants and children. Surgery **51**, 677 (1962).

SMITH, C. A.: Resuscitation and respiration in newborn infants. Ann. Paediat. Fenn. **4**, 129 (1958).
SPOHN, K.: Die kongenitale Oesophagusatresie — Indikation, Methodik und Leistungsfähigkeit der primären Radikaloperationen. Langenbecks Arch. klin. Chir. **288**, 526 (1958).
VARGAS, L. L., R. C. BRITTON, and E. N. GOODMAN: Congenital esophageal stenosis — Report of a case of annular muscle hypertrophy at the esophagogastric junction. New Engl. J. Med. **255**, 1224 (1956).
WATERSTON, D.: Hiatus hernia. In Pediatric Surgery, von BENSON, C. O., W. T. MUSTARD, M. M. RAVITCH, W. H. SNYDER, and K. J. WELCH. Chicago: Year Book Medical Publishers, Inc. 1962.
WOLFROM, J.: Angeborene Oesophagusstenosen. Mschr. Kinderheilk. **107**, 47 (1959).
ZENKER, R.: Zur Erkennung und Behandlung der angeborenen Ösophagusatresie. Geburtsh. u. Frauenheilk. **14**, 1 (1954).

D. Pneumothorax und Cysten

1. Pneumothorax als Behandlungsfolge zentraler und peripherer Atemstörungen

Als häufigste Pneumothoraxursache beim Neugeborenen ist die Überdruckbeatmung anzusehen, die zur Alveolarzerreißung führt. Unter der Vorstellung, die Kohäsion der nicht belüfteten Alveolarwände durch Druckbeatmung des atmungsgestörten Neugeborenen überwinden zu können und damit Sauerstoff an die alveolo-capilläre Membran heranzubringen, hat dieses Verfahren in den letzten Jahren neben den seit altersher bekannten physikalischen und klinischen Reizen zunehmende Anwendung gefunden. NELSON gibt die Quote des entweder uni- oder bilateral zu beobachtenden, asymptomatischen Pneumothorax, bezogen auf die Gesamtzahl der Geburten, mit 1% an und weist darauf hin, daß die Häufigkeit des Vorkommens bei Kindern, die einer Wiederbelebungsbehandlung zugeführt werden mußten, signifikant erhöht ist. Sind die rupturierten Lungenbläschen an der Pleuraoberfläche gelegen, entsteht ein Pneumothorax ohne Pneumomediastinum. Kommt es im Inneren des Parenchyms zur Ruptur, dann resultiert ein interstitielles Emphysem der Lunge. Das interstitielle Emphysem kann dadurch zum Pneumomediastinum führen (HAMMAN; BERMAN u. KAHN; HURWITZ u. GREENWOOD), daß die Luft bei genügend großem Volumen entlang den Gefäßscheiden in das Mittelfell eindringt. Die sich im Mittelfell akkumulierende Luft dringt durch die obere Thoraxöffnung in das widerstandsarme Subcutangewebe des Säuglings und verursacht ein Hautemphysem. Andererseits ist es möglich, daß der Überdruck im Mediastinum auch die mediastinale Pleura zerreißt, so daß auf diesem Wege eine zusätzliche Verbindung zwischen Mediastinum und interstitiellem Lungenemphysem mit Verschlimmerung des Mediastinal- und Hautemphysems entsteht. Ein solcher Mechanismus setzt eine entsprechend rigorose Überdruckbeatmung voraus oder bei mäßiger aktiver Druckanwendung die zusätzliche Mitwirkung eines Ventilmechanismus in den Aufzweigungen des Bronchialbaums.

Wenn vom reifen Neugeborenen eine kurzfristige Überdruckbeatmung von mehr als 30 cm Wassersäule noch toleriert werden kann, so sollte beim Frühgeborenen ein Druck von 30 cm keinesfalls überschritten werden, da hier eine Reifungsstörung in der Ausbildung der Alveolen häufig anzutreffen und die Vulnerabilität entsprechend größer ist. Von Pathologen (MAC GREGOR) wurden die klinischen Beobachtungen bestätigt.

2. Staphylokokkenpneumonie und Pneumothorax

Bezüglich der *Ätiologie* eines Pneumothorax im Neugeborenen- und Säuglingsalter rangiert die Staphylokokkenpneumonie hinsichtlich der Häufigkeit an zweiter Stelle. RAVITCH und SABISTON haben das Material der Kinderabteilung des John-Hopkins-Hospitals analysiert. Sie weisen darauf hin, daß eine Streptokokkenpneumonie oder eine Hämophilus influenca-Infektion heute als Empyemursache praktisch ausscheidet, daß es dagegen zu einer Zunahme der Staphylokokkenpneumonie als solcher und zu einem steilen Anstieg der Häufigkeit mit Staphylococcus besiedelter Empyeme gekommen ist. Ein Viertel ihres Krankenguts betraf das 1. Lebensjahr. REBHAHN und EDWARDS sammelten 329 Fälle von Staphylokokkenpneumonie in einer 9-Jahresperiode. In 68% war das 1. Lebensjahr betroffen. 89% der Todesfälle ereigneten sich in der Gruppe der noch nicht 1 Jahr alten Kinder.

Schnelles Auftreten einer Infektion des Respirationstrakts mit Tachypnoe, Fieber, Dyspnoe, Cyanose und abdominellen Symptomen kennzeichnen das schwere Krankheitsbild.

REBHAHN und EDWARDS wiesen auf dem ersten Röntgenbild in 59%, während der Behandlung in weiteren 19% einen Pleuraerguß nach. RAVITCH und SABISTON geben die Quote von Pleuraerguß oder Empyem mit 72% an. In 10% ihrer Fälle war röntgenologisch ein Lungeninfiltrat bilateral nachzuweisen. 41,8% ihrer 67 Kranken wurden mit einer Saugdrainage behandelt. 15mal mußte die Drainage wegen eines Spannungspneumothorax nach Ruptur von Pseudoluftcysten angelegt werden. Die Entstehung der Pneumatocele führen sie im Gegensatz zu anderen Autoren nicht auf eine Einschmelzung des Parenchyms, sondern auf eine Absceßbildung in der zarten Bronchialwand des Säuglings zurück, die über e inehistiolytische Fermentreaktion zur Erosion und dann zum Lufteintritt in das Parenchym führt. Ein Ventilmechanismus erklärt die Entstehung der Spannungscyste, die durch Ruptur Anschluß an den Pleuraraum gewinnen kann. Die röntgenologische Differentialdiagnose Pneumatocele ist gegenüber dem Pneumothorax nicht immer einfach.

Behandlung

CHARBONNEAU hat 55% der von ihm beobachteten staphylokokkenbedingten Lungencysten punktiert und mit einer Saugdrainage mit bestem Ergebnis behandelt. Dieselbe Ansicht vertraten schon HEAD und AVERY 1949. Auch BRUNNER plädierte für die Saugdrainage der Pseudocysten der Lunge durch den freien Pleuraspalt und glaubte, beim Versagen einer solchen wenige Wochen dauernden Behandlung eine Pseudocyste ausschließen zu können. Die dann anzunehmende epithelausgekleidete echte Lungencyste sei der chirurgischen Ausschälung bzw. der Segment- oder Lappenresektion zuzuführen. Die meisten Autoren sind heute jedoch der Ansicht, daß die spontane Rückbildungsneigung der intrapulmonalen Luftcysten, auch wenn sie Monate dauert, ein aktives Eingreifen im oben beschriebenen Sinne nicht rechtfertigt. Die Rückbildung der Pseudocyste kann so komplett sein, daß auch der Pathologe nicht in der Lage ist, ein Residuum nachzuweisen (MAC GREGOR). SCHLAGER charakterisiert die postpneumonische Pseudoluftcyste beim Kind durch beträchtliche Größe, klinische Symptomlosigkeit und spontane Zurückbildung ohne Therapie. Das primum movens der Cystenbildung sieht er in einer ventilartigen Stenose eines kleinen Bronchus. Nach BOSCH führen Begleitbronchitis und Ödem bei der Exspiration zum Verschluß der drainierenden Bronchiolen, da ihr Durchmesser bei der Ausatmung verkleinert ist. Es ist wichtig zu wissen, daß der Spannungspneumothorax im Gefolge einer Staphylokokkenpneumonie nicht immer das Resultat einer geplatzten Pseudocyste sein muß, sondern daß ein bronchusdrainierter, unter der Pleura visceralis liegender Abszeß ohne nachweisbare Pseudocystenbildung in den Pleuraraum rupturieren und damit zum Spannungspneumothorax führen kann.

Wir sind mit FERNANDEZ der Ansicht, daß der Spannungspneumothorax und die rapid sich ausdehnende Spannungspseudocyste zunächst mit einer geschlossenen Vakuumdrainage behandelt werden sollen. GREMMEL und GREWE haben 1961 den Standpunkt unserer Klinik zur Behandlung des Spannungspneumothorax im Rahmen einer Staphylokokkenpneumonie dargelegt und darauf hingewiesen, daß eine Kombination zwischen endotrachealer Überdruckbehandlung und intrapleuraler Saugung auch dann noch zur Lungenausdehnung führen kann, wenn die alleinige Drainagebehandlung erfolglos war. Die zur Lungenausdehnung notwendigen Druck- und Sogwerte lassen sich am besten unter dem Röntgenschirm kontrollieren. Die Behandlung der Grundkrankheit wird bereits vor der bakteriologischen Information mit hohen Dosen Chloramphenicol (100 mg/kg), Erythromyzin oder mit Hilfe der neuen halbsynthetischen Penicilline durchgeführt und muß unter Umständen durch bactericid wirkende Antibiotica ergänzt werden.

In der perinatalen Altersgruppe steht die Bekämpfung der metabolischen und respiratorischen Acidose im Vordergrund. Die Sauerstoffzufuhr soll auf Grund der bekannten vasculären Veränderungen des Augenhintergrundes eine Konzentration von 40 Prozent nicht übersteigen. Das Gerät von ASTRUP gestattet auch beim Säugling die quantitative Korrektur der metabolischen Acidose über die Berechnung des Base-Exceß mit Hilfe von Natriumbicarbonat.

3. Die angeborenen Lungencysten

Die früher gebräuchlichen Synonyma wie foetale Bronchiektasen, kongenitale Bronchiektasen, atelektatische Bronchiektasen sind heute zugunsten des Terminus „angeborene Lungencysten" aufgegeben worden, weisen aber auf das eigentliche pathologische Substrat der Cystenbildung hin. Von pathologischer Seite wird die Ansicht SAUERBRUCHS, daß kongenitale Defekte im Bronchialbaum der Erkrankung zugrunde liegen, bestätigt. Die Innenauskleidung der Hohlräume erfolgt durch Bronchialepithel, es wurde mehrschichtiges Cylinderepithel mit Flimmerbesatz nachgewiesen.

BOSCH hält die histologische Differenzierung von angeborenen und erworbenen Lungencysten unter Umständen für schwierig, da eine sekundäre Epithelialisierung der letzteren möglich ist. Eine derartige Innenauskleidung wurde sogar bei Kavernen und Lungenabscessen in Ausnahmefällen beobachtet. NEYSEN glaubt, das regenerierte Epithel an seiner flachen, höchstfalls kubischen Textur erkennen zu können.

Auf die schon erörterte Differentialdiagnose zwischen erworbener und angeborener Lungencyste ex juvantibus von BRUNNER wird hier nur verwiesen.

1937 hat SCHENK 381 Fälle von kongenitaler, intrapulmonaler Cystenbildung analysiert. Beim Neugeborenen führt die progressive Expansion einer Lungencyste, die über einen Ventilmechanismus an das Bronchialsystem angeschlossen ist, zu schwersten respiratorischen Schädigungen. Kompressionsatelektase auf der befallenen Seite, Mediastinalverschiebung mit ihrer Auswirkung auf den Blutrückfluß zum

Herzen aus großem und kleinem Kreislauf, Behinderung der Belüftung der kontralateralen, gesunden Seite, Mediastinalemphysem, Ruptur von Cystenwand oder mediastinaler Pleura mit Pneumothorax wurden beobachtet. Spannungscysten wurden fast ausschließlich bei jungen Kindern gesehen. Die überwiegende Mehrzahl betraf die ersten Lebenswochen. Zeitlich begrenzte Attacken von Dyspnoe und auch von Cyanose wurden bei Säuglingen mit Hohlraumbildung ohne Expansionstendenz mitgeteilt.

Im späteren Lebensalter sind die respiratorischen Symptome eher diskret, und erst eine Infektion führt dann zu stärkeren Beschwerden bzw. zur Diagnosestellung. Bei älteren Kindern wurden gelegentlich Hämoptoen beobachtet.

Die *Diagnose* stützt sich auf das Fehlen einer Pneumonie in der Vorgeschichte, auf Dyspnoe, Cyanose, die physikalischen Symptome der Hyperresonanz und des abgeschwächten Atemgeräusches der befallenen Seite und die Auswirkungen der Mediastinalverschiebung im Falle einer Spannungscyste.

Röntgenologisch glaubte SCHENK, bei der solitären Cyste ohne Zeichen progressiver Expansion eine, auf die inspiratorische Phase beschränkte Aufhellung im kongenitalen

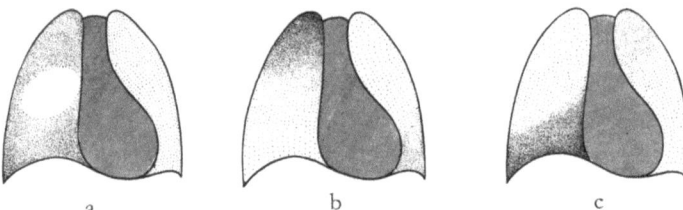

Abb. 117a—c. Schema der erkennbaren röntgenologischen Veränderungen. a Lungencyste; b Obstruktionsemphysem; c Angeborenes lobäres Emphysem

intrapulmonalen Hohlraum beobachten zu können, ein beim Säugling sicher nur selten erfaßbares Symptom. Die Cystenwand und auch die Trabekel multicystischer Mißbildungen kommen nicht immer mit der notwendigen Präzision zur Darstellung, so daß röntgenologisch die Differenzierung von einer Emphysemblase oder von einem partiellen oder kompletten Pneumothorax schwierig sein kann. Auch der von SCHENK mitgeteilte Befund, daß der Hilusschatten bei der Expansionscyste schmal und elongiert ist, während die kollabierte Lunge beim Pneumothorax als breiter Stummel im Hilusbereich zur Darstellung kommt, ist sicher nicht nur beim Säugling schwierig zu eruieren.

Auf die differentialdiagnostische Bedeutung des Verlaufes wurde bei der Besprechung acquirierter Pneumatocelen verwiesen (Abb. 117).

Die *Therapie* der lebensbedrohlichen, durch die kongenitale Spannungscyste bedingten respiratorischen und zirkulatorischen Störungen ist die Thorakotomie zwecks Ausschälung der Cyste mit Versorgung der Bronchusöffnung, die Lappenresektion oder Pneumonektomie. Die technische Durchführung der Lungenresektion beim Neugeborenen und Säugling ist, chirurgisch-anatomisch gesehen, einfach, und die Behandlungsergebnisse werden übereinstimmend als sehr befriedigend beschrieben. Bei der Operationsindikation soll das Lebensalter des Neugeborenen keine Rolle spielen (CLARK). Temporär wirksame Entlastungen durch Punktion sind zur Überbrückung der Zeit bis zum Operationsbeginn sowohl bei der Spannungspneumatocele als auch beim Pneumothorax als Rupturfolge einer kongenitalen Lungencyste sicher besser als Dauerdrainagen.

4. Das angeborene lobäre Emphysem

Das kongenitale lobäre Emphysem ist in der deutschsprachigen Literatur erst spät vom chirurgischen Gesichtspunkt her dargestellt worden. 1960 berichtete HELMER über einen erfolgreich resezierten Fall und gab einen Überblick über entsprechende Publikationen. Er konnte 72 Fälle aus der Weltliteratur zusammenstellen. In Deutschland hat dann ebenfalls ZITTEL 1960 einen nicht operierten Fall publiziert, bei dem das lokalisierte Emphysem zu einer vorderen Mediastinalhernie geführt hatte.

Im anglo-amerikanischen Bereich ist das Krankheitsbild in zahlreichen Veröffentlichungen dargestellt worden. 1958 fanden FISCHER u. Mitarb. bei 33 mitgeteilten Fällen einer Resektionsbehandlung nur einen Todesfall. 1964 berichteten LEAPE und LONGINO über 26 eigene Fälle.

Pathologisch-anatomisch handelt es sich um ein regionales, meist auf einen Lappen beschränktes Obstruktionsemphysem. Die inkomplette bronchiale Blockierung erlaubt den Lufteintritt während der Inspiration und behindert die Ausatmung. Fälle, bei denen der Prozeß lediglich auf ein Segment, aber auch solche, bei denen ein ganzer Lungenflügel betroffen war, sind bekannt. Multilobuläre oder bilateral lokalisierte infantile, kongenitale Emphyseme sind selten. Nach übereinstimmender Ansicht sind die Unterlappen fast nie von dem Krankheitsbild betroffen, so daß dieser Umstand sogar differentialdiagnostisch ausgewertet werden kann. LEAPE und LONGINO haben die pathogenetischen Möglichkeiten zusammengestellt, die zum kongenitalen, lobären Emphysem führen können.

Eine Verlegung des Bronchus von außen kann durch kardiovasculäre Anomalien wie einen offenen Ductus Botalli, eine aneurysmatisch erweiterte Bronchialvene, ein aberrierendes Gefäß und eine Vergrößerung des Herzens bedingt sein. Weitere Faktoren einer Bronchialobstruktion von außen sehen sie im primären Mediastinaldefekt, der über die Herniation eines Lungenlappens zur Knickbildung im zugehörigen Bronchus führt. Auch vergrößerte Lymphknoten können eine Bronchialobstruktion, die dann zum lobären Emphysem führt, verursachen. Fehlentwicklung des knorpeligen Anteiles des Bronchus, Bronchusstenose durch Diaphragmabildung, hypertrophische Bronchialschleimhaut sind weitere Ursachen des lobären Emphysems. Ein kongenitales, ohne Bronchusobstruktion einhergehendes lokalisiertes Emphysem kann sich auch auf dem Boden einer Alveolarfibrose entwickeln.

In 50% der von LEAPE und LONGINO beobachteten Fälle war eine eindeutige Ursache des lobären Emphysems nicht zu ermitteln. Es ist daran zu denken, daß bei einem Teil dieser Präparate die Resektion am Orte der Obstruktion ausgeführt und damit die pathologisch-anatomische Aufklärung der Ursache verhindert wurde.

Die *Symptomatik* ist vom Grade des Emphysems bestimmt. Von völliger Beschwerdefreiheit über geringe respiratorische Behinderung, zunächst nur beim Füttern oder Schreien des Säuglings, bis zur lebensbedrohlichen kardiorespiratorischen Situation mit progressiver Distension des betroffenen Lappens im Sinne eines Spannungsemphysems mit Mediastinalverschiebung und Kompression der kontralateralen Lunge wurden alle Übergänge beobachtet.

50% der Kranken entwickeln ihre Symptomatik in den ersten Lebenstagen. Die andere Hälfte hat eine symptomfreie Vorgeschichte von 1 bis 4 Monaten. Beobachtungen von kongenitalem lobärem Emphysem bei Kindern, älter als ein halbes Jahr, sind äußerst selten.

Die fulminante Verlaufsform des Spannungsemphysems kann grundsätzlich aber auch in der unmittelbaren postnatalen Periode bei nicht artifiziell beatmeten Neugeborenen auftreten.

Die *Diagnose* stützt sich auf Dyspnoe, gelegentlich zu beobachtende Cyanose, auf das abgeschwächte Atemgeräusch der betroffenen Seite, auf der eine Hyperresonanz festzustellen ist, und auf die Folgen der Mediastinalverschiebung.

Röntgenologisch gelingt die differentialdiagnostische Abgrenzung gegenüber der Lungencyste oder dem Spannungspneumothorax durch den Nachweis einer zarten Textur von Bronchien und Gefäßen im Gebiete der Aufhellungszone. Beim Spannungsemphysem erscheint die gesamte Lunge emphysematös, aber auch in diesen Fällen soll der komprimierte Unterlappen als Verdichtungszone am unteren Herzrand nachzuweisen sein. Der Zwerchfelltiefstand gehört zum Emphysem. Mediastinalhernien wurden beobachtet.

Ein Pneumothorax ist selbst beim Spannungsemphysem ungewöhnlich, und wenn vorhanden, meist die Folge eines ärztlichen Aspirationsversuches.

Die *Behandlung* ist die chirurgische Intervention. Der lungenverkleinernde Eingriff (ZITTEL) soll beim lobären Emphysem naturgemäß eher großzügiger ausgeführt werden als bei der kongenitalen Cyste.

Die *Gesamtmortalität* einer abwartenden Einstellung liegt bei 60%. Treten die Symptome in der Neugeborenenperiode auf, dann ist ohne chirurgisches Eingreifen in 100% mit einem tödlichen Ausgang zu rechnen.

Die *Prognose* der operierten Kinder ist außerordentlich günstig. Von den 21 von LEAPE und LONGINO Operierten ist kein einziger gestorben. Die Kinder haben keinerlei respiratorische Beschwerden mehr gezeigt. RICKER berichtete über elf lobektomierte Kinder ohne Todesfall mit ausgezeichnetem funktionellem Ergebnis. Die durch HELMER analysierte Literatur von 1932 (NELSON) bis 1960 zeigte, daß von 56 operierten Säuglingen nur zwei verstorben sind, während bei 16 konservativ behandelten Kranken die Mortalität über 50% lag.

5. Lungendystrophie

Bei der progressiven Lungendystrophie handelt es sich um einen Ausfall von Lungenparenchym, wahrscheinlich auf Grund einer Bronchialgefäß-, Pulmonal- oder Bronchuserkrankung. Es kommt zu relativ kleinen Parenchymdefekten durch einen degenerativ oder dystrophisch bedingten Parenchymausfall. Aus ihm entsteht ein großer überblähter Luftcystenbereich. Die progressive Lungendystrophie ist eine angeborene Erkrankung. Ihre Diagnose erfolgt durch das Röntgenbild, ihre Therapie sollte immer in der Beseitigung der Raumverdrängung bestehen.

Literatur

BERMAN, E. J., and A. J. KAHN: Pulmonary interstitial emphysema with air block syndrome. J. Pediat. **51**, 457 (1957).
BOSCH, H. R.: Pseudozysten der Lungen. Ergebn. Chir. Orthop. **41**, 307 (1958).
BRUNNER, A.: Zur Frage des Spannungspneumothorax im Kindesalter. Münch. med. Wschr. **97**, 1080 (1955).

CHARBONNEAU, A.: Les staphylococcies bulleuses: Urgences respiratoires. Canad. med. Ass. J. **81**, 813 (1959).
CLARK, N. S., R. G. NAIRN, and F. J. SAMBROOK GOWAR: Cystic disease of the lung in the newborn treated by pneumonectomy. Arch. Dis. Child. **31**, 358 (1956).
FERNANDEZ, J.: Spannungspneumothorax als complicatie van staphylococcenpneumonie. Maandschr. Kindergeneesk. **27**, 258 (1959).
FISCHER, H. E., J. L. LUCIDO, and C. P. LYNXWEILER: Lobar emphysema. J. Amer. med. Ass. **166**, 340 (1958).
GREMMEL, H., u. H. E. GREWE: Lungenzysten im Kindesalter. Med. Klin. **56**, 1546 (1961).
HAMMAN, W.: Spontaneous mediastinal emphysema. Bull. Johns Hopk. Hosp. **64**, 1 (1939).
HEAD, J. R., and E. E. AVERY: Intracavitary suction (Monaldi) in treatment of emphysematous bullae and blebs. J. thorac. Surg. **18**, 761 (1949).
HELMER, F., O. THALHAMMER, H. G. WOLF und ZEITLHOFER: Angeborenes lobäres Emphysem. Öst. Z. Kinderheilk. **1**, 24 (1960).
HURWITZ, S., and H. GREENWOOD: Pneumothorax and pneumomediastinum in the newborn infant. J. Pediat. **45**, 437 (1954).
LEAPE, L. L., and L. A. LONGINO: Infantile lobar emphysema. J. Pediat. **34**, 246 (1964).
MAC GREGOR, A. R.: Pathology in infancy and childhood. Edinburgh 1960.
NEYSEN, O.: Angeborene Lungenzysten und Bronchiektasen, betrachtet vom entwicklungsgeschichtlichen Standpunkt. Zbl. allg. Path. path. Anat. **87**, 21 (1951).
NELSON, W. E.: Textbook of Pediatrics. Philadelphia 1964.
RAVITCH, M. M., and D. C. SABISTON: Pneumonia and emphysema. In Pediatric Surgery, Bd. I, S. 364. Chicago: Year Book Medical Publishers 1962.
REBHAHN, A. W., and H. E. EDWARDS: Staphylococcal pneumonia: A review of 329 cases. Canad. med. Ass. J. **82**, 513 (1960).
SAUERBRUCH, F.: Die operative Behandlung der kongenitalen Bronchiektasen. Langenbecks Arch. klin. Chir. **180**, 312 (1934).
SCHENK, S. G.: Diagnosis of congenital cystic disease of the lung. Arch. intern. Med. **60**, 1 (1937).
SCHLAGER, K.: Über postpneumonische Pseudoluftzysten beim Kind. Fortschr. Röntgenstr. **89**, 136 (1958).
ZITTEL, R. X.: Zur Klinik des kongenitalen lokalisierten Lungenemphysems und der Spannungszysten im Säuglings- und Kindesalter. Thoraxchirurgie **7**, 594 (1960).

E. Raumfordernde Veränderungen
1. Angeborener Kropf

Beim Neugeborenen gehört ein Kropf zu den größten Seltenheiten. Angaben über die Häufigkeit fehlen. Meist handelt es sich aber um eine gut palpable Vergrößerung der Schilddrüse im Halsanteil ohne substernale Ausbreitungstendenz. Eine mechanische Beeinflussung der Atmung liegt fast nie vor. Ebenfalls fehlen bei Neugeborenen Zeichen einer Schilddrüsenüberfunktion. Eine chirurgische Therapie erübrigt sich meist.

2. Lymphangioma colli cysticum (cystisches Hygrom des Halses)

Die weich-elastische und transparente Geschwulst ist oft schon bei der Geburt zu erkennen und zeigt im ersten Lebensjahr nur eine geringe Vergrößerungstendenz. Die Pathogenese ist ungeklärt. Meist handelt es sich um multiple Cysten, die miteinander in Verbindung stehen und im seitlichen Halsabschnitt lokalisiert sind. Sie können aber auch schon bei der Geburt eine Größe haben, die ein Geburtshindernis darstellt (Abb. 118).

Die *Diagnostik* bereitet keine Schwierigkeiten. Doch ist palpatorisch eine sichere Abgrenzung bei mediastinaler Ausdehnung nicht möglich.

Trotz oftmals beträchtlicher Größe kommt es nur sehr selten zur Kompression der Trachea. Die mechanische Behinderung der Atmung kann aber durch Übergreifen der Veränderungen auf die Zunge und in das Mediastinum auftreten. Während eine Mitbeteiligung der Zunge in Form einer Makroglossie leicht erkennbar ist, läßt sich der Befall des Mediastinums durch die Thoraxübersichtsaufnahme nicht mit Sicherheit ausschließen. Die Punktion der Cysten mit anschließender Kontrastmittelinjektion ist diagnostisch wertvoll, wenn zwischen den einzelnen Cysten eine Kommunikation besteht. Dies findet sich jedoch äußerst selten.

Eine spontane Rückbildung kommt nicht vor, wenn auch vorübergehend manchmal eine geringe Verkleinerung zu sehen ist. Therapeutisch sind Verödungsversuche und Röntgentherapie nutzlos. Erfolgversprechend ist lediglich die operative Entfernung. Da das Lymphangiom nur eine geringe Vergrößerungstendenz zeigt und

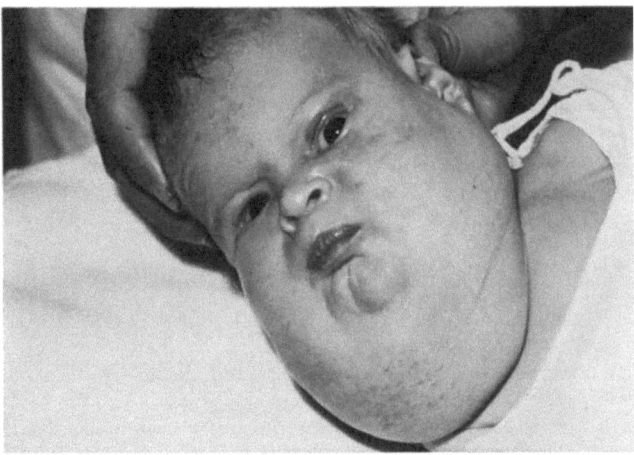

Abb. 118. Lymphangioma colli cysticum

das Allgemeinbefinden der Säuglinge zunächst wenig gestört wird, ist das Herausschieben des Operationstermines erlaubt. Bei fehlenden Komplikationen wird die Operation nach unseren Erfahrungen am günstigsten im 2. bis 3. Lebensmonat vorgenommen.

Rasche Vergrößerungstendenz und insbesondere Infektionen können Anlaß zur Vorverlegung des Operationstermines sein. Die Punktion des Cysteninhaltes führt nur zu kurzfristiger Entlastung und kann deshalb notfalls zur Behebung einer akuten Komplikation dienen.

Die *Operation* erfolgt nach Anlegen einer Venae sectio in Intubationsnarkose mit einer den Gegebenheiten entsprechenden kosmetischen Schnittführung. Während sich die größeren Cysten leicht isolieren und ausschälen lassen, gelingt dies bei ausgedehnten multicystischen Gebilden nur unvollkommen. Im letzteren Falle ist die radikale Entfernung praktisch unmöglich. Dies trifft besonders beim Übergreifen auf das Mediastinum zu. In derartig gelagerten Situationen ist deshalb immer mit einem Rezidiv zu rechnen, das ein erneutes Eingreifen erforderlich machen kann.

Bei einem hochgradigen Stridor infolge mediastinaler Ausbreitung des Lymphangioms kommt ebenso wie bei einer Mitbeteiligung des Mundbodens und der Zunge in Notsituationen nur eine Tracheotomie in Frage.

3. Trachealcyste

Die solitäre Cystenbildung, die zwischen Trachea und Oesophagus lokalisiert ist, kann im cervicalen und thorakalen Abschnitt vorliegen. Sie wird allerdings im ersten Trimenon selten beobachtet. Klinisch bestehen infolge Druckwirkung Atemnot und Schluckbeschwerden. Die Intensität der klinischen Erscheinungen ist weitgehend von der Cystengröße abhängig, die eine zunehmende Tendenz aufweist.

Wir beobachteten einen Säugling, bei dem die Cyste während des Schluckaktes als elastischer Tumor an der Thoraxapertur palpapel wurde. Auf der Übersichtsaufnahme war eine Tumorverschattung nicht zu erkennen. Die Verdachtsdiagnose konnte bei der seitlichen Aufnahmetechnik nach Einführung einer Sonde in den Oesophagus gestellt werden. Mittels Kontrastuntersuchung in Form eines Breischluckes ließ sich die Cyste in ihrer Ausdehnung gut darstellen.

Eine *spontane Rückbildung* ist nicht zu erwarten. Infolge der progredienten Vergrößerung der Cyste kann es neben einer Zunahme der klinischen Beschwerden auch zu akuten Komplikationen in Form von Perforation in die Trachea oder in den Oesophagus kommen. Die Entleerung des Cysteninhaltes in die Trachea führt zum apnoischen Anfall und ist nur durch sofortige Intubation und gezieltes Absaugen zu beheben. Bei Perforation in den Oesophagus werden klinische Erscheinungen selten auftreten. Allerdings ist eine spontane Ausheilung auch hier unwahrscheinlich.

Die *operative Entfernung* erfolgt in Intubationsnarkose. Bei Cysten im thorakalen Teil wird je nach Ausdehnung rechts oder links thorakotomiert. Bei Lokalisation im Halsabschnitt erfolgt die Freilegung von einem parallel zum Musculus sternocleidomastoideus geführten Schnitt aus.

4. Thymushyperplasie

Thymusvergrößerungen werden recht häufig bei eutrophen Säuglingen angetroffen, ohne daß Krankheitserscheinungen von ihnen ausgehen. Ein inspiratorischer Stridor — der sog. Stridor thymicus — ist sehr selten zu beobachten. Häufiger dagegen werden kardiale Symptome durch eine Thymusvergrößerung ausgelöst. Cyanose, systolische Geräusche über dem Herzen und EKG-Veränderungen können sogar das Vorliegen eines angeborenen Vitium vortäuschen. Für den Stridor sind meist Schleimhautschwellungen bei Infekten oder zentralnervöse Störungen verantwortlich zu machen.

Eine *Therapie* beim großen Thymus erübrigt sich. Es kann auch als erwiesen gelten, daß der sog. akute Thymustod nicht existiert und bei derartigen Vorkommnissen andere Ursachen vorliegen. Zur differentialdiagnostischen Abgrenzung gegen Tumoren kann durch Anwendung von 60 mg Prednisolon innerhalb von 3 bis 5 Tagen eine Involution der Thymusdrüse erreicht werden. Die früher geübte Röntgenbestrahlung ist kontraindiziert. Eine operative Therapie ist nicht erforderlich.

5. Mediastinaltumoren

Obwohl theoretisch alle Tumorformen, die auch im Erwachsenenalter bekannt sind, bei Säuglingen vorkommen können, spielt praktisch nur das Teratom eine Rolle. Die oft große Ausdehnung der Geschwulst verursacht durch Kompression eine Beeinträchtigung der Atmung. Rezidivierende Bronchitiden führen zur Dyspnoe. Die Röntgenaufnahme klärt die Diagnose bezüglich des raumfordernden Prozesses,

Eine sofortige *Therapie* wird chirurgisch selten erforderlich sein. Frühzeitig sollte eine Entfernung des Teratoms in Erwägung gezogen werden, da die Neigung zu Entzündungen durch Verwachsungen die Operation erschweren kann und maligne Entartungen nicht ausgeschlossen sind (DERRA u. IRMER).

6. Eitrige Mediastinitis

Eine eitrige Mediastinitis im frühen Säuglingsalter ist außerordentlich selten. Sie kann als Folge einer Verletzung des Mediastinum auftreten, meist aber handelt es sich um einen fortgeleiteten bzw. hämatogen oder lymphogen verschleppten Prozeß. Eine einheitliche Symptomatologie existiert nicht. Die Infektion kann foudroyant verlaufen. Zum anderen sind Beobachtungen bekannt, bei denen die Abscedierung im Mediastinum im Vordergrund des Krankheitsbildes stand.

Die *Symptomatologie* ist spärlich. Nur selten findet sich ein Emphysem der Haut im Bereich des Halses. Auch eine Dyspnoe tritt nur dann auf, wenn eine mechanische Verlegung der Luftröhre eintritt oder eine phlegmonöse Entzündung auf die Trachea übergreift. Temperaturerhöhungen können vorhanden sein, sind jedoch nicht charakteristisch. Eine Leukocytose besteht immer.

Für die *Diagnostik* entscheidend sind die Veränderungen auf der Thoraxübersichtsaufnahme. Immer zu erkennen ist eine Verbreiterung des Mittelfelles, die röntgenologisch nicht vom Thymus zu unterscheiden ist. Bei lokalisierten Abscedierungen kann der Absceß durch Spiegelbildung erkennbar werden.

Die *Therapie* besteht vornehmlich in der Infektionsbekämpfung. Umschriebene Abscedierungen müssen eröffnet werden. Eine extrapleurale Freilegung des Abscesses ist meist nicht möglich. Je nach Lokalisation der Abscedierung wird rechts oder links transthorakal eingegangen und der Absceß nach Möglichkeit extrapleural nach außen abgeleitet. In Ausnahmefällen ist bei stark reduziertem Allgemeinzustand auch eine Abszeßpunktion erfolgversprechend. Eine derartige Behandlung kann aber nur als Notlösung angesehen werden.

Die Prognose der abscedierenden Form ist günstiger als die der Mediastinalphlegmone. Bei der phlegmonösen Mediastinitis ist nur eine sofortige Drainage erfolgversprechend. Der klinische Verlauf ist aber meist so foudroyant, daß die Kinder innerhalb kurzer Zeit infolge der Intoxikation ad exitum kommen.

7. Zwerchfellhernien und -defekte

Lückenbildungen im Zwerchfell haben typische Lokalisationen. Von der Anatomie aus sind die häufigsten in der Abbildung wiedergegeben (Abb. 119).

Klinische Erscheinungen werden je nach der Verlagerung von intestinalen Organen in den Thorax hervorgerufen. Ist der Muskeldefekt von Peritoneum überzogen, kommt es zur Ausbildung einer echten Hernie bei der Verlagerung. Fehlt jedoch ein peritonealer Überzug, bezeichnet man das Übertreten der Intestinalorgane als Prolaps.

Zwerchfelldefekte

Akute klinische Erscheinungen in Form von Dyspnoe, Cyanose und Verlagerung des Herzens treten in der Neugeborenenperiode bei linksseitigen Zwerchfelldefekten mit Prolaps der Intestinalorgane in den Thorax auf. Überwiegend handelt es sich um posterolaterale Defekte. Klinisch auffällig ist das eingesunkene Abdomen. Über der linken Lunge lassen sich keine Atemgeräusche finden, unter Umständen sind Darmgeräusche zu hören.

Die *Diagnose* ist mit Hilfe der Thoraxübersichtsaufnahme leicht zu stellen.

Je nach dem Ausmaß der prolabierten Organe finden sich eine Teil- oder Totalatelektase der linken Lunge, eine Verlagerung des Herzens nach rechts und die Ausfüllung der linken Thoraxhälfte durch Darmschlingen.

Klinische Erscheinungen und Thoraxübersichtsaufnahme sind ausreichend, um die sofortige Operationsindikation zu stellen. Auf Kontrastuntersuchungen soll verzichtet werden. Fütterung des Säuglings nach feststehender Diagnose ist zu vermeiden, da hierdurch nur die Gefahr eines Ileus vergrößert wird.

Beim Vorliegen einer schweren *Dyspnoe* und *Cyanose* empfiehlt sich als *Erstmaßnahme* die Intubation. Die assistierte Beatmung ist infolge der Hypoplasie der linken Lunge nicht ungefährlich. Da nur durch die operative Korrektur eine entscheidende

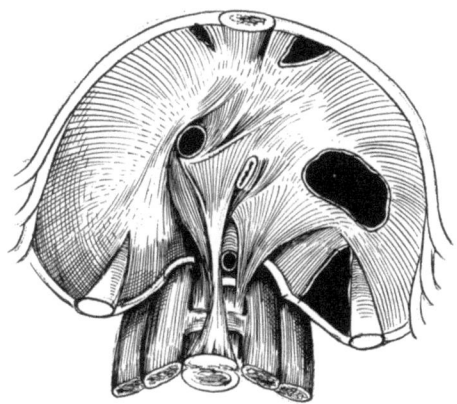

Abb. 119. Lücken im Zwerchfell

Änderung zu erwarten ist, sollte der Operationstermin nicht durch unnötige präoperative Maßnahmen hinausgeschoben werden.

Für den *operativen Verschluß* der Lücke nach Reposition der prolabierten Intestinalorgane sind drei Zugangswege empfohlen worden:
1. der thorakale,
2. der abdominale und
3. der thorako-abdominale Zugangsweg.

Allen drei Verfahren kommen Vor- und Nachteile zu.

In der letzten Zeit bevorzugen wir ein transabdominales Vorgehen. Als Schnittführungen sind der Median-, Paramedianschnitt, der Querschnitt, ein subcostaler Schnitt und der Rippenrandkulissenschnitt ausgeführt worden. Letztere Schnittführung wurde von uns häufig benutzt. Auf abdominalem Wege lassen sich die prolabierten Intestinalorgane schonend reponieren. Der Bauchsitus gestattet ferner die Feststellung, ob noch weitere Fehlbildungen im Bereich des Intestinums vorliegen. Kleinere Defekte lassen sich mit einfacher Naht verschließen, wobei es zweckmäßig ist, die Schenkel des Defektes durch eine Pericostalnaht zu sichern. Beim Vorliegen großer Defekte, die allerdings sehr selten sind, kann eine muskelplastische Operation erforderlich werden. Uns hat sich auch die Einpflanzung von Teflonnetz in den Defekt bewährt.

Nach Defektverschluß muß die Thoraxhöhle drainiert werden. Wichtig für den Verlauf ist die Nachbehandlung. Da bei allen Defekten gleichzeitig auch eine Hypoplasie der linken Lunge vorliegt, darf die Lungenausdehnung nicht drastisch versucht werden. Mit einem kontinuierlichen Sog von 5 bis 8 cm Wassersäule kommt es innerhalb von 1 bis 2 Wochen fast immer zur kompletten Ausdehnung der linken Lunge.

Rechtsseitige Defekte verursachen meist keine wesentliche klinische Symptomatik. Es kommt durch den Schutz der Leber nur selten zum Prolaps von Intestinalorganen. Eine sofortige Indikation zur Operation ist deshalb nicht gegeben. Nach klinischer Überwachung kann der günstigste Termin zum operativen Defektverschluß ausgewählt werden.

8. Zwerchfellrelaxation

Eine vollständige oder Teilvorwölbung des Zwerchfelles in den Thoraxraum kann als Folge einer Fehlanlage beim Neugeborenen zu schweren klinischen Erscheinungen führen. Klinisch können Dyspnoe und Cyanose vorliegen. Bei der Thoraxübersichtsaufnahme ist der Zwerchfellhochstand mit Verdrängung des Herzens und Kompression der Lunge deutlich zu erkennen. Eine Differenzierung gegenüber einem Intestinalprolaps bzw. einer angeborenen Zwerchfellhernie ist nicht immer möglich. Diagnostische Maßnahmen, die zu einer Klärung führen könnten (Pneumoperitoneum), sind in dieser Lebensperiode eingreifend.

Die *Operationsindikation* wird sich vornehmlich nach den klinischen Symptomen ausrichten. Es kann bei schwerer Cyanose und Dyspnoe eine vitale Indikation bestehen. Zu einer spontanen Rückbildung kommt es selten. Nur bei perinatal aufgetretenen Zwerchfellhochständen ist das möglich.

Bei sehr hochstehendem Zwerchfell sollte man mit der Operationsindikation großzügiger sein, da immer mit dem Auftreten von Lungenkomplikationen zu rechnen ist.

Für die operative Beseitigung hat sich ein transthorakales Vorgehen als bester Zugangsweg erwiesen. Die operative Technik weicht nicht von der im Erwachsenenalter ab.

Literatur

AMAN, L.: Der Thymus beim Säugling und Kleinkind in heutiger Sicht. Päd. Prax. 1, 385 (1962).

BORRIE, J.: Tracheal stenosis in infancy. Thorax 15, 64 (1960).

DERRA, E. u. W. IRMER: Über Mittelfellgeschwülste, ihre Klinik und Therapie. Dtsch. med. Wschr. 86, 569 (1961).

FICARRA, B.: Incarcerated congenital diaphragmatic hernia. Amer. J. Surg. 92, 472 (1956).

GREWE, H. E., u. M. MARTINI-PAPE: Die eitrige Mediastinitis im frühen Säuglingsalter. Klin. Prax. 32, 305 (1964).

—, u. R. NEY: Zwerchfelldefekte bei Neugeborenen und Säuglingen. Zbl. Chir. 90, 601 (1965).

MOORE, TH. C., J. ST. BATTERSKY, M. W. ROGGENKAMP, and J. A. CAMPBELL: Congenital postero-lateral diaphragmatic hernia in the newborn. Surg. exp. 104, 675 (1957).

SWOBODA, W.: Die Struma im Kindesalter. Päd. Prax. 3, 337 (1964).

WOLF, H. G.: Präoperative Notfalldiagnostik beim Neugeborenen und Säugling. Praxis 53, 1254 (1964).

F. Angiokardiopathien im Säuglings- und Kleinkindesalter

Ein großer Teil der mit einem konnatalen Herzvitium geborenen Kinder erliegt diesem Leiden kurz nach der Geburt und im Verlauf des 1. Lebensjahres. Tab. 8 gibt einen Überblick über die Letalität der Herz- und Gefäßfehler, die im Säuglings- und Kleinkindesalter am häufigsten zum Tode führen.

Grundsätzlich ist die Indikation zur Operation in dieser Altersgruppe nur in einer Notfallsituation zu stellen. Die Schwierigkeiten einer vollständigen Diagnostik, die

Tabelle 8. *Letalität und empfohlene Operationsmethoden der wichtigsten angeborenen Herz- und Gefäßanomalien im Säuglings- und Kleinkindesalter*

Vitium	% Letalität im 1. Lebensjahr	Operationsmethode
Transposition der großen Gefäße	90%	Operation nach BLALOCK-HANLON (künstlicher Vorhofseptumdefekt), zusätzlich eventuell Anastomosierung nach BLALOCK-TAUSSIG oder POTTS, bzw. künstliche Pulmonalstenose (MULLER-DAMMANN)
Totale Lungenvenentransposition	80%	Korrekturoperation mit extrakorporalem Kreislauf. Eventuell zweizeitige Operation (COOLEY)
Aortenisthmusstenose präduktal	89%	Resektion der Stenose, End-zu-End-Anastomose (CRAFOORD-GROSS)
postduktal	60%	
Tricuspidalatresie	66%	Palliativoperation nach BLALOCK-TAUSSIG, POTTS oder GLENN
Ventrikelseptumdefekt	30%	Palliative Pulmonalarteriendrosselung nach MULLER-DAMMANN
Fallotsche Tetralogie	30%	Palliative BLALOCK-TAUSSIG- oder POTTS-Anastomose, eventuell transventrikuläre Minderung der Pulmonalstenose (BROCK)
Offener Ductus arteriosus Botalli	20%	Doppelte Ligatur oder Durchtrennung
Angeborene Aortenstenose	10%	Offene transaortale Commissurotomie
Angeborene Pulmonalstenose	10%	Offene transarterielle Valvulotomie, eventuell Brocksche Operation

operationstechnischen Probleme und die Gefahr, daß die durchgeführte Korrektur den Anforderungen eines wachsenden Organismus nicht genügt, sind gewichtige Gegengründe. Wenn aber selbst bei intensiver konservativer Therapie eine fortschreitende Verschlimmerung nicht aufzuhalten ist, so ist ein operatives Vorgehen für alle die Fälle angezeigt, die einer chirurgischen Korrektur oder einem palliativen Eingriff zugängig sind.

Die kardiochirurgischen Erfahrungen im Säuglings- und Kleinkindalter sind vorläufig noch nicht ausreichend, um festumrissene Richtlinien für die Indikation und das operative Vorgehen zu geben. In den letzten beiden Dezennien entwickelte sich die moderne Herzchirurgie. Sie befaßte sich natürlicherweise zunächst mit den angeborenen und erworbenen, operativ zu beeinflussenden Herzerkrankungen größerer Kinder und Erwachsener, da bei diesen die Probleme der Diagnostik, der operativen Technik und der postoperativen Behandlung leichter zu meistern waren. Die im Laufe der Zeit immer differenzierter und subtiler werdenden Methoden konnten in allmählich zunehmendem Umfang auch zum Wohl der herzkranken Säuglinge und Kleinkinder angewandt werden. Einzelne Arbeitsgruppen, die sich um die operative Kardiologie bemühen, konnten inzwischen über spezielle Ergebnisse der operativen Behandlung herzkranker Säuglinge und Kleinkinder anhand eines größeren Krankengutes berichten (ABERDEEN, COOLEY u. HALLMAN, GERBODE u. Mitarb., THERKELSEN, u. a. m.). Erfreulicherweise ergibt sich hieraus ebenso wie aus unseren eigenen Erfahrungen, daß ein aktives Vorgehen in dieser Altersgruppe durchaus berechtigt erscheint. Auf der anderen Seite jedoch lernte man, daß die im Kindesalter verträglichen Operationsmethoden nicht ohne weiteres auf die Gruppe der Säuglinge und Kleinkinder übertragen werden konnten. So zeigte sich z. B. eine besondere Gefährdung dieser Patienten durch die Belastungen der extrakorporalen Zirkulation in der heute üblichen und möglichen Technik. Infolgedessen wurde für die Operation intrakardialer Mißbildungen, die in kürzester Zeit durchführbar sind, die Methode des Kreislaufstillstandes durch Hohlvenendrosselung ohne und mit allgemeiner Hypothermie bevorzugt, während bei komplizierteren Fehlern neue oder bereits bekannte Palliativoperationen zur Besserung der akuten Notsituation Anwendung finden, um die Korrektur zu einem späteren Zeitpunkt zu ermöglichen. Nur in Einzelfällen ist die Anwendung der Herz-Lungenmaschine obligat.

Der *offene Ductus arteriosus Botalli*, der nach KEITH u. Mitarb. 17% der angeborenen Herzfehler ausmacht, führt in etwa 20% der Fälle im Säuglings- und Kleinkindalter zum Tode (MORSE). Die *klinische Diagnose* ist im Säuglingsalter dadurch erschwert, daß ein typisches Maschinengeräusch meist erst zu Ende des ersten Lebensjahres festgestellt werden kann. Bis dahin ist oft nur ein uncharakteristisches systolisches Geräusch oder gar keins zu hören. In dringlichen Fällen kann die Diagnose im Säuglingsalter durch retrograde Aortographie gestellt werden. Eine pulmonale Hypertension kann sich bei großem Links-Rechts-Kurzschluß schon in den ersten Lebensmonaten entwickeln. Sicher gibt es aber auch Fälle, bei denen die hohen Widerstandsverhältnisse in der Lungenstrombahn von Geburt an bestehen bleiben. CIVIN und EDWARDS haben nachgewiesen, daß bei den Fällen mit besonders weitem Ductus der fetale Typ der Lungenarteriolen persistiert.

Als Methode der Wahl gilt die *doppelte Ligatur des Ductus*. Seine Durchtrennung mit Nahtverschluß beider Gefäßstümpfe wird bei besonders breiten und kurzen Verbindungen notwendig sein. Bei der Stellung der Operationsindikation ist zu bedenken, daß der offene Ductus arteriosus häufig gemeinsam mit anderen Herzfehlern vorkommt. Sofern auch diese einen Links-Rechts-Shunt bedingen, kann schon die Ligatur des Ductus allein eine entscheidende Besserung bringen, so daß die weiteren Fehler zu einem späteren Zeitpunkt definitiv korrigiert werden können. Bei gleichzeitig bestehendem, großem Ventrikelseptumdefekt ist jedoch simultan mit der Unterbindung des Ductus eine Drosselung der Pulmonalarterie zu empfehlen. Man darf heute die Letalität des Eingriffs mit weniger als 10% angeben, auch bei der Notwendigkeit einer zusätzlichen Bändelung, wie wir aus eigenen Erfahrungen bestätigen können. Kontraindiziert ist die Ligatur des Ductus bei komplexen Fehlbildungen des Herzens, bei denen dem Ductus eine kompensatorische Funktion zukommt, so bei der Fallotschen Tetralogie, der Tricuspidalatresie, der Pulmonalatresie, der totalen

Transposition der großen Gefäße mit Pulmonalstenose u. a. Die relativ häufige Komplikation bei offenem Ductus durch eine bakterielle Endarteriitis, die früher auch im Säuglingsalter als absolute Operationsindikation galt, ist heute meistens durch medikamentöse Therapie zu beherrschen. In therapieresistenten Fällen hat aber auch hier die Operation Aussicht auf Heilung in zwei Drittel der Fälle.

Die Isthmusstenose der Aorta gehört ebenfalls zu den häufigen konnatalen Fehlbildungen des Herzens und der großen Gefäße und ist an ihrer Gesamtheit mit 6 bis 10% beteiligt (ABBOTT, DERRA, KEITH u. a.). In vielen Fällen treten in den ersten Lebensjahren keinerlei Beschwerden auf, so daß die Diagnose erst später, oft erst im Erwachsenenalter, gestellt wird. Um so ernster ist aber die Prognose, wenn schon gleich nach der Geburt oder im Kleinkindesalter Symptome auftreten. Die meisten dieser Kinder sterben in den ersten 6 Monaten. Nach BURFORD u. Mitarb. überlebten nur zwei von 60 Kindern bei konservativer Therapie. Andere Untersucher (MUSTARD u. Mitarb.) fanden, daß die Aortenisthmusstenosen in zwei Drittel der Fälle im 1. Lebensjahr symptomatisch werden und daß 75% dieser Kinder nach kurzer Zeit sterben. Zu frühzeitigem Herzversagen mit Cyanose führen vor allem die Fälle des sog. infantilen Typs der Aortenisthmusstenose, bei denen eine präduktale Stenose der Aorta besteht, wobei die obere Körperhälfte vom linken Ventrikel und die untere Körperhälfte über einen weit offenen Ductus Botalli vom rechten Ventrikel versorgt wird. In diesen Fällen fanden MUSTARD u. Mitarb. bei konservativer Behandlung eine Letalität von 89% im 1. Lebensjahr, beim sog. Erwachsenentyp mit postduktaler Stenose betrug die Letalität der Fälle, die im 1. Lebensjahr symptomatisch wurden, 60%. Obwohl die Operation der Aortenisthmusstenose im Säuglings- und Kleinkindesalter durch ein hohes Risiko belastet ist (nach OCHSNER u. Mitarb. 100% bei der präduktalen Stenose, dagegen bei der postduktalen Stenose nur 9%), ist die Indikation zur Operation bei zunehmendem Herzversagen dringlich. Zur *Diagnose* genügt oft die Beobachtung des Pulses und Blutdrucks an den oberen und unteren Extremitäten. Eine Sicherung der Diagnose kann durch retrograde Aortographie herbeigeführt werden.

In den meisten Fällen ist *die Resektion* des stenosierten Aortenabschnitts und die Anastomose der Enden durch Einzelnähte möglich. Für die Beurteilung der postoperativen Prognose liegen nur wenige Langzeitbeobachtungen vor, aus denen vorerst geschlossen werden darf, daß nur selten eine Restenosierung im Verlauf des Wachstums eintritt (GERBODE u. Mitarb.), ansonsten besteht in späteren Jahren noch die Möglichkeit einer endgültigen Korrektur. Zusätzliche Fehler, die die operative Behandlung belasten, kommen nach KEITH u. Mitarb. bei der postduktalen Form in 14%, bei der präduktalen Form in 40% der Fälle vor. Zunächst ist der offene Ductus Botalli zu erwähnen, der beim infantilen Typ in der Regel, insgesamt in einem hohen Prozentsatz der Fälle, vorkommt. Häufig ist die Aortenklappe zweizipflig angelegt und stenosiert oder es liegt eine circumscripte subvalvuläre Aortenstenose vor. Relativ häufig wird auch die Kombination einer Aortenisthmusstenose mit einer Mitralstenose und endokardialer Fibroelastose des linken Ventrikels beobachtet. Bei gleichzeitig bestehendem Ventrikelseptumdefekt ist eventuell eine Drosselung der Pulmonalarterie als zusätzliche Maßnahme zu empfehlen.

Beim *Ventrikelseptumdefekt*, dem häufigsten angeborenen Herzfehler, wird die Sterblichkeit im 1. Lebensjahr auf etwa 30% geschätzt. Bei den tödlich verlaufenden Fällen handelt es sich ausnahmslos um große Defekte, die eine erhebliche Überlastung des linken Ventrikels durch Volumenarbeit und eine gewaltige Überflutung des pulmonalen Strombettes verursachen. In den meisten Fällen kann die Operation durch konservative Therapiemaßnahmen bis zum 2. Lebensjahr oder weiter hinausgeschoben werden (DUSHANE u. Mitarb.). OCHSNER u. Mitarb. geben jedoch an, daß sich in einem Sektionsgut von 115 Patienten im Säuglings- und Kleinkindesalter elf befanden, die trotz sorgfältiger konservativer Therapie an den Folgen eines Ventrikelseptumdefektes verstorben waren.

Die *offene Korrektur* des Ventrikelseptumdefektes mit der Herz-Lungenmaschine ist in dieser Altersgruppe mit einer untragbaren Letalität belastet, zumal es sich um komplizierte Fälle mit Herzversagen, pulmonaler Hypertension und begleitenden Vitien handelt. So betrug bei OCHSNER u. Mitarb. die Operationssterblichkeit beim Verschluß isolierter Ventrikelseptumdefekte im 1. Lebensjahr 42%, im 2. Lebensjahr 28,6% und nach dem 2. Lebensjahr 5,7%. Die Erfahrungen von KIRKLIN und DUSHANE bei Säuglingen im 1. bis 6. Lebensmonat sind ebenfalls schlecht, wenn ihre Ergebnisse bei älteren Säuglingen auch wesentlich günstigere Schlüsse zulassen. So wurde die Palliativoperation der *Schaffung einer künstlichen Pulmonalstenose* nach MULLER und DAMMANN in der Modifikation von ALBERT immer häufiger empfohlen. Sie weist eine geringe Letalität auf und bannt die Gefahren des Herzversagens und der Überlastung der Lungenstrombahn, so daß die Korrekturoperation mit der Herz-Lungenmaschine zu einem späteren Zeitpunkt durchgeführt werden kann. Ziel der Anlegung einer künstlichen Pulmonalstenose ist es, den Auswurfwiderstand des rechten Ventrikels dem Strömungswiderstand des großen Kreislaufs anzugleichen und damit den Links-Rechts-Kurzschluß zum Verschwinden zu bringen. Eine zu starke Einengung führt zum akuten Entstehen eines Rechts-Links-Shunts mit konsekutiver Myokardhypoxie.

Zur Bannung der hieraus entstehenden Gefahren wurde an unserer Klinik ein Verfahren erprobt, bei welchem es möglich ist, den Grad der erwünschten Pulmonalisstenosierung mit Hilfe von Herzzeitvolumenmessungen festzulegen (BIRCKS, BOSTROEM, KREUZER und LOOGEN). Zunächst wird der Pulmonalarterienstamm mit einem 4 mm breiten Teflonband angeschlungen. Bei kontinuierlicher Druckmessung in beiden Ventrikeln und im Pulmonalarterienstamm erfolgt die Bestimmung des Kleinkreislaufminutenvolumens mit der Thermoinjektionsmethode bei Injektion des Teststoffes in eine Hohlvene und Lage der Thermistornadel in der Lungenarterie distal des Bändchens. Bei zunehmender Einengung nimmt das Kleinkreislaufminutenvolumen ab. Es soll optimal nach dem Eingriff nur mehr gering über dem Großkreislaufminutenvolumen liegen. Die systolischen Drucke in der Arteria pulmonalis betrugen nach der Einengung bei unseren 20 hierher gehörigen Fällen, die wir ohne Verluste operieren konnten, 40 bis 60% der systolischen Druckspitzen in beiden Ventrikeln.

Die Fallotsche Tetralogie ist mit 60 bis 75% der weitaus häufigste Herzfehler der cyanotischen Gruppe und ist mit 11 bis 15% an der Gesamtzahl der konnatalen Herzvitien beteiligt (WOOD, NELSON). Etwa 30% dieser Kinder sterben im 1. Lebensjahr. Nach einer klinischen Einteilung von NADAS sind dies fast ausschließlich Kinder, die schon von Geburt an cyanotisch sind und bald nach der Geburt schwere und häufige hypoxische Anfälle haben. Dagegen haben die Säuglinge, bei denen die Cyanose erst nach dem 1. Monat sichtbar wird, eine wesentlich bessere Überlebensaussicht, obwohl auch bei ihnen schwere hypoxische Anfälle auftreten können.

Für die von Geburt an cyanotischen Kinder mit wiederholten, schweren hypoxischen Anfällen liegt die einzige Chance in der frühzeitigen Operation. In Frage kommt hier nur eine Palliativoperation, die eine sofortige Besserung der Lungendurchblutung herbeiführt. Bei der *Blalock-Taussigschen Operation* wird eine *End-zu-Seit-Anastomose* zwischen der Arteria subclavia und der Arteria pulmonalis angelegt. Bei der Operation nach POTTS wird die Aorta descendens durch eine Seit-zu-Seit-Anastomose mit dem linken Pulmonalarterienast verbunden. WATERSTON hat direkte Anastomosen zwischen der Aorta ascendens und dem rechten Ast der Pulmonalarterie angelegt, um das Problem des Anastomosenverschlusses bei der späteren Korrekturoperation zu vereinfachen. In der Altersgruppe unter 3 Jahren wird die Operationsletalität der Anastomosenoperationen mit 12 bis 15% angegeben (BLALOCK, POTTS, OCHSNER). Bei größerer Erfahrung konnten OCHSNER u. Mitarb. 22 Fälle ohne Letalität operieren. Die funktionierende Anastomose ist oft durch ein systolisch-diastolisches Geräusch gekennzeichnet. Klinisch zeigt sich der Erfolg durch Rückgang der Cyanose und Gedeihen der Kinder. In Großbritannien wird von einigen Operateuren der Wert der Brockschen transventrikulären Valvulotomie und Infundibulum-Ausstanzung als palliative Erstoperation betont. Die endgültige Korrektur der Fallotschen Tetralogie mit Hilfe der Herz-Lungenmaschine kann zu einem späteren Zeitpunkt erfolgen. Das Anastomosengefäß muß hierbei unterbunden werden. Da seine Darstellung nach einer rechtsseitigen Blalock-Operation leichter ist, bevorzugen wir diese, zumal die allgemeine Ansicht besteht, daß eine aus dem Truncus brachiocephalicus stammende Arteria subclavia ein größeres Shuntvolumen ergibt.

Die totale Transposition der großen Gefäße führt in 90% der Fälle zum Tode innerhalb des 1. Lebensjahres (NADAS, KEITH, BLALOCK, HANLON) und ist deshalb trotz ihrer relativen Seltenheit (etwa 5% in der Gesamtstatistik von ABBOTT) eine der häufigsten Todesursachen durch konnatale Herzfehler im frühen Kindesalter. Die von Geburt an cyanotischen Kinder kommen bald ins Herzversagen, das mit konservativen Mitteln kaum zu beeinflussen ist. Die klinische Diagnose kann durch Angiokardiographie gesichert werden. Als Palliativoperation bietet die *Schaffung eines künstlichen Vorhofseptumdefektes nach der Blalock-Hanlon-Technik* zur Zeit die beste Chance. Bei *ausgeprägter Pulmonalstenose* ist außerdem eine *Blalocksche oder Pottssche Anastomose* als zusätzliche Maßnahme zu erwägen. In *Fällen mit großem Ventrikelseptumdefekt* und *erheblicher pulmonaler Hypertension* sollte man *einen Vorhofseptumdefekt* und eine *künstliche Pulmonalstenose* anlegen. Andere Palliativeingriffe (BAFFES, GLENN), die eine spätere Korrektur des Herzfehlers unmöglich machen oder doch außerordentlich erschweren, sollten nur bei bekannter Korrekturunmöglichkeit (z. B. bei singulärem Ventrikel) durchgeführt werden. Die Letalität der Ersteingriffe ist, gemessen an der hohen Absterberate dieser Kinder, vertretbar, wenn sie auch noch sehr unterschiedlich angegeben wird (30 bis 60%). Immerhin konnten OCHSNER u. Mitarb. bei 26 Patienten im 1. Lebensjahr eine Besserung in 74% erreichen. Unsere eigenen Erfahrungen mit der Operation nach BLALOCK-HANLON im Säuglingsalter, die wir bislang bei 8 Operationen ohne Todesfall gewinnen konnten, sind bezüglich des palliativen Effektes gut. Die Möglichkeit einer späteren Korrektur mit der Herz-Lungenmaschine bleibt offen. Die Mitteilungen über erfolgreiche Korrekturen der Transposition, die alle auf dem Senningschen Verfahren der „Vorhofumkehr" beruhen, zeigen deutlich den Wert der erwähnten Palliativmaßnahmen an (ABERDEEN).

Die folgenden, *seltenen angeborenen Herzfehler* weisen ebenfalls eine hohe Mortalität innerhalb des 1. Lebensjahres auf, so daß bei Versagen der konservativen Therapie dringend zur Operation geraten werden muß. Bei der *totalen Lungenvenentransposition* beträgt die Sterblichkeit im 1. Lebensjahr 80% (KEITH). Die risikoreiche Korrektur muß mit der Herz-Lungenmaschine erfolgen. Auch hier werden immer häufiger zweizeitige Eingriffe bevorzugt. So verbessert man z. B. die Überlebenschancen bei totalen Lungenvenenfehlmündungen in den Sinus coronarius zunächst durch Vergrößerung des in diesen Fällen meist kleinen Foramen ovale-Defektes der Vorhofscheidewand unter gleichzeitiger keilförmiger Excision aus der Coronarsinusöffnung im cranialen, dem Defekt nahe gelegenen Bereich. Hierdurch wird ein besserer direkter Zufluß von Lungenvenenblut in den linken Vorhof gewährleistet (COOLEY u. Mitarb).

Bei der *Tricuspidalatresie*, die nach KEITH in 66% der Fälle im 1. Lebensjahr zum Tode führt, sind als Palliativmaßnahmen die Blalock-Taussig- oder Potts-Anastomosenoperationen durchgeführt worden. In neuerer Zeit hat sich die von GLENN angegebene Methode der kavo-pulmonalen Anastomosierung zahlreiche Anhänger erworben (KONCZ). Ein korrektiver Eingriff dieser komplexen Mißbildung ist bei dem heutigen Stand der Herzchirurgie nicht möglich.

In besonderen Notfallsituationen muß man sich im Säuglings- und Kleinkindesalter auch zu operativen Eingriffen bei solchen Herzfehlern entschließen, die in der großen Mehrzahl der Fälle in einem späteren Lebensalter operiert werden können. So kann bei der *angeborenen Aortenstenose*, die im 1. Lebensjahr eine Letalität von 10% hat (BRAVERMANN), schweres Herzversagen zur Operation zwingen. Die transaortale Commissurotomie kann in allgemeiner Hypothermie im Kreislaufstillstand in wenigen Minuten durchgeführt werden. Nach OCHSNER genügt für die Operation im Säuglingsalter selbst die arterielle Transfusion von oxygeniertem Heparinblut bei Kreislaufunterbrechung durch Hohlvenendrosselung unter normothermen Bedingungen.

Ebenso verlaufen die Fälle von *Pulmonalstenose*, die im 1. Lebensjahr zum Herzversagen oder zu hypoxischen Krisen führen (GERBODE u. Mitarb., ROBINSON), fast alle tödlich. Hier ist die transarterielle Valvulotomie durch die Arteria pulmonalis bei Einflußstauung dem transventrikulären Vorgehen nach BROCK vorzuziehen.

Aortenringanomalien können durch Kompression von Trachea und Oesophagus dyspnoische und dysphagische Symptome verursachen und zu lebensbedrohlichen Situationen führen, die eine sofortige Operation erforderlich machen. Bei jedem Säugling mit Stridor, Dyspnoe und Dysphagie sollte an die Möglichkeit einer Aortenringanomalie gedacht werden. Die Diagnose läßt sich meist leicht durch ein Oesophagogramm (Gastrografin), eventuell durch Angiokardiographie sichern. Der Gefäßring wird in den meisten Fällen durch einen doppelten Aortenbogen, weniger häufig durch einen rechtsseitigen Aortenbogen mit links descendierender Aorta und linksseitigem Ligamentum Botalli oder durch eine aberrierende rechte Arteria subclavia gebildet (EDWARDS). Bei der *Operation* wird beim doppelten Aortenbogen der schwächere, meist links vorne gelegene Bogen durchtrennt. Bei den anderen Anomalien wird der funktionell jeweils unwichtigste Abschnitt des einengenden Gefäßrings durchtrennt oder reseziert. Unter den von uns beobachteten und operierten Fällen fanden sich vier Säuglinge, von denen drei mit Erfolg operiert werden konnten.

Außer den hier besprochenen Anomalien gibt es eine Anzahl von meist komplexen Fehlern, die ausgesprochene Raritäten sind und zum Teil bereits im Säuglingsalter zu Notfallsituationen führen können, aber häufig nicht im vollen Umfange zu diagnostizieren sind. In einem Teil dieser Fälle kommt man über eine exploratorische Probethorakotomie nicht hinaus. Bei vermehrter Lungendurchblutung kommen Maßnahmen im Sinne der Anlegung einer künstlichen Pulmonalstenose, bei verminderter Lungendurchblutung kommt die Anastomosierung des aortalen mit dem pulmonalen Kreislauf in Frage. Beim Fehlabgang der linken Herzkranzarterie aus der Arteria pulmonalis und Zeichen der Hypoxie und Insuffizienz des linken Ventrikels (Bland-White-Garland-Syndrom) ligiert man beim Vorhandensein von Anastomosen zwischen beiden Kranzarterien den Stamm der fehlabgehenden Arterie, ansonsten trifft man Maßnahmen, die das Einwachsen von Blutgefäßen in die Wand des linken Ventrikels begünstigen (De-Epikardialisierung, Erzeugung einer aseptischen Peri-Epikarditis). Etwa einem Drittel der Säuglinge und Kleinkinder konnte damit geholfen werden (HAUCH, NITSCHKE und BIRCKS).

Zusammenfassend darf festgestellt werden, daß in den beiden letzten Jahrzehnten viele spezielle Methoden zur operativen Besserung von Notsituationen durch angeborene Angiokardiopathien für das Säuglings- und Kleinkindesalter gefunden wurden. Das dringliche Vorgehen bei den erworbenen Erkrankungen des Herzens und der großen Gefäße, insbesondere bei den Verletzungen, richtet sich weitgehend nach den Grundsätzen der kardiovaculären Chirurgie bei größeren Kindern und Erwachsenen.

Literatur

ABBOTT, M. E.: Atlas of congenital heart disease. New York: American Heart Ass. 1954.
ABERDEEN: Vortrag XI. Thoraxchirurgische Arbeitstagung, Bad Nauheim, 26. Febr. 1966.
ALBERT, H. M., R. L. FOWLER, C. C. CRAIGHEAD, B. A. GLASS, and M. ATIK: Pulmonary artery banding. Circulation **23**, 16 (1961).
BAFFES, J. G.: A new method for the surgical correction of transposition of the aortic and pulmonary artery. Surg. Gynec. Obstet. **102**, 227 (1956).
BIRCKS, W., B. BOSTROEM, H. KREUZER und F. LOOGEN: Die Dosierung einer künstlichen Pulmonalstenose mit Hilfe intraoperativer Herzzeitvolumen-Bestimmungen. Langenbecks Arch. klin. Chir. **313**, 675 (1965).
BLALOCK, A., and H. B. TAUSSIG: The surgical treatment of malformations of the heart in which there is pulmonary stenosis or pulmonary atresia. J. Amer. med. Ass. **128**, 189 (1945).
BRAVERMANN, I. B., and S. GIBSON: The outlook for children with aortic stenosis. Amer. Heart J. **53**, 487 (1957).
BURFORD, T. H., T. B. FERGUSON, D. GOLDRING, and M. R. BEHRER: Coarctation of the aorta in infants. J. thorac. Surg. **39**, 47 (1960).
CIVIN, W. H., and J. E. EDWARDS: Pathology of pulmonary vascular tree; comparison of intrapulmonary arteries in Eisenmenger's complex and in stenosis of ostium infundibuli associated with biventricular origin of the aorta. Circulation **2**, 545 (1950).
COOLEY, D. A., and G. L. HALLMAN: Surgery during the first year of life for cardiovascular anomalis. A review of 500 consecutive operations. J. cardiovasc. Surg. (Torino) **5**, 584 (1964).
—, ST. BERMAN, and F. A. SANTIBANEZ-WOOLRICH: Surgery in the newborn for congenital cardiovascular lesions. J. Amer. med. Ass. **182**, 912 (1962).
DAMMANN jr., J. F., J. A. MCEACHEN, W. M. THOMPSON jr., R. SMITH, and W. H. MULLER jr.: The regression of pulmonary vascular disease after the creation of pulmonary stenosis. J. thorac. cardiovasc. Surg. **42**, 722 (1961).
DERRA, E., u. F. LOOGEN: Operationsindikation bei Vitien im Rückblick der Operationsergebnisse. Verh. dtsch. Ges. inn. Med. **67**, 57 (1961).
DUSHANE, J. W., J. W. KIRKLIN, R. T. PATRICK, D. E. DONALD, H. R. TERRY, H. B. BURCHELL, and E. H. WOOD: Surgical treatment of ventricular septal defects with pulmonary hypertension by a mechanical pump-oxygenator. J. Amer. med. Ass. **160**, 950 (1956).

EDWARDS, J. E.: Malformations of the aortic arch system manifested as "vascular rings". J. Lab. Invest. **2**, 56 (1953).
GERBODE, F., M. F. O'BRIEN, W. J. KERTH, and S. J. ROBINSON: The surgical aspects of heart disease under the age of two years. J. cardiovasc. Surg. (Torino) **5**, 591 (1964).
GLENN, W. W. L.: Circulatory bypass of the right side of the heart: IV. Shunt between superior vena cava and distal right pulmonary artery. New Engl. J. Med. **259**, 117 (1958).
HANLON, C. R., and A. BLALOCK: Complete transposition of the aorta and the pulmonary artery. Ann. Surg. **127**, 385 (1948).
HAUCH, H. J., M. NITSCHKE und W. BIRCKS: Der Fehlabgang der linken Koronararterie aus der Arteria pulmonalis. Zbl. Chir. **90**, 558 (1965).
KEITH, J. D., R. D. ROWE, and P. VLAD: Heart disease in infancy and childhood. New York: Macmillan Comp. 1958.
KIRKLIN, J. W., and J. W. DUSHANE: Repair of ventricular septal defect in infancy. Pediatrics **27**, 961 (1961).
KONCZ, J.: Die kavo-pulmonale Anastomose. Thoraxchirurgie **11**, 105 (1963).
MORSE, D. P.: Indications for open-heart surgery. Springfield (Ill.): Charles C. Thomas 1963.
MUSTARD, W. T., R. D. ROWE, J. D. KEITH, and A. SIRAK: Coarctation of the aorta with special reference to the first year of life. Ann. Surg. **141**, 429 (1955).
NADAS, A. S.: Pediatric Cardiology. Philadelphia: W. B. Saunders Comp. 1957.
NELSON, W. E.: Textbook of Pediatrics, Ed. 6, 876. Philadelphia: W. B. Saunders Comp. 1957.
OCHSNER, J. L., D. A. COOLEY, D. G. McNAMARA, and A. KLINE: Surgical treatment of cardiovascular anomalies in 300 infants younger than one year of age. J. thorac. Surg. **43**, 182 (1962).
POTTS, W. J.: The Tetralogy of Fallot. The Surgeon and the Child. Philadelphia: W. B. Saunders Comp. 1959.
ROBINSON, S. J.: Pulmonary stenosis in infancy: a surgical emergency. Heart Bull. **10**, 28 (1961).
THERKELSEN, FR.: 200 operated cases of congenital cardiac lesions in infants. J. cardiovasc. Surg. (Torino) **5**, 619 (1964).
WATERSTON: Pers. Mitteilung.
WOOD, P.: Diseases of the heart and circulation. Philadelphia: J. B. Lippincott Comp. 1956.

Sachverzeichnis

Abdominelle Verletzungen bei Verletzungen der Thoraxwand 167
Abklemmungszeiten der Aorta 249
Absaugen, endotracheales 2
—, „blindes" tracheo-bronchiales 2
Absaugbesteck 76
Absaugvorrichtungen 1
Achalasie 317
Adams-Stokes-Syndrom 268
Ajmalin (Gilurythmal®) 26
Akute Thoraxnotfälle, Tabellen, Ursachen und Folgen 62
AMBU-Absaugpumpe 2
AMBU-Atembeutel nach RUBEN 8
Aneurysma, -en, intrathorakale 235 ff.
— —, Indikation zur Operation 244
— —, Therapie 249
— der Aorta, Ätiologie 236
— —, Symptomatologie 243
— —, Röntgendarstellung 128
— —, Diagnose 244
— —, Komplikationen 244
— —, Therapie 249
— —, Umgehungsprothesen 251
— der A. pulmonalis 238
— dissecans 252
— —, Klassifikation 255
— —, Symptome 254
— —, Therapie 256
—, des Ductus Botalli 240
—, der Herzwand 258
—, bei Isthmusstenosen 242
—, spindelförmiges der Isthmusgegend, Röntgenbild 129
Angiokardiographie, intravenöse, ungezielte 122
—, selektive 122, 125
Angiopneumographie 127
Aorta, Blutungen aus der 233
—, Kontrastmitteldarstellung 128
—, Röntgensymptomatologie bei Verletzungen 103
Aortenaneurysmen, s. a. Aneurysmen der Aorta 243
—, Röntgendarstellung 128
—, stumpftraumatisches, Röntgenbild 129
Aortenbogen, doppelter, Röntgenbild 128
Aortenringanomalien 336
—, Röntgendiagnostik 130

Aortenrupturen, Röntgenbild bei inkompletter 106
—, spontane 233
— —, Ursachen 233
— —, Lokalisation 234
— —, Therapie, chirurgische 245
—, traumatische 246
— —, Symptome 248
— —, Therapie 249
— —, extrakorporaler Umgehungskreislauf 249
Aortenstenosen, angeborene 336
—, erworbene 243
Aortographie, direkte 123
Arteria axillaris sinistra, Röntgenbild bei Ruptur 130
Arteria pulmonalis, Kontrastmitteldarstellung 127
Arterien, Röntgendiagnostik bei Veränderungen der peripheren 130
Aspiration 2, 67
—, Bronchoskopie 2
—, Spülung des Bronchialsystems 3
—, Folgen 3
Aspirationspneumonie, Röntgenbild 114
Atelektase (s. a. Lungenatelektase), Röntgenbild 99 f.
—, bei Bronchusruptur 182
—, bei Rippenbrüchen 166
—, primäre des Neugeborenen 309
—, sekundäre des Neugeborenen 310
Atemnot durch Croup 304
Atemspende 4 ff.
—, Phantome zur Übung 5
Atemstillstand 1 ff.
Atmungsinsuffizienz 35 ff.
—, Indikation zur Sauerstofftherapie 36
—, Symptome 48
—, Therapie 37, 39 ff.
Atrio-femoraler Umgehungskreislauf 249
Atrioventrikulärer Block 268
—, Behandlung akuter Herzstillstände 268

Barium als Kontrastmittel 111 f.
Beatmung, künstliche mit einfachen Hilfsmitteln 6
—, manuelle nach SYLVESTER/BROSCH 6
—, maschinelle 39 ff.

Beatmung, maschinelle, Atemvolumen 41
— —, Behandlungsschema 45
— —, Indikationen 39
— —, intermittierender Überdruck 39
— —, Sauerstoffkonzentration 40
— —, Wechseldruck 39
—, Mund zu Maske 7
—, Mund zu Mund, direkte 4, 5
— —, indirekte 7
Beatmungsbeutel nach RUBEN (AMBU) 7
—, Dräger 7
Beatmungsmaschinen 41
Bewegungsvorgänge, pathologische im Röntgenbild 92
BIRD-Respirator 44
Blutungen, intestinale nach Thoraxoperationen 301
—, intrathorakale nach thoraxchirurgischen Eingriffen 300
Boxerstellung 95
Bronchialsystem, s. a. Tracheobronchialsystem, Verletzungen 172
Broncho-Abrodil 113
Bronchographie 121
Bronchoskop 87
Bronchoskopie bei Aspiration 2
Bronchusfistel, innere 147
—, Röntgendarstellung von inneren 136
—, bei Rippenbrüchen 166
Bronchusruptur 180
—, Diagnose 182
—, Entstehungsmechanismus 181
—, Röntgenbild 98, 101
—, Röntgenuntersuchung 121
—, Symptome 182
—, Therapie 182 ff.
— bei Explosionen 177
Brustbein, Röntgendarstellung 95
Brustkorbprellung 163
Brustkorbpressung 163
Brustkorbquetschung 163
Brustwand, Verletzungen 163
—, Röntgensymptomatologie bei Verletzung 96
—, Tangentialaufnahmen 95
Brustwandhernien 307
—, Röntgendarstellung 96
Bülau-Drainage 86

Carlens-Tubus 64
Cardiochalasie 316
Cavo-femoraler By-Pass 249
Cavographie 132
Chinidin 25
Chylothorax 193 ff.
Chylus, chemische Zusammensetzung 195
Commotio cordis 221

—, Röntgenbefund 103 f., 127
Compressio cordis 222
Compressio thoracis 163
Conray 113, 135
Contusio cordis 222
—, bei Explosionen 177
—, Röntgenbefund 103 ff., 127
Coronargefäße, Verletzungen 224
Coronararteriennaht 230
Cysten der Lunge, angeborene 321
Cysten der Trachea 327

Dauerbeatmung 40
Decelerationsverletzungen des Herzens 220
Defibrillation, externe 19
—, intrathorakale, direkte 19
Defibrillatoren, elektrische 18 ff.
—, Gleichstrom 19
—, Wechselstrom 18
Dekortikation 147
—, Zeitpunkt 148
Dickdarmileus 120
Dissektionsligatur 205, 206
Dociton® (Propranol) 26
Dreiflaschensaugdrainage 86
Dräger-Respirator 43
Drainagen des Pleuraraums 83
— — bei Säuglingen 84
Ductus arteriosus Botalli im Säuglingsalter 332
Ductus thoracicus, Röntgendarstellung 133 ff.

Elektrische Schädigung des Herzens, s. a. Herzschädigungen, elektrische 260 ff.
Elektroschock, externer bei äußeren Herzkompressionen 19
— bei innerer Herzmassage 15
Embolien 280 ff.
—, s. a. Lungenembolie 280
— Luftembolie 286
— Fettembolie 290
— Fremdkörperembolie 293
— —, Rezidivprophylaxe 284
Embolektomie, Indikation 281
—, Technik 282 f.
Emphysem, lobäres, angeboren 323
—, mediastinales, s. a. Mediastinalemphysem
Empyem, akutes 148
—, Diagnose 149
—, Behandlung 149
—, Ursachen 150
—, Bülaudrainage 151
—, Aspirations- und Instillationsbehandlung 150
—, Thoraxdrainage, geschlossene, nach Rippenresektion 151

Endobronchialnarkose bei Bronchusruptur 183
Endobronchialtubus 64
Endotracheales Absaugen, Besteck 76
Engström-Respirator 44
Erguß, chylöser, Lymphographie 135
Erstickungsanfälle durch Zwerchfellhernie und Oesophagusstenose 215
Explosionsverletzungen 176 ff.
Extrakorporale Zirkulation 249
—, Blutverluste nach Anwendung 301

Fallot'sche Tetralogie, Säuglingsalter 334
Fechterstellung 95
Femoro-femoraler Bypass 249
Fettembolie 290 ff.
—, bei Explosionsverletzungen 177
Fibrothorax 147
Fistel, Röntgendarstellung von äußeren 135 f.
—, Röntgendarstellung von inneren 136
Flatterbrust 167
—, Therapie 168
—, künstliche Beatmung 170
Flüssigkeitsansammlungen im Mediastinum, Röntgenbefund 102
Flüssigkeitsspiegel im Thorax, Röntgenbefund 97
Fremdkörper, aspirierte 157 ff.
Fremdkörperaspiration, Röntgenuntersuchung 121
—, Röntgenbild 100
Fremdkörper, aspirierter, metallischer 94
— —, im Bronchus, Röntgenbefund 98
—, chronischer im Herzen 264 ff.
—, im Herzen, Indikation zur Entfernung 265
— —, intravasal eingeschwemmt 266
— —, Röntgendarstellung 123
— des Oesophagus 200
Fremdkörperembolien im Herzen 266, 293 ff.
—, Symptome 293
—, Therapie 294
Fremdkörperlokalisation, röntgenologisch 92 f.

Gastrografin 112 f., 120, 136
Gastro-intestinale Blutungen nach Thoraxoperationen 301
Geburtsverletzungen des Thorax 304
Gefäße, Kontrastmitteldarstellung 121 ff.
Gerinnungsstörungen 66
Gilurytmal® (Ajmalin) 26
Glottisödem 47, 159

Hämatom, abgekapseltes intrapulmonales, Röntgenbefund 101
—, intrapulmonales, Röntgenbefund 97

Hämoperikard, s. a. Herztamponade 152
—, Röntgenbefund 106
Hämoptoe 155 ff.
—, klinisches Bild 156
—, Bronchoskopie 156
—, operatives Vorgehen 157
— bei Bronchusrupturen 182
— bei Explosionen 179
— bei penetrierenden und perforierenden Verletzungen des Brustkorbs 172
— bei Trachealrupturen 178
Hämothorax 145 ff.
—, Diagnose 145
—, Behandlung 145, 146
— bei Bronchusruptur 182
— bei Explosionsverletzungen 177
—, organisierter Therapie 147
—, Thorakotomie 147
Hartstrahlaufnahmen 121
Hautemphysem, Röntgenbefund 96
— bei Oesophagotrachealfistel 184
— bei Rippenbrüchen 165
Hautnahpunkt, Bestimmung 93
Herz, Kontrastmitteldarstellung 121 ff.
Herzbeutel, Verletzungen 224
—, Kontrastmittel (s. a. Perikard) 124 f.
—, Punktion, Technik 153
Herzfremdkörper, s. a. Fremdkörper im Herzen 264
Herzklappen, Verletzungen 224
—, Röntgenbild bei Verletzung 105 f.
Herzkompressionen, äußere 11
— —, Komplikationen 12
Herzluxation, Röntgendarstellung 104, 127
Herzmassage 14
—, äußere, s. a. Herzkompression, äußere 11 ff.
—, innere (direkte) 13
Herzrhythmusstörungen, tachykarde 20 ff.
— —, Diagnostik 20
— —, Ursachen 20
Herzschädigungen, elektrische 260 ff.
Herzstecksplitter 106 f.
Herzstillstand 9 ff.
—, Behandlungsschema 15
—, Behandlung nach 16
—, bei atrioventrikulärem Block 268
—, Diagnose 10
—, Häufigkeit 9
—, Therapie 11
—, Ursachen 9
—, Warnsymptome 10
Herzstimulierung, künstliche, als Überbrückungsmaßnahme 269
— —, langfristige 270
Herztamponade 152
—, Symptome 152

Herztamponade, Therapie 153
—, Röntgenbild 104, 106
—, Herzbeutelpunktion 153
Herztumoren, intrakavitäre 277 ff.
— —, synkopale Anfälle bei 277
— —, Klinik 279
— —, Diagnose 279
— —, Therapie 279
— —, Röntgenbild 123, 126
Herzvergrößerung bei Commotio cordis, Röntgenbefund 103 ff.
Herzverletzungen, klinisches Bild 226
—, Röntgensymptomatologie 103
—, Röntgenuntersuchung 123
—, offene 228 ff.
— —, Symptome 228
— —, Therapie 230 f.
—, stumpfe 217 ff.
— —, Symptome 226 f.
— —, Coronargefäßverletzungen 224
— —, Decelerationsverletzungen 220
— —, Druckstoßverletzungen 219
— —, Funktionsstörungen des Herzens 221
— —, hydraulische Sprengwirkungen 219
— —, Herzklappenverletzungen 224
— —, Substanzverletzungen des Herzens 222
— —, Schlag- und Stoßwirkungen 218
— —, Therapie 227
Herzwand, Kontrastmittel in der 124 f.
—, Aneurysmen 258 ff.
— —, Ursachen 258, 259
— —, Röntgenuntersuchung 123, 127
— —, Therapie 259
—, Perforation, Röntgenbefund 125
—, Verletzungen 222
Hiatushernien 214
—, angeborene 314
—, akute Komplikationen 214
—, Blutungen 214
—, Incarcerationen 215
—, Röntgendarstellung 108, 119
Hitzenberger'scher Versuch 108
Höhlen, Kontrastmitteldarstellung 135 f.
Hyaline Membranen und Asphyxie 309
Hypothermie, tiefe nach Drew 250
—, therapeutische 69 ff.
— — und hämorrhagischer Schock 69
— — und traumatischer Schock 70
— — und septischer Schock 70
—, nach Herzstillstand 71
Hypoxie, s. a. Atmungsinsuffizienz 35

Ileus, Dickdarm, Röntgenbefund bei Zwerchfellverletzungen 120
Incarceration, von Baucheingeweiden 212
Inhalationstherapie 34

Intercostalräume, Verschmälerung, Röntgenbefund 99
Intracardiale Fremdkörper, s. a. Fremdkörper des Herzens 265
Intrathorakale Höhlen, Röntgendarstellung 136
Iproveratril (Isoptin) 27
Isoptin (Iproveratril) 27
Isthmusstenose, Säuglingsalter 333

Jodipin Ultrafluid 112
Jodverbindungen als Kontrastmittel 111

Kammerflimmern 14
—, s. a. Herzstillstand
Kammerwand, Röntgenbild bei Verletzung 106
Kardioversion 25
Kavographie 132
KIFA-Katheter 122
Kohlendioxyd als Kontrastmittel 108 ff.
Kollaps, s. a. Schock
—, Lunge, s. a. Atelektase
—, totaler einer Lunge, Röntgenbefund 102
Kontaktaufnahme, Röntgen 95
Kontrastmitteldarstellung, Methoden 108 ff.
Kontraststeigerung, elektronische 91
Kontusionsherd, intrapulmonaler, Röntgenbefund 97 f., 99
Kontusionspneumonie 166
—, Röntgenbefund 97
Kontusio thoracis 163
Künstliche Beatmung, s. a. Beatmung
—, durch Atemspende 4
—, mit einfachen Hilfsmitteln 6
—, Maskenbeatmung 7
—, manuell durch Thoraxkompression 5
—, bei Status asthmaticus 58
Kymographie 96
—, bei Herzstecksplittern 107

Lävographie, transseptale 123
Lagebestimmung (s. a. Lokalisation), bei Röntgenuntersuchungen 93
Layering-Effekt 106
Lipiodol-Ultra-Fluid 133 ff.
Luftembolie, arterielle 288 ff.
—, venöse 287
—, venös-arterielle 289
Lunge, Röntgensymptomatologie bei Verletzung 97 f.
—, eiserne 41
Lungenausdehnung in Narkose 83
Lungenatelektase (s. a. Atelektase)
Lungencysten, angeborene, Röntgenbefund 321
Lungendystrophie 324

Lungenembolie 280ff.
—, Embolektomie 281f.
—, Differentialdiagnose 281
—, Röntgenuntersuchung 98
—, Folgen nach 284
—, Häufigkeit 280
—, Symptome 280
Lungenkollaps, posttraumatischer, Röntgenbefund 98
—, totaler, Röntgenbefund 102
Lungenödem 51 ff.
—, Röntgenuntersuchung bei akutem 98
—, Symptome 53
—, Ursachen 51
—, Therapie 53
—, Therapieplan 55
Lungenprolaps 96
Lungenruptur bei Explosionsverletzungen 177
— bei Rippenbrüchen 166
Lungenvenentransposition bei Sinus venosus Defekt 131
Lungenverletzungen 63, 64
—, Narkose 63
—, bei Explosionen 176
—, Röntgenbild bei offenen 98
Luft als Kontrastmittel 108 ff.
Luftaufhellungen, streifige 96
—, homogene bei Pneumothorax 96
Lymphangioma colli cysticum 325
Lymphographie 133 ff.
Lymphdurchfluß, Röntgenbild bei Behinderung 135

Magen-Darm-Trakt, Kontrastmitteldarstellung 118f.
Magendilatation bei Zwerchfellbruch 211
Magendurchtrennung, quere nach TANNER 205
Magengeschwüre bei Hiatushernien 214
Magenvolvulus 211
MAX Wiederbelebungseinheit 80
Medianekrose der Aorta 233
Mediastinalflattern bei Stückbrüchen der Rippen 167
Mediastinalemphysem 191 ff.
—, Röntgenuntersuchung 99ff., 115
—, Symptome 192
—, Therapie 192
— bei Bronchusruptur 182
— bei Explosionen 177
— bei Oesophagotrachealfistel 184
— bei Rippenbrüchen 166
— bei Trachealruptur 179
Mediastinalpendeln, Röntgenbefund 97, 102
Mediastinaltumoren, kindliche 327
Mediastinitis 189 ff.

—, Symptome 190
—, Therapie 190
—, eitrige beim Säugling 328
Mediastinotomie, collare, Technik 193
—, hintere 190
Mediastinum, Röntgensymptomatologie bei Veränderungen 98 ff.
—, Verlagerung, Röntgenbefund 102
—, Verziehung, Röntgenbefund 99
Métras-Katheter 114
Mikroembolien der Lunge nach Lymphographie 133
Mitralinsuffizienz, Röntgenbild bei traumatischer 105f.
Mortalität bei Bronchusruptur 181
— bei Flatterbrust 168
— bei Oesophagusperforation artifiziell 201
— bei Rippenbrüchen 165
— bei Spontanruptur der Speiseröhre 202
— bei Thoraxverletzungen, offenen 172
— bei Zwerchfellbrüchen, incarcerierten 213
— bei Zwerchfellruptur 211
— bei Zwerchfellverletzung 211
Müller'scher Versuch 108
Mundstücke zur künstlichen Beatmung 6
Myokardnaht, Technik 230
Myxom, sog. des rechten Ventrikels, Röntgenbefund 126

Nachblutungen nach Thoraxoperationen 300
Narkoseprobleme bei akuten Thoraxnotfällen 61 ff.
Nasopharyngeale O_2-Katheter 37
Notfallkästen 75 ff.
— für Erwachsene 78
— für Katastrophen 79
— für Kinder 77

Oesophagoskop 87
Oesophagotrachealfistel 184
—, angeborene 314
—, Therapie 185
—, Lokalisation 185
Oesophagus, akute Erkrankungen 199
—, Röntgendarstellung bei Veränderungen 113 ff.
Oesophagusatresie 311
—, Röntgendarstellung 113 ff.
—, Einteilung nach VOGT 312
—, Operation 313
Oesophagusblutung 203 ff.
—, Therapie 203
—, Dissektionsligatur 205
—, Sengstaken-Sonde 203
—, portocavale Anastomose 204

Oesophagusblutung, quere Magendurchtrennung 205, 206
—, transoesophageale Varicenumstechung 205
Oesophagusfistel, Röntgendarstellung 136
Oesophagusfremdkörper 200
—, Röntgenuntersuchung 115, 117
Oesophagusperforation 201
—, Röntgenuntersuchung 115
Oesophagus-Perikardfistel, Röntgendarstellung 135
Oesophagus-Spontanruptur 202
Oesophagusstenose beim Säugling 314
Oesophagusvaricen (s. a. Oesophagusblutung) 203
—, Röntgendarstellung 117 ff.
—, Umstechung nach BOEREMA und CRILE 205
Oesophagusverätzungen 199
—, Röntgenuntersuchung 117
Oesophagusverletzungen und -obturationen 200
—, Röntgenbild 115
Oesophagusverschluß, akuter, Röntgenbefund 115
Orospirator (Dräger) 7
Orotubus (Dräger) 6

Pacemaker, s. a. Schrittmacher
Paradoxe Atmung 165
— bei Stückbrüchen der Rippen 167
— bei Flatterbrust 167
Paroxysmale Tachykardie 23
—, supraventrikuläre 23
—, ventrikuläre 23
—, Therapie 26
Patent-Blau-Lösung 133
Penetrierende und perforierende Verletzungen des Thorax 172
Perikard, Kontrastmittel im 124 f.
—, Fremdkörper 265
—, Punktion 153
—, Verletzungen 224
Perikardriß, Luxation des Herzens 104
—, Röntgendarstellung 127
Perikardiotomie 154
—, epigastrische 154
Perthes-Braun'sche Krankheit bei Compressio thoracis 163
Phantome zur Übung der Atemspende 5
Pitressin-Behandlung bei Oesophagusvaricenblutung 204
Pleuradrainage 83, 85, 146
Pleura, Röntgensymptomatologie 96 f.
Pleuraerguß, Röntgenbefunde 97
—, Therapie 83
Pleuraapoplexie 106

Pleuraschwarte 147
Pleuroperikardialer Defekt, Röntgenbild 110
Pneumomediastinum 110
Pneumoperikard 110
Pneumoperitoneum, diagnostisches 110
Pneumothorax 141 ff.
—, Apparat 89
—, diagnostischer 110
—, Röntgensymptomatologie 96 f., 101
—, Bülau-Drainage 143
— bei Bronchusruptur 181
— bei Explosionsverletzungen 177
— bei Oesophagealfistel 184
— offener 173
— bei penetrierenden Verletzungen 173
— bei Rippenserienfrakturen 166
— bei Tracheotomie 51
— bei Neugeborenen und Säuglingen 319
—, spontan 143
—, Therapie 144
Portocavale Anastomose 204
Procainamid 26
Prolaps von Baucheingeweiden durch das Zwerchfell 211
Propranol (Dociton®) 26
Pulmangiographie 127
Punktionen des Pleuraraums, Instrumente und Technik 82

Radford Nomogramm 41
Reizleitungsstörungen s. a. atrio-ventrikulärer Block 268
Relaxatio diaphragmatica, Röntgenbefund 111
Respiratoren, s. a. Beatmungsmaschinen 39 ff.
Resusci Anne 5
Resutator (Dräger) 8
Rethorakotomie wegen Nachblutung 300
Retrosternalraum, exspiratorische Verkleinerung, Röntgenbefund 102
Rippen, Röntgendarstellung 95
—, Steilstellung, Röntgenbefund 99
Rippenfrakturen 164 ff.
—, Komplikationen 165
—, Komplikationen im Mediastinum 167
—, abdominelle Verletzungen 167
Rippenserienfraktur, Therapie 168 ff.
—, operative Drahtfixation 169
—, Stabilisierung der Brustwand 168, 169, 170
Röntgen, Diagnostik 91 ff.
—, Übersichtsaufnahmen 93
—, Serienaufnahmen 96, 121 f.
—, Schichtdarstellung 96, 121
—, Schrägaufnahmen 95

SAFAR-Tubus 6
Sauerstoff, reiner, Daueratmung 40
—, als Kontrastmittel 108 ff.
—, Maske 38
—, Therapie, Gefahren 37
— —, Methoden 37, 38
—, Zelt 38
Sauger, elektrische 2
Schock 28 ff.
—, Diagnose 29
—, Therapie 31
— —, Chlorpromazin 32
— —, Corticoide 33
— —, Hydergin 32
— —, Hypothermie 33
— —, Vasodilatation 32
— —, Vasopressoren 33
—, Urinausscheidung 30
—, Venendruck, zentraler 30
—, Narkose bei hämorrhagischem 65 ff.
— —, medikamentöse Maßnahmen 66
Schrittmacher 268 ff.
—, Implantation, Anästhesie 274 ff.
—, Elektroden-Implantation, thorakale 270
— —, endovasale 270
—, Komplikationen 271
— —, Nachuntersuchungsergebnisse 272
Schwangerschaft und dringliche Thoraxchirurgie 296 ff.
— und Herzkrankheiten 297
— bei intrathorakalen Erkrankungen 296
— und Lungenkrankheiten 296
Segmentangiogramm 127
Seitenbild des Thorax 95
Seldinger-Methode 122 f.
Sengstaken-Blakemore-Sonde 204
Septum intraventriculare, Röntgenbild bei Stecksplitter 134
Septumrisse, Röntgenbild des Herzens 106
Sinustachykardie 20
—, Carotis- und Bulbusdruckversuch 21
—, Behandlung 24
Sinus venosus-Defekt mit Lungenvenentransposition, Röntgenbefund 131
Sylvester-Brosch-Methode 5, 6
Synkopen, bei AV-Block 268
—, bei Herztumoren, intrakavitären 277 ff.
Spannungs-Entspannungskollaps 28
—, s. a. Schock
Spannungspneumothorax 141 f.
—, Röntgenbefund 97, 102
—, Narkose 63
— bei Bronchusruptur 182
— bei offenen, penetrierenden und perforierenden Verletzungen des Brustkorbs 172
— bei perforiertem Zwerchfellbruch 215
Speiseröhre, s. a. Oesophagus

Spiromat (Dräger) 43
Spontanpneumothorax, Diagnose 143
—, Ätiologie 143
—, Therapie 144
—, rezidivierender 145
Staphylokokkenpneumonie 320
—, Behandlung 320
Status asthmaticus 56 ff.
—, Behandlungsschema 59
—, Glucocorticoide 57
Sternumfissur 305
Stickoxydul als Kontrastmittel 108
Stridor congenitus 303
—, Ursachen, extralaryngeale 304
— —, intralaryngeale 303
Stürtzbechertubus 64

Tachykardie, s. a. Herzrhythmusstörungen
—, Behandlungsschema 27
Tangentialaufnahmen der Brustwand 95
Tanner, quere Magendurchtrennung 205
Tiegelventil 142
—, s. a. Röntgenschichtdarstellung 121
Thorakale Notzustände, atemphysiologische Vorbemerkungen 140
—, Symptome 141
Thorakoskop 88
Thoraxdurchleuchtung 92
Thorax, Röntgensymptomatologie des akuten 96
—, Frakturen des knöchernen, Röntgenbefunde 96
—, Übersichtsaufnahmen 93
—, Verletzungen beim Neugeborenen 304
Thoraxwand, Röntgenbefunde 95
—, s. a. Brustwand 96
—, Verletzungen 163
Thymushyperplasie 327
Tomographie 96
Trachealcysten 327
Trachealruptur 178 ff.
—, Symptome 179
—, Therapie 179
—, Stenose nach 180
Tracheobronchialsystem, s. a. Bronchialsystem
—, Röntgenbefund bei Verletzungen 120 ff.
—, Verletzungen, penetrierende und perforierende 172 ff.
— —, Thorakotomie bei 174
— —, Symptome 172
— —, Therapie 172
—, Explosionsverletzungen 176 ff.
Tracheomalacie, endotracheale Intubation 61
Tracheotomie 47 ff.
—, Indikation 47
—, Technik 48

Tracheotomie bei Atmungsinsuffizienz 48
— bei Bewußtlosigkeit 47
— bei Glottisödem nach Fremdkörperaspiration 160
— bei Rippenserienfraktur 47, 167
— bei Explosionsverletzungen 178
— bei Verätzungen 200
—, Vor- und Nachteile 50
—, Besteck 49, 89
Transoesophageale Varicenumstechung 205
Transposition der großen Gefäße 335
Tricuspidalatresie 336

Unfall, elektrischer 260ff.
—, s. a. Herzschädigung, elektrische
Urografin 113, 135
Urovison 113

Vena cava superior, Röntgendarstellung bei Veränderungen und Verletzungen 132
Vena subclavia dextra, Röntgenbild bei Thrombose 132
Venen, periphere, Röntgendarstellung bei Veränderungen 132
Ventrikuloaortographie 123
Ventrikel, Punktion des linken 124
—, Septumdefekt im Säuglingsalter 333
—, Septum, Rupturen 223
Volumenmangelkollaps 28
—, s. a. Schock

Vorhof, Ruptur des rechten, Röntgenbefund 104ff.
—, Flattern 21
— —, Therapie 24
—, Flimmern 22
— —, Therapie 24
—, Tachykardie 21
—, Thrombus, Röntgenbild 123
—, Wand, Röntgenbild bei Verletzung 106

Weichteilemphysem, Röntgenbefund 101
Wiederbelebungseinheit (MAX), fahrbare 80

Zirkulation, extrakorporale 249f., 250
Zweiflaschensaugdrainage 86
Zweihöhlenverletzungen 175
Zwerchfellhernien, traumatische 210
— und -defekte beim Säugling 328
—, Röntgenbild bei Einklemmung 107
—, parasternale, Röntgenbefund 111
—, Incarceration, Röntgenbefund 119
Zwerchfell, Relaxation 330
—, Ruptur, traumatische 210
— —, Röntgenbefund 107
—, Operationen, Röntgenuntersuchung nach 111
—, Verletzungen 209
— —, direkte perkutane 209
— —, Röntgensymptomatologie 107
— —, Therapie 213
Zwillings-S. Tubus nach SAFAR 6

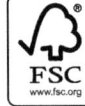

MIX
Papier aus verantwortungsvollen Quellen
Paper from responsible sources
FSC® C105338

If you have any concerns about our products,
you can contact us on
ProductSafety@springernature.com

In case Publisher is established outside the EU,
the EU authorized representative is:
**Springer Nature Customer Service Center GmbH
Europaplatz 3, 69115 Heidelberg, Germany**

Printed by Libri Plureos GmbH
in Hamburg, Germany